U0189044

Anatomie de la colonne vertébrale Nouveaux concepts

脊柱解剖新概念

原著　［法］Jean-Marc Vital
主审　邱　勇　吕国华　仉建国
主译　陈其昕　李方财

中国科学技术出版社
·北京·

图书在版编目（CIP）数据

脊柱解剖新概念 / (法) 让 – 马克·维塔尔原著 ; 陈其昕 , 李方财主译 . — 北京 : 中国科学技术出版社 ,2022.5
ISBN 978-7-5046-9449-2

Ⅰ . ①脊… Ⅱ . ①让… ②陈… ③李… Ⅲ . ①脊柱－人体解剖学 Ⅳ . ① R323.4

中国版本图书馆 CIP 数据核字 (2022) 第 028905 号

著作权合同登记号：01-2021-6865

This edition first published in 2016 in French by Sauramps Medical, Montpellier under the title
Anatomie de la colonne vertébrale: Nouveaux concepts
by Jean-Marc Vital
Copyright © Sauramps Medical, Montpellier, 2016; ISBN 979-10-303-0064-2
《脊柱解剖新概念》法文原版由法国蒙彼利埃的 Sauramps Medical 出版社于 2016 年出版，版权归其所有。作者 : [法] 让 –
马克·维塔尔（Jean-Marc Vital）。

策划编辑	丁亚红　焦健姿	
责任编辑	丁亚红	
文字编辑	卜　雯	
装帧设计	佳木水轩	
责任印制	徐　飞	

出　　版	中国科学技术出版社	
发　　行	中国科学技术出版社有限公司发行部	
地　　址	北京市海淀区中关村南大街 16 号	
邮　　编	100081	
发行电话	010-62173865	
传　　真	010-62179148	
网　　址	http://www.cspbooks.com.cn	

开　　本	889mm×1194mm　1/16	
字　　数	774 千字	
印　　张	31.5	
版　　次	2022 年 5 月第 1 版	
印　　次	2022 年 5 月第 1 次印刷	
印　　刷	天津翔远印刷有限公司	
书　　号	ISBN 978-7-5046-9449-2 / R·2855	
定　　价	328.00 元	

译者名单

主　　审　邱　勇　吕国华　仉建国

主　　译　陈其昕　李方财

副 主 译　陈维善

译 校 者（以姓氏笔画为序）

王智伟　李　君　李　浩　李万里　李方财　肖宇翔

吴琼华　张　宁　张　桦　张　锋　陈　刚　陈其昕

陈临炜　陈维善　周校澎　赵腾飞　钱胜君　徐　侃

徐正宽　唐若夫　陶逸卿　解先宽

学术秘书　肖宇翔

内 容 提 要

　　本书引进自法国 Sauramps Medical 出版社，由法国知名解剖学家联合脊柱外科、神经外科、康复理疗和生物力学专家倾力打造，国内浙江大学医学院附属第二医院骨科脊柱外科中心的专家团队联合翻译，是一部运用最新技术手段研究活体脊柱动态解剖、阐明脊柱病理学、完善脊柱外科手术新视角的经典参考书。著者从脊柱的发育解剖学、体位解剖学、描述解剖学及功能解剖学四个维度，向读者详尽描述了人体脊柱解剖学的特点，并分享了全新的概念。本书视角独特、立意新颖、图文互参、阐述细致，对广大骨科医生、脊柱外科医生和神经外科医生的基础研究及临床工作有极大的帮助，可作为脊柱外科初学者及进阶者的参考工具书，对康复、理疗、风湿病等学科的发展和临床实践也大有裨益。

主译简介

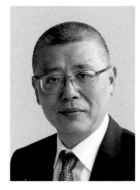

陈其昕

博士，浙江大学医学院附属第二医院脊柱外科主任医师、教授，博士研究生导师。中国康复医学会脊柱脊髓损伤专业委员会常务委员，中国中西医结合学会脊柱医学专业委员会常务委员，中华预防学会骨与骨关节疾病预防与控制专业委员会委员，中华医学会骨科分会微创外科学组委员，中国医师协会骨科医师分会脊柱外科学组委员，浙江省预防医学会骨与关节疾病预防与控制专业委员会主任委员，浙江省医师协会骨科分会副主任委员，《中国脊柱脊髓杂志》《中国修复重建外科杂志》《脊柱外科杂志》编委。

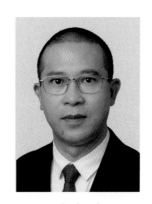

李方财

主任医师，博士研究生导师，浙江大学医学院附属第二医院脊柱外科主任、教授。浙江省脊柱脊髓专业委员会主任委员，浙江省医学会骨科分会副主任委员，中华医学会骨科分会脊柱学组委员，中国医师协会骨科分会脊柱畸形学组委员、脊柱显微委员会委员，中国脊柱脊髓损伤专业委员会脊柱畸形学组委员、微创学组委员、基础学组委员、腰椎学组委员，中国医药教育学会国际教育学组副主任委员、脊柱畸形学组委员、脊柱微创学组委员，国际矫形与创伤外科学会（SICOT）中国部常委，国际脊柱侧弯研究学会（SRS）后补委员，《中华骨科杂志》通讯编委，《Spine》（中文版）编委。

中文版序

　　脊柱解剖学是脊柱外科医生必须掌握的基本知识，亦是脊柱外科临床实践的重要基石。从法国归国至今 20 多年来，身为一名脊柱外科从业者，亲眼见证了国内脊柱外科突破性的发展。如今我国脊柱外科学界已具备独立完成各种高难度脊柱外科手术的能力，但我们仍要清楚地认识到脊柱外科临床实践的不断突破离不开对脊柱解剖学的进一步深入理解，其中也包括对国外先进知识的汲取和借鉴。这部经典的 *Anatomie de la colonne vertébrale: Nouveaux concepts* 是由法国解剖学家及脊柱外科、神经外科、康复、理疗和生物力学等方面的专家共同编撰而成，从脊柱的发育解剖学、体位解剖学、描述解剖学和功能解剖学四个维度，向读者详尽描述了人体脊柱解剖学的特点，并分享了全新的概念。

　　夫医者，非仁爱之士不可托也；非聪明理达不可任也；非廉洁淳良不可信也。多年来，浙江大学医学院附属第二医院骨科脊柱外科团队一直致力于提高脊柱矫形的基础研究、临床诊疗，力求创新，开创了许多脊柱外科的新理念、新思维与新技术，并屡获殊荣，深得国内外同行赞誉。除了治病救人之外，陈其昕、李方财教授团队还积极为国内脊柱外科同道传道授业解惑，为国内脊柱矫形的发展做出了卓越贡献。此次中文译本的付梓，不仅会为国内脊柱外科同行带来更多有价值的知识，对理疗学、康复学、风湿病学等学科的发展和临床实践也会大有裨益。

　　在此，衷心感谢参与本书翻译所有人员的辛勤付出与卓越贡献！

南京鼓楼医院脊柱外科　

原 书 序

由于一般非专业者很难理解解剖学的研究和发现，长期以来人们都误以为解剖学没有新的发现，是一门"已死"的科学。然而，这部关于脊柱解剖新概念的著作证明这是一种错误的想法。运用最新的技术手段研究活体的动态解剖，可为阐明脊柱病理学、完善脊柱外科手术开辟新的视角！

通过脊椎动物链进行脊椎比较解剖学研究，证明脊椎最终适应了双足步行，这是达尔文进化思想的完美体现。从系统发育的层面，胚胎学也展示了这种进化适应。直立研究确定了包括"骨盆入射角"等参数，由此量化了相对于腰椎曲度的骨盆倾斜度。从这些参数中，我们可以确定具有四种类型的"脊柱平衡"。显而易见的是，在针对矢状位失平衡的手术中应考虑"髋部伸展储备"这一基本问题。

得益于"EOS系统"的椎体运动三维研究，使定义"关节平衡链"和"经济锥"成为可能。为了描述这一概念，著者将脊柱中的头颅和骨盆简化为颅椎和骨盆椎。尽管有一些解剖学家对此持有怀疑态度，但这样的看法似乎更具逻辑性。新的椎间盘组织学和生物化学知识使这些内容更显丰满。后方的脊椎关节是颈椎、背椎骨和腰椎持有的共同特征，这些小关节的方位角变化很大，本书解释了它们的动力学及其在脊柱平衡中的作用。韧带和脊柱肌肉的研究拓宽了对这些结构和相关动力学的认识。肌肉中有相对独立的肌节和肌束，它们的排列方向改变可调节肌肉的力量，用张力完整性模型有助于理解肌肉－骨骼系统。这一问题在既往经典的著作中很少涉及，书中有关肌腱膜和筋膜的阐述彰显了这种独创性。另一个令人感兴趣的话题是椎管解剖，其中增加了"侧隐窝"和"横突管"的描述。脊髓是书中回顾最为详尽的主题，脊髓神经和脊膜的描述更是作为完美收官予以呈现。

显然，本书值得推荐给所有对脊柱感兴趣的人，包括物理治疗师、康复医生、风湿病学家和脊柱外科医生。感谢所有参与本书编撰的作者！

René Louis
Marseille, France

译者前言

近年来，脊柱外科的发展迅猛，各种专业著作浩如烟海。随着新的研究方法应用，作为脊柱外科技术基础的脊柱解剖学也取得了长足发展，出现了许多脊柱解剖的新发现、新理论，为脊柱外科的临床发展奠定了强有力的基础。迄今为止，国内尚无有关脊柱解剖学基础及相关进展的专业著作。

由法国解剖学脊柱科和脊柱外科等专家联合撰写的 *Anatomie de la colonne vertébrale: Nouveaux concepts* 一书，系统总结了他们的研究成果，以及他们对脊柱解剖和脊柱外科的理解，从脊柱的比较解剖学、功能解剖学、胚胎发育学等较为独特的视角，展现了一整幅由神经系统控制的脊柱肌肉骨骼系统新画卷；有关脊椎小关节解剖、椎弓根解剖、骶髂关节解剖、脊椎神经支配和血管分布的描述填补了既往解剖学教材中的空白；脊柱的生长软骨、脊柱老化、颅椎、骨盆椎、双足平衡链、羽状肌和肌腱膜等一系列新概念在书中也得到了详细介绍和讨论；而脊柱的系统控制论、各种脊柱建模方法、脊柱运动学、EOS 技术在脊柱平衡和动态稳定中的应用等新的研究思路和方法则进一步拓展了脊柱解剖学的视野。因此，本书无论对脊柱外科的初学者还是进阶者均为一部难得的参考书和工具书，必将给予国内广大从事骨科、脊柱外科和神经外科基础研究和临床工作人员极大的帮助。

浙江大学医学院附属第二医院骨科脊柱外科团队参与了本书的翻译工作。他们克服了临床、科研工作繁忙，翻译工作时间紧、任务重等困难，精诚合作、精益求精，尤其是作为学术秘书肖宇翔医生，进行了大量审阅和勘误工作，使本书的翻译工作得以迅速且高质量地完成。在本书翻译过程中，我们还得到国内著名脊柱外科专家邱勇、吕国华和仉建国等教授的悉心帮助和指导，并且几位专家欣然担任了本书的主审。在此，对他们的辛勤付出表示崇高的敬意和衷心的感谢。由于中外术语表达或理解方面的原因，中文翻译版中可能存在一些欠妥或偏颇之处，敬请各位读者批评指正。

浙江大学医学院附属第二医院骨科脊柱外科中心

原书前言

在与波尔多脊柱外科学院的创始人 Jacques Sénégas 分享了脊柱外科病理学的长期经验后，结合我们对脊柱的兴趣和在教学中的长期积累，这部 *Anatomie de la colonne vertébrale: Nouveaux concepts* 就顺理成章地诞生了。

得益于解剖学家和脊柱外科医生的密切合作，使我们能够完成这部旨在用于生理学、退变和外科病理学的解剖学著作。

我们还与蒙彼利埃的朋友 François Bonnel 和 Alain Dimelio 合作。François Bonnel 贡献了其所在解剖学院收藏的图片，Alain Dimelio 则贡献了他在脊柱生长方面的专业知识。

本书的所有章节均由来自法国的解剖学家和临床医生撰写。这些临床医生均为脊柱外科、骨科（儿科或成人骨科）、神经外科、康复、理疗和生物力学等方面的专家。

这些来自法国的专家都曾为创立有关脊柱生长、衰老和功能等方面的概念做出过巨大贡献。

感谢他们的积极参与。

希望阅读本书能让读者在脊柱诊断和治疗方面获取新的有益知识。

Jean-Marc Vital
Derek Thomas Cawley
Bordeaux, France

目　录

第四篇　功能解剖学

第一篇 系统发育和个体发育

Phylogenesis and Ontogenesis

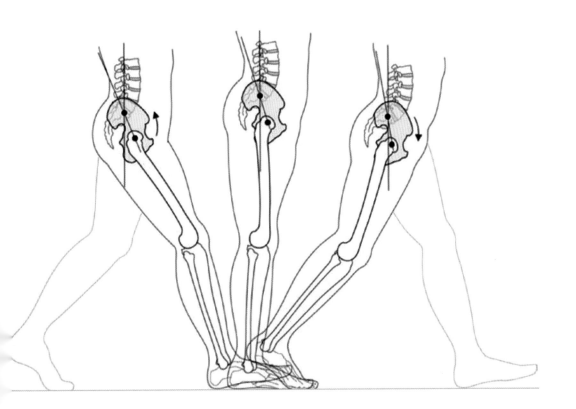

第 1 章

脊椎动物中轴骨的比较解剖学
Comparative Anatomy of the Axial Skeleton of Vertebrates

J. Sénégas 著

王智伟 译　陈其昕 校

一、概述

脊椎动物（鱼、两栖动物、爬行动物、鸟、哺乳动物、灵长类）是脊索动物门的一支。与其他动物不同，脊椎动物含骨性或软骨性的内骨骼，并构成两种基本结构：保护中枢神经系统的颅骨（有头类）和脊椎（脑和脊髓）。至今最古老的脊椎动物化石（凤娇昆明鱼和耳材村海口鱼）于 2003 年在中国帽天山页岩发现，形成于寒武纪早期（距今 535 百万年）。

正是受到水生或陆生相关的物理条件的影响，脊椎动物选择了与之相适应的形态和功能。这些适应主要包括呼吸、运动、水耗管理、繁殖、生存行为约束（攻击 / 防御、交配）等活动模式。

二、脊椎动物的组织结构图

所有脊椎动物无一例外都是两侧对称，由此决定了它们都具有 3 个极性轴（图 1-1）。

- 前后轴（头尾轴）由以下复合体构成：①携带感觉器官、大脑和嘴的头 – 颈部；②携带附肢系统的躯干部；③尾部。

从四足动物到两足动物的变迁中，头尾轴的方向也随之改变，表现为从水平面至垂直面的系列角度的改变。

- 背腹轴：脊柱在背侧，胸 – 腹在腹侧。

- 左右轴，表现为冠状面的轴对称。

三、生存环境的适应性影响

（一）水生环境的影响

一般认为水生环境是最原始的环境。水中氧容量相对稀少（7.2ml/L，而空气中为 209.5ml/L），且扩散缓慢。鳃是咽颅的延伸，用于摄取氧气。在鱼鳃中，水与血液中的氧分压差是恒定的。

水生环境中，动物躯体姿态与移动通常服从阿基米德原理——重力 / 流体静水推力的比值决定了浮力。施加在水上的力与移动速度及液体黏性成函数关系，并决定了躯体向前推进的加速度。在水里，中轴结构（脊柱的轴周肌肉组织）是运动的发动机，而鳍（鳍型肢）在大部分鱼类中只是起到定向或稳定作用。鱼类没有颈部结构，它的身体只能围绕笛卡尔坐标的 3 个轴做整体运动，在水中沿着同一轴线平移行进。在攻击 / 防御行为中，鱼的头部通过身体其他部位联动做"前伸活动"[6]。与两栖动物不同，鱼不会伸舌头去捕食，但一些鱼可通过吸入捕食，如鲅鳒是具有类似行为的两栖动物（坐 – 等型捕食动物）之先驱（图 1-2）。

（二）陆地空气环境的影响

四足动物的陆栖化需要由消化道进化而来的肺从空气中摄取氧气。这种积极的氧气摄取需要

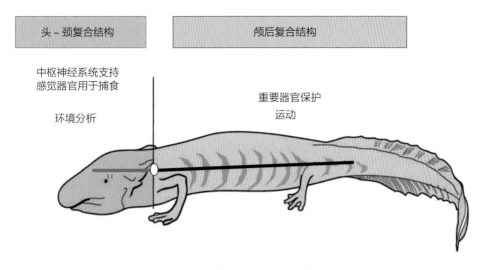

▲ 图 1-1　脊椎动物的躯体具有前后轴和头尾两极化
头 - 颈部，支持中枢神经系统和感觉器官，可用于环境和营养分析；颅后部，重要器官保护和运动

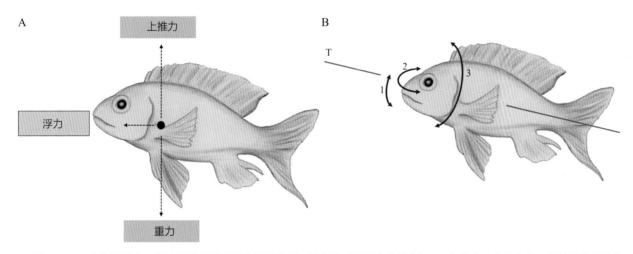

▲ 图 1-2　A. 水生环境中，浮力取决于流体静水下的体重 / 压力比（阿基米德推力）；B. 鱼体有 6 个自由度，通过轴向平移实现线性位移，浮力 - 静水推力 - 重力

特定的肌肉系统专用于呼吸。当氧耗增加，尤其在快速移动时，上述肌肉系统的作用还会被附肢系统的肌肉活动辅助增强。

为了身体支撑和陆上移动，首先需适应的是躯体的重力（9.81m/s²）。通过运动系统的抗阻运动维持重力平衡，从而确保身体稳定。在陆地，肢体是承担支撑力的主要器官。而中轴系统则丧失了灵活性，尤其在大型哺乳动物中；尽管如此，中轴骨仍可通过在矢状面上的变形，改变骨盆方向，从而改变肢体的推力轴，显著增加移动速度。中轴骨的这一行为对于快速移动尤为重要。同时，脊柱还可通过旋转在调整姿态灵活性

中发挥重要作用。

为了生存，任何动物都必须能进攻并保护自己。为此，四足动物的中轴骨可以让布满牙齿的嘴向猎物或侵略者进行快速前伸和后缩的动作。

四、鱼类（约 25 000 种）

圆口脊椎动物（如七鳃鳗）等原始鱼类的中轴骨是脊索，这是一种灵活弹性杆样结构：由含空泡的软骨细胞组成，并被纤维鞘包绕。这种流体静力骨架结构的刚度取决于软骨细胞空胞内的胶体渗透压。弹性杆的纵向抗压刚度和横向柔韧性决定了它的机械性能。这一体系动物的向

前移动，由所谓的轴向波动模式产生的推力所驱动，即由轴周肌节组成的肌肉依次收缩，产生一系列从头部到尾部的波动波形，推进鱼类前行[10]。

硬骨鱼的骨架由相同软骨性或骨性椎骨组成，但缺乏脊椎关节突结构。鱼虽然没有颈部结构，但脊柱开始了分区化，已经分成躯干段和更灵活的尾段（图 1-3）。

鱼的脊椎周围肌组织被一水平隔膜分成两组：轴上背侧群和轴下腹侧群。肌原纤维并不直接附着在脊柱上。但在深海鱼中（不是近海岸或海底部），许多肌节可以重组形成大型长纤维末端，这就有些类似于四足动物的长肌结构[15]。鱼类已会按轴向摆动模式发动推力，在坚硬的尾鳍部位这种侧方轴性摆动会有强化。

鱼一般通过吸附/抽吸或捕食完成进食，此时鱼嘴需要迅速靠近猎物。这种通过身体推动而迅速前伸头部的姿态需要调用整个中轴骨。在所有四足动物这种"头部推进"的能力会更为明显。

四足形鱼（如腔棘鱼等矛尾鱼、肺鱼等鳞鱼）具有肉鳍，它们参与了这些动物的运动。在胸鳍中含有轮廓分明的骨块，它们可能会演化成前肢。四鳍鱼在颅-脊交界区出现具有颈椎结构的特征，并出现了有明显 3 个节段的"肌性"（chiridian）肢体，即柱基、中段、远端。因此，不同于既往的认识，"肌性"肢体可能首先出现在水生和非陆生生物中。根据广义的适应理论，在此阶段已经初步形成适合于陆生活动的附肢骨-脊椎的功能耦合结构。

综上所述，鱼的特征包括以下几个方面。

● 灵活软骨性或骨性中轴骨，具有躯干和尾部分区，但尚未分化出完整的脊椎。

● 具有轴上背侧和轴下腹侧肌肉系统。

● 轴性骨架系统只有侧向（水平面）变形，以保证所有的攻击/防御行为能顺利进行。

五、陆栖脊椎动物

陆地生活中，身体重量的平衡不再依靠静水

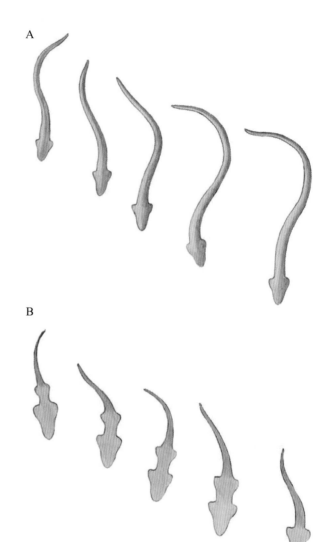

▲ 图 1-3　轴向波动模式的鳗鱼移动（A）（灵活、可产生波动的鱼体）；大多数远洋鱼（B）通过轴向摆动模式移动（推力主要源自尾鳍）；一些硬体鱼（鳞鲀、长颌鱼、电鱼）则通过尾部摆动模式移动（仅尾部提供推力）

推力。附肢骨骼（appendicular skeleton）已能够抵抗重力、支撑身体，并保证移动。

陆生脊椎动物有两套空间参考系统。

至少需要有两套坐标参照系统以展示躯体相对于周围环境的位置和运动，以及骨骼节段和器官在身体内的位置改变（图 1-4 和图 1-5）。

● 外部（外向）参照坐标系，一般固定不变，位于重力垂直力线上，是动物重心的坐标系。

● 内部（内向）参照坐标系，对应于 3 个极

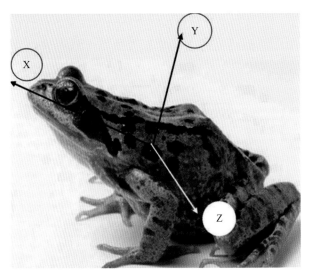

▲ 图 1-4　由具对称的头尾轴动物的极性三轴构成的正交坐标系

臼到骶髂关节中心的髂骨轴之间的夹角，来分析脊柱和骨盆环的相对运动。

由于骶髂关节具有活动性，其参数在个体间和个体内均不相同。因此与既往普遍的观点不同，我们认为髂骨轴与骶骨轴之间的入射角并不能作为动物可靠的外形参数。在人类，骶髂关节的活动也存在显著的个体间差异。

外部和内部参考系仅在某些条件下相一致（如人类在严格的双足直立时）。在其他情况下，则需要 2 个参考系统进行数据转接，以便在参考系统之间转换。在动物中，通过中枢神经系统可自动完成这种数据转换，并由此重构整体化数据，使得动物能够感知自身的位置、速度和加速度，以及环境与身体及其各组成部分的位置信息。

性轴，是表达身体形状（种类的外形特征）的坐标系。

可用 T_1 椎体到骶髂关节中心的脊柱骨盆线（在四足动物中，比骶骨终板更容易找到）与髋

（一）两栖动物（约 7000 种）

两栖动物已完成脊柱的最后分区化。虽然只是简单到只有单块脊椎骨，但颈部节段仍有两个滑动面与枕部匹配，并形成连接，构成了一些特

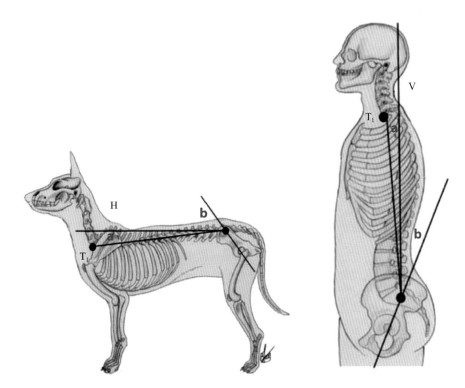

▲ 图 1-5　四足动物脊柱骨盆角（SPA）通过测量脊柱与骨盆椎间夹角获得，反应脊柱和骨盆的耦合活动。这个角是 T_1- 骶髂关节线（动物骶骨终板上缘）与双侧股骨头连线中点（髋－股轴）与骶髂关节线的夹角（a+b）。在人类中则形成脊柱骨盆角，只是两足动物的身体轴是垂直的，其内部坐标系做了 90° 旋转，形成互补角度仍是相同的（a+b）

殊的、种系个体化的颅下关节。

在青蛙等无尾目两栖类动物中，脊柱的躯干部分由 4～8 个狭长的椎骨组成，并经由尾杆骨与骨盆相连接。青蛙没有肋骨。躯干 - 尾的交界区是脊柱活动最大的部位。休息时，该部位极度屈曲，在跳动时则会极度伸展。

在蝾螈等有尾目两栖类动物中，躯干由 12～63 个含有肋骨的椎骨组成，因此躯干变得较长，肋骨连接到胸骨。

两栖动物中，脊椎后弓由 3 种类型的骨性隆起组成，即骨突（横突）、脊椎关节突（关节突）和髓突（棘突）。上肢的第一段（柱基）呈现为水平化，表现出横向肢体的特征，形成支撑型肢体。两栖动物的肩胛带已独立于脊柱，而骨盆环则仍通过髂骨上的横向骶骨隆起被固定在骶骨上。同时，髂骨还包裹了股骨近端，形成髋关

节。耻骨和坐骨对后肢的近端肌肉能发挥杠杆作用。两栖动物的中轴骨在矢状面上没有曲度存在，其中的无尾动物在矢状面上的功能性伸屈活动一般位于躯干 - 骨盆交界区。髂骨轴是垂直的（骶髂角 = 90°）。腰骶角约 0°。

陆地上，无尾目两栖类动物通过肢体的交替前迈而移动，也可通过跳跃的方式做快速移动。它们的短胸柱可在腰骶交界区有很大的活动度。在有尾目两栖类动物，脊柱左右摆动及由此产生的骨盆反向旋转驱动行走。这些动物肢体的主要作用是支撑身体离开地面，而脊柱变形则向前牵拉肢体。各种肌肉协同作用确保躯干抬高和活动 [12]（图 1-6 和图 1-7）。

这些动物的颈段脊椎只由单一椎骨构成，使头颅无法快速前伸 / 后缩进行捕食。枕颈连接区的低活动度使其只能咬和咽。为了节省推

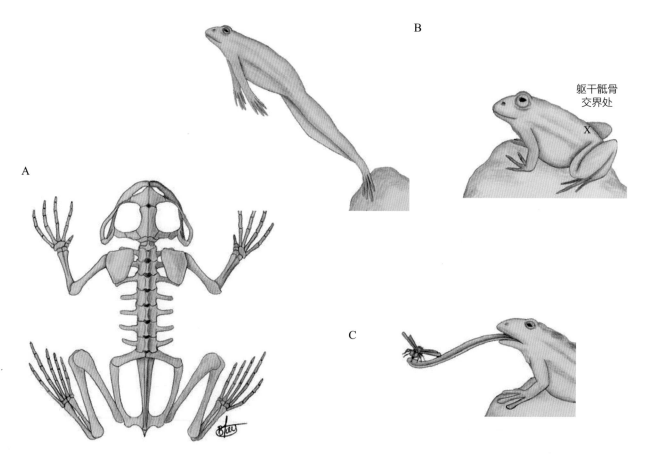

▲ 图 1-6　A. 无尾动物（蛙）的枕椎接合部有一定的功能。躯干短小，尾骨延长。B. 跳跃时，躯干骶骨接合部的柱结构得到充分的伸展。C. 与某些爬行动物（壁虎、鬣蜥、变色龙）相比，两栖动物的整个身体能更灵活地伸长舌头捕食猎物（坐 - 等型食肉动物），能耗更小

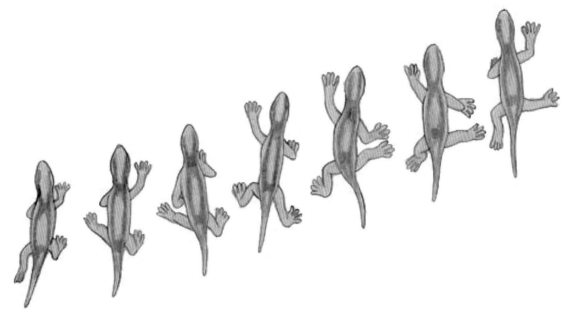

▲ 图 1-7　有尾目（蝾螈）通过脊柱的左右摆动行走，这种摆动造成骨盆的反向旋转。肢体的基本作用是抬升身体，而脊柱的侧向变形使肢体前移

进整个身体的能量，该类生物大多数是坐 - 等型捕食者[6]。进化中，许多两栖动物选择迅速、有力地将舌头伸向猎物。两栖动物一般通过颊底收缩呼吸，因此，不需要借助如爬行动物和哺乳动物中所采用的肢体肌肉系统来辅助呼吸。

（二）爬行动物（约 8950 种）

尽管陆生四足动物的定义尚不十分清晰且有争议，较为公认的是它们的中轴骨架具备了以下三大新的特征。

● 活动性较大的、半独立的枕颈交界区。
● 已分化出独立肌群的轴上背侧肌肉群。
● 骶骨 - 骨盆连接的机械性能大幅度增强。

颈椎

寰椎与枕骨髁以单一关节相连。陆龟（海龟）有多达 8 个颈椎，末端颈椎与躯干的第 1 椎体相连，而躯干的椎体均固定在外壳上。

爬行动物中，颈部的轴上背侧肌肉延至枕部，并已分化成三组，即头椎肌（vertebrocapitis）、浅肌（superficialis）和深肌（profundus）、头横突间肌（intertransversalis capitis）。枕颈连接区的

这些伸肌具有强大的抗重力作用，这对于维持头部位置非常重要，因为有些动物的头颅非常沉重（如鳄鱼）。

头颅的前伸 / 后缩在海龟中尤为明显，而鳄鱼和大多数有鳞动物（蛇）仍需要依靠身体推进来前伸头部。壁虎、鬣蜥和变色龙则以“坐 - 等”姿态把舌头伸向猎物。

鳄鱼的胸椎由 10～11 个胸椎、5 个腰椎和 2 个骶骨组成，骶椎的横突与髂骨紧密相连。

与颈椎一样，肌肉分成结构化的肌肉束（最长肌、横脊束肌、髂肋肌），其不对称收缩能使脊柱进行侧向运动，对称性收缩则使脊柱进行伸展[15]。鳄鱼肢体第一段的水平化使肢体具有了支撑特性。骨盆肌肉收缩能使动物身体抬起（趴地位 sprawling posture）。

两栖动物的髋关节的活动幅度很小（小于45°）。静止时，髂骨轴垂直于脊柱轴（骨盆角 =90°）。鳄鱼的脊柱骨盆角可在 80°～100° 变化。

缓慢移动时，鳄鱼通过脊柱的交替摆动使一侧前肢和对侧后肢同步前移产生向后推力前行。当其加速时，比如追赶猎物，整个脊柱可协助推

动身体前移。这是一种新的移动方式，即通过弯曲/伸展而使脊柱产生矢状面变形，引起骨盆向后（后倾）和向前（前倾），从而使步幅增大，并使得后肢推力更强大。这种新的移动方式多出现在年轻鳄鱼中，随着体重增加在成年鳄鱼中逐渐消失[15]（图1-8和图1-9）。

爬行动物运动时，肢体肌肉系统为不对称性收缩，但呼吸时肌肉则为对称性收缩。呼吸和运动这两种功能并不会同时发生。但有趣的是，两者似乎可以相互耦合。因为这些冷血动物的能耗很低，这种严格的耦合性交替行为似乎更为可行。

总而言之，两栖动物和爬行动物的特征包括以下几个方面。

● 脊柱已完成最终分区化，SP 角在 80°～120° 之间。

● 通过侧向摆动进行移动，通过脊柱在矢状面上的变形做快速移动。

● 前伸 / 回缩模式可分为独立的头部活动，或与整个身体共同移动的"头颅前推"，或在"坐等"型捕食动物的舌头伸缩（通过舌头的捕食活动）。

（三）鸟（约 10 000 种）

鸟类具有脊椎动物中最灵活的颈部和刚性的胸部，便于飞行。这是用四肢骨骼替代躯干中轴骨骼进行所有活动的极致案例。鸟类属于两足动物。

鸟类来源于中侏罗纪兽脚亚目恐龙，后者经历了 6500 万年前的三叠纪 - 白垩纪大灭绝。这一种系动物的特征是，其长且又能活动的颈部能在奔跑和飞行中稳定头部姿势，通过迅速前伸（前伸 / 回缩）来捕捉猎物（图 1-10）。

胸、腰、骶的椎体融合形成综荐骨。在此，短小的脊柱只是作为骨盆肌肉的支点在飞行和行走中起作用。相比之下，S 形的颈椎则由许多椎骨组成（天鹅多达 25 个）。颈椎轴线垂直于躯干轴线。

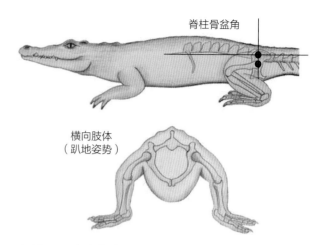

▲ 图 1-8　鳄鱼的髂骨轴垂直于脊柱，后方的脊柱骨盆角与骨盆约成 90°

（四）哺乳动物（约 5500 种）

哺乳动物以其最广泛的分布和最多样的形态完美诠释了脊椎动物对陆生生存方式的适应。多维度进化的结果使其呈现出非常宽泛的生态独特性[12]。

● 首先，哺乳动物受益于在胚胎阶段能保持持续恒温（不同于鸟类）。

● 其次，它们展现了大脑独特的新皮质的发育，从而能够完成复杂动作。随着人类的语言出现、概念化和象征性思维的产生，该发育达到了它的顶峰[12]。

● 最后，得益于脊柱和肢体的肌肉具有弹性结缔组织的特征和构造，它们的肌肉 - 骨骼系统是最优化的，符合节能法则[9]，形成所谓的"弹簧"机制。实际上，跨步时释放的势能（低速）和动能（快速）可以暂时以"弹性势能"的形式储藏在伸展肌肉中，而在运动周期的下一阶段，这一能量又可立刻返还给这一肌群，而无能量损耗。这一现象最典型的例子是跳高。无论采用何种技术，跳跃者先降低重心而延长推力肌肉链，起到了被动贮藏弹性势能的效应，从而显著增强了垂直弹跳的力量。

高速运动时，有些哺乳动物、四足动物及人类可以借此保存一半以上的代谢能量；而如果没有这种功能，它们的运动将消耗更多的能量。

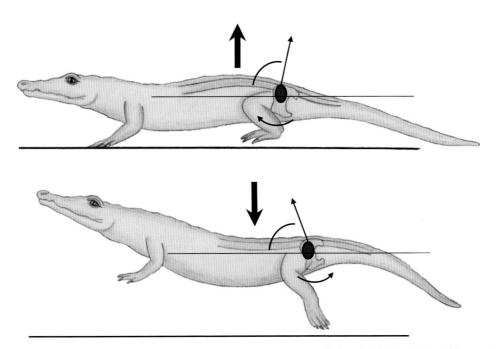

▲ 图 1-9　年轻鳄鱼可通过脊柱矢状面的活动，改变骨盆方位，以增强后肢的推力。成年鳄鱼因为体重过大而无法完成此动作

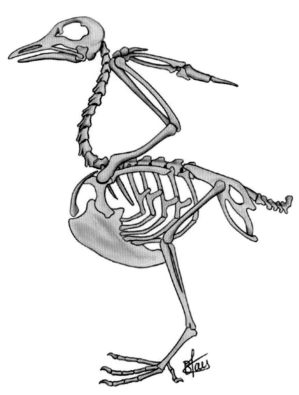

▲ 图 1-10　鸟类的灵活长颈让其头部快速前伸或后缩，躯干的后部椎骨融合形成综荐骨，足够的躯干刚度，适合飞行

整合在肌节中的蛋白大分子 - 肌联蛋白（Titin）能通过运动循环周期中的分子变形，起到"分子弹簧"作用，进一步减少能量的热损耗，

是一种具有非常重要意义的节能机制[13]。

这种节能机制不但适用于肢体肌肉组织，也同样适用于脊柱肌肉群。在此效应中，脊柱将起到所谓"弓弦"或"支护桥"的作用（Arcy Thompson，1917）。

1. 颈椎

颈椎与头部在功能上需相互耦合，以确保头颅的空间位置。陆生动物的生存取决于从外部参照系获得信息的能力。当信息被视觉、前庭和感觉器官捕获后，可传递至大脑进行数据处理，使动物感知自身在复杂环境中的位置，避免它在运动中跌倒或行动失败。前庭系统通过前庭颈反射（vestibulocollic reflexes）和前庭眼反射（vestibuloocular reflexes），有助于躯体的姿势平衡与运动。随着直立行走的出现，视觉的作用变得越发重要。这得益于高清黄斑知觉和立体视觉。这些多重感觉信息将转送给中脑、前脑和海马。与来自 2 个参照体系存储区的数据在大脑同时整合，使动物能重构并不断更新躯体在环境中自身位置的图像。

在陆生动物，中枢性导航功能主要在头 - 颈部复合结构中完成。当它们做应激性活动时（如探险、警觉、疾行、争斗），要求能保持头部在陆生活动中的持续水平化；并能获取头颅相对于身体其他部位的空间坐标。有鉴于此，无论这些四足动物或两足动物的身体倾斜度或运动类型做出何种改变，均可经颈椎进行头颅位置调整，使平行于外侧（或水平）半规管的颅底只会呈现出轻微的角度变化[5, 8]。由此可见，颈椎是调整头颅位置的重要器官。

这种由神经控制的系统配置会影响身体的能耗。实际上，头–颈复合结构类似一个倒置钟摆，使头颅平衡较为困难，尤其对于四足动物。大型食草动物中头的重量约为身体重量的10%，黑猩猩和人类，则是8%[16]，而狐猴是6%[5]。尽管这些种系间的相对差值为2%~4%，该差值看起来似乎很小，但基于大型四足动物的体重（马约

500kg）计算，该数值在不同种系动物间的实际差距是非常显著的。按比例算，人类和黑猩猩的力矩差异有10~11倍，但直立行走则可使头部的力矩显著减少。

水栖哺乳动物（鲸、海豚）在5000万年前开始第二次适应水中生活后，颈椎融合，仅留下了唯一可活动的区域：头颈交界区。同样，下颈椎的融合也发生在犰狳和一些啮齿动物中，比如袋鼠和飞鼠，它们在跳跃时能减少头部重量的惯性。这种变化同样可见于穴居动物，比如鼹鼠[11]。下颈椎的融合增强了动物抵抗轴向应力的能力（图1-11）。

因为咽颅发育、颅底的水平化（颅底扁平）和枕骨髁位置的后移，四足动物头部的重心位于枕颈接合部的前端，且寰枕关节几乎垂直。但至

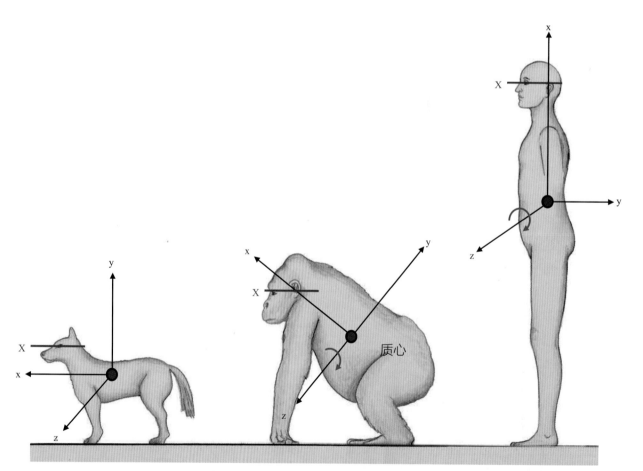

▲ 图 1-11　受躯干的位置水平化（四足动物）或垂直化（两足动物）等变化的影响，外部参考系可发生相应的改变；但通过改变颈椎方向，可保持内部参照系中的头部坐标轴大致固定。这种头部坐标的自主调整触发了两个参照系间的数据交换，并需要大脑能持续地重建新的全局性导航影像

灵长目动物和人类（更明显），颅骨的蝶骨中出现一颅底弯曲，斜坡与前颅基有一角度形成。这一进化可能与大脑半球体积增加和面部质量减小有关，而随着枕骨髁的前移，显著减少了头部质心的力矩。人类的枕寰关节已是水平化的，且头部重力线正好经过齿状突前缘（图 1–12）。

（1）结构：陆生哺乳动物大多有 7 个颈椎，但树懒多达 6～9 个，而海牛只有 6 个 [11]。

上颈椎由寰椎和枢椎构成，除了齿状突外（草食动物是 C 型，食肉动物和灵长目动物是垂直的），其他结构的形态在不同种类间仅有微小的差别。四足动物和大型灵长类动物的棘突长度和横突宽度比人类的更明显。同时，与枕骨髁相对应的寰椎上关节面的面积，在四足动物约占寰椎环的 75%，而在人类只占 40% [7]。

下颈椎包括 5 个椎体，其结构上的差异极小。只是两足动物的椎体体积会更大一些。

（2）运动：枕颈结合部在矢状面上的活动度对四足动物非常重要（屈曲 / 伸展范围 90°～105°），但在包括人类的灵长类动物中这种活动则比较小（猴子 13°、人 25°）[8]。而寰枢关节主要负责头颅旋转（表 1–1 和表 1–2）。

O–C$_1$ 和 C$_1$–C$_2$ 关节的机械耦合可以形成一种所谓的切换效应，使头颅能做更大的侧向倾斜（诱导旋转）。

值得注意的是，与人类不同，四足动物的下颈椎之间的活动度很小。有趣的是，颈胸接合部不仅仅包括 C$_7$～T$_1$ 这一解剖交界区。小型四足动物中，它可包括 C$_6$～T$_2$[8]，而人类中则还应包括 T$_3$。所有哺乳动物中，颈胸接合部的活动范围达

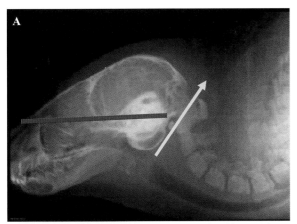
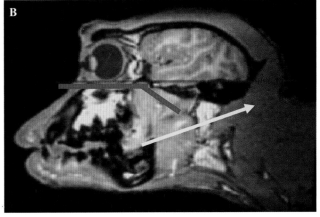
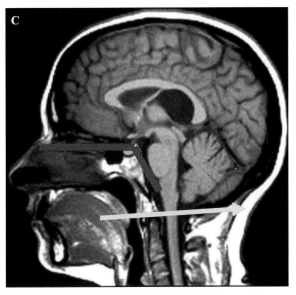

◀ 图 1–12　A. 四足动物中，颅底是水平的（扁颅底），枕骨髁位于颅骨后方，枕骨大孔向后上倾斜。B. 猴类，在蝶骨处出现一颅底弯曲，枕骨髁前移。枕骨大孔则水平化。C. 人类中，在颅底与斜坡之间的颅底弯曲更明显，而枕骨髁几乎位于颅骨下正中，枕骨大孔更水平化

表 1-1　各种哺乳动物的寰枕关节（O-C₁）部的矢状面的活动幅度 [7]

兔子	104.6°（±15.7°）
豚鼠	106.6°（±5.9°）
猫	88.6°（±11.2°）
恒河猴	13°（±14.8°）
人类	25°

表 1-2　颈胸接合部（C₆～T₃）的矢状面可动性范围 [8]

兔子	96°
猫	82°
恒河猴	68°
人类	33°

6°～80° [8]。

在颈部，大型食草动物发育出了独特而重要的稳定机制——强大的外在韧带（项韧带）和内在韧带结构。这一稳定机制在枕颈的动力性稳定链中发挥着重要的弹性被动锁定作用，这种弹性被动锁定机制使得头与颈在奔跑中可以最优化地利用惯性。但这一稳定机制并不能为凸轮式硬锁定效应提供稳定作用，后者只出现在大多数骨关节的骨性被动稳定结构中。

(3) 枕颈肌肉系统：哺乳动物的肌肉系统发生了重大的变化，这与头 - 颈系统的稳定性和精细运动的复杂性有关。我们可以将枕颈部的肌肉系统大致分为以下 3 组。

● 枕颈接合部短肌，包括直肌、前斜肌、后斜肌。

● 椎间短肌，包括体节间肌（横突间肌、棘间肌）和长脊肌（头长肌、颈肌、最长肌、半棘肌），主要是在颈部活动中起稳定作用。

● 头胸肩胛联合肌，包括头夹肌、肩胛提肌、斜角肌、斜方肌、胸锁乳突肌，主要作用于颈部运动，其次是用力呼吸。猫科动物有着人类没有的肌肉——枕肩胛肌。四足动物的颈部肌肉体积比灵长类生物（包括人类）更大。

(4) 姿势：静止时，小型哺乳动物的颈椎（兔、豚鼠、猫）呈现为 S 形，但其整体方向则是垂直的。在整个构型中，枕颈交界区呈现出最大限度的屈曲，而颈胸交界区则被稳定在完全的伸展位上 [8]。作者认为这是一种完全被动的姿势，该姿势的维持依赖于颈部筋膜组织张力的调整（休息姿势）。在这一位置上，外侧半规管与水平面形成 5°～10° 的向上倾斜角。当休息姿势转变为警觉或积极姿态时，头部通过枕颈结合部铰链的伸展而抬起，而颈胸交界区则转变成屈曲状态，外侧半规管平面的倾斜度随之增加 [8]。

但仅采用这种功能二分法去笼统地理解所有陆栖哺乳动物复杂的头 - 颈复合体姿势似乎过于简单了。已有令人信服的证据显示大型有蹄动物（牛、鹿、羊）的头和颈部姿势具有多样性（图 1-13）。

头 - 颈复合体机械模型类似一个倒置钟摆，其摆杆表示颈椎、摆锤代表头颅。可以想象，颈椎摆杆围绕颈胸关节运动，而摆锤则围绕枕颈接合部运动。运动中心并非精确地位于颈椎摆杆的末端。在四足动物，因为枕骨髁的位置非常靠后，在 O-C₁ 关节形成了明显的弯矩，运动中心就落在摆杆端点的前方。而在灵长目动物和人类，为了适应双足直立姿势，此弯矩就会大大地减小。

四足动物中，颈部的垂直化是一种后缩姿态，这也被用于描述人类相似的姿势，其可降低头颅的弯矩，同时也包括了颈胸接合部的伸展。由于在此姿态中脊柱周围组织不能得到足够的紧绷，因此，该姿态并不是完全被动的。根据头颅位置的不同，肌肉收缩也会有所不同。因此，该姿态可分成 2 种情况：当头颅的 O-C₁ 关节在屈曲位置时，后方的腱性韧带结构可能会产生一种有效且被动的肌筋膜力矩，使能耗降低（警觉站立位）；而当头颅的 O-C₁ 关节保持在动态性的伸展位置时，这种被动的结构性张力力矩会大大下降，这时，就需要枕颈胸肌肉的主动收缩以维持这一位置，如在小跑或躲避时（应激性后缩）。

当颈部屈曲发生在颈胸结合部时，水平力矩

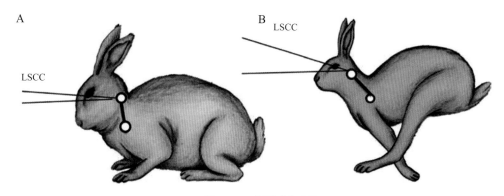

▲ 图 1-13　小型哺乳动物

在休息态势（A），颈椎呈垂直，枕颈交界区维持完全屈曲，颈胸交界区则处于伸展位[4]。外侧半规管（LSCC）的平面轻度水平倾斜（5°～10°）。在警觉状态（B），这两种关节的位置正好相反。侧面半规管的倾斜角度增加

先是增加然后减少。当韧带和肌肉（其变形是非线性的）的弹性张力可以抵消头 – 颈复合体的力矩时，头部的前伸活动就会停止。当头颅前伸活动与 $O–C_1$ 关节的屈曲相结合时，这种姿态是被动的、节能的（如吃草、饮水、极端疲倦状态）。但当头颅前伸活动与 $O–C_1$ 主动伸展和（或）颈部在超过水平面上的伸直状态相关时，就可形成亢进姿态（如飞奔），这种头 – 颈 – 胸相结合的运动姿态能在快速奔跑中最优化地利用头颅和颈部的转动惯量（moment of inertia）（图 1-14）。

灵长目动物包括人类都有两种基本的姿态模式（后缩、前伸）。当 $O–C_1$ 关节屈曲时，前伸是一种被动静止位置（如坐姿中的阅读或睡眠）；当 $O–C_1$–C_2 关节伸直时，前伸则是在后部肌肉系统作用下的一种积极姿势，这实际上就是一种"向前推头"的姿势，在用力推的活动（如对抗运动）中特别常见。据 Ordway 等报道[14]，在此姿势时，枕颈接合部可达到最大的伸展幅度。

通过 $O–C_1$ 关节的屈曲（在 $O–C_1$ 的位置上可达到最大的屈曲幅度）和颈椎主动伸展（如头负重或戴头灯时）也可作出头后缩的行为。各个姿势均意味着动物需根据眼睛的位置重新确定目标的视野方向。在四足动物，眼睛位于头颅的两侧，而人类和灵长目则位于头颅前侧[5]（图 1-15）。

奔跑中，四足动物的颈椎在呼吸（呼吸运动耦合）中发挥着重要的作用。颈椎屈曲时吸气，伸展时则呼气。

2. 胸椎和腰骶

四足动物的躯干几乎是水平的近圆柱体。其重心与躯干的中心十分接近。在有蹄类动物，躯干和重心的前移有助于奔跑；但在小型的哺乳动物中，重心的位置则非常靠近躯干后部。[2]。

肢体通过肩胛带和骨盆环与躯干相连接。肩胛带独立于中轴骨，仅仅通过锁骨与躯体连接。上肢的运动以搬运、操作功能为主，而非推进躯体。在许多小型哺乳动物中，上肢还兼具有抓取和操作视野内物体的能力，这在两足动物中是首要的功能。骨盆环则正好相反，髂骨与骶骨的连接明显增强；但关节的结构依然存在；在许多动物，甚至是人类，该关节在运动时的活动度仍被保留。成年人活动度为 3°～17°，体操运动员则可高达 30°。在某些运动员中，双侧髂骨在矢状面上甚至可出现反向位移的现象。

哺乳动物的肢体近侧节段位于旁矢状面上，具有对称地支持身体、提高重心的功能。这种结构能降低在地面的摩擦力，提高机动性，并可充分利用弹性势能（弹簧效应）。从迅速反应这一角度来说，机动性和加速能力的权重是远远大于稳定性的，尤其对于人类而言。

（1）结构：哺乳动物的胸椎由 12～15 个椎体组成。大型食草动物的胸椎具有长棘突。在胸椎与腰椎间的移行区是直棘胸椎（其他椎体的棘突都向其倾斜的椎体称为直棘胸椎），该脊椎的棘突很短。在其近侧端的胸椎棘突向尾侧倾斜，而

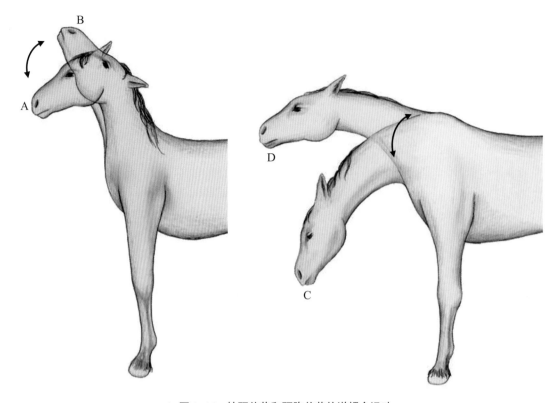

▲ 图 1-14　枕颈关节和颈胸关节的逆耦合运动
枕颈接合部屈曲（A）（静态姿势没有太大的能量消耗）和前伸（B）（亢进姿势），枕颈接合部的活动包括弯曲（C）或伸长（D）

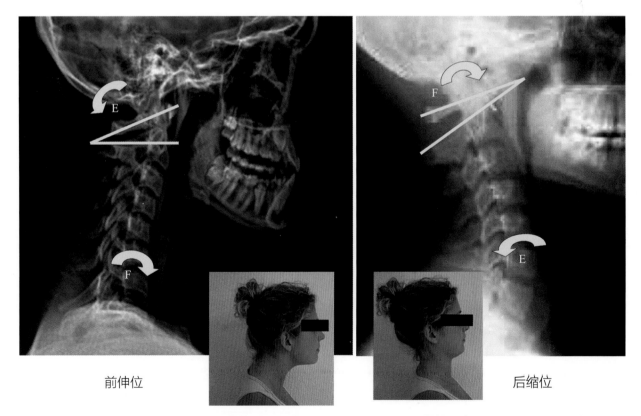

前伸位　　　　　　　　　　　　　　　　后缩位

▲ 图 1-15　类似四足动物，灵长目动物（包括人类）在颈 / 头前伸和后缩活动中的颈椎两端的运动逆耦合现象
E. 伸展；F. 屈曲

在其远侧端的腰椎棘突则均向头侧倾斜。

通常有 4～7 个腰椎（后者的典型代表是猫和兔）。人类腰椎的椎体体积从上至下成比例的逐渐增大，直至 L_5。

骶骨由不同数量的融合椎组成（猫 3 个；兔 4 个；人通常 5 个）。奇蹄类动物可达 6～8 个（马、斑马、犀牛），贫齿目动物则是 13 个（食蚁兽、树懒）。第 1 骶椎通过横突与髂骨所形成的关节相连接。

尾椎的数量也不定，取决于尾巴长度（多则 50 个，但通常 3～5 个）；在人类，尾椎合并形成尾骨[11]。

(2) 肌肉组织：四足动物和两足动物的躯体都呈现"弓弦结构"，其中紧张的背侧肌为弓背，腹侧肌为弓弦，主要的代表肌肉为直肌。在陆栖哺乳动物的颈部，随着跨肢带肌肉（斜方肌、菱形肌、背阔肌、臀肌）的逐步出现，脊椎背侧短肌逐步退化[12]。椎间短肌作为局部肌肉系统（棘间肌、横肌）与作为整体系统的跨肢带长肌（竖脊肌、腰方肌、腹直肌、腹斜肌、腰肌）在多个方面均具有明显差异性[3]。

(3) 姿势：一般认为四足动物的躯干是水平或后凸的。四足动物躯体的直棘胸椎是躯干弯曲/伸展的交界区。

● 所有四足动物的腰骶角（LSA）的角度很小，但非常重要，尤其对于灵长类和猿人。Abitbol[1]特别研究了腰骶角的变化，狗为 4°～14°（平均 9.3°）；猕猴为 20°～35°（26.7°）；黑猩猩为 22°～44°（32°）；人类为 71°～83°（77°）。腰骶角与两足动物直立姿势的获得及他们的运动个体发育学相关。

● 骨盆倾斜角代表了髂骨的方向。与髂骨相对较为水平的四足动物相比，两足动物的髂骨则较为垂直。四足动物的骨盆倾斜角为 30°～60°；黑猩猩可在两足与四足之间进行选择性变换，其值是 25°～60°（平均 42°）；人类的骨盆倾斜角是 7°～25°。

● 脊柱骨盆角（spinopelvic angle，SPA）。

在四足动物和灵长类动物，代表从 T_1 起的躯干前倾和骨盆后倾的总和（Sénégas，2012）。Roussouly（2004）也在人类中描述了相似的角度，只不过他将躯干前倾的起始点定在了 C_7。我们认为，该角度对于分析脊椎动物的体征复合体的姿势和运动学特别有用。它不仅反映了胸腰段的平衡，而且还可以评估胸腰段和骨盆在姿势和位置上共同的方向变化。在四足动物中是 60°～75°，在黑猩猩是 30°～60°，在人类是 15°～45°。"

胸腰段脊柱的功能在于帮助四足动物和两足动物的姿势维持和身体运动。在伸展位，胸腰段脊柱相对缩短，有助于促进四足动物骶髂关节的前移，或两足动物骶髂关节的上移。

与我们想象的不同，驱动骨盆的并不是后肢，而是脊柱。当这种摆臂样结构向后推出时，可增加后肢的前推力矩；相反，胸腰段脊柱的屈曲则可引导骨盆后旋，从而增加来自前肢的向前推动力（图 1-16）。

灵长类一般用四肢进行移动，尤其快速奔跑时，但在静止、慢速或跳跃（狐猴）时会选择两足姿势。

在平衡维持中，除了考量肌肉系统的有效性外，还应考量躯体在极为窄小的支撑平面上如何保持平衡的双足直立姿势的一些物理学问题。对于灵长类动物，重心高于髋、位于胸腔的基底部；再者，由于缺少脊柱前凸，若髋关节不能良好屈曲的话，调整多边形躯干的重力线将变得非常困难；另外，这些动物的臀大肌比较薄弱，它们髋关节伸展时需要改用臀中肌和臀小肌，因此使得直立姿态的维持变得非常困难。

直立行走可能是在立体的丛林环境中适应进化而来（Rose，1991；Preuschoft，1991）。在这场景中，后肢进化用于支撑体重，而前肢则被解放出来用于抓取等动作（图 1-17）。

人类在行走或奔跑时，腰段脊柱的伸展和屈曲，可驱动骨盆倾斜。骨盆后倾加大了髋关节屈曲幅度、进而增大了步幅；而骨盆前倾使髋关节伸展幅度超越了躯干垂线，从而增加了下肢后摆

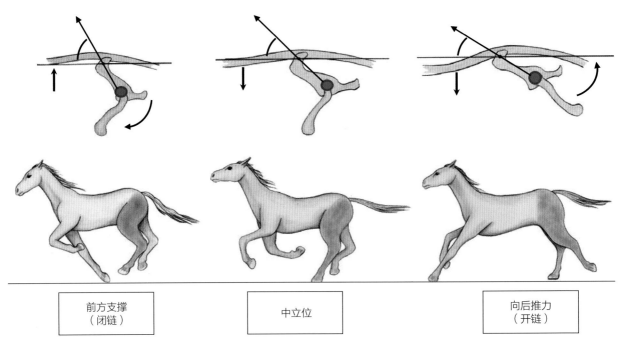

前方支撑	中立位	向后推力
（闭链）		（开链）

▲ 图 1–16 哺乳动物跑动时，胸腰段弯曲引起骨盆后倾，从而加大后肢前行的幅度。胸腰段伸展使得骨盆前倾，有利于增加后肢的伸展和向后的推力

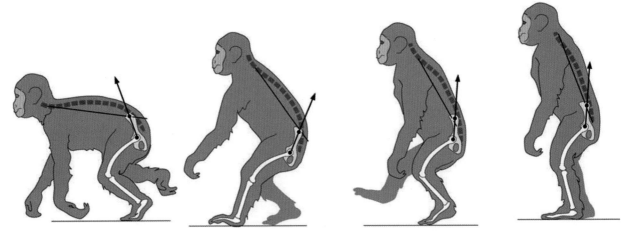

▲ 图 1–17 黑猩猩在快速前进时采用四肢行走（半臂力摇摆）
它们能保持稳定的两足姿势，但因缺少腰椎前凸，此状态用力屈曲髋关节，左臀肌的协助下，迫使重心上移

时的向前推力（图 1–18）。

哺乳动物脊柱的轴向旋转活动在姿势和运动中都十分重要，这一活动通常与冠状面和矢状面上的活动相耦合。行走或奔跑时，肩关节和骨盆呈现相反方向运动。因此在胸腰椎交界区可以发生所谓的"双向扭转"现象。脊柱的轴性旋转是脊柱运动学的基本活动之一。它将有助于我们更好地理解在脊柱退变发生中脊柱活动的作用（图 1–19）。

综上可知，哺乳动物的特征包括以下几个方面。

● 颈椎活动度较好，能快速、有力地前伸后缩。

● 胸腰段能感知姿势和保持稳定。通过屈曲/伸展的"弹簧效应"，驱动骨盆倾斜度的改变，协助身体其他部位运动。

● 两足动物比较独特，腰椎会参与躯干运动，并在躯体的轴向旋转活动中发挥重要作用。

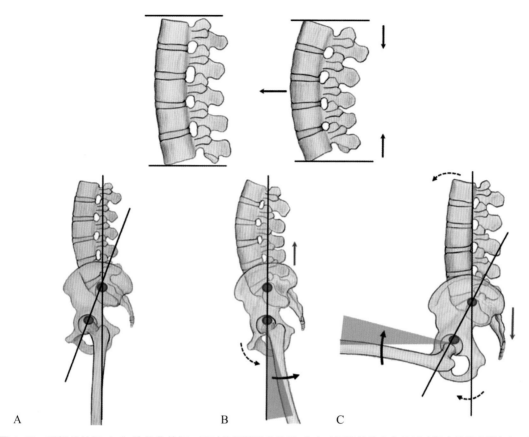

A   B   C

▲ 图 1-18　腰椎的伸展（**A**）使骨盆前倾，同时使得髋关节伸展（**B**）（但髋关节本身的活动幅度并没有增加）。相反，腰椎前屈（**C**）引起骨盆后倾，同理使得髋关节屈曲收缩

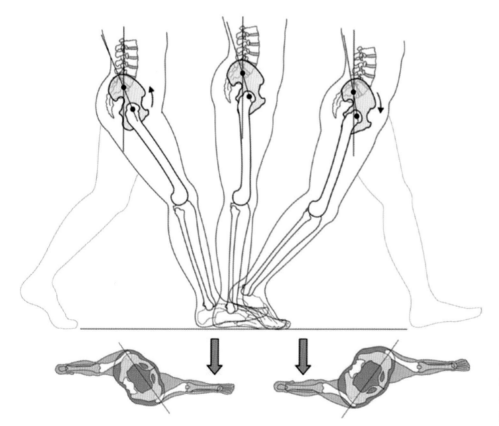

◀ 图 1-19　当人类行走或跑动时，肩胛带和骨盆环反向运动，其交界点大致在胸腰接合处

参考文献

[1] Abitbol MM. Evolution of the lumbosacral angle. Am J Phys Anthropol. 1987;72:36172.

[2] Alexander RMN. Animal mechanics. Oxford: Blackwell; 1983.

[3] Bergmark A. Stability of the lumbar spine. Acta Orthop Scand Suppl. 1989;60:230.

[4] Berthoz A,Graf W,Vidal PP. The head-neck sensory motor system. Oxford: Oxford University Press; 1992.

[5] Dunbar DC,et al. Stabilization and mobility of the head,neck and trunk in horses during overground locomotion: comparisons with humans and other primates. J Exp Biol. 2008;211(24):3889–907.

[6] Gans C. Biomechanics: an approach to vertebrate biology. Philadelphia: Lippincott; 1974.

[7] Goel A,et al. Comparative quantitative analysis of osseous anatomy of the craniovertebral junction of tiger,horse,deer and humans. J Craniovertebr Junction Spine. 2011;2(1):327.

[8] Graf W,De Waele C,Vidal PP. Functional anatomy of the head-neck movement system of quadrupedal and bipedal mammals. J Anat. 1995;186:5574.

[9] Heglund NC. Energetics and mechanics of terrestrial locomotion III. Energy changes of the centre of mass as a function of speed and body size in birds and mammals. J Exp Biol. 1982;97:4156.

[10] Hilledebrand M. Walking,running,digging of the quadrupeds. In: Functional vertebrate morphology. Cambridge: Harvard University Press; 1985. p. 3857.

[11] Wake MH. Hyman. Comparative vertebral anatomy. Chicago: The University of Chicago Press; 1979.

[12] Jouffroy FK. Evolution of the dorsal muscles of the spine in light of their adaptation to gravity effects. In: The head and neck sensory motor system. Oxford: Oxford University Press; 1992.

[13] Lindstedt S,et al. Do muscles function as adaptable locomotor springs? J Exp Biol. 2002;205:22116.

[14] Ordway NR,et al. Cervical flexion,extension,protrusion and retraction: a radiographic segmental analysis. Spine. 1999;24(3):2407.

[15] Renous S. Locomotion. Paris: Dunod; 1994.

[16] Vital JM,Senegas J. Anatomical basis of the study of the constraints to which the cervical spine is subject in the sagittal plane. A study of the center of gravity of the head. Surg Radiol Anat. 1986;8(3):16973.

脊柱胚胎学
Embryology of the Vertebral Column

Sebastien Pesenti　Nicole Philip　Gerard Bollini　**著**

王智伟 **译**　陈其昕 **校**

第 2 章

一、遗传和生物化学

受精卵（或第一个胚胎细胞）能发育成完整的胚胎，称为全能性细胞。胚胎发育由细胞内的基因活动及细胞外环境相互作用而共同决定。其结果是细胞形态、迁徙、增殖、死亡、分化和特化等一系列的变化。在这过程中，胚胎细胞受局部信号的影响，分化成特别类型的细胞。信号传导分子或配体（形态形成分子）与特定受体结合，启动细胞内级联生化反应作用于目标分子。在发育早期，形态发生素/成形素（morphogend）通过在胚胎组织中的扩散形成了浓度梯度。

在脊椎动物，中胚层可分为中轴中胚层（脊索前板和脊索）、脊索旁中胚层（前体节中胚层，位于脊索旁，发育成体节）、间介中胚层、侧板中胚层。

BMP4 属于 TGF-β 超家族，由脊索背部分泌[1]，形成了胚体背腹轴的分子界线，并作为一种体节中胚层的"侧化剂"（lateralisater）发挥作用。体节从前体节中胚层发育而来，并按从头至尾的顺序发育，即前体节中胚层的一组上皮细胞群向尾端的迁徙形成了体节。体节的分节（分割）则由一种所谓的"时钟波峰模式"（clock and wavefront model）调控[2]。此模型中的细胞内震荡子（时钟）可与前体节中胚层中形成头 – 尾梯度的形态发生蛋白相互作用。模型中另一部分的

"波峰"则由 FGF_8 的头 – 尾梯度构成，是纵向结构形成的决定因素[3]。在前体节中胚层的尾部和中间，高 FGF_8 浓度使细胞维持在未成熟和未分化状态。头部的低 FGF_8 浓度诱导体节的形成。在不同 FGF_8 梯度区域间的分界线称为决定前沿（determination front）。

前体节中胚层可动态地表达 CHAIRY1、IFNG 等多种基因（图 2-1）。在前体节中胚层细胞内发挥作用的分子震荡子作为"分节时钟"（segmentation clock）决定了脊柱分节。在小鼠中，这涉及 50～100 个基因的周期性表达。

如在每个体节的形成过程中，CHAIRY1 的表达可沿着前体节中胚层扩散[4]。Delta Notch 信号通路分别是体节形成和"分节时钟"调控的关键级联通路。可将这一复杂过程简化为：Notch 激活 Lunatic Fringe（LFNG 基因），后者又反馈性抑制 Notch 受体；同时，激活的 Notch 还会刺激 HES 基因的活化，抑制 Lunatic Fringe，释放受抑制的 Notch 受体。这种基因反馈调节机制使这些基因呈现可循环表达。在人类中，LFNG 基因（Lunatic Fringe）、HES7（发状分裂相关增强子 7，Hairyenhancer of split7）、DLL3（Notch 配体编码）和 MESP2（激活的 Notch）的突变可导致隐性脊椎肋骨发育不良（图 2-2）。

编码转录因子基因的联合表达界定了体节在头尾轴上位置身份，这些基因属于 HOX 家族基

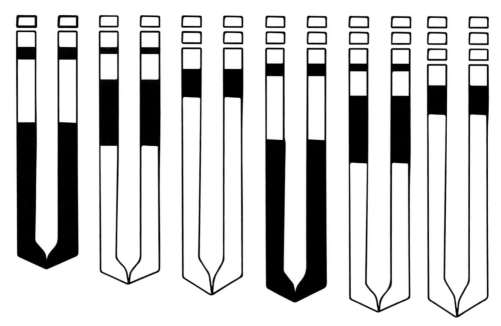

▲ 图 2-1　chairy1 基因在前体节中胚层的表达

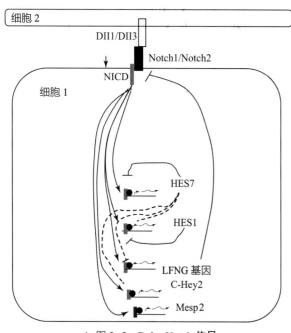

▲ 图 2-2　Delta Notch 传导

因（同源异型基因，homeotic genes）。这一过程发生在体节形成前的前体节中胚层中。HOX 基因分布在染色体上，并分为多个群集。每个群集的基因，根据所在染色体的位置，按时空顺序进行表达。果蝇只有一个 HOX 基因群集（早期被称为 HOM 基因群）。其中任一基因功能的丧失，都会导致成年昆虫同源异型转化，即将原躯体上的整个器官转移至形成的躯体的另一部位。哺乳动物有四个 HOX 基因群集，分布在四个不同的染色体上。小鼠实验表明，不同 HOX 基因群集的失活会导致不同表型的出现，通常包含脊柱畸形。但人类尚未发现脊柱畸形与 HOX 基因群集突变有关联 [5]。

二、脊柱脊髓轴的胚胎学

（一）早期发育

胚胎期是受精后的前 8 周。在受精后的第一周，桑葚胚沿着输卵管迁移。在第一周末期，桑葚胚内出现了中空腔或囊胚腔，成为囊胚（图 2-3）。在这期间，囊胚完成了在母体子宫内膜的着床（图 2-4）。在此阶段，胚盘（embryonic disc）转变成双层结构，分别为上胚层（epiblast）和下胚层（hypoblast）。从第三周开始，上胚层的中间出现了原条（primitive streak），和决定胚胎头端的原结（primitive node），并从原结逐渐向远端延伸，形成了胚胎的头尾轴（图 2-5）。

（二）三层胚胎

第三周的标志是原肠化。在原条深层的上胚层细胞迁移和下胚层细胞向侧方移动促进了胚外

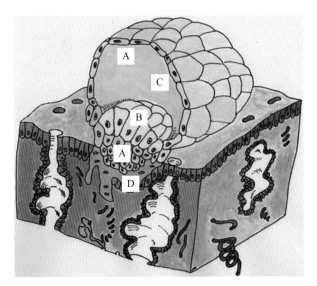

▲ 图 2-3　图示可见滋养细胞（**A**）、胚胎（**B**）、囊胚腔（**C**）、合胞体滋养细胞（**D**）

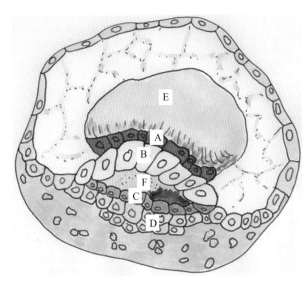

▲ 图 2-4　第 8 天可见内胚层（**A**）、外胚层（**B**）、羊膜（**C**）、滋养细胞（**D**）、卵黄囊（**E**）、羊膜腔（**F**）

内胚层的形成。经由原条和原结的上胚层细胞迁移导致了 3 个原始胚层的形成：下胚层被取代成为定形内胚层（definitive endoderm），保留在表面的上胚层成为外胚层，位于两者之间的成为中胚层。

中轴中胚层由两个中间结构组成：脊索前板（prechordal plate）和脊索突（notochordal process）。脊索前板位于头端，附着于外胚层，而脊索突靠近尾端，并形成一管状结构，形

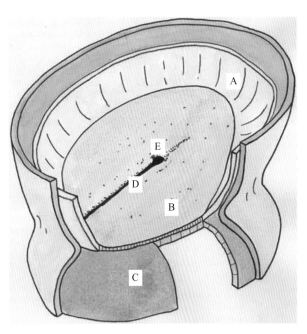

▲ 图 2-5　第 15 天可见羊膜囊（**A**）、外胚层（**B**）、内胚层（**C**）、原条（**D**）、原结（**E**）

成了卵黄囊（此结构专属于胚外结构）和羊膜囊一过性的交通。这一交通称为脊索管或 Lieberkühn 管。

在胚胎中胚层的两侧则出现了 3 个侧结构，即轴旁中胚层（图 2-6）、间介中胚层、侧板中胚层。轴旁中胚层产生的细胞系能分化成中轴骨、椎旁肌、真皮、皮下组织、腹肌、肢体；间介中胚层将发育成泌尿生殖系统；侧板中胚层的腹侧部分将形成消化道壁和支气管肺树；而其背侧部分将形成胚胎的外侧壁和腹侧壁。

（三）脊索

脊索突是从原结延伸而来的一个中胚层的空管状结构，随着原结细胞从空管近端开始，向尾端进行细胞迁移，脊索突逐步伸长。此时，脊索板还附着在表面外胚层，起到防止脊索突向头端迁移的作用。脊索突发育成脊索，是未来椎骨和骨骼的早期形态。

来自原结而非脊索的生长因子分泌，神经诱导或平面诱导引领了神经外胚层形成早期的神经板，随后，神经板两侧的边缘翘起形成神经褶，并逐渐折向中位线、相互汇合、合并，最终再次

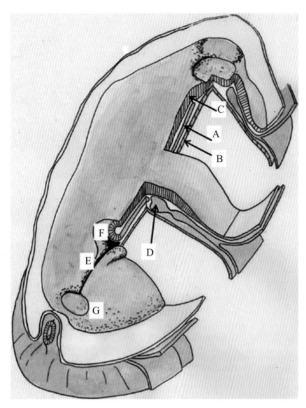

▲ 图2-6　图示可见脊索（A）、内胚层（B）、外胚层（C）、轴外中胚层（D）、原条（E）、原结（F）、泄殖腔膜（G）

闭合，形成神经管。扁平的神经板转变成神经管的过程称作初级神经胚形成。

（四）初级神经胚形成

在神经板上的神经嵴（neural crests）于第20天第四个体节水平开始出现，以此为基础形成神经沟（neural gutter）。神经板两侧的边缘向中位线相互汇聚，并融合。该融合始于第四体节水平并向头侧和尾侧延伸。神经管在头侧和尾侧末端分别开口，称为头端和尾端神经孔。如果头端神经孔闭合失败，则可导致无脑，如果尾端神经孔闭合失败，则可发生脑膜膨出或脊髓脊膜膨出。

头端和尾端神经孔的闭合分别发生在第26和第28天。

初级神经胚并非沿着头尾轴均匀形成，不同的解剖平面具有显著差异。

（五）次级神经胚形成

在尾端神经孔，尾芽组织参与髓索形成。随

后髓索密度增加、特异化，并形成空胞。这些空胞合并后形成次级神经管，次级神经管与初级神经胚时就形成的初级神经管相连通。

近来有研究描述了一种交界性神经胚形成，用于解释初级和次级神经胚之间的髓节形成的这种特征性现象[6]。

在次级神经管背部可产生向胚胎内迁移的细胞。其中，神经棘细胞可形成皮肤的色素细胞和周围神经系统的细胞。

（六）体节的形成与分化

中胚层源性或体节源性的分节结构分布在神经管的两侧。第一对体节约在第20天出现。起源于轴旁中胚层的体节，在神经管和脊索的作用下，以每天3～4个体节的速率，从头端向尾端发育。

起初，42～44对体节紧靠脊索（因为这些体节从来不是可见的，该数据仍有争议）。O'Rahilly和Müller认为这一数字为38～39[7]。在这42～44对体节中，最后的5～7对体节会退化，最终保留37对体节。

前4对体节负责枕骨形成，第5～12对体节负责颈椎形成，而第13～24对体节负责胸椎形成，第25～29对体节负责腰椎形成，第30～34对体节负责骶骨形成。最后3对体节负责尾椎形成。

在其成熟的早期，每个体节都沿着腹背轴被拆分为腹侧的生骨节和背侧的生皮肌节。随后，生皮肌节逐渐发育出两个衍生体：背侧的生皮节和中间的生肌节。类似与体节形成依赖于从头向尾的梯度变化，体节成熟也遵循这一法则。已有研究表明由脊索和神经管产生的分子形态发生素（morphogen sonic hedgehog）在体节腹侧化发生中发挥作用，因此，体节的成熟可能依赖于脊索和神经管源性的梯度变化。

生骨节可发育出脊柱、脊膜组织（软脊膜、蛛网膜层、硬脊膜）和椎间韧带等。在发育第4周时每个生骨节内的细胞围绕脊索和神经管进行迁移。

生骨节细胞接受形态发生因子（sonic hedgehog）的调控。未来椎体最腹侧的区域受 Gli2 分子调控，而较外侧的区域受 Gli3 分子调控。需要指出的是，生骨节的最背侧部分将形成棘突，它的调控与形态发生因子 Sonic hedgehog 无关，而与 BMP4 有关。这种分子调控特性解释了脊椎 3 个区域的畸形为何可以单独发生。

在头尾轴方向上，每个体节可被分成两个半体节。这一假说源自 19 世纪 Remak 提出的体节再分节理论。现在已有实验完美地证实了体节再分节过程。但奇怪的是，椎体并不是源自单一半体节，而是源自两个半体节的不同构造区，即每个半体节的尾端与其下位邻近半体节的头端相融合，形成脊椎的前体。因此，与 8 个神经根相应的 8 个颈部体节将产生 7 个颈椎，每个椎体由相邻的 2 个半体节构成。在每个半体节中的差异性基因表达可能是导致这种半体节沿头尾轴的构造差异化的原因。比基因和调控分子更为重要的是，只有半体节的近端才对来自神经棘的迁移细胞和运动神经元轴突具有可通过性。因此，早期未分节神经管可根据体节的固有特性所产生的根性拓扑关系构建周围神经系统。这可能是脊髓神经节和运动根具备"位变异构现象"的原因。

生骨节细胞将产生椎间盘的纤维环。随着脊索逐渐消失，残留的脊索则形成髓核。

在这一新出现的结构中，节段神经根可在椎间盘平面被观察到，而节段血管则只出现在椎体内。

随后，成对的生骨节对在中线前缘相融合。在发育第 6 周，脊椎前体发生软骨化，形成脊椎的软骨轮廓。这些软骨化中心将二次进化。在每节脊椎前体中，形成 3 个软骨化中心：一个在前，形成椎体，两个在后，各自位于椎管侧方，形成未来的椎弓根和两侧椎板。在出生前，后方的两个软骨化中心经由神经弓中心软骨联合（neurocentral synchondrosis）与椎体前的软骨化中心隔开。

出生后，将出现 5 个次级骨化中心，每个都是骨骺骨化中心。一个形成棘突，两个形成横突，在椎体上下面的两个骨化中心则形成骺环。

子宫内第 9 周，初级骨化中心首先出现在颈胸接合处，随后扩展至上颈椎，再后是胸腰椎，大约在宫内第 14 周出现最后的腰椎椎弓初级骨化中心。其中，脊柱尾端，椎体发育较快，而脊柱头侧，则后弓结构发育较快。

出生时，脊髓末端的脊髓圆锥位置如果低于 L_3，应被认为是异常的。有学者用 3D 磁共振研究 84 个死胎（平均孕育期 26.3 周，14～41 周）的圆锥位置。孕期越长，圆锥位置越高。在 20 周孕期，84% 胎儿的圆锥位于 L_4/L_5 或更高水平。在 26 周时，50% 胎儿的高度达到 L_3 水平，而第 40 周时，94% 的胎儿达到 L_3 水平。这就意味着在整个胎儿期圆锥水平会逐渐上升。但这种生长并不是线性的，大多数胎儿的圆锥水平在第 33 周妊娠时与成年人一致 [8]。

将本文与另一篇文章对比可以发现一些有趣的现象，后者研究了平均年龄为 46 岁的 231 位男性和 273 位女性。研究发现他们的圆锥平均位置在 L_1 的下 1/3 处，且各年龄或性别间无显著差异 [9]。

在整个胎儿期，圆锥相对于椎管水平逐渐上升，原因是由于神经管与脊柱的生长速度不同。这一现象解释了为什么神经根在椎管内是向上或向下行走。

一般认为胎儿脊柱表现为单纯后凸形态，腰椎前凸则出现在获得直立姿势时。Choufani 等学者则反驳这一推测 [10]，他们研究了 45 个妊娠 23～40 周龄的胚胎磁共振图像。基于 3D 磁共振的测量数据发现腰骶交界区的曲率半径（腰骶前凸）与腰椎前凸有关。尽管腰骶前凸仅在 60% 的样本中是可见的，但计算机分析表明实际上在 100% 的样本均有这种现象；而统计分析显示孕龄与腰骶前凸之间并无显著相关性，由此提示此曲率的存在是遗传决定的，而非因直立姿势所获得。

参考文献

[1] Tonegawa A,Funayama N,Ueno N,Takahashi Y. Mesodermal subdivision along the mediolateral axis in chicken controlled by different concentrations of BMP4. Development. 1997;124:197584.

[2] Dubrulle J,Pourquié O. From head to tail: links between the segmentation clock and anteroposterior patterning of the embryo. Curr Opin Genet Dev. 2002;5:51923.

[3] Dubrulle J,Pourquié O. FGF8 mRNA decay establishes a gradient that couples axial elongation to patterning in the vertebrate embryo. Nature. 2004;427:419–22.

[4] Palmeirim I,Henrique D,Ish-Horowicz D,Pourquié O. Avian hairy gene expression identifies a molecular clock linked to vertebrate segmentation and somitogenesis. Cell. 1997;91:639–48.

[5] Quinonez SC,Innis JW. Human HOX gene disorders. Mol Genet Metab. 2014;111(1):4–15.

[6] Dady A,Havis E,Escriou V,Catala M,Duband JL. Junctional neurulation: a unique developmental program shaping a discrete region of the spinal cord highly susceptible to neural tube defects. J Neurosci. 2014;34(39):13208–21.

[7] O'Rahilly R,Müller F. Human embryology and teratology. 2nd ed. New York: Wiley-Liss; 1996. 468 pp.

[8] Arthurs OJ,Thayyil S,Wade A,Chong WK,Sebire NJ,Taylor AM,and the Magnetic Resonance Imaging Autopsy Study Collaborative Group. Normal ascent of the conus medullaris: a post-mortem foetal MRI study. J Matern Fetal Neonatal Med. 2013;26(7):697–702.

[9] Saifuddin A,Burnett SJ,White J. The variation of position of the conus medullaris in an adult population. A magnetic resonance imaging study. Spine. 1998;23:1452–6.

[10] Choufani E,Jouve JL,Pomero V,Adalian P,Chaumoitre K,Panuel M. Lumbosacral lordosis in fetal spine: genetic or mechanic parameter. Eur Spine J. 2009;18:1342–8.

脊柱生长
The Growing Spine

A. Dimeglio　F. Bonnel　F. Canavese　著

王智伟　译　陈其昕　校

第3章

一、生长软骨简介

> 130 块生长软骨与脊柱形成密切相关，各自功能明确，并严格按顺序发育。

脊柱生长十分复杂，不同节段之间差异很大。每个组成部分都有其生长速率，但所有部分将会共同协调生长。在最初两个月里，生命将按部就班的发生：体节迁移和生骨节分化都以脊索发育为参考轴。期间一旦发生些许错误，后果将会十分严重。

脊柱生长的 3 个主要阶段如下。

● 胚胎期：所有组成部分形成，如脊柱、脊髓。

● 胎儿期：脊柱开始骨化。

● 出生后：脊柱继续骨化，其他的关键时期，如出生后的前 5 年或青春期，脊柱快速生长。

二、脊柱生长是一个软骨内骨化过程

脊柱生长第一步是间叶细胞生成，第二步是软骨生成，为骨化提供基质，第三步是骨化。脊柱骨化始于怀孕第 3 个月早期，随后持续 15 年。

脊柱生长非常特别，其后弓闭合与神经管出现有关，而椎体则更类似长骨的特性。脊柱生长速度在每个阶段和节段均不相同。在生长末期最终形成脊柱形态的是 130 多块生长软骨共同协调生长的结果。所有脊柱疾患都与这些软骨的发育异常有关。

因此，脊柱的生长是复杂的、按顺序发育的生长过程。

三、胚胎期：第一个关键阶段

胚胎期是孕 0～60 天：在这关键的 60 天中，有两个重要的参与者：一是脊髓和脊神经，二是脊柱（图 3-1 至图 3-4）。

在此，生长软骨分工明确，并严格按既定程序执行。

即使不复习主要的胚胎分期，我们也应注意以下的规律（图 3-5）。

● 脊索将发挥重要作用。

● 生骨节重新排列是脊柱正常生长的关键。

● 后弓闭合与中央椎管闭合有关。

上述步骤均按特定顺序发生。

> 神经管闭合失败（通常在胎儿第 4 周闭合）导致后弓部分缺如。所有这些复杂的过程同时发生且又彼此影响；这就解释了为什么脊柱畸形通常是混合型畸形（如脊柱裂）。
>
> 椎体类似一个富含血管的海绵体。

四、胎儿期：最快的生长期

胎儿期是从孕 60 天到出生这一阶段。在此期间，脊柱骨化过程刚开始。软骨逐渐取代间叶

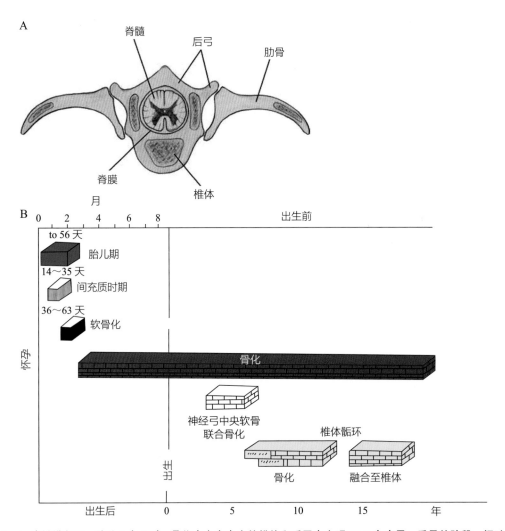

▲ 图 3-1　**A. 胸椎横断面，胎儿 4 个月时，骨化中心在未来的椎体和后弓中出现；B. 3 个序贯、重叠的阶段，间叶细胞期、软骨期和骨化期**

经许可引自 Mesenchyme,Cartilage,and Ossification. According to Tsou. Embryology of congenital kyphosis. Clin Orthop 1977,128,18-25

组织（译者注：原著表述似有误，已根据前后文内容修改）（图 3-6 和图 3-7）。

软骨出现后，在后弓和椎体中心迅速出现了骨化前沿。

在胎儿期，身体比例会随着生长发生改变。胎儿 2 个月时，脊柱约为体长的 2/3，该比例随着下肢发育而逐渐改变（图 3-8）。

胎儿 5 个月时，脊柱长度是体长的 3/5。从出生到成年，该比例约为 2/5（图 3-9）。

头 – 尾距离年增长率：44cm。

头 – 尾距离。

神经弓中心软骨联合具有双向活性。

在脊柱各个部位，骨化并不是同时发生的。

骨化过程从颈椎椎体开始最先启动，接着逐渐向头端和向尾端发展，直至尾椎。而骨化中心则首先显现于胸段，然后再向腰段和颈段方向发展。椎体骨化中心的形态会有经时的变化，开始是卵圆形，然后变成方形（图 3-10）。

齿状突、齿状突顶点和骶骨的骨化出现时间更晚一些（图 3-11）。

骨化过程一般极为缓慢，始于胎儿 2 个月，多止于 18 岁左右，但个别可晚至 25 岁。

五、脊柱曲线不是先天的而是后天获得的

在母体内的第一个阶段，脊柱最初是呈直线

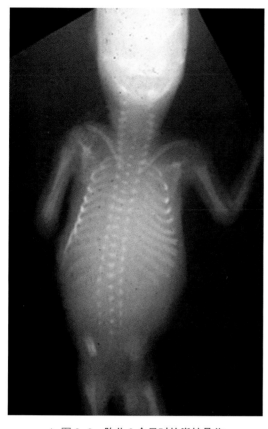

▲ 图 3-2　胎儿 3 个月时的脊柱骨化

形的，或呈轻微前凹的曲线（图 3-12 和图 3-13）。在胎儿 5 个月时，出现一个很小的骶骨 - 脊柱角，由此确定了腰椎和骶椎的边界。实际上，即使婴儿出生时也没有出现任何颈椎或腰椎特征性弯曲的迹象。

胎儿发育在第 3 个月与第 4 个月之间十分关键，头 - 尾距在胎儿期第 3 个月和第 4 个月分别是 10cm 和 25cm。在第 5 个月，头 - 尾距是 30cm，而出生时则是 35cm（图 3-6）。

六、出生时，30% 脊柱已经骨化

出生时，以下两个因素将发挥重要的作用（图 3-13）。

● 神经成熟。

● 坐姿高度，其变化可直接反映脊柱的生长。

出生时，脊柱有 3 个骨化中心，一个在椎体中间，另两个在后弓。在生长末期脊柱的长度将会增加 3 倍。

30% 的脊柱出生时已经骨化。椎体间无显著

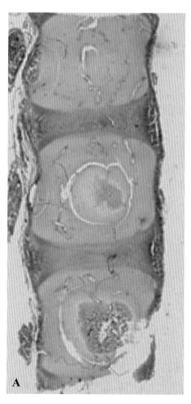
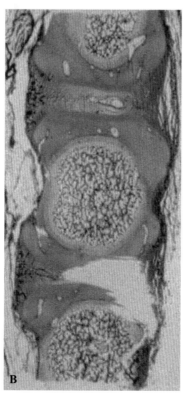
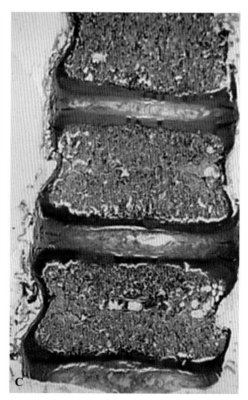

▲ 图 3-3　椎体形态演变
A. 胎儿 3 个月时；B. 胎儿 4 个月时；C. 8 岁。骨化中心形态在胎儿 3 个月时呈透镜样圆形，4 个月时呈卵圆形，8 岁呈长方形

穿过骨组织

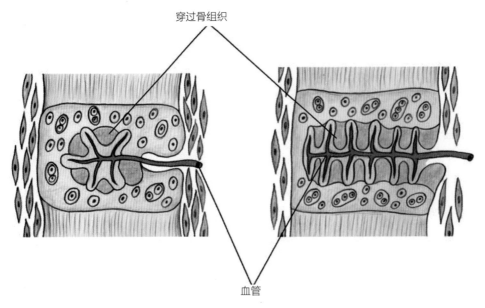

血管

◀ 图 3-4　血管周围椎体
的细胞构成
A. 胎儿 2 个月时；B. 胎儿 4
个月时。椎体的上、下部
分是明显的生长软骨（Baldet）

生殖细胞 →

柱细胞 →

软骨细胞 →

骨化前沿 →

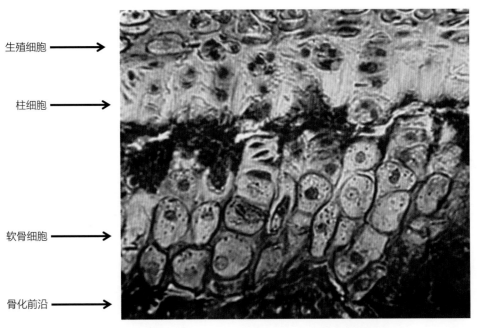

◀ 图 3-5　软骨生长
组织学结构可见生殖细胞、
柱细胞、软骨细胞和骨化
前沿

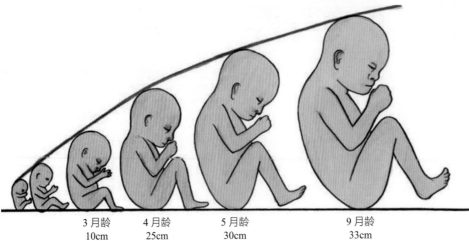

3 月龄　　4 月龄　　5 月龄　　　9 月龄
10cm　　25cm　　30cm　　　33cm

◀ 图 3-6　头尾距离
在胎儿第 3 个月长度大概
10cm，至第 4 个月增至
25cm。因此在第 3～4 月之
间，生长十分关键。在第
5 个月，头尾距离是 30cm，
出生时则只是 34～35cm

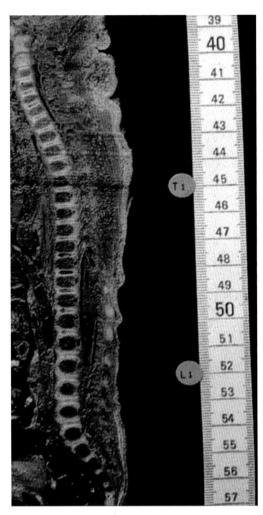

▲ 图 3-7　胎儿 8 个月时的脊柱矢状面
骨化首先发生在后部，接着向下和向上进行

差异。胸椎椎体高度大约 7mm。坐高约 35cm。

脊柱曲度是不断变化的。

脊柱的生长是一个身体各部位按比例的变化过程。

七、重要的生命前 5 年：活跃生长期

生命第一年主要经历两件事（图 3-14 至图 3-17）。

● 骨性椎管形成，赋予了脊椎容纳脊髓的功能。

● 随着人体的直立活动，颈、胸和腰椎的生理曲度逐渐形成。

人在 1 岁左右直立行走后，颈弯和腰弯将确定下来，两者取决于从头至尾的运动神经发育和神经系统成熟程度。

5 岁以后，下肢将每年生长 3.5cm。

在 1 岁以内，椎体会出现两个骨化核，这两个骨化结构会很快融合。另一方面，这种冠状面的椎体裂隙（出生时有时可见）将在 1 岁左右消失。如果 4 岁时脊柱裂在 X 线片上仍然可见，可能是软骨内骨化异常的结果。

骨性椎管在出生后第 1 至第 5 年完成。

神经弓中央软骨联合闭合后，此前被称为神经弓的结构即开始了其闭合的过程，发育为后部结构，而此前命名的中央骨化中心则发育为椎体。此时的后弓和椎体才能称为真正意义上的后弓和椎体。

这个阶段的生长十分旺盛。在 1 岁时坐高可生长 12cm，坐高从出生时的 35cm 生长至 1 岁时的 47cm。2—5 岁间，坐高则增加 15cm，由 47cm 增至 62cm。

发育末期的坐高是站高的 52%。

坐高在出生后前 5 年可增加 27cm。而 5 岁之后，剩余坐高的生长仅有 30cm。换而言之，脊柱在 5 岁之前与 5 岁之后的生长高度相等。值得注意的是，与 5 岁之前脊柱生长高度（+27cm）相比，青春期坐高只增加 12～14cm。

由此可见，5 岁之前的脊柱生长速率远快于青春期。

八、5 岁至青春期前的生长

5—10 岁，躯干及脊柱生长变慢，坐高增加约 10cm。躯干的年增高约 2cm。T_1～L_5 节段每年生长 1.2cm。因此理论上 T_1～L_5 节段的年度生长不会超过 1.2cm。我们应该充分利用这一缓慢生长现象，这在处理婴幼儿型脊柱侧弯时尤为关键。

九、青春期，一个关键的转变期：新的加速期

女孩的青春期生长高峰始于骨龄 11 岁。坐

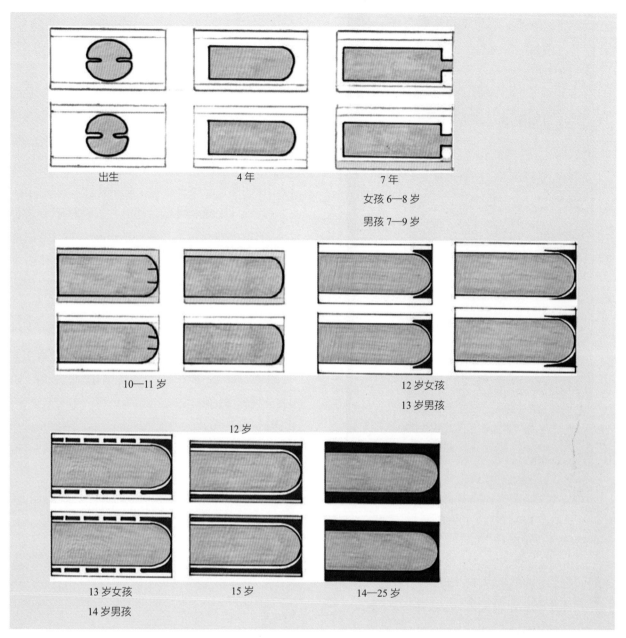

出生　　　　　　　4 年　　　　　　　7 年

女孩 6—8 岁

男孩 7—9 岁

10—11 岁　　　　　　　　　　12 岁女孩

13 岁男孩

12 岁

13 岁女孩　　　　　　15 岁　　　　　14—25 岁

14 岁男孩

▲ 图 3-8　椎体形态的演变。椎体边缘的扁平带（listel）始于青春期初期，在 25 岁左右完全闭合

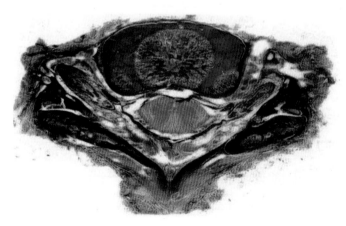

◀ 图 3-9　神经弓中央软骨联合具有双向活性。向后协助后弓骨化，向前是协助 1/3 椎体的骨化

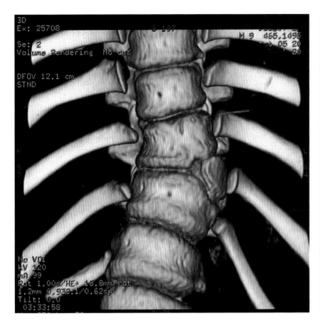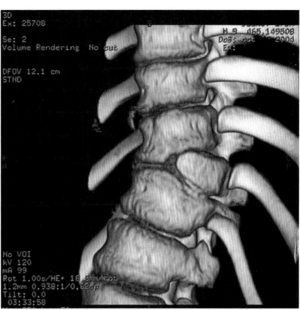

▲ 图 3-10　先天性脊柱侧弯

对胚胎的最轻微的损害都可能诱发脊柱畸形。半椎骨导致脊柱在冠状面和矢状面发生畸形

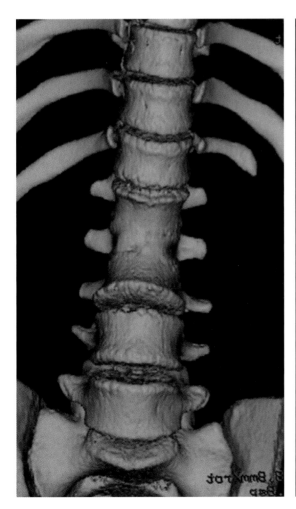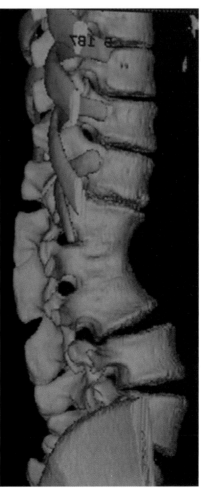

◀ 图 3-11　分节不良造
成的先天性脊柱后凸

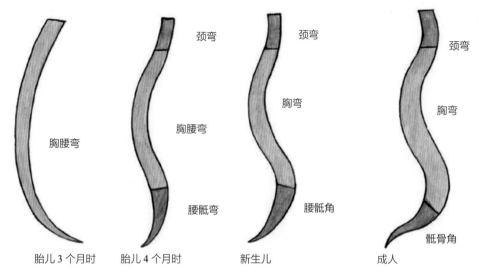

▲ 图 3-12　脊柱生理曲线变化

3 个月的胎儿：呈大 "C" 形。4 个月的胎儿：骶脊角出现。从出生到 1 岁：脊柱生理弯曲变化取决于神经发育。头部抬起告知颈椎前凸出现，躯干挺起则告知胸椎后凸出现，而垂直站立则伴随着腰椎前凸出现

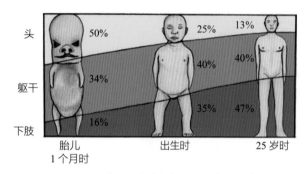

▲ 图 3-13　生长是身体各部分比例变化的过程

下肢生长快于躯干，头部比例在生长中逐渐减小。出生时，下肢是 15cm；坐高 35cm；生长末期，坐高是站高的 52%～53%

高的剩余生长大概为 12cm，包括前 2 年的快速生长期，坐高将增加 7cm，以及后 3 年的缓慢生长期，坐高仅增加 5cm。在肘关节生长软骨闭合后，生长将变缓。

男孩的青春期生长高峰略晚一些，始于骨龄 13 岁。坐高的剩余生长为 13cm。13—15 岁，这两年快速生长，坐高增加 8cm；15—18 岁，缓慢生长，坐高增加 5cm。

在肘关节生长软骨闭合后，生长速度变得较为缓慢了。

这些数据的重点在于坐高反映了宏观生长，这种宏观生长主要是脊柱各节段微生长的总和。

10—17 岁，椎体体积增加 2 倍。在青春期，

出现了继发骨化中心（尤其在后弓），而在椎体的上、下边缘出现了椎体边缘的骨骺环（图 3-8）。

十、脊柱不同节段：差异性生长

从出生到成年，脊柱的高度几乎增加 3 倍。到成年时，男孩的脊柱长度为 70cm，女孩为 65cm。颈椎长度约是 12cm；胸椎约 28cm；腰椎约 18cm；骶骨约 12cm。椎管在 5 岁时就达到最终容积的 95%（图 3-18 和图 3-19）。

（一）颈椎

颈椎长度占 C_1～S_1 节段的 22%。颈椎体积在出生时是 $9cm^3$，生长末期是 $110cm^3$，增大 12 倍。

颈椎长度出生时是 3.7cm，生长末期是 12～13cm，几乎增加 4 倍。在生长末期约为总坐高的 15%，是 C_1～S_1 节段的 22%。颈髓形态与椎管非常匹配。颈髓的横截面在成年人中为 $80mm^2$，椎管的平均横截面是 $376mm^2$。

把上颈椎 C_1～C_2 和下颈椎区别对待是非常必要的。

1. 生长末期的中央椎管

颈椎分为以下节段。

● 上颈椎：C_1～C_2。

● 下（轴下）颈椎：C_3～C_7。

2. 颈椎高度（表 3-1）

从 5 岁开始，椎管容积达最终容积的 95%。

3. 上颈椎

上颈椎以胚胎学的奇异性为特征。第 4 枕部

生骨节的下部和第 1 颈椎生骨节的上部形成齿状突的顶端（图 3-20 至图 3-24），而第 1 颈椎生骨节的下部和第 2 颈椎生骨节的上部则形成寰椎和齿状突基底部（图 3-25）。

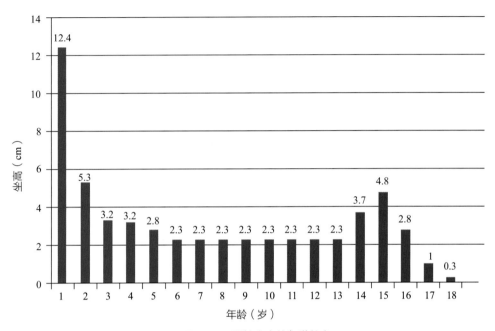

▲ 图 3-14　男性坐高的年增长率

1 岁时 12.4cm，5 岁后开始减小。从 0 到 5 岁，坐高与下肢增长率一样。从 5 岁到青春期，下肢生长明显快于躯干。青春期后，躯干生长快于下肢

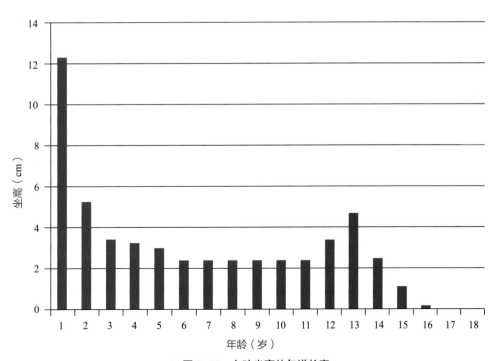

▲ 图 3-15　女孩坐高的年增长率

1 岁时坐高的年增长率 12cm；5 岁到青春期，年增长率大概是 2.4cm

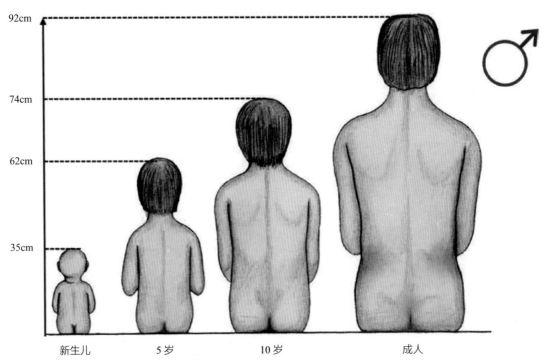

▲ 图 3-16 男孩的平均坐高

生长末期，身高 1.75m 男孩的平均坐高是 92cm

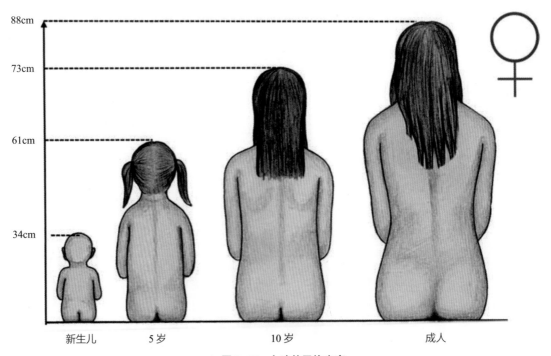

▲ 图 3-17 女孩的平均坐高

生长末期，身高 1.67m 的女孩的平均坐高是 88cm

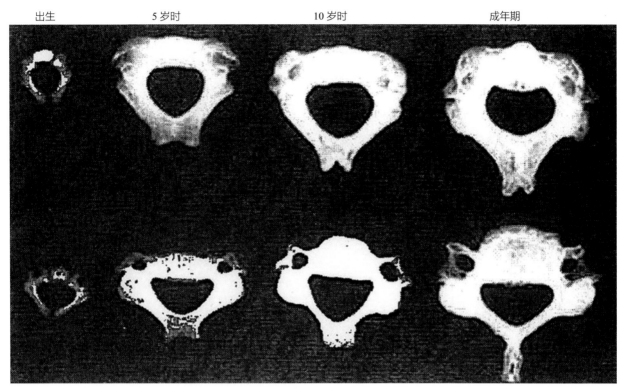

▲ 图 3-18　上排图从左到右分别为枢椎的出生时、**5 岁时**、**10 岁时**和成年期形态；**5 岁时**，颈椎形态发育完全。下排图从左到右分别为 C₄ 在出生、**5 岁**、**10 岁**和成年期的形态

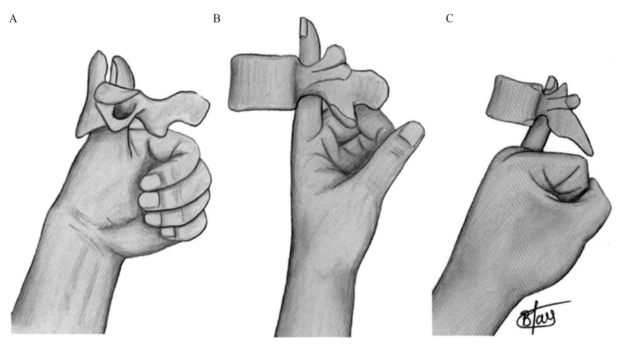

▲ 图 3-19　生长末期的中央椎管
A. 颈椎可以容纳拇指；B. 腰椎可以容纳食指；C. 胸椎可以容纳小指

表 3-1　不同年龄颈椎高度

新生儿	6 岁	10 岁	15 岁
3.7cm	7.5cm	10cm	13cm

第 2 颈椎生骨节的下部和第 3 颈椎生骨节的上部形成寰椎椎体（图 3-26）。

4. 寰椎生长（图 3-27 至图 3-29）

齿状突体部几乎位于寰椎体部的位置，但实际上齿状突与枢椎椎体融合后可非常贴合地与寰椎形成关节。

寰椎有两个发育为侧块的侧方骨化中心。

8 岁以后，将再也没有可见的生长软骨。

寰椎的第 3 个骨化中心位于前部，最终形成寰椎前弓。在 1 岁前，有时该骨化中心可不出现，将导致寰椎前弓呈现分叉状，但这不属于病理性改变。

寰椎骨化不全可导致假性脊柱裂，需与寰椎骨折相鉴别。

5. 枢椎生长更复杂

齿状突体部骨化开始于胎儿 5 个月的早期，这时存在两个骨化中心，到出生时则融合在一起。齿状突尖端大约在 6 岁时发生骨化。

在 12 岁时，骨化后的齿状突尖端与齿状突体部融合。

齿状突尖端与体部发生不融合的发病机制尚

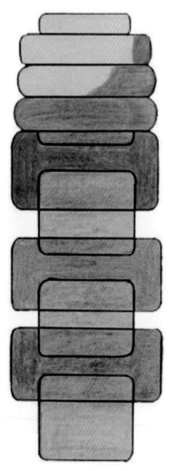

▲ 图 3-20　4 个枕骨体节和上 3 个颈椎体节的发育，其中较深色的区域表示协助上颈椎形成的第 2 个至第 4 个枕骨体节

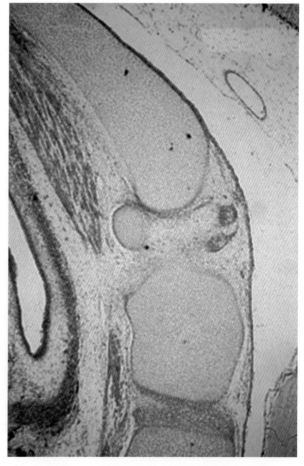

▲ 图 3-21　间叶组织内齿状突形成的胚胎学特征

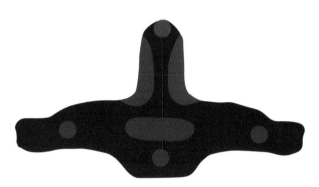

▲ 图 3-22　寰椎的生长软骨，齿状突体部侧方 2 个骨化中心在出生前融合

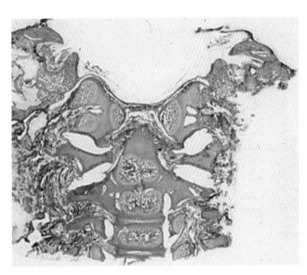

▲ 图 3-23　胎儿 8 个月时的齿状突，齿状突的 2 个骨化中心几乎融合

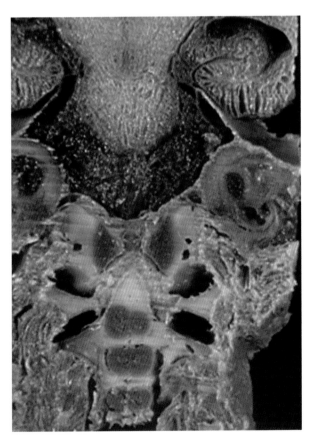

▲ 图 3-24　出生时的齿状突正面视图

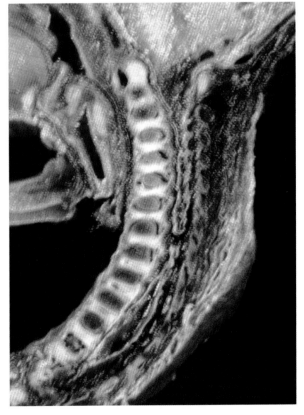

▲ 图 3-25　颈椎矢状面图像

骨化从背部开始，向上和向下进行。8 个月胎儿的齿状突仍然完全是软骨

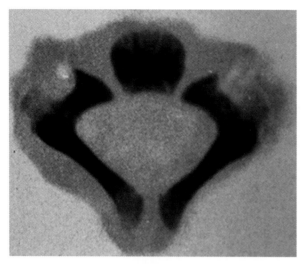

▲ 图 3-26　出生时颈椎的横断面 X 线片

注意软骨的重要性；因为骨性椎体在 1 岁时才出现。神经弓中央软骨开始融合。两侧后弓开始向后融合，直至 6 岁停止

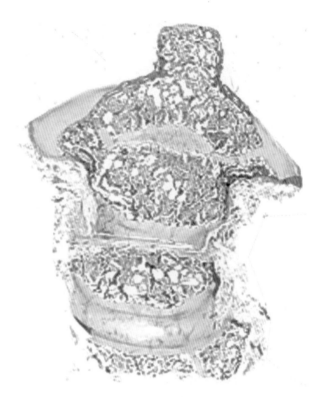

▲ 图 3-28　齿状突在 8 岁时完全骨化

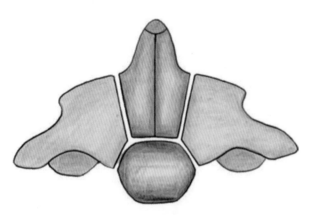

▲ 图 3-27　齿状突的生长时间表

枢椎的发育。在胎儿 4 个月时，齿状突出现 2 个骨化中心，出生前融合。齿状突体部与神经弓中央软骨联合在约 6 岁时发生融合。齿状突尖端的骨化中心约 3 岁时出现。大概 12 岁时，齿状突尖部与体部融合。两个后弓在 4 岁时开始在后方融合，持续至 6 岁，其生长比齿状突体部和寰椎体部缓慢

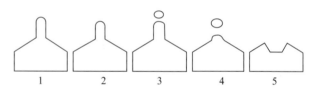

▲ 图 3-29　齿状突畸形

1. 正常齿状突；2. 萎缩型齿状突；3. 游离齿状突；4. 重度游离齿状突；5. 齿状突缺如

不明确，可能是先天性或创伤性导致。

齿状突体部与枢椎被一生长软骨分隔，但该生长软骨的细微结构尚不明确。齿状突体部与枢椎体部在 6 岁时融合。6 岁前，齿状突受伤会导致此生长软骨剥离。

6. 下颈椎

下颈椎 $C_3 \sim C_7$ 有两个特征性组成部分（图 3-30）。

椎体与后弓间的神经中心软骨结合在 6 岁时

消失。两侧后弓融合发生在 4 岁左右。

神经弓中央软骨具有双向活性，向前的活性贡献了椎体 30% 的生长，向后的活性则参与了后弓的生长。

颈椎椎管非常宽敞，与拇指宽度相近，前后径约在 8 岁时达到最大值。

前后径出生时是 9mm，5 岁时是 16mm，成人是 19mm。

成人 C_5 的前后径若小于 15mm，表明椎管狭窄。

椎管横径大于前后径。

出生时是 13mm；10 岁时是 22mm；16 岁

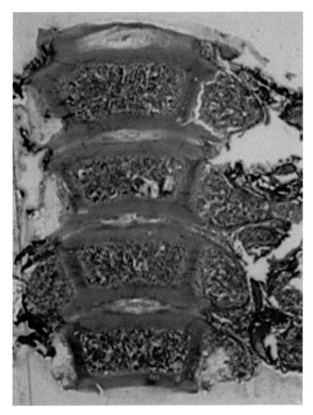

▲ 图 3-30　下颈椎，8 岁时的冠状面

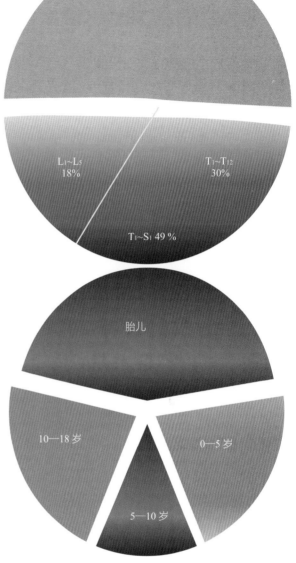

▲ 图 3-31　A. $T_1 \sim S_1$ 节段占坐高 49%～50%，胸段为 30%，腰段为 18%；B. 出生时 $T_1 \sim S_1$ 节段为最终高度的 44%，5 岁前和青春期生长迅速

时是 27mm。椎管与颈髓非常匹配。成人脊髓横截面是 80mm^2，而椎管横截面是 376mm^2（表 3-2）。

（二）$T_1 \sim S_1$ 节段（图 3-31 至图 3-33）

$T_1 \sim S_1$ 节段几乎占坐高的 50%。是发生脊柱畸形最常见的区域，比如脊柱侧弯或脊柱后凸。出生时长度是 19cm；生长末期时男孩是 45cm，女孩是 42～43cm。

表 3-2　颈椎

	前后径	横径	横截面
椎管	17mm	27mm	376mm^2
脊髓	8mm	13mm	80mm^2
颈	8mm	13mm	8mm^2
胸	6mm	8mm	4mm^2

（三）胸椎 $T_1 \sim T_{12}$（图 3-34 和图 3-35）

胸段脊柱高度是 $T_1 \sim S_1$ 段的 2/3。出生时为 11cm；生长末期的女孩为 26cm，男孩为 28cm。在整个生长期，胸段增加了 15～17cm，总长度是出生时的两倍多。

$T_1 \sim T_{12}$ 段长度占坐高的 30%：换言之，每一节胸椎约为坐高的 2.5%，即单个椎体骨骺阻滞将使坐高丢失 2.5%。后方融合术导致的坐高丢失只占骨骺阻滞导致坐高丢失的 1/3，即每个胸椎高度的 0.8%，也就是小于 1% 的坐高丢失。脊髓的横截面积为 $0.4mm^2$，即相当于椎管横截面的 25%（表 3-3）。

（四）腰椎 $L_1 \sim L_5$（图 3-36 和图 3-37）

腰段长度占 $T_1 \sim S_1$ 段的 1/3。出生时是 7cm；生长末期，男孩是 16cm，女孩是 15.5cm。$L_1 \sim L_5$ 段长度占坐高的 18%；每个腰椎椎体占坐高 3.5%，即单个椎体完全骨骺阻滞，限制生长软骨，将使最终坐高丢失不超过 3.5%。另外，脊柱后部的骨骺阻滞术将使坐高丢失不超过完全骨骺阻滞丢失的 1/3，即大概 1% 坐高丢失（表 3-4）（图 3-38 和图 3-39）。

（五）骶骨

骶骨骨化十分复杂。出生时长度是 3cm，生

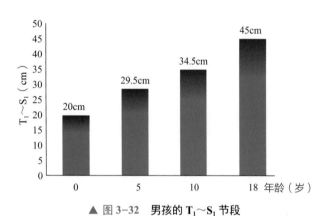

▲ 图 3-32　男孩的 $T_1 \sim S_1$ 节段

$T_1 \sim S_1$ 成年期是 45cm；整个生长期生长约 25cm；5—10 岁，生长速率下降（每年 1cm）；10 岁时，胸段和腰段可以继续生长 9.5cm

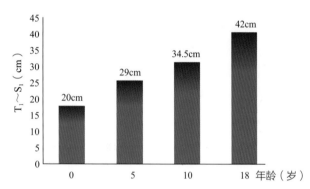

▲ 图 3-33　女孩的 $T_1 \sim S_1$ 节段

$T_1 \sim S_1$ 成年期是 42cm；整个生长期生长约 22cm；5—10 岁，生长速率为每年 1cm；10 岁女孩，胸段和腰段（$T_1 \sim S_1$）可以继续生长 6.5cm

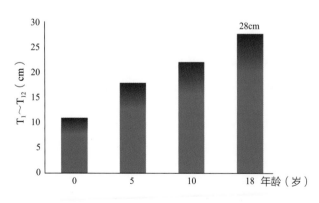

▲ 图 3-34　男孩的 $T_1 \sim T_{12}$ 节段

生长末期，男孩的胸段比女孩稍长（分别是 28cm 和 26.5cm）。出生时与成人期相比，增加 2.5cm。10 岁时几乎翻倍。生长过程中，最重要的是 0—5 岁时期。10 岁男孩，胸段可以继续生长 6cm

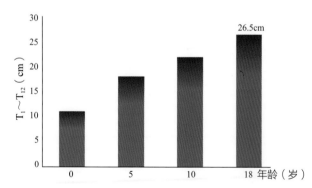

▲ 图 3-35　女孩的 $T_1 \sim T_{12}$ 节段

出生时 $T_1 \sim T_{12}$ 节段是 11cm，大约 4cm 或 30% 以上是椎间盘；10 岁前，男孩与女孩间差异不明显；生长末期，女孩 $T_1 \sim T_{12}$ 节段比男孩小；女孩 10 岁，胸段可以继续生长 4cm，平均每个胸椎椎体占坐高 2.5%

表 3-3　胸椎

年龄（岁）	大　小	体　积
新生儿	0.6cm	1.2cm³
2 岁	1.1cm	8.6cm³
4 岁	1.3cm	12.8cm³
10 岁	1.6cm	18.7cm³
18 岁	2.2cm	39.4cm³

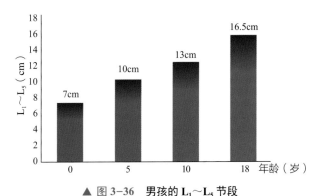

▲ 图 3-36　男孩的 $L_1 \sim L_5$ 节段

出生时 $L_1 \sim L_5$ 节段为 7cm；男性腰椎高度从出生到成年，与女性相似或大 0.5cm；10 岁男孩，腰段可以继续生长 3.5cm

长末期是 12cm。与颈椎一样，占坐高的 15%，骶骨含有大量的生长软骨（见骨盆椎）。

（六）椎间盘

椎间盘的高度从颈椎至腰椎不尽相同。椎间盘的总体高度占脊柱总高度的 24%。

十一、胸廓发育：脊柱的第四个维度

胸廓发育（图 3-40 至图 3-42）是脊柱发育的一部分。对脊柱侧弯畸形的认知分为不同的阶段。最初，大家仅注意到脊柱侧弯在冠状面单个平面上的畸形；随后又发现脊柱整体平衡恢复比单纯冠状面畸形矫正更为重要。那时的理论认为脊柱侧弯是一种三维畸形。现在的关注点已聚焦于脊柱的第四个维度，即在控制脊柱侧弯进展时，应同时关注平衡胸廓、考虑胸廓的发育。因此脊柱侧弯是一个四维畸形。

当比较坐高和胸廓周长时，可以发现坐高在 10 岁时已达到最终身高的 80%，而胸廓周长仅达到 73%~74%。因此，坐高和胸廓发育并不一致。

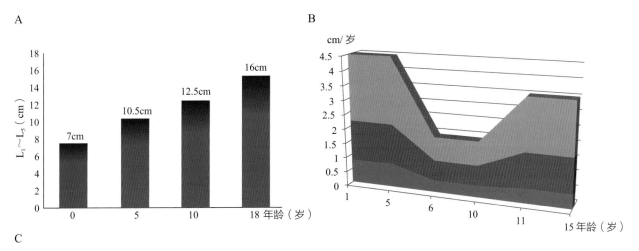

C

脊柱节段	出生至 5 岁	5—10 岁	10—16 岁
T_1-S_1	2.2	0.9	1.8
T_1-T_{12}	1.4	0.6	1.2
L_1-S_1	0.8	0.3	0.6

▲ 图 3-37　A. 女孩 $L_1 \sim L_5$ 节段；出生时 $L_1 \sim L_5$ 节段为 7cm；10 岁以前，女孩 $L_1 \sim L_5$ 节段总比男孩长 0.5cm；在生长末期，比男孩短 0.5cm。B. 节段生长速率曲线（男孩与女孩平均值）；最快的增长发生在 0—5 岁，而在青春期生长再次出现高峰。C. 婴儿型脊柱侧弯生长速度

表 3-4 腰椎

年龄（岁）	大 小	体 积
新生儿	0.83cm	2.0cm³
2 岁	1.6cm	18.4cm³
4 岁	2.0cm	24.0cm³
10 岁	2.4cm	43.0cm³
18 岁	3.3cm	87.0cm³

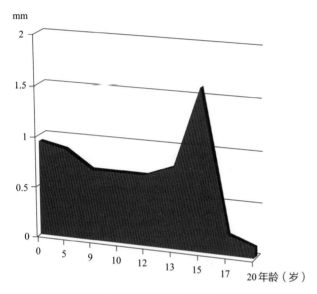

▲ 图 3-38　腰椎的年增长率

在青春期的推动产生了 1.6mm 的生长峰值，5—10 岁时，则呈现明显生长速率低谷期。13—15 岁男孩，生长速率会再次显著增加

0—1 岁时胸廓周长的增长比脊柱上段或坐高的生长更为迅速，1—10 岁间胸廓周长的生长放缓，而 10 岁后则再次加速。

胸廓周长是评估胸廓生长简单、有效的指标。其生长呈现 3 个节律：5 岁前非常迅速，从 5 岁到青春期则放缓，青春期则再次加速。

胸廓周长在出生时是 32cm，成人则达到 89cm。增加约 56cm，是出生时的 2.8 倍，即大于 2 倍，接近 3 倍。

出生时，胸廓周长是坐高的 97%：大约 32cm，坐高为 35cm。

1 岁时，胸廓周长几乎与坐高相等。

生长末期，胸廓周长是坐高的 95%。

胸廓周长在 0—5 岁时生长非常迅速，增加 24cm。

5—10 岁，生长放缓。胸廓周长在 10 岁时是 66cm，增加 9.9cm。10 岁时占最终长度的 73%。

至 18 岁是一个新的加速期。成年男性胸廓周长是 89cm，从 10 岁到 18 岁增加了 23cm。

从 10 岁到 18 岁，胸廓周长几乎增加了从出生到 5 岁时增加的同样长度。

胸廓前后径出生时男孩为 11cm，约为成人的 53%；在生长末期为 21cm，因此男性前后径在整个生长期共增加 10cm，是出生时的 2 倍。

尽管脊柱和胸廓的生长相互依赖，但生长速度并不一致。

在女孩中，上述数据几乎与男孩相似。

胸廓横径出生时大约是 14cm，约是成人的 50%；生长末期可翻倍至 28cm。胸廓横径比前后径增长更快。横径与前后径的差异在出生时是 2.5cm，到生长末期则是 7cm。横径与前后径的比值相对稳定，且从 4 岁开始就非常稳定。

胸廓生长意味着胸廓体积增大。

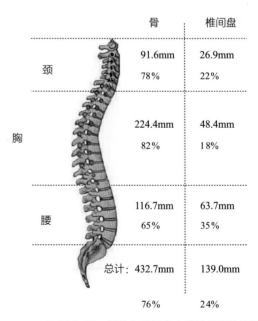

	骨	椎间盘
颈	91.6mm 78%	26.9mm 22%
胸	224.4mm 82%	48.4mm 18%
腰	116.7mm 65%	63.7mm 35%
总计：432.7mm		139.0mm
	76%	24%

▲ 图 3-39　椎体与椎间盘占脊柱总高的百分比

在颈椎和胸椎，椎间盘占总高的 1/4，椎体占 3/4。在腰椎，椎间盘占 1/3，椎体占 2/3

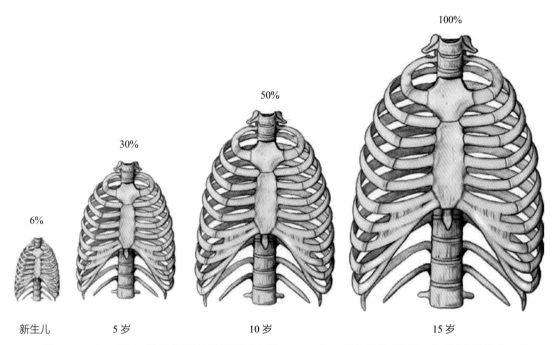

▲ 图 3-40 在 **5 岁**时，胸廓容积达到其最终容积的 **30%**，从 **10 岁**到骨骼成熟时，胸廓容积将扩大一倍

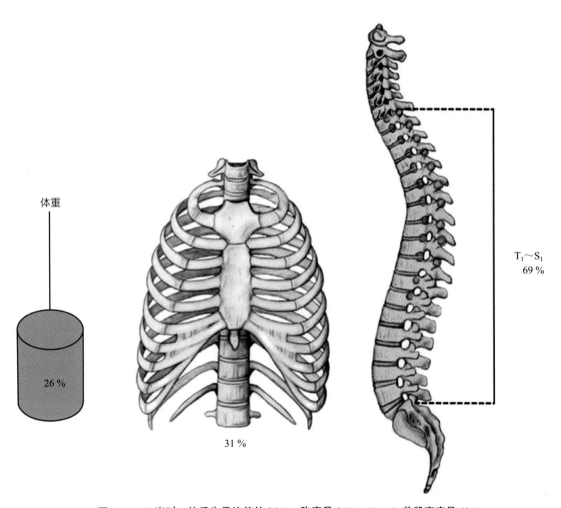

▲ 图 3-41 **5 岁**时，体重为最终值的 **26%**，胸廓是 **31%**，**T₁～S₁** 节段高度是 **69%**

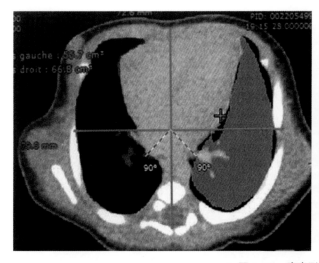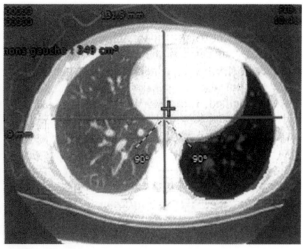

▲ 图 3-42　胸廓形状随着生长而改变

胸廓在出生时是球形，随着生长逐渐变成卵圆形，因为前后径生长比横径慢。从出生到 5 岁，胸廓容积增大数倍

所有生长并非都是以同样的速率进行。

（一）体重（胸廓容积）

从 5 岁开始，胸廓前后径为横径的 75%。前后径约为坐高的 21%。

胸廓横径约为坐高的 30%。

胸廓存在两种形式。

● 平衡的胸廓：前后径和横径之和大于坐高 50% 以上。胸廓周长约等于坐高的 95%。

● 不平衡胸廓：前后径与横径之和小于坐高 45%。胸廓周长小于坐高的 90%。

不管男孩还是女孩，出生时胸腔容积是最终容积的 6%～7%。在 5 岁之前增加约 25%，而在 10—15 岁间将增加 50%。

Campbell（San Antonio）（图 3-43）发现对于早发性重度脊柱侧弯（5 岁之前出现的脊柱侧弯），"撑开胸廓"比通过矫正脊柱后凸或侧弯进而阻止畸形进展更为有效。因此他设计了一种类似于 Ilizarof 环形外固定器的可加压或撑开的矫形器，用于胸廓极度塌陷时撑开胸廓。

他认为处理任何脊柱侧弯或后凸畸形的主要目标是保护脊髓、并通过阻止胸廓塌陷来为肺脏发育提供所需的空间。这一新理念为脊柱侧弯治疗提供了新的视角，尤其适用于重度麻痹性、先天性和幼儿型脊柱侧弯的治疗。

撑开胸廓维持一定容积类似打开一把雨伞。目前研究提示重度婴儿型脊柱侧弯中身体各器官组织的生长发育存在互动效应，包括脊柱、胸廓与胸骨、和心肺生长发育的互动效应。受脊柱侧弯影响，脊柱-肋骨-胸骨结构会同时发生畸形，并失去弹性（图 3-44 和图 3-45）。

（二）雨伞效应

早期椎体间植骨会阻碍胸廓和肺的生长发育。

● 椎管主要在 5 岁以前进行生长发育，因此早期脊柱融合术（5 岁左右）不会导致椎管狭窄。

● 只有 360° 脊柱环形融合术能阻止脊柱前、后柱软骨生长，尤其对重度脊柱侧弯。理论上，控制侧弯进展最好的方法是将所有涉及侧弯节段的生长软骨全部阻滞，从而避免曲轴效应。

● 脊柱后柱阻滞会使椎体前柱生长丢失 23%，因此后柱阻滞会部分影响椎体生长。Winter 发现后路融合术能矫正先天性脊柱后凸。

● 单侧关节突关节融合术可用于先天性脊柱侧弯，通过融合凸侧的椎体和软骨进而矫正侧弯。Winter 等发现该前、后柱单侧关节突关节融合术只适用于 5 岁之前。

● Roaf 发现对脊柱侧弯行单个椎体单侧骨骺阻滞能获得 10°～15° 矫正。据此，早年的学者提

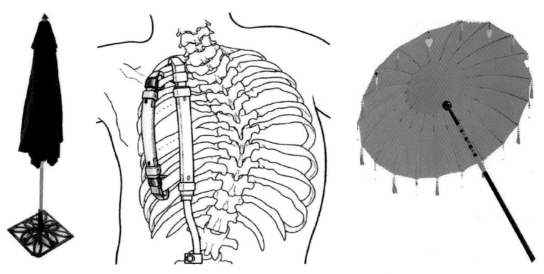

▲ 图 3-43 在 5 岁前出现重度脊柱侧弯，胸廓缩小会损害心肺发育

Campbell 等（San Antonio）建议行矫形手术、撑开胸廓，如同打开遮阳伞

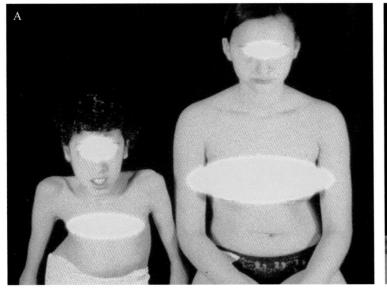
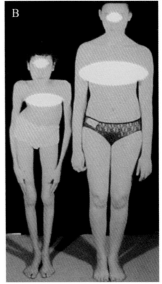

▲ 图 3-44 婴儿型脊柱侧弯导致坐高生长不足

婴儿型脊柱侧弯患者 16 岁时，坐高仅 25cm，体重仅 22kg（约为 6 岁儿童的体重），下肢生长异常

出了椎间 U 形钉固定技术，近年来则提出了椎体间束缚带技术。

● Canavese 和 Karol 等发现 5 岁之前行胸椎融合术将影响胸廓的前后径、椎体、胸廓和肺脏的生长发育。这一项奠基性研究使脊柱侧弯的早期治疗目标发生了战略性转变。目前，延长脊柱、撑开胸廓以促进肺的发育已成为治疗的主要目标，相关治疗方法已取代了早年的脊柱内固定术（表 3-5）。

十二、脊柱融合的适应证

先要确定以下 3 个问题。

● 确定骨龄。但应注意只有 50% 病例的实际年龄与骨龄一致。

● 测量坐高。

● 根据生长曲线评估剩余坐高（图 3-46 至

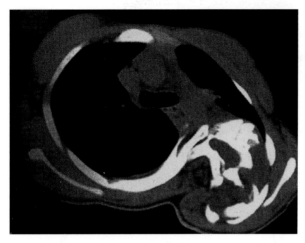

▲ 图 3-45　婴儿型脊柱侧弯畸形导致椎体侵入胸腔

表 3-5　脊柱增长的百分率

年龄（岁）	脊柱长度占坐高百分比（女孩）	脊柱长度占坐高百分比（男孩）
2	58%	57%
5	70%	67%
10	84%	80%
11	87%	82%
12	91%	84%
13	95%	87%
14	97%	91%
15	100%	95%
16	100%	97%
17	100%	100%
18	100%	100%

图 3-49)。

（一）第一种情况：胸椎融合术

胸椎长度占坐高 30%。该比例在 5 岁之后恒定。单个胸椎椎体约占坐高 2.5%。

青春期开始时，女孩和男孩的坐高还剩 13% 的生长潜能。在 Risser 征 I 级出现前 6 个月，或肘关节生长软骨闭合时，女孩的骨龄一般是 13 岁，而男孩是 15 岁，此时坐高仅剩余 5% 的生长潜能。

对单个胸椎行生长软骨骨骺阻滞后，将丢失剩余坐高的 2.5%。

男孩：5 岁时行全胸椎骨骺阻滞术的影响：剩余坐高为 31cm；丢失剩余坐高的 30%，即丢失坐高 9.3cm。

女孩：5 岁时行骨骺阻滞的影响：剩余坐高为 28cm；丢失剩余坐高的 30%，即丢失坐高 7.8cm。

10 岁时，男孩剩余坐高约 20cm。阻滞 $T_1 \sim T_{12}$ 节段后，生长丢失 5cm。

当男孩 13 岁进入青春期时，剩余坐高为 13cm；而 $T_1 \sim T_{12}$ 节段行脊柱融合后，生长丢失为 3.9cm。

应用生长图使"坐高丢失"评估更为简单。

（二）第二种情况：腰椎融合术

腰椎占坐高的 18%。每节腰椎为坐高的 3.5%。

5 岁男孩整段腰椎行融合术将丢失坐高 5.6cm，10 岁时丢失 3.6cm，13 岁时为 2.3cm，而 15 岁时是 0.9cm。

5 岁女孩整段腰椎行融合术将丢失坐高 4.7cm，11 岁时丢失 2.1cm，13 岁时为 0.9cm。

因此若在青春期初期行脊柱融合术，最终坐高丢失相对较少。

上述数据都基于 360° 脊柱环形融合术。如仅行脊柱后方融合，坐高丢失仅占脊柱环形融合后坐高丢失的 1/3（图 3-50 和图 3-51）。

十三、所有脊柱侧弯本质上都是生长软骨异常

对生长软骨的任何损害都将会改变脊柱形态。这些软骨损害的病因包括机械性、致畸性或代谢性因素。

尽管这种损害可无差别地影响同一椎体的所有软骨，但更倾向于选择性地损伤后方或前方的软骨。由此导致椎体非同步生长，最终引起脊柱畸形。若涉及脊柱后方结构则会进一步导致矢状面失衡。若一侧椎体受到干扰将导致脊柱侧方倾斜。一般来说，脊柱侧弯凹侧压力增大，凸侧压

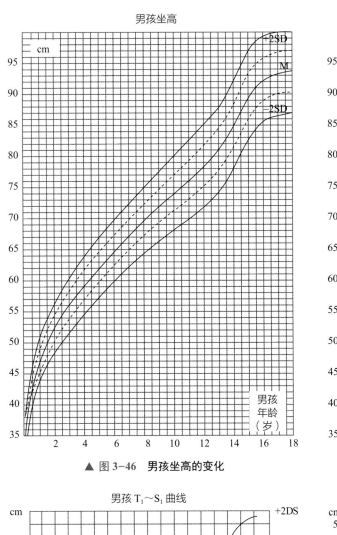

▲ 图 3-46　男孩坐高的变化

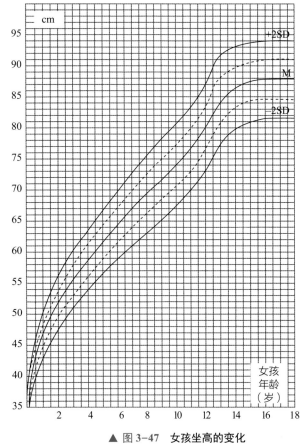

▲ 图 3-47　女孩坐高的变化

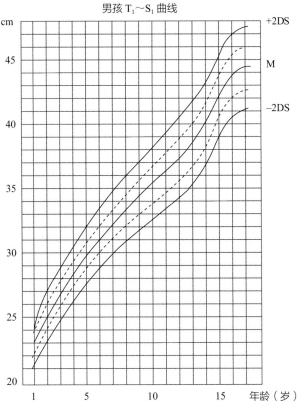

▲ 图 3-48　男孩 $T_1 \sim S_1$ 节段的平均值和标准差

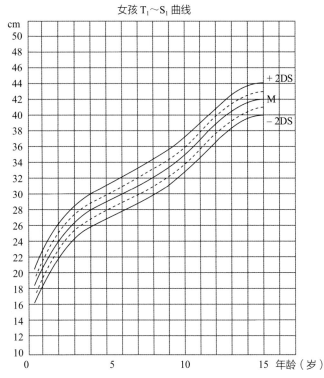

▲ 图 3-49　女孩 $T_1 \sim S_1$ 节段的平均值和标准差

当数据以均值的百分比表示时，出生时，$T_1 \sim S_1$ 为最终高度的 36%，10 岁时为 83.3%，11 岁时（青春期开始时）为 87.6%

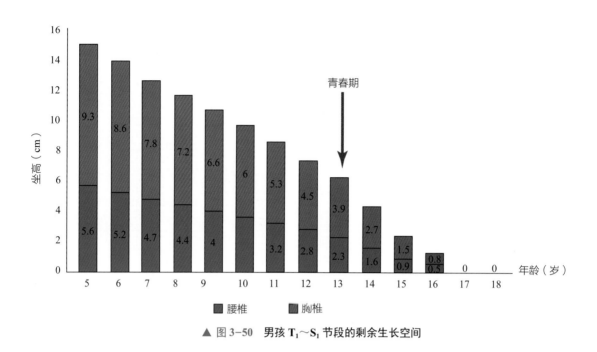

▲ 图 3-50　男孩 $T_1 \sim S_1$ 节段的剩余生长空间

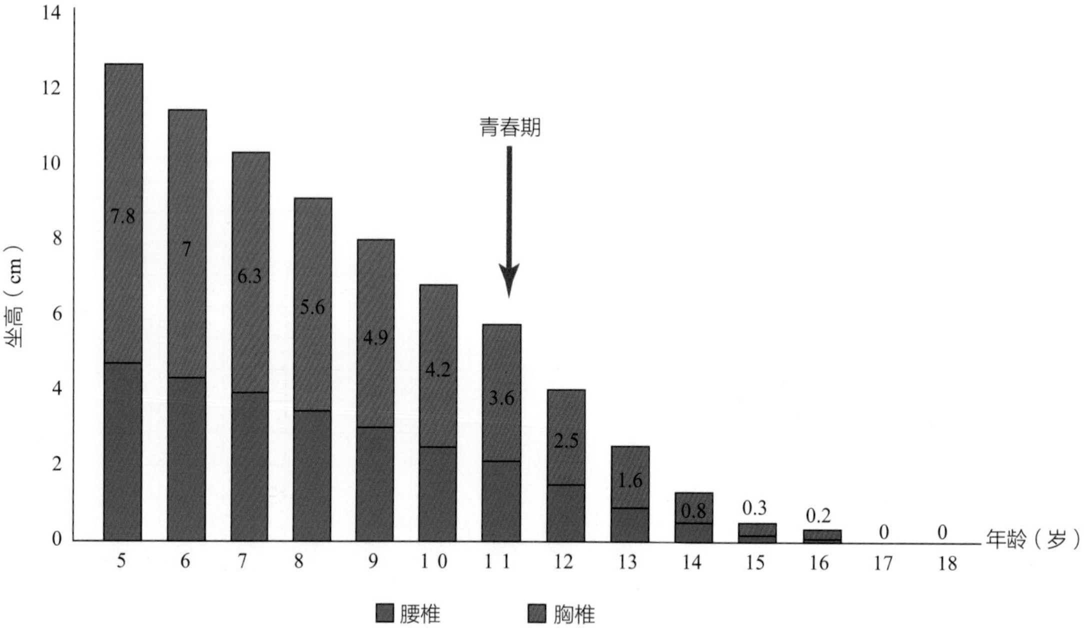

▲ 图 3-51　女孩 $T_1 \sim S_1$ 节段的剩余生长空间

力变小。由此会压缩一侧软骨并影响另一侧软骨生长，最终会导致脊柱侧弯的一种自持状态（self-sustaining）。前方生长软骨异常是脊柱后凸的病因，这种异常导致脊柱前、后方生长潜能不一致。脊柱的骨化是逐渐进行的过程，因此先天性异常导致的脊柱畸形在出生时常常难以被医学影像发现。

如 Klippel-Feil 综合征引发的脊柱成骨异常，需要多年后才能被医学影像发现。

脊柱对压力非常敏感，因此卧病在床的儿童

（比如脑瘫患儿），他们的椎体会异常长高，其主要原因就是椎体缺少压力载荷（图 3-52）。

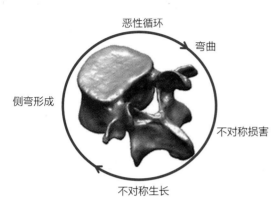

▲ 图 3-52 脊柱侧弯会引起两侧生长软骨不对称损害，进而导致椎体楔形变

十四、脊柱生长：从正常到病理

常态化监测能让我们更好地评估坐高丢失。为了解生长的复杂性，需要定期测量患儿的坐高、胸廓周长、T_1～S_1 节段高度和坐高的年增长率（图 3-53 和图 3-54）。

在重度婴儿型脊柱侧弯，当侧弯角 100° 时，坐高丢失可多达 15cm！

生长的相互依存性是问题的关键。尽管各结构生长同时发生且相互依存，但它们生长速率不同。如 5 岁时，胸廓发育慢于脊柱生长，但到青春期不仅会赶上脊柱，且胸廓的发育大于坐高的增长。

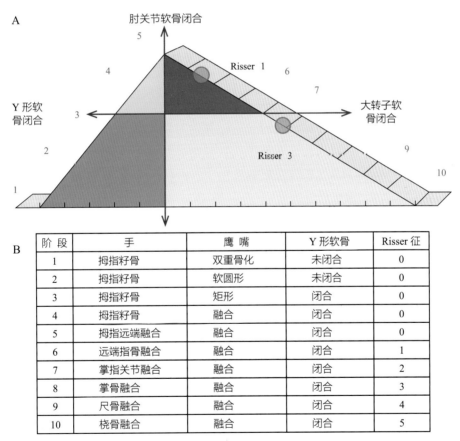

阶 段	手	鹰嘴	Y 形软骨	Risser 征
1	拇指籽骨	双重骨化	未闭合	0
2	拇指籽骨	软圆形	未闭合	0
3	拇指籽骨	矩形	闭合	0
4	拇指籽骨	融合	闭合	0
5	拇指远端融合	融合	闭合	0
6	远端指骨融合	融合	闭合	1
7	掌指关节融合	融合	闭合	2
8	掌骨融合	融合	闭合	3
9	尺骨融合	融合	闭合	4
10	桡骨融合	融合	闭合	5

▲ 图 3-53 青春期中，Risser 征和骨骺闭合相对的生长速度上升阶段和生长速度下降阶段

①第 1～5 阶段为青春期的生长速度上升阶段（女孩为 11—13 岁，男孩为 13—15 岁）：第 1 阶段，11 岁女孩，13 岁男孩；第 2 阶段，11.5 岁女孩，13.5 岁男孩；第 3 阶段，12 岁女孩，14 岁男孩；第 4 阶段，12.5 岁女孩，14.5 岁男孩；第 5 阶段，13 岁女孩，15 岁男孩。②第 6～10 阶段为青春期的生长速度下降阶段（女孩为 13—15.5 岁，男孩为 15—17.5 岁）：第 6 阶段，13.5 岁女孩，15.5 岁男孩；第 7 阶段，14 岁女孩，16 岁男孩；第 8 阶段，14.5 岁女孩，16.5 岁男孩；第 9 阶段，15 岁女孩，17 岁男孩；第 10 阶段，15.5 岁女孩，17.5 岁男孩。③躯干和下肢的生长情况：男孩 13—15 岁时进入生长速度上升阶段，男孩 15—17 岁时进入生长速度下降阶段；女孩在 11—13 岁时进入生长速度上升阶段，女孩在 13—15 岁时进入生长速度下降阶段

引自 Morissy-Weinstein in Lovell Winter 2006 sixth edition

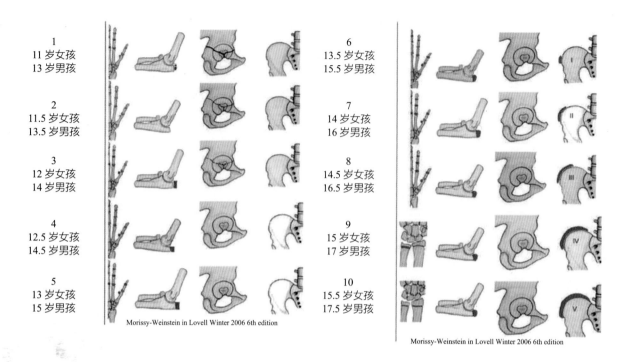

1　11 岁女孩　13 岁男孩
2　11.5 岁女孩　13.5 岁男孩
3　12 岁女孩　14 岁男孩
4　12.5 岁女孩　14.5 岁男孩
5　13 岁女孩　15 岁男孩
6　13.5 岁女孩　15.5 岁男孩
7　14 岁女孩　16 岁男孩
8　14.5 岁女孩　16.5 岁男孩
9　15 岁女孩　17 岁男孩
10　15.5 岁女孩　17.5 岁男孩

Morissy-Weinstein in Lovell Winter 2006 6th edition

Morissy-Weinstein in Lovell Winter 2006 6th edition

▲ 图 3-54　腕、肘、髋臼、骨盆骨化分期
引自 Morissy-Weinstein in Lovell Winter 2006 6th Edition

婴儿型脊柱侧弯的首要风险是心肺功能的问题。由于肺功能损害不可逆，所以需在 5 岁前尽快矫正侧弯（Campbell）。脊柱异常生长常常影响其他脏器，最终导致所谓的"多米诺骨牌效应"：先是脊柱生长异常，接着影响胸廓发育，最终影响肺的发育。

因此，婴儿型脊柱侧弯随着侧弯进展，最终结局将均是儿科问题，即患儿的营养不良和心肺发育异常。

十五、治疗婴儿型脊柱侧弯就是控制 Vilebrequin 效应

治疗婴儿型脊柱侧弯应考虑脊柱发育的自然进程，并结合考虑正常人体的生长节律。

曲轴效应较为常见，目前尚无理想的治疗方法。它的表现形式多样性，可发生在侧弯顶椎区、近端或远端的冠状面、矢状面或水平面。目前只能通过 360° 脊柱环形骨骺阻滞控制其进展。

● 5 岁前：牢记这一时期脊柱的生长远大于其他时期（至 5 岁末，坐高可增至 27cm，体重可增至 17kg）。

● 5 岁到青春期初期：坐高每年增加约 2.5cm，体重每年增长 2.5kg。必须谨记这些数据。

● 青春期：生长开始加速。此时发生的脊柱侧弯，即使初诊侧弯角度是 30°，其最终手术概率将达 100%。

谨记这个年龄段的患儿的胸廓容积和体重都会倍增，体重从 10 岁时的 30kg 增加至 15 岁时的 60kg。青春期行融合术后身高丢失小于厘米级。为了控制脊柱侧弯进展，必须对患儿生长发育的加速效应做出正确预测。

婴儿型脊柱侧弯的治疗目标是能够在生长末期达到下列指标：体重大于 40kg，肺活量不小于 50%，脊柱胸段高度 22cm，$T_1 \sim S_1$ 节段高度 30cm（表 3-6）。

所有生长曲线可参考 A. DImeglio - F. Bonnel 的《脊柱生长》（SpringlerVerlag，1990）。

表 3-6　参考数据

出生时	• 站高：50cm • 坐高：35cm
5 岁	• 站高：1.04~1.10m • 坐高：约 62cm • 剩余坐高：男孩（33%），约 30cm；女孩（30%），约 25cm
11 岁骨龄的女孩	• 女孩青春发育期早期 • 剩余站高：18cm • 剩余坐高：12cm • 剩余坐高：13%
13 岁骨龄的男孩	• 男孩青春发育期早期 • 剩余站高：20~22cm • 剩余坐高：13cm • 剩余坐高：13%
坐高 青春发育期末期	• 青春发育期末期 • 52% 坐高 • 平均：男孩，站高 90cm/1.70m；女孩，站高 85cm/1.65m
脊柱	• 胎儿第 2 个月：2/3 身长 • 胎儿第 5 个月：3/5 身长 • 出生时：2/5 身长 • 发育末期：男孩，约 70cm；女孩，约 65cm
椎间盘	• 脊柱高度的 24%
$T_1 \sim S_1$	• 50% 坐高（准确率为 49%） • 出生时：19cm • 青春发育末期：男孩，45cm/ 站高 1.70cm；女孩，42cm/ 坐高 85cm
$T_1 \sim T_2$	• $T_1 \sim S_1$ 节段高度的 2/3 • 30% 坐高 • 出生时：11cm • 青春发育末期：女孩，26cm；男孩，28cm
$L_1 \sim L_5$	• $T_1 \sim S_1$ 节段高度的 1/3 • 出生时：7cm • 青春发育末期：16cm • 18% 坐高 • 3.5% 的平均每个椎体的坐高
胸廓周径	• 出生时：32cm/97% 坐高 • 青春发育末期：95% 坐高
胸廓前后径	• 75% 横径 • 出生时：11cm • 青春发育末期：22cm • 21% 坐高

（续表）

胸廓横径	• 出生时：12cm • 青春发育末期：28cm • 30% 坐高
平衡胸	• 青春发育期开始时 • 横径 + 前后径 = 50% 坐高 • 胸廓周径：95% 坐高
非平衡胸	• 青春发育期开始时 • 横径 + 前后径 =45% 坐高 • 胸廓周径：90% 坐高
胸廓容积	• 出生时：6% • 5 岁：30% • 10 岁：50% • 17 岁：100%
Risser Ⅰ级	• 指骨远端闭合 • 总体而言 • 骨龄：女孩，13.5 岁；男孩，15.5 岁 • 剩余生长：4~4.5cm • 下肢青春发育期末期
Risser Ⅱ级	• 掌骨生长软骨闭合 • 骨龄：女孩，14 岁；男孩，16 岁 • 剩余生长：3cm
Risser Ⅲ级	• 指骨中间软骨闭合 • 骨龄：女孩，14.5 岁；男孩，16.5 岁 • 脊柱的剩余生长：2cm
Risser Ⅳ级	• 肘关节生长软骨远端闭合 • 骨龄：女孩，15 岁；男孩，17 岁 • 脊柱的剩余生长高度：1cm
Risser Ⅴ级	• 尺骨骨骺闭合 • 骨龄：女孩，15.5 岁；男孩，17.5 岁 • 脊柱的剩余生长高度：0cm

$T_1 \sim S_1$ 节段 =50% 的坐高

$T_1 \sim T_{12}$ 胸段 =2/3 的 $T_1 \sim S_1$ 节段

$L_1 \sim L_5$ 腰段 =1/3 的 $T_1 \sim S_1$ 节段

参考文献

[1] Dimeglio A. Growth in pediatric orthopedics. In: Morrissy R,Weinstein S,editors. Lovell and winters pediatric orthopedics,vol. 1. Philadelphia: Lippincott Williams and Wilkins; 2006.

[2] Dimeglio A. Growth of the spine before age 5 years. J Pediatr Orthop B. 1993;1:102–7.

[3] Dimeglio A,Bonnel F. In: Al R,Choux M,Di Rocco C,editors. Principles of pediatric neurosurgery,the pediatric spine,vol. 9. New York: Springer; 1989. p. 39.

[4] Dimeglio A,Bonnel F. Le Rachis en Croissance. Paris: Springer; 1990.

[5] Dimeglio A,Bonnel F,Canavese F. In: Arkbania BA,et al.,editors. The normal growing spine in the "growing spine": Springer; 2014. p. 47–81.

[6] Dimeglio A,Canavese F. In: Nnadi C,editor. Development of the spine in early onset: Ed Thieme; 2015. p. 13–22.

[7] Dimeglio A,Canavese F. The growing spine: how do spinal deformities influence normal spine and thoracic spine growth. Eur Spine J. 2012;21:64–70.

[8] Dimeglio A,Canavese F,Charles YP. Growth and adolescent idiopathic scoliosis: when and how much? J Pediatr Orthop. 2011;31(Suppl):S28–6.

[9] Canavese F,Dimeglio A. In: Nnadi C,editor. Frontier of the impossible in early onset scoliosis: Ed Thieme; 2015. p. 1–12.

[10] Canavese A,Dimeglio A,Granier M,et al. Arthrosis of the first six dorsal vertebrae in prepubertal New Zealand white rabbits and dorsal growth to skeletal maturity: the role of the rib-vertebral-sternal complex. Minerva Ortop Traumatol. 2007a;58:369–78.

[11] Canavese F,Dimeglio A,Volpatti D,et al. Dorsal arthrodesis of thoracic spine and effects on thorax growth in prepubertal New Zealand white rabbits. Spine. 2007b;32:E443–5.

[12] Campbell RM Jr,Smith MD,Mayes TC,et al. The effect of open wedge thorascotomy on thoracic insufficiency syndrome associated with fused ribs and congenital scoliosis. J Bone Joint Surg Am. 2004;86A:1659–74.

[13] Karol LA,Johnston C,Mladenov K,Schochet P,Walters P,Browne RH. Pulmonary function following early thoracic fusion in non-neuromuscular scoliosis. J Bone Joint Surg Am. 2008;90:1272–81.

[14] Dubousset J. The crankshaft phenomenon. J Pediatr Orthop. 1989;9:541–50.

[15] Arkbania BA,Campbell RM,Dimeglio A,et al. Fusionless procedures for the management of early-onset spine deformities in 2011: what do we know? J Child Orthop. 2011;5:159–72.

第 4 章

脊柱和骨盆的生长软骨
The Growth Cartilages of the Spine and Pelvic Vertebra

Jean Marc Vital　　A. Dimeglio　　M. Petit　　L. Boissière　**著**

李君 **译**　　陈刚 李方财 **校**

生长软骨是脊柱和骨盆的重要形态特征。骶椎也是其中的一部分。

生长软骨的影像学图像可靠地记录了脊柱的发育过程。临床医生可以根据这些图像评估脊柱发育状态，制订治疗策略和做出医疗决定。

常见的问题：

从什么年龄开始可以在不影响椎管尺寸的情况下将螺钉植入生长的椎弓根？

单侧椎弓根螺钉固定会导致脊柱侧弯吗？

椎体楔形改变前，最早什么时候能够通过影像学检查观测到终板骺环的异常改变？

根据 Y 形软骨的闭合时间来制订手术的时机能否减少曲轴效应发生的风险？

Risser 分期有什么价值？

尽管知道 Risser 0 期代表青春期仅过 2/3，如何为 Risser 0 期患者制订手术策略？

是否可以仅根据 Risser 分期来制订使用脊柱支具的时机及去除支具的时机？

我们将在本章介绍 Jean Dubousset 所描述的脊柱和骨盆的次级骨化概念（参见"第 11 章　骶骨解剖新概念"）。我们还将介绍神经弓中央软骨（neurocentral cartilage，NCC）和脊椎的骺环、Y 形软骨和骨盆髂骨翼的骺核（如通过 Risser 分级）在预测生长中的作用，以及它们在脊柱侧弯或 Scheuermann 病后凸中的作用。

一、神经弓中央软骨

NCC（中间软骨或 Schmorl 和 Junghanns 软骨结合[1]）（图 4-1）位于椎体和神经弓的连接处。组织学上，它位于椎体和神经弓两个主要的初级骨化中心之间，两侧柱状排列的细胞在此处接合形成双极结构（图 4-2）。它有一个很像 Y 形软骨的组织学结构，这将在稍后描述。它最活跃的阶段是在最初的 5～6 年，Knutsson[2] 估计它的闭合时间为 5—6 岁，Nicoladoni[3] 估计为 5 岁，Ottander[4] 估计为 10 岁，Bouillet[5] 估计为 14 岁，Mineiro[6] 估计为 15 岁，Canadell[7] 估计为 16 岁。作者们一致认为颈椎和腰椎 NCCs 的闭合在胸椎之前（图 4-3 和图 4-4）。

我们对 20 名 0—16 岁儿童做了解剖研究，并对 30 名 3—18 岁儿童进行了 CT 扫描研究（包括 10 名健康儿童的 T_8 轴位图像，以及 20 例患者图像，其中 15 例先天性脊柱侧弯，2 例脊柱前凸，3 例重度脊柱后凸）[8]。

表 4-1 展示了 Beguiristain 研究的一系列解剖标本（图 4-5）。在这些不同年龄的椎骨中可以看到 NCC 逐渐闭合的生理过程。由于椎体持续生长而后部神经弓不再生长，在轴面上，NCC 前后径相对减小（一项 AC/AB 比值的研究）（图 4-6 和图 4-7），同时也变得相对水平（图 4-8）。为

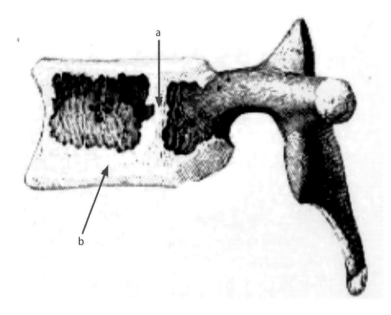

◀ 图 4-1　Schmorl 绘制的图稿：胸椎 NCC（a）和骶环（b）

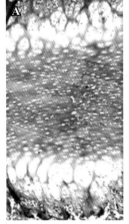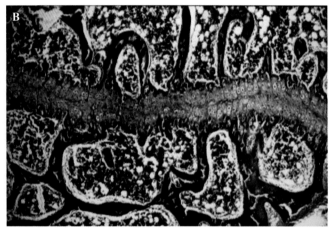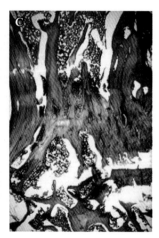

▲ 图 4-2　NCC 的组织学形态
A. 活跃期的双极软骨；B. 活跃期之后的软骨；C. 闭合的软骨

了进行 CT 扫描，3 岁以下的患者需要全身麻醉。脊柱侧弯患者采用侧卧位，局部使用小的垫枕支撑，使倾斜的椎骨能够水平，以避免出现错误的成像平面（图 4-9 和图 4-10）。CT 选择的参数为 800～1600HU（Hounsfield Unit）。研究的切面分为矢状面和冠状面（图 4-11）。相比 MRI，采用 CT 研究 NCC 更加精确，可以观察它的形状，以及后期的完全闭合（图 4-12）。我们观察到了脊柱侧弯中凹侧和凸侧 NCC 的不对称闭合，这一点在后文中讨论。Yamazaki 等[9] 则采用 MRI 研究了胸椎 NCC 闭合的年龄，女孩为 11—16 岁，男孩为 12—16 岁。

> NCC 的生长过程是动态的：它会改变空间方向，随着生长而逐渐趋向水平化。
>
> NCC 具有双极性：它会使椎体和后弓骨化。

NCC 具有两方面作用（图 4-13 和图 4-14）：如 Knutsson[2]（图 4-15）所示，一方面，在早期决定了中央椎管的前后径；另一方面，还决定了椎体后 1/3 的高度。

既可调控后弓的骨化，又可调控椎体后 1/3 的骨化。

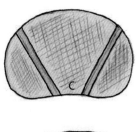

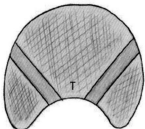

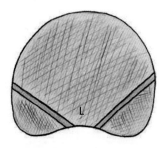

▲ 图 4-3 NCC 闭合的顺序为颈椎（C）、胸椎（T）和腰椎（L）

表 4-1 解剖标本

数　量	年　龄	性　别
1	胎儿	男
3	新生儿	1 男 2 女
1	3 月龄	男
1	11 月龄	男
2	2 岁	1 男 1 女
2	3 岁	2 男
1	4 岁	女
2	5 岁	2 女
1	6 岁	男
1	7 岁	男
1	9 岁	女
1	11 岁	男
1	12 岁	男
1	14 岁	女
1	16 岁	男
20	—	12 男 8 女

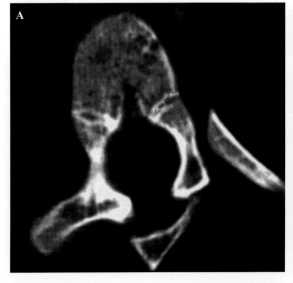

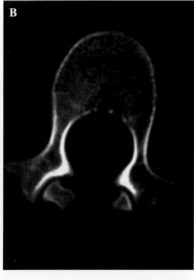

◀ 图 4-4 伴有双弯患儿的 NCC 闭合时间顺序
A. 右胸；B. 左腰。腰椎 NCC 闭合比胸椎早

Nicoladoni[3] 在脊柱侧弯椎骨的组织学切片上发现凸侧 NCC 闭合更早（图 4-16）。Beguiristain 等[10] 发现对发育期的猪脊椎骨进行单侧 NCC 螺钉固定后，可导致脊柱侧弯，凸向被螺钉固定侧，并向该侧旋转，该侧的 NCC 停止了生长（图 4-17）。最近，Zhang 和 Sucato[11] 也得到同样的结论。在我们的研究中，对早发脊柱侧弯患者在早期进行 CT 扫描，能够观察到凸侧的 NCC 更早

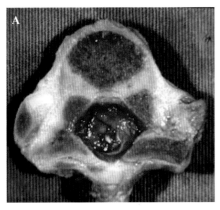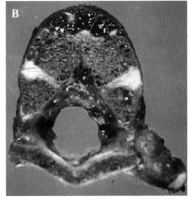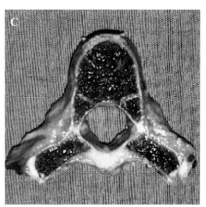

▲ 图 4-5　不同年龄胸椎的 NCC 解剖

A. 新生儿；B. 6 岁；C. 12 岁

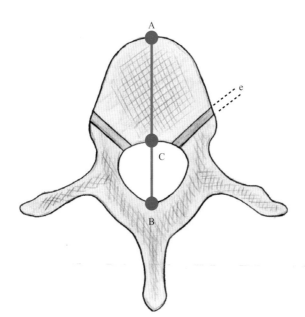

◀ 图 4-6　NCC 解剖，e 为厚度，
AC/AB 示意图

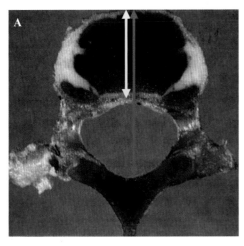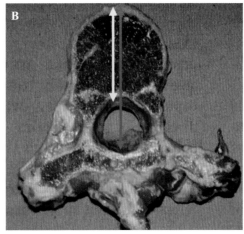

▲ 图 4-7　NCC 的 AC/AB 比值随生长过程的变化

A. 10 岁椎体；B. 16 岁椎体

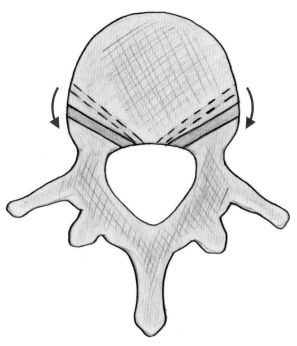

▲ 图 4-8　NCC 解剖，随着时间变化逐渐变水平

闭合（图 4-18）；因为凹侧 NCC 的闭合时间晚，所以凹侧的神经弓更长，导致椎体向凸侧旋转（图 4-19）。与此相对应，由于 NCC 在椎体后部的生长中的作用，在极重度的脊柱侧弯中，我们可以在轴面上观察到 NCC 功能障碍在脊柱前凸畸形形成中的作用（图 4-20）。这与 Dickson 的观点[12] 相同，他认为在旋转的胸椎侧弯节段中存在后凸减小现象，甚至出现胸椎前凸（图 4-21）。

　　判断 NCC 的闭合年龄与所选择的检查方式有关；我们主要使用 CT 数据，这可能是最敏感的检查方式，能够识别非常少量的残留 NCC。采用 MRI 检查，Zhang 等[13] 发现 95% 病例的软骨在 5 岁闭合。这种软骨活动的早期结束现象解释了为什么在人类的儿童中，单侧椎弓根螺钉固定不会导致像在其他未成年动物中观察到的脊柱侧弯。理论上，椎弓根螺钉是一种很有吸引力的侧

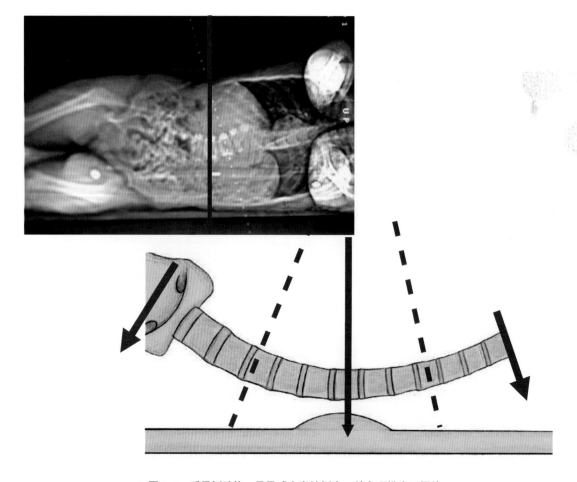

▲ 图 4-9　采用侧卧位，尽量减少脊柱侧弯，并在顶椎水平摄片

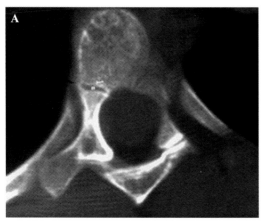
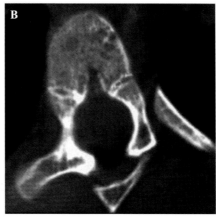

◀ 图 4-10　非水平位（A）与正确体位（B）拍摄图像的比较

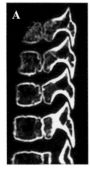
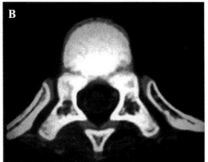
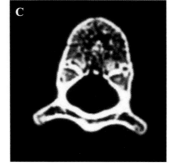
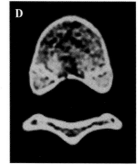

▲ 图 4-11　一名 6 岁儿童胸椎 CT 扫描
不同节段的矢状位图像（A）和轴位图像（B 至 D）

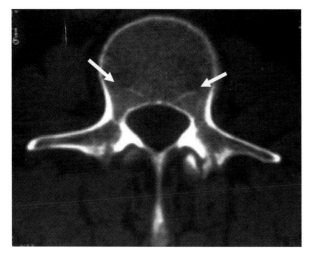

▲ 图 4-12　年轻成年人的脊椎 CT 扫描显示软骨闭合的瘢痕，提示 NCC 近期闭合

根和椎管大小的影响是可控的。

　　NCC 的双极性在 5 岁前最为活跃；它似乎很晚才闭合，有时甚至在发育结束后才闭合，但这只是发生在 CT 扫描上。它控制着椎管的生长，因此椎管大小其实在生长早期就被固定了。它还提供了椎体 1/3 的骨化。

　　对青少年脊柱侧弯的椎骨研究和 NCC 单侧螺钉固定的经验表明，与凹侧相比，凸侧 NCC 的早期闭合可以解释椎体向凸侧旋转。但问题是，这种现象究竟是早期结构性脊柱侧弯的原因还是结果，目前尚不明确。

　　弯矫正方法，但是在临床实践中还没有完全证实其对小儿 NCC 的影响。Olgun 等 [14] 对 15 例 5 岁以下儿童进行椎弓根螺钉固定，他们发现 NCC 被穿透后没有出现畸形，因此认为在这组病例中 NCC 只存在少量的软骨活动。由此提出它对椎弓

　　最近的临床研究表明，在 5 岁以后，椎弓根螺钉并不会造成未成熟的 NCC 过早闭合 [尤其是在 Zhang 等 [13] 所称的幼年期（4—7 岁）之后]，以及尤其是因为 NCC 以外的椎骨仍然是生长软骨。

A   B

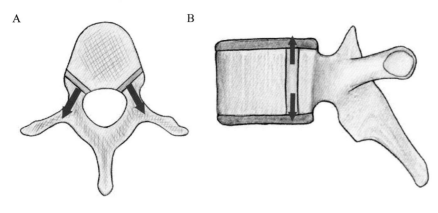

◀ 图 4–13 NCC 的作用，决定中央椎管的大小（A），决定椎体后部的高度（B）

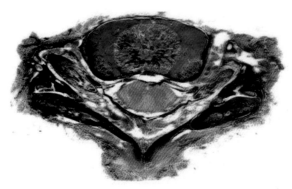

▲ 图 4–14 神经中央软骨具有双重功能

生长软骨能从 3 个维度发挥作用。

二、骺环

它出现在 2 岁，以"彗星尾巴"的方式前后来回骨化，并在 17—18 岁时与椎体融合。

骺环是次级骨化核（不是软骨性骨化核），骨化时间较晚，常与异常的生长有关。

它位于椎体和椎间盘之间[15]。它在椎体高度的生长中起一定作用。它与周围纤维环（Sharpey 纤维）、周围韧带、前后纵韧带和椎体上下终板紧密连接。形状类似"扇贝"。因此，在外伤性剪切暴力作用下，儿童骺环附着区存在分离的可能性，而不是像成人那样出现椎间盘突出。部分骺环的脱出导致急性下腰痛，有时还会造成神经症状（图 4–22 和图 4–23）。

受到 Schmorl 工作的启发[1]，早在 1975 年[16]，Mallet 描述了 Scheuermann 病不同时期的椎体骨化情况（图 4–24）。出生时，椎体的初级骨化核

如咖啡豆大小，与椎间隙大小相同。4 岁时，椎体呈长方形，椎体前角呈斜角。椎间隙高度减小。7 岁时，各椎体前角呈现双级台阶状。Mallet 等[16]研究表明，起源于骺环的次级骨化，开始时间女孩是 6—8 岁，而男孩为 7—9 岁，这与椎间盘组织密切相关，包括髓核、纤维环和软骨终板。

椎间盘和终板具有相似的胚胎起源，并由相同的极动脉供血。骺环将从前到后发生骨化，形成一条骨化线，其末端像虚线（"彗星尾巴"）。女孩的骨化线平均在 12 岁时变为连续，男孩平均在 15 岁。椎体完全骨化后，椎体与骺环连成一体。这种融合开始于 14 岁，最晚可持续至 25 岁。根据 Schmorl 的研究，椎体初级骨化中心的边缘类似于一个扇贝壳。当融合完成时，椎体和骺环之间软骨边界消失。Bick 和 Copel[17]也从放射学和组织学上描述了这些演化过程。但相对于 Risser 分期，通过 X 线片观测骺环的骨化比较困难，尤其是在胸椎。

Mallet 等[16]描述了 Scheuermann 病的早期放射学征象——椎体前角的球鼻形外观。一般情况下，正常骺环中央的初始骨化核应该发生在水平终板（Dimeglio"浮选线"）以外（图 4–25），前方的骺环应该不会进入椎体前部边缘区域。而如出现了形如"过度生长的指甲"的骺环或者软骨板，正如 Mallet 等[16]所指出的，通常即为病理表现。

Diard 等[18]在对椎间盘－骺环复合体的描述中明确指出，大多数纤维环 Sharpey 纤维锚定

A

椎管大小（mm）

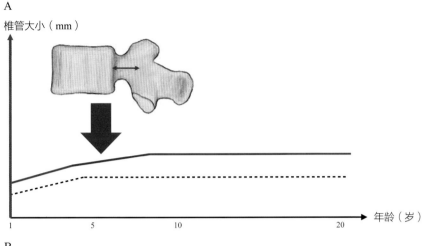

年龄（岁）

1　　5　　10　　20

B

椎体前后径（mm）

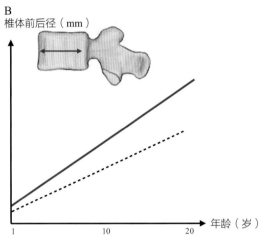

年龄（岁）

1　　10　　20

◀ 图 4-15　椎管大小（A）和椎体前后径（B）的演变（具体可参考 Knutsson[2]）

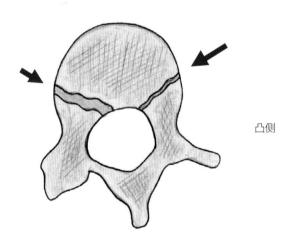

凸侧

▲ 图 4-16　Nicoladoni[3] 发现侧弯椎体凸侧和凹侧 NCC 的不对称改变

在周围软骨边缘，随后这些软骨边缘会骨化。当外周骨化完成后，Sharpey 纤维就长入了椎体中，软骨仅占据椎体的中心部分（软骨终板）（图 4-26）。前纵韧带附着于椎体较紧密，附着于纤维环则较少。相反，后纵韧带附着于纤维环较紧密，而附着于椎体则较少。

Alexander[19] 描述了一种椎间盘 – 骺环复合体中生物力学的应力机制以解释 Scheuermann 病中常见病损的产生原因，他认为这是反复微创伤（肥胖患者过大的体重负荷或过度的机械压力）导致的继发性萎缩。施加在髓核的轴向应力转化为对软骨板和椎体的压力。除了这种垂直压力外，还有一种对纤维环的水平拉力，通过 Sharpey 纤维转导，导致骺环碎裂（图 4-27）。Diard 等[18] 介绍了 Scheuermann 病的病理解剖（图 4-28），认为椎间盘内容物（髓核或纤维环）突入椎管存在与否并不是 Scheuermann 病特有的征象，而更有可能的特征性征象是椎间盘通过纤维环或者软骨终板疝入椎体松质骨内（Schmorl 软骨结节），可分为以下几种情况。

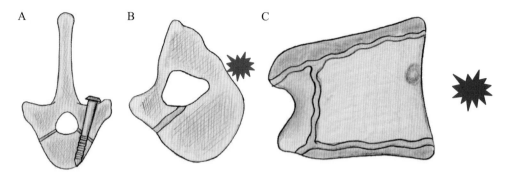

▲ 图 4-17　椎弓根螺钉穿过 NCC（A），导致固定侧生长抑制和畸形（B），椎体后部高度生长受抑制，从而导致节段性前凸（C）

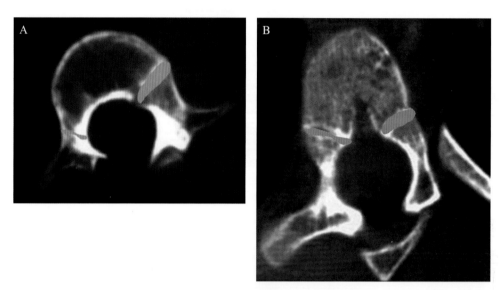

▲ 图 4-18　腰椎（A）和胸椎（B）侧弯的椎体

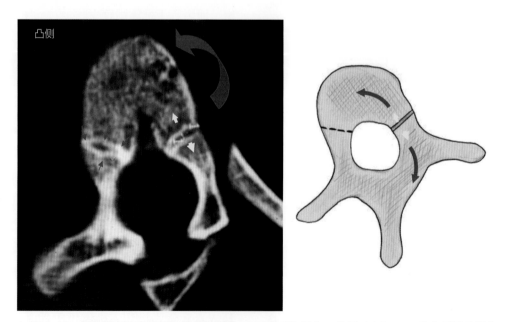

▲ 图 4-19　向右侧弯的胸椎特发性脊柱侧弯 NCC 不对称闭合；凸侧（右）NCC 比左侧更早闭合；因此，凸侧的椎弓根较凹侧更短和更宽，整个椎体向凸侧旋转

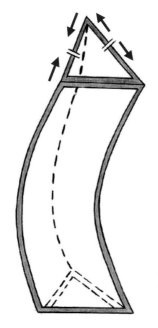

◀ 图 4-20 侧弯脊柱的后视图，NCC 的生长过程解释了向凸状旋转和过度前凸的机制

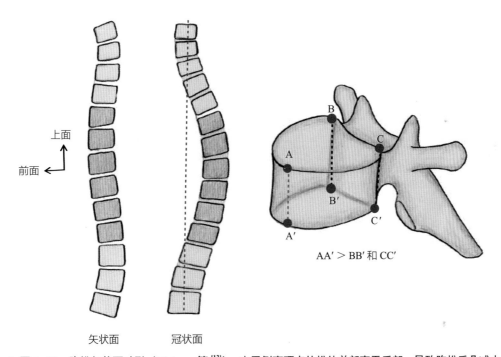

上面

前面 ←

矢状面　　　冠状面

AA′ > BB′ 和 CC′

▲ 图 4-21 胸椎矢状面畸形（Dickson 等[12]）；由于侧弯顶点的椎体前部高于后部，导致胸椎后凸减小

● 终板中央突出（上或下终板），这是典型的松质骨内 Schmorl 结节，可能发生在生理薄弱的区域：如脊索管残留、骨化缺损或血管通道等。最初的严重炎症反应具有与感染相似的征象，随后发生硬化性成骨反应。

● 前方突出（前缘骺环向前突出）。在 Sharpey 纤维的张力作用下，骺环边缘（或骺环

的外围部分）撕裂。前缘碎片呈三角形，骨化后可与椎体融合或分离，表现为边缘椎骨。数年后，相邻两个椎体可能会融合。

● 后方突出（后缘骺环向后突出）。经典的椎体后缘离断常见于未完全发育，且常受到腰部创伤的年轻运动员。Takata 等[20] 描述了 3 种类型的后缘骨骺骨折离断（图 4-29 和图 4-30）。

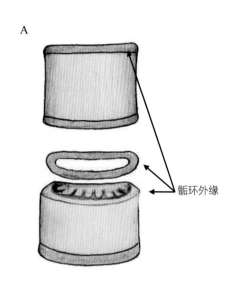

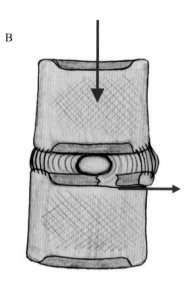

▲ 图 4-22　骺环的解剖

A. 相比髓核，骺环与纤维环的连接更紧密；B. 应力可导致部分骺环撕裂脱出，而不是椎间盘突出

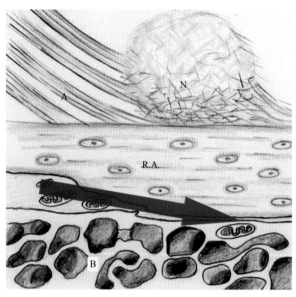

▲ 图 4-23　骺环分层的显微示图（根据红色箭）

A. 纤维环；N. 核；R.A.. 骺环；B. 骨（引自 Roberts 等 [15]）

> Ⅰ型，单纯软骨分离，不伴有骨质分离（相当于 Salter-Harris 1 期）。
> Ⅱ型，完全的软骨和骨分离（相当于 Salter-Harris 2 期或 3 期）。
> Ⅲ型，局部或中央的软骨和骨分离。

所有这些椎体后方病损均可导致椎体后缘出现三角形或圆形的骨片，骨片可能与椎体后角融合，这些骨片也可以导致继发性椎管狭窄。

从组织学角度来看，Ippolito 等 [21] 从 Scheuermann 病手术中取到的 7 个标本中发现，在终板软骨消失的位置，纤维环通常直接插入软骨下骨。电镜研究发现了其中存在一种异常的软骨，富含蛋白多糖和胶原纤维细丝，并伴有骨性终板不规则的矿化和骨化。

三、骨盆椎骨的骨化

骨盆 X 线片足以区分青春期的主要阶段。

两处软骨可以用来评估侧弯孩子的生长：一是 Y 形软骨（三辐状），位于髂骨、坐骨、耻骨交界处；第二个是髂骨骨骺，也被称为髂骨翼骨化中心，可以采用 1958 年提出的 Risser 征来评估 [22]。

我们采用与股骨近端骨化中心研究相同的方法对两种骨盆生长软骨进行研究，包括 70 名女孩和 70 名男孩的骨盆生长软骨，年龄为 9—18 岁 [23]。在这个队列中，Y 形软骨在青春发育期启动时开始从内向外闭合，进入青春发育期后，Y 形软骨完全闭合。我们描述 3 个连续的阶段：①开放软骨；②内侧闭合，女孩在 10 岁完成；③完全闭合，男孩在 12.5 岁完成（图 4-31）。Dimeglio 等 [24, 25] 认为 Y 形软骨在青春期开始 1

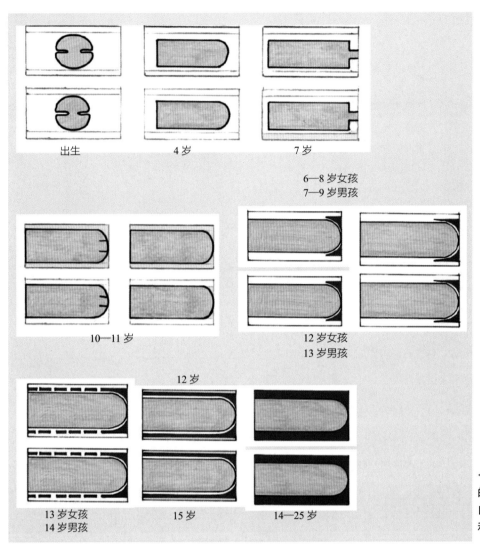

出生　　　　　　　　4 岁　　　　　　　　7 岁

6—8 岁女孩
7—9 岁男孩

10—11 岁　　　　　　　　　　　12 岁女孩
13 岁男孩

12 岁

13 岁女孩　　　　　　15 岁　　　　　　14—25 岁
14 岁男孩

◀ 图 4-24　椎体不同时期的骨化情况和年龄分期（引自 Mallet 等 [16]，Schmorl 和 Junghanns[1]）

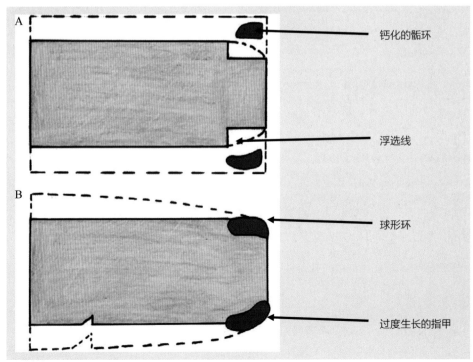

钙化的骺环

浮选线

球形环

过度生长的指甲

◀ 图 4-25　椎体发育不良的早期影像学征象（引自 Mallet 等 [16]）
A. 正常椎体；B. 营养不良椎体

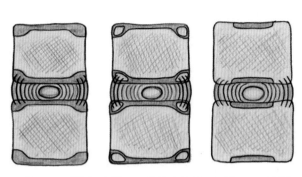

▲ 图 4-26 骺环和纤维环纤维的生长演化（引自 Diard 等[18]）

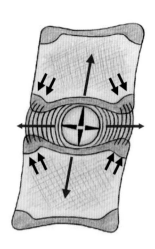

▲ 图 4-27 终板椎间盘突出（Schmorl 软骨结节）和对骺环的牵拉力的示意图（引自 Diard 等[18]）

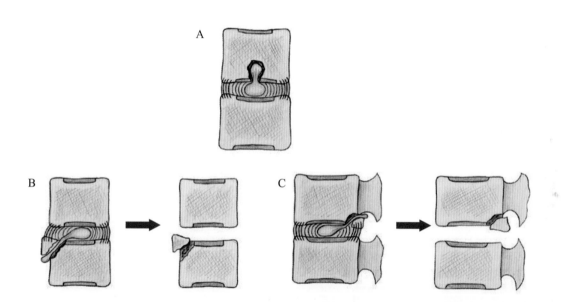

▲ 图 4-28 A. 终板椎间盘突出；B. 终板后外缘突出；C. 边缘前的终板椎间盘突出至松质骨内，最终进展为后缘骨赘（引自 Diard 等[18]）

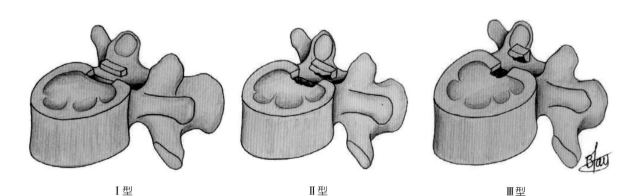

Ⅰ型   Ⅱ型   Ⅲ型

▲ 图 4-29 3 种类型的终板后缘离断（引自 Takata 等[20]）

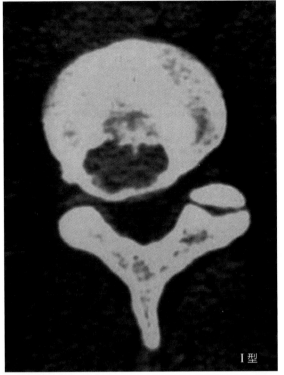

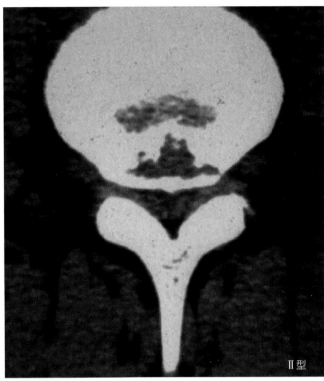

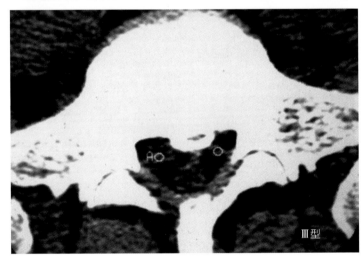

◀ 图 4-30　3 种类型椎体后缘离断的影像（引自 Takata 等 [20]）

年后闭合。Ryan 等 [26] 则描述了一组在 Y 形软骨开放期发现的重度脊柱侧弯病例。对 Y 形软骨尚未闭合的患者进行后路融合术，并发现他们术后发生脊柱畸形加重（Dubousset 曲轴效应）的风险是很高的，这已形成了共识。但在实际情况中，这种曲轴效应也可以在 Y 形软骨闭合后出现，尽管可能并不明显。髂骨翼骨骺中心可以在 Y 形软骨闭合后很长时间才从 0 期转变为 1 期。在我们的病例中，在骨盆前后位片上能更清楚看到髂翼骨骺核的骨化与坐骨骨骺核的骨化是同期

进行的（图 4-32）。表 4-2 展示了骨盆和股骨上端的软骨演变。

在文献中，美国版 Risser 分级的主要内容为（图 4-33）。

- 0 期，骨化核尚未出现，没有骨化。
- 1 期，骨化在外侧出现，靠近髂前上棘。
- 2 期，骨化向中线延伸。
- 3 期，骨化到达髂嵴顶部。
- 4 期，骨化到达骶髂关节。
- 5 期，最终骨骺核和髂骨翼完全融合，骨

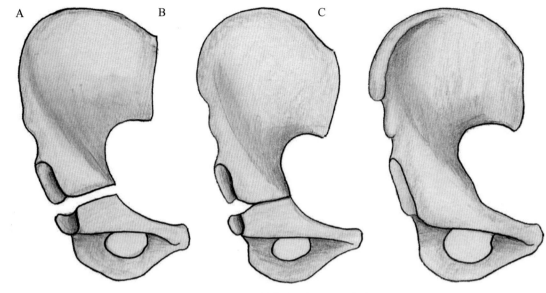

▲ 图 4-31　Y 形软骨水平部分的 3 个阶段

A. 开放软骨；B. 内侧闭合；C. 完全闭合

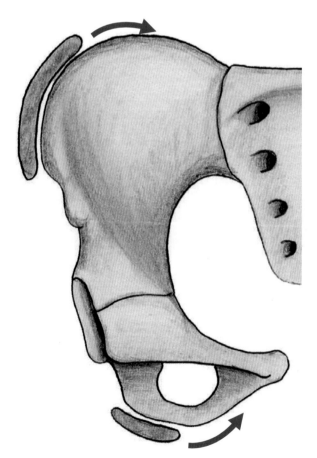

▲ 图 4-32　髂骨翼与坐骨的骨骺核骨化的同期进行

表 4-2　骨盆椎体和股骨近端骨化核的骨化过程

PT：小转子	A：软骨可见
	B：软骨不可见
Y：Y 形软骨（水平部分）	C：内侧闭合
	D：完全闭合
GT：大转子	E：骨骺边界存在
	F：完全闭合
T：股骨头	G：骨骺边界存在
	H：完全闭合
I：坐骨	I：外缘骨化
	J：闭合
R：Risser 征	K：Risser 1 期
	L：Risser 5 期

化线从内到外消失，无骨化方向。

Bitan 等 [27] 介绍了 Risser 分期的法语翻译版本（图 4-33）。2 种版本的区别在于第 3 和第 4 期，法国版第 3 期对应于美国版第 4 期，法国版第 4 期对应于髂骨翼骨骺核内侧段已开始融合。Nault 等 [28] 区分了这两种版本（美国版和法国版）的 Risser 分期，提出 Risser 0 期伴 Y 形软骨闭合或 Risser 1 期是预测侧弯加速进展期开始的最佳标志。从预后的角度，所有的作者都同意只有

Risser 5 期能表明生长的结束。

Kotwicki[29] 提出骨盆侧位片可以更好地显示髂骨骺核的后内部分，从而能在 2 个分期系统中更好地区分 Risser 3 期和 Risser 4 期（图 4-34）。

Dimeglio 等 [24, 25] 将 Risser 分期与手和肘关节骨的发育相关联（图 4-35 至图 4-37）。

> 通过评估 Y 形软骨，Risser 分级和大转子软骨，Dimeglio 描述了 4 个生长区间（图 4-38）。

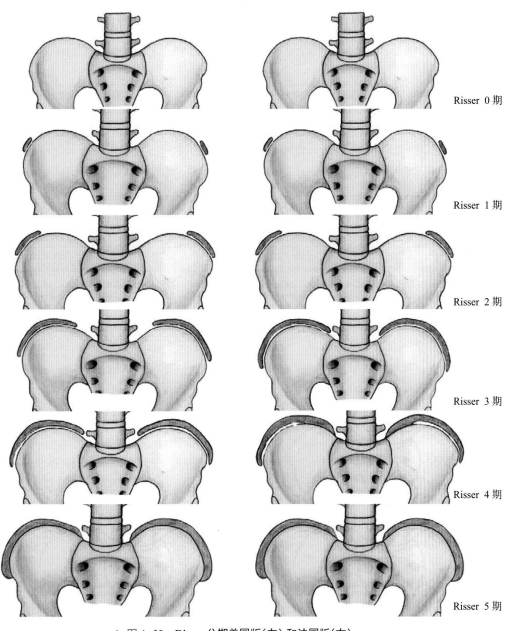

Risser 0 期
Risser 1 期
Risser 2 期
Risser 3 期
Risser 4 期
Risser 5 期

▲ 图 4-33　**Risser** 分期美国版（左）和法国版（右）

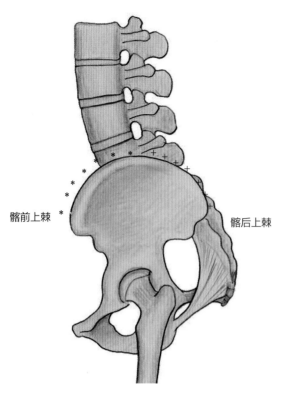

髂前上棘

髂后上棘

▲ 图4-34　通过侧位图像对髂翼骨骺核的骨化进行评估[29]

> ● 区间 1：Risser 0 期，Y 形软骨开放。
> ● 区间 2：Risser 0 期，Y 形软骨闭合。
> ● 区间 3：Risser 1～2 期，大转子开放。
> ● 区间 4：Risser 3～4 期，大转子闭合。

他总结了他对于生长和生长指标的看法："生长可体现在多个方面和多个维度，比如三维方面和体积方面。它包括了生长加速期和减速期。"

比如，人们公认脊柱在月经后 2 年停止生长。难道一定要等到 Risser 5 期时才能脱掉矫形支具吗？

> 骨骼成熟度评估是一个比较可靠的参考，但它不是唯一需要考虑的指标！将以下所有信息结合起来是必要的。
> ● 每年坐高的生长速度。
> ● 躯干的生长。
> ● 第二性征。

克利夫兰的解剖标本显示，在许多病例中，

髂嵴的次级骨化核并没有与髂骨翼融合，所以 Risser 分级是有例外情况的。

事实上，最好的标准就是孩子坐高不再增长，当然，要使用相同的测量杆！

> 骨骼成熟度的研究有助于手术策略的制订。但值得考虑的是，只有 50% 的孩子的骨骼年龄与实际年龄一致。

青春期骨龄

青春期峰值的上坡期是骨骼生长的加速期。

女孩骨龄在 11—13 岁，或男孩骨龄在 13—15 岁时，Risser 0 期，此时，鹰嘴和 Y 形软骨是可靠的分级标记。

青春期峰值的下坡期是骨骼生长减速期。

手的骨龄可能与此时的 Risser 征相关。此期，我们可结合大转子的发育情况，将 Risser 分期分成几个部分。Risser 1 期 /Risser 2 期，大转子开放；Risser 3 期，大转子开始闭合；Risser 4 期 /Risser 5 期，大转子完全闭合（图 4-38）。

> 骨盆 X 线片足以区分青春期的各主要阶段。

Y 形软骨是一个影像学标记。但是，当它在女孩 12 岁 / 男孩 14 岁时关闭后，剩余的生长时间仍有 3 年；躯干生长还有 8cm。

如果在 Y 形软骨闭合后对脊柱侧弯进行器械矫形，发生曲轴畸形的风险很低，但并非完全不可能。Dubousset 认为，这种风险是一直存在的，并且可能发生在生长脊柱的各个部位。曲轴效应不仅可以通过角度变在来实现，还可以通过脊柱不平衡导致的胸廓畸形来实现。在 Risser 1 期和 5 期间，我们更不能忽略胸廓的生长。因为在脊柱中有大量活跃的生长板，所以曲轴效应会持续存在。

20° 脊柱侧弯的患者，伴开放的 Y 形软骨，Risser 0 期，处于青春期上坡期的第一阶段，其侧弯进展风险必须乘以 3。换句话说，如果不予治疗，20° 的曲度很可能在生长结束时将恶化到 60°。

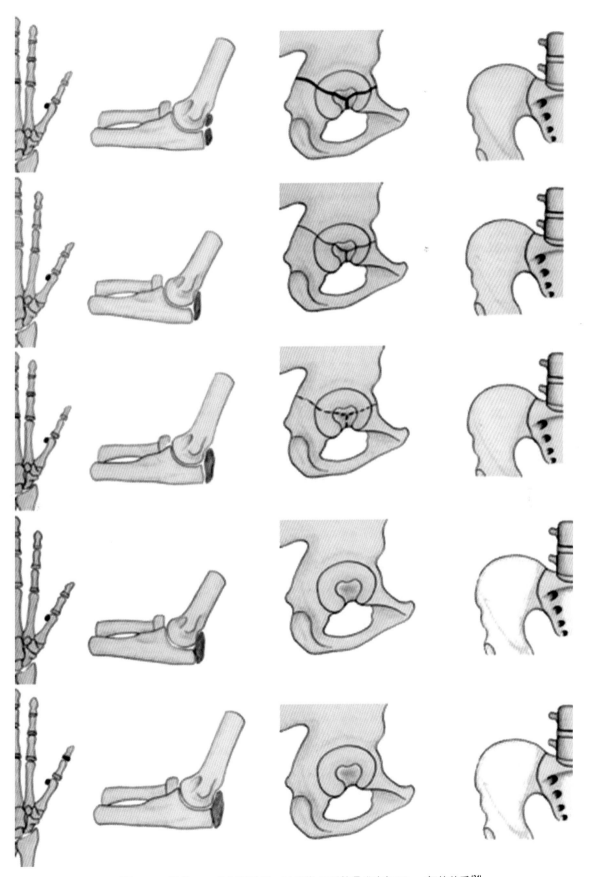

▲ 图 4-35 患儿 11—13 岁间手指、肘关节、Y 形软骨发育与 Risser 征的关系 [24]

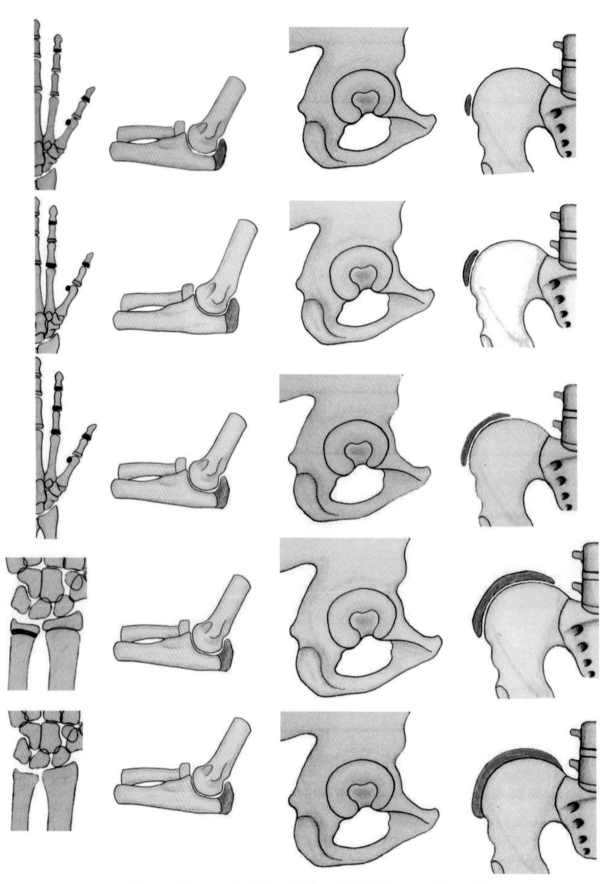

▲ 图 4-36　患儿 13—18 岁时手指、肘关节、Y 形软骨发育与 Risser 征的关系 [24]

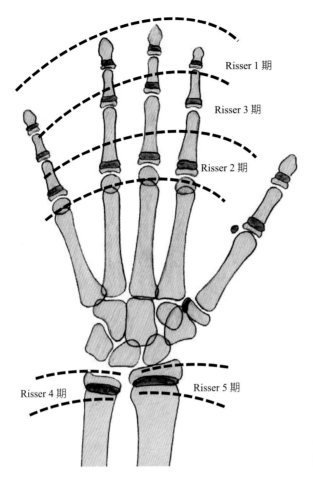

◀ 图 4-37　**指骨软骨闭合与 Risser 征的关系，籽骨在青春期开始时缩小**（引自 **Dimeglio** 等 [24]）

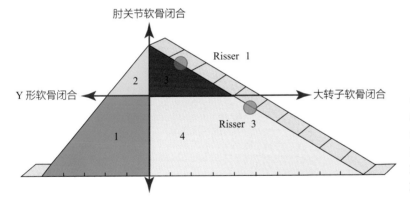

◀ 图 4-38　**4 个生长区间**（经作者许可转载）[24, 25]
1 区：Risser 0 期，Y 形软骨开放；2 区：Risser 0 期，Y 形软骨闭合；3 区：Risser 1～2 期，大转子开放；4 区：Risser 3～4 期，大转子闭合

脊柱侧弯弯曲 20°，伴有闭合 Y 形软骨，Risser 0 期，其进展风险必须乘以 2。换句话说，最终的角度可能是 40°。

侧弯为 20°，Risser 1 期，风险应乘以 1.5，因此最终角为 30°。

相比之下，Risser 3 期时，曲度为 20° 时，进展的风险为 2%。

同样，必须对青春期上坡期的 Risser 0 期脊柱侧弯患者做进展风险的评估；当脊柱侧弯每年增加 10° 时，我们必须认识到这是进展性脊柱侧弯，可能需要手术治疗。因此，我们必须迅速预测到支具治疗无效，并向其家庭传达更现实的治疗预期。由于脊柱生长将加重侧弯程度，继续放任是错误的。

以下是一些实用的规律：

● 从 Risser 1 期到 5 期将持续约 2 年时间。

● 在 Risser 1 期，坐高仍有可能增加 4cm。

● 在 Risser 2 期，坐高仍有可能增加 3cm。

- 在 Risser 3 期，坐高仍有可能增加 2cm。
- 在 Risser 4 期，坐高仍有可能增加 1cm。

Tanner–Whitehouse Ⅲ 法专门通过尺桡骨远端骨骺及第一、第三和第五掌骨和指骨骨骺来确定骨骼年龄。

> 任何生长都会被脊柱侧弯吸收，从而影响坐姿高度。脊柱侧弯甚至可以将正生长转化为负生长。孩子坐高不仅没有增长，反而缩短。

- 5 岁以后不要关心神经弓中央软骨。
- 不要混淆骺环和软骨生长。前者只是次级骨化的生长特征。
- 不能绝对依赖 Y 形软骨来预测曲轴效应。
- 不要依据 Risser 征来做重大决定。要结合其他临床和影像学参数。
- 应重视第二性征的 Tanner 分期。
- Risser 0 期代表青春期已过 2/3。

参考文献

[1] Schmorl G,Junghanns H. Die gesundeund die kranke Wirbelsäule. Stuttgart: Thieme Verlag; 1932.

[2] Knutsson F. Growth and differentiation of the postnatal vertebra. Acta Radiol. 1961;55:401–8.

[3] Nicoladoni C. Anatomie und mechanicus der skoliose. Munich: Urban and Schwrzenberg; 1909.

[4] Ottander HG. Experimental progressive scoliosis in a pig. Acta Orthop Scand. 1963;33:91–7.

[5] Bouillet R. Pathogénie de la scoliose idiopathique. Acta Orthop Belg. 1967;33:533–46.

[6] Mineiro JD. Coluna vertebral humana. Alguns aspectos da sua estrutura e vascularização: Lisboa Sociedade Indudtrial Grafica; 1965.

[7] Canadell J. Lesiones del cartilago de crecimiento. Pampelune: Ediciones Universidad de Navarra; 1976.

[8] Vital JM,Beguiristain JL,Algara C,Villas C,Lavignolle B,Grenier N,Senegas J. The neurocentral cartilage: anatomy, physiology and physiopathology. Surg Radiol Anat. 1989;11:324–8.

[9] Yamazaki A,Mason DE,Caro PA. Age of closure of the neurocentral cartilage in thoracic spine. J Pediatr Orthop. 1998;18:168–72.

[10] Beguiristain JL,De Salis J,Oriaifo A,Canadell J. Experi-mental scoliosis by epiphysiodesis in pig. Int Orthop. 1980;3: 317–21.

[11] Zhang H,Sucato DJ. Unilateral pedicle screw epiphysiodesis of the neurocentral synchondrosis. production of idiopathic-like scoliosis in an immature animal model. J Bone Joint Surg. 2008;90(A):2460–9.

[12] Dickson RA,Lawton JO,Archer IA,Butt WP. The pathogenesis of idiopathic scoliosis biplanar spinal asymmetry. J Bone Joint Surg. 1984;66(B):8–15.

[13] Zhang H,Sucato DJ,Nurenberg P,Mcclung A. Morphometric analysis of vertebral growth using magnetic resonance imaging in the normal skeletally immature spine. Spine. 2010.

[14] Olgun ZN,Demirkiran G,Ayvaz M,Karadeniz E,Yacizi M. The effect of pedicle screw insertion at a young age on pedicle and canal development. Spine. 2012;37:1778–84.

[15] Roberts S,Evans H,Trivedi J,Menage J. Histology and pathology of the human intervertebral disc. J Bone Joint Surg. 2006;88(A):10–4.

[16] Mallet J,Rey JC,Raimbeau G,Senly G. Dystrophie rachidienne de croissance. Annales Ortho Ouest. 1975;7:95–116.

[17] Bick EM,Copel JW. The ring apophysis of the human vertebra. J Bone Joint Surg. 1951;33(A):783–7.

[18] Diard F,Chateil JF,Vital JM,Moinard M. Discopathies et maladie de Scheuermann. Dans "Le rachis lombaire dégénératif". Montpellier: Sauramps Médical; 1998. p. 141–55.

[19] Alexander CJ. Scheuermann's disease. A traumatic spondylodystrophy? Skeletal Radiol. 1997;1:209–21.

[20] Takata K,Inoue SI,Takahashi K,Ohtzuka Y. Fracture of the posterior margin of a lumbar vertebral body. J Bone Joint Surg. 1998;70(A):589–94.

[21] Ippolito E,Belloci M,Montanaro A,Ascani E,Ponseti V. Juvenile kyphosis: an ultrastructural study. J Pediatr Orthop. 1985;5:315–22.

[22] Risser JC. The iliac apophysis: an invaluable sign in the management of scoliosis. Clin Orthop Res. 1958;11:111.

[23] Vital JM,Martins F,Martins L,Lavignolle B,Chateil JF,Grenier N,Diard F,Senegas J. Etude de l'évolution radiologique des cartilages de croissance du bassin et de l'extrémité supérieure du fémur pendant la croissance. Chir Pédiatr. 1989;30:103–8.

[24] Dimeglio A,Bonnel F,Canavese F. The normal growing spine. In: Arkbania BA,editor. The "Growing spine": Springer; 2010.

[25] Dimeglio A,Canavese F,Charles YP. Growth and adolescent idiopathic scoliosis; when and how much? J Pediatr Orthop. 2011;31(Suppl 1):28–36.

[26] Ryan PM,Puttler EG,Stotler WM,Ferguson RL. Role of the tri-radiate cartilage in predicting curve progression in adolescent idiopathic scoliosis. J Pediatr Orthop. 2007;27:671–6.

[27] Bitan FD,Veliskakis KP,Campbell BC. Differences in the Risser grading system in the United States and France. Clin Orthop Relat Res. 2005;436:190–5.

[28] Nault ML,Parent S,Phan P,Roy-Baudry M,Labelle H,Rivard M. A modified Risser grading system predicts the curve acceleration phase of female adolescent idiopathic scoliosis. J Bone Joint Surg. 2010;92:1073–81.

[29] Kotwicki T. Improved accuracy in Risser sign with lateral spinal radiography. Eur Spine J. 2008;17:1676–85.

脊柱老化的形态和功能演变

Morphologic and Functional Evolution of the Aging Spine

J. Sénégas　H. Bouloussa　D. Liguoro　G. Yoshida　Jean Marc Vital **著**

李 君 **译**　陈 刚 李方财 **校**

第5章

过去人们认为只有多细胞生物才有老化过程，现在认为这是一个普遍的生物现象，单细胞生物也不能例外。甚至细菌也会衰老[1]。

老化是指生理年龄的增加，而衰老则更是指老化所引起的结构和功能的改变。事实上，在当前大多数科学文献中，老化的定义通常均包含了这两个方面的内容。

根据法国国家统计和经济研究所（National Institute of Statistics and Economic Studies，INSEE）的数据，欧洲65岁以上人口的比例呈指数级增长，从1910年的12.7%增长至1970年的18%，2000年的20.6%增长至2012年的23.7%。预计大多数现代社会到2050年将达到50%。由于科学技术的进步，人们的预期寿命得到显著增加。在传统的生活步骤中，我们先接受教育，再积极的工作，然后是无障碍的老年，最终是有障碍的老年生活。我们现在正面临着这种传统生活标志的转变。

尽管老化过程无疑在整个身体和器官生命尺度中是不可逆的，但它所引起的改变及其功能表达，在不同的个体和不同的年龄中则可以以随机的方式出现。因此，有人提出了"正常老化"的概念。事实上，关于正常老化的规范性标准很难准确定义。充其量，它指的是对这种会逐渐地、不可逆地削弱所有的生命系统的生物学改变的最佳耐受状态。最终，每个系统都实现各自的自约束。

事实上，老化是一个多维度的整体的生物学过程，与基因/表观遗传的，细胞内/细胞外基质分子或组织相关，最终影响所有器官。只考虑某一个方面的分析方法是无法解释整个过程的。老化实际上是一个伴有细胞死亡的复杂动态过程，由不间断的信息、能量和物质流动所激活。所有这些相互作用的变量很容易解释这样一个事实，即我们每个人的老化过程间存在着巨大的差异。

诚然，随着年龄的增长，整个肌肉骨骼系统呈现出不同程度的组织退化迹象。但其临床表现通常会在某个关节特别明显，如髋关节或膝关节。相比之下，大多数脊柱退行性改变的症状并不明显，且耐受性较好，这是因为机械应力在多节段的中轴骨骼上得到了分散。

本研究包含两个特点。

● 首先，对年龄相关的结构变化进行逐一分析。

● 其次，对系统性功能改变进行综合研究，目的是描述它们之间的相互作用。

一、与年龄相关的结构性变化

（一）椎间盘

1. 结构改变

椎间盘在整个生命过程中都受到非常重要的约束。其组织良好的纤维软骨结构容易老化，在人的一生中椎间盘会发生许多改变。根据 Roughley[2]，胚胎椎间盘中心富含水、蛋白多糖和脊索细胞。成熟后，脊索细胞逐渐消失并变成软骨性的细胞，而纤维环富含胶原和成纤维细胞。成熟时，髓核细胞密度平均为 $4 \times 10^6/cm^3$，纤维环细胞密度为 $9 \times 10^6/cm^3$。然而，椎间盘细胞含量在全身是最低的。Iatridis 等[3] 在对 16—88 岁受试者的尸体生物力学研究中显示，随着年龄的增长，髓核内剪力增加，但能量消耗却减少。椎间盘成分随年龄变化：在中青年人中，富含 4- 硫酸软骨素、6- 硫酸软骨素和硫酸角蛋白；在老年人中，硫酸皮肤素则成为主要的成分。

2. 脆弱的无血管组织

成年人的椎间盘通常被认为是无血管的组织。然而，在胎儿和 2 岁以下的儿童的纤维环内可以发现未进入髓核的血管。Roberts 等[4] 报道新生儿椎间盘最初确实是血管化的，但在成年后血管化通常减少，但在病理情况下会增加。他们认为"血管老化"在 10 岁以内发生，尤其在 6—30 月龄，血管供应急剧减少。他们描述了椎体终板的改变，如裂纹、变薄和软骨下骨的微骨折；外周纤维环继发性变紧密。

椎间盘营养供应是不稳定的，因为其营养主要通过椎体终板水平的椎体血管网扩散。其中，髓核是最脆弱的，因为它最远离血管。Urban 等[5] 认为，软骨下骨硬化或终板钙化可导致椎间盘内弥散减少，最终必然会导致血流和细胞营养减少；这通常导致髓核退变，从而影响椎间盘的液压减振作用。

由于椎间盘在儿童早期就变为无血管结构，结合局部和区域性的生物力学因素，遗传特性和涉及营养素向髓核微量扩散的营养特性，椎间盘容易快速老化。

3. 遗传易感性

Battie 和 Videman[6] 研究了遗传学的作用。他们对同卵双胞胎的脊椎进行 MRI 研究。尽管这些双胞胎的体力活动强度不同（职业和运动），但他们观察到非常相似的椎间盘病变。显然，他

们认为遗传背景比机械性过度使用更重要。他们发现了两种金属蛋白酶 –3 基因型，即 COL 9 A2 和 COL 9 A3。

通过对超过 300 对双胞胎的颈椎和腰椎 MRI 进行评估，Sambrook 等[7] 预测，74% 的腰椎和 73% 颈椎椎间盘退变与遗传相关。他们惊人地发现了在老化过程中，遗传因素扮演了更加重要的角色，这和传统的老化力学理论相反。

如果这种遗传因素确实是主要因素，那么老化将在颈椎和腰椎同步发生。根据这一原则，Matsumoto 等[8] 分析了 94 名平均年龄为 48 岁的无症状患者。78.7% 的患者表现为颈椎和腰椎串联退变。然而，其中只有 21.3% 的患者存在椎间盘高度下降，12.8% 的患者存在中央椎管狭窄，这与目前的文献一致。即使伴随着年龄的增加，椎间盘高度丢失和中央椎管狭窄在无症状人群中是相对较少的。

4. 老化的组织形态学特征的发生和作用

椎间盘退变的特征是椎间盘水化减少，同时伴有氨基多糖浓度下降。终板裂缝逐渐形成，可能形成氮气囊。甚至在椎间盘高度下降之前，就会出现椎间盘弹性的明显丧失。通过对髓核和纤维环的长期比较分析，我们发现髓核和纤维环在宏观和微观上都发生了重要的组织结构变化，分子和细胞组织也发生了显著的变化。Vernon-Roberts 等[9] 发现，随着年龄的增长，$L_4 \sim L_5$ 椎间盘的细胞数量减少。在位于椎间盘裂隙或终板软骨异常改变的附近，这种细胞减少尤其明显。

在椎间盘基质合成和分解之间存在着一种脆弱的平衡；目前已经提出了许多扰乱这一平衡的分子机制（如金属蛋白酶、凋亡途径、促炎白细胞介素）。但是，到目前为止，它们之间明确的因果关系还没有被完全证实。Gruber 和 Hanley[10] 报道，与接受椎间盘切除术的病例组（53.5%±5.6%）相比，作为对照组的老年人纤维环内细胞凋亡发生率（73%±5.1%）却有显著增加，两组年龄仅相差 13 岁。

人们普遍认为椎间盘是脊柱老化的关键所

在。它的病变，如放射状撕裂和同心裂缝，其实在出生后 10 年内就开始了（图 5-1）。事实上，Weiler 等 [11] 研究显示，与完好的新生儿椎间盘相比，椎间盘在 3 岁就开始了组织学改变。60 岁以上的受检者腰椎区域的髓核改变更加明显。

到目前为止，要清楚地区分老化和病理性椎间盘退变仍然很困难。然而，椎间盘病损被认为是脊柱关节突关节、韧带和肌肉老化的原动力。通过对 248 名不同年龄（7 月龄至 88 岁）的受试者的尸体研究，Haeffeli 等 [12] 依次展示了椎间盘大体形态改变。标本包括矢状面和旁矢状面的腰椎和椎间盘切片。他们明确了继发于纤维环和终板结构紊乱的髓核纤维化，预示着髓核内裂隙，随后将会发生更大的撕裂。在 30—40 岁的研究对象中，他们发现随着年龄增加，髓核裂缝、纤维环撕裂和裂缝变得愈发明显，椎间盘病损在腰椎更为常见（图 5-1 至图 5-3）。

随着年龄的增长，髓核和纤维环的纤维化越来越显著，胶原含量越来越高。在老年人中，髓核和纤维环两者间的区别越来越不明显。钙化主要发生在纤维环水平，但有时也影响髓核。Roberts 等 [4] 发现新血管生成能招募促炎细胞。新生血管通过破坏的椎体终板和椎间盘裂隙长入，随即加速椎间盘的骨化。

因此，影响椎间盘的机制很多，包括 Pfirmann 等 [13] 在 2001 年根据 MRI 结果对椎间盘退变进行分级中提出的早期脱水机制。该分级主要基于 MRI T_2 序列，依据如下标准，即结构和颜色（白 / 黑）、髓核 / 纤维环的区别度、信号强度、椎间盘高度（图 5-4）。

椎间盘髓核和纤维环出现裂缝，从而导致椎间盘破裂和髓核脱出。椎间盘突出因而可被认为是在老化中的一个加速过程。

软骨终板和软骨下骨表现出伴有微裂纹的炎症过程（Modic Ⅰ型），可能因椎间盘水分减少所致；终板损伤可能继发于椎间盘破坏，不过有些作者认为它可能是经软骨终板的椎间盘营养受损的初始改变（图 5-5）。

1988 年，Modic 等 [14] 提出了基于椎体终板炎症反应，特别是椎体骨髓炎症反应的 Modic 分类。

● Ⅰ型：T_1 低信号和 T_2 高信号，提示骨髓附近的血管增生和水肿性炎症反应。

● Ⅱ型：T_1 和 T_2 高信号，提示骨髓脂肪化。

● Ⅲ型：较为罕见，提示血管化不良和明显的纤维化增生，伴有骨质增生和骨硬化（图 5-6 至图 5-8）。

椎间盘退变的最后阶段是椎间融合。椎间隙狭窄和椎间盘纤维化，随后出现前、后和侧方骨赘增生，最终导致椎间活动度减少，椎间融合。

（二）加重因素

这种老化现象的加剧或加速因素包括机械、血管、遗传，最有可能是多因素所致。

1. 力学因素

经久的负重以及振动都会导致软骨终板钙化。旋转运动导致纤维环撕裂，加剧先前描述的裂隙形成。根据 Stokes 和 Iatridis [15] 的研究，过少的使用也可能因为细胞刺激减少和营养传输受累而产生有害影响。而椎间盘过度使用也可能导致退变。其典型情况包括：在活动和僵硬节段之间的移行节段，如腰骶部交界区畸形（Bertolotti 综合征），或融合节段的两端（交界区综合征）。

实验研究使我们能够更好地理解机械应力对

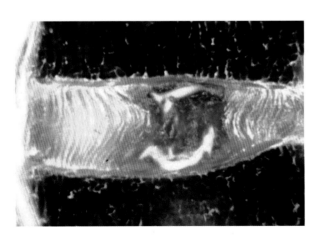

▲ 图 5-1　腰椎间盘矢状位切面，可见早期退变、髓核脱水、结构紊乱

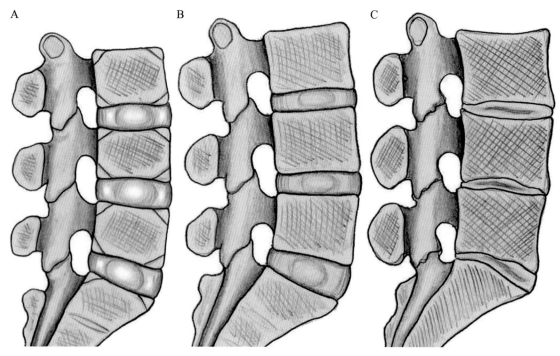

▲ 图 5-2　新生儿（**A**）、青壮年（**B**）和老年人（**C**）腰椎矢状位切面

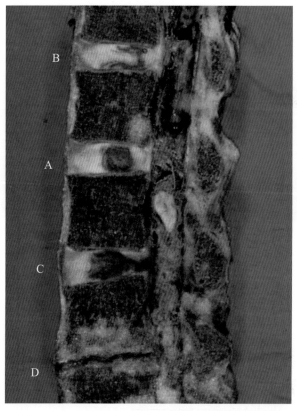

▲ 图 5-3　同一患者的矢状面切面展示不同分期的椎间盘退变
A. L$_3$~L$_4$ 正常椎间盘；B. L$_2$~L$_3$ 椎间盘内部撕裂；C. L$_4$~L$_5$ 椎间盘后部撕裂；D. L$_5$~S$_1$ 椎间盘高度丢失

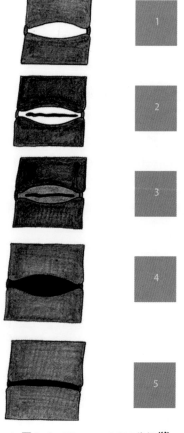

▲ 图 5-4　**Pfirmann MRI 分级** [13]

A

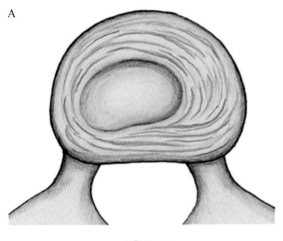

B

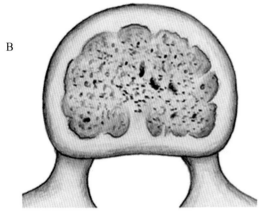

C

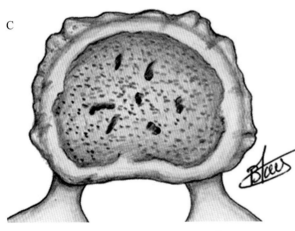

▲ 图 5-5　椎间盘和椎体终板变化
A. 有症状的受试者的椎间盘轴向切片，可见同心纤维环和层板，偏心髓核。B. 椎体终板显示多孔的骨表面和纤维环骨化；C. 衰老引起的变化，可见椎体终板上有不规则的环形骨赘

椎间盘及其组成部分的影响。

Hutton 等[16] 研究显示在压应力作用下，髓核中产生 Ⅰ 型胶原蛋白增多。同时，Ⅱ 型胶原蛋白和蛋白多糖产生减少。

Handa 等[17] 报道了在高静水压（10MPa）下

椎间盘内蛋白多糖合成减少，而在低压（1MPa）下合成增加。

直接施加于细胞的机械应力可以调节基质蛋白的合成[18]。其作用取决于应力的类型、强度、频率和持续时间。

2. 炎症因素

Rannou 等[18] 详尽地描述了炎症的主要作用：某些金属蛋白酶、细胞因子和生长因子参与椎间盘退变，其中金属蛋白酶活性和力学限制存在着直接的关系。但这些不同因子的来源仍有争议，即是来自椎间盘细胞、新生血管，还是炎性肉芽肿。

3. 血管因素

Kauppila 等[19] 研究认为，血管形成不足，尤其是微血管疾病，也是加速退变的一个因素。根据 Urban 等[5] 研究，吸烟和振动也通过血管机制参与其中。

到目前为止，对于无症状患者的椎间盘衰老的临床和 MRI 研究主要使用以椎间盘为基础的分级方法（源自 Pfirmann 分级[13]），而没有考虑终板的炎症反应。事实上，在无症状性椎间盘老化方面，仍缺乏有关基于病理机制所产生的 Modic 改变的相关研究。

相较于高位腰椎间盘，低位腰椎间盘（$L_4 \sim L_5$ 和 $L_5 \sim S_1$）可以较早地在 MRI 上观察到椎间盘脱水的征象，随后，在侧位 X 线上可以观察到椎间隙狭窄。事实上，因为 $L_5 \sim S_1$，甚至是 $L_4 \sim L_5$ 节段相对于骨盆的位置的特殊性，腰椎的老化是自下而上"传播"的（图 5-9）。这导致 $L_4 \sim S_1$ 腰椎前凸显著丢失，而通常 2/3 的腰椎前凸来自于这两个节段。同样的现象也存在于颈椎，椎间隙狭窄首先出现在下颈椎（$C_7 \sim T_1$、$C_6 \sim C_7$ 和 $C_5 \sim C_6$），而在上颈椎椎间盘高度可保持不变。颈椎的活动度仍然可以很大，特别是后伸动作，从而维持平视（图 5-10）。只有在动力位 X 线片可以观察到上述这些现象，它们可能会造成椎间盘退变节段的脊髓受压，最终引起脊髓病变。

Zhang 等[20] 在一项初步研究中提出，对于在

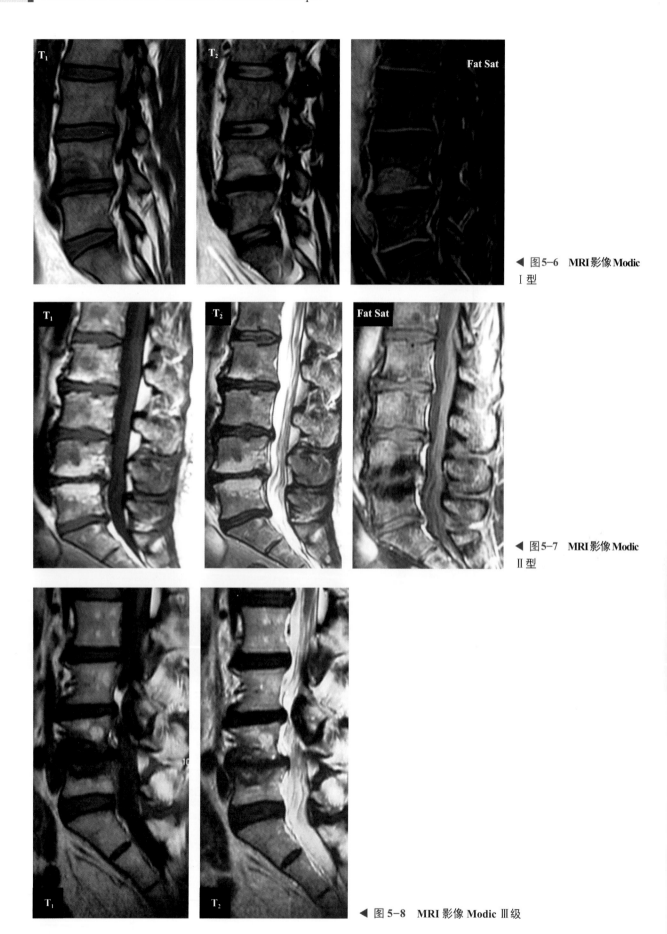

◀ 图5-6 MRI影像 Modic
Ⅰ型

◀ 图5-7 MRI影像 Modic
Ⅱ型

◀ 图5-8 MRI影像 Modic Ⅲ级

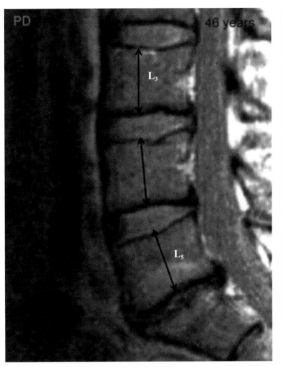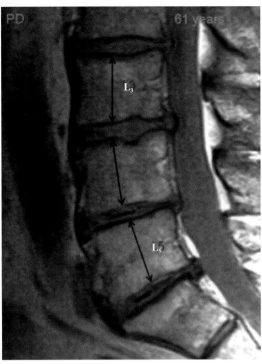

▲ 图 5-9　**MRI 显示腰椎间盘退变的自然史**

椎间盘高度下降，下腰椎椎间盘脱水，$L_5 \sim S_1$ 椎间盘最先受影响

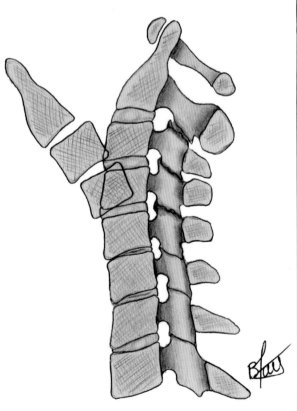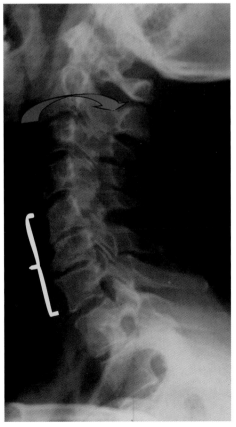

▲ 图 5-10　**颈椎间盘平片的自然史**

下颈椎椎间盘高度丢失和其头端的椎间盘活动度增加

T_2 序列上无异常形态改变的患者，MRI 弥散成像可以在分子水平检测无症状性椎间盘退变受试者的早期椎间盘行为异常。研究结果表明，退变椎间盘的弥散系数降低，与椎间盘含水量和基质的完整性有关。它还可以进一步确定椎间盘损伤的发展方向。

2014 年，Brinjikji 等[21] 发表了一项 Meta 分析，收集了 3310 名无症状受试者的影像学数据（CT 或 MRI）。早在 20 岁年龄组就可发现存在椎间盘退变的征象（占该年龄组无症状受试者的 37%），96% 的 80 岁以上受试者中可见椎间盘退变。超过 50% 的 40 岁以上的受试者和 86% 的 60 岁以上的受试者存在 T_2 加权椎间盘信号下降。椎间盘高度的丢失与年龄相关，但相关程度较低，患病率每年增加 1%。相比之下，椎间盘突出和纤维环撕裂的患病率似乎并没有随着年龄的增长而增加。

Pollintine 等[22] 提出了一种关于老年患者脊柱压力吸收的生物力学新假说。他通过对尸体胸腰椎标本的研究表明，在压缩载荷作用下，老化会导致椎体和椎间盘发生形变。这两个结构都可呈现出显著的"蠕变"特性。在相同的机械载荷作用下，椎间盘内应力越低则椎体变形就越严重。

Videman 等[23] 展示了一组无症状的芬兰双胞胎队列超过 15 年的腰椎间盘 MRI 形态的自然史。随访期间进行的核磁共振检查显示，5 岁时椎间盘高度平均下降 3.4%，15 岁时椎间盘高度平均下降 8%～11%。然而，这项工作的原创性在于他们还发现了一种椎体高度增加的代偿机制，随着不同的脊柱节段水平代偿程度有所不同；在高位腰椎，椎体高度增加 3.1%（0.8mm）来进行代偿，而在低位腰椎，则椎体高度增加 4.7%（1.1mm）来进行补偿。这些初步结果表明，椎体的高度增加可以代偿椎间盘高度的损失，因此支持了 Pollintine 的假设。

（三）颈椎的特点

椎间盘退变是导致颈椎老化的主要原因。

Okada 等[24] 对平均年龄 39±15 岁的 223 名无症状受试者进行了 10 年的随访，在 MRI 上可见显著的颈椎形态老化。34% 的随访患者出现颈痛、肩部僵硬或下肢主观感觉障碍等临床症状；这些症状的出现与 MRI 上的椎间盘退变相关。

同一作者[25] 对许多无症状受试者进行了 10 年随访，分析了颈椎矢状位平衡和椎间盘退变之间的关系。颈椎矢状位平衡与临床症状无相关性。在他们的队列中，在 10 年的随访中，椎间盘信号减弱，椎间盘突出和椎间隙狭窄分别占 64.6%、65.5% 和 28.3%。失去颈椎前凸的 40 岁以上的受试者最有可能出现椎间盘突出。

（四）腰椎和颈椎串联病变

Okada 等[25] 证实，与无症状对照组相比，在已经存在腰椎间盘突出的患者中，颈椎椎间盘退变的患病率更高。

腰椎间盘突出症和多节段颈椎间盘退变之间的关系提示椎间盘老化的"系统性"作用以及基因的重要参与性（图 5-11）。

关于胸椎间盘老化的研究很少。值得注意的是，Matsumoto 等[8] 报道了在 94 个无症状受试者中，46.8% 受试者的 MRI 上有胸椎间盘退变。在这些受试者中，患者在 T_2 加权像上显示椎间盘信号降低，椎间盘向后突出和硬膜囊受压的比例分别为 37.2%、29.8% 和 30.9%。胸椎椎间隙狭窄仅占 4.3%。

尽管胸椎受到的机械限制比颈椎和腰椎更大，且颈椎和腰椎都是前凸，活动度也更大，但活动度较小的胸椎的退变现象其实也并不少见。

（五）后弓

1. 关节突关节

它们是 Junghanns 提出的活动脊柱节段的第二个组成部分，随着椎间盘的老化而发生自然退变，其特征是关节软骨的开裂（图 5-12），有时会发生软骨磨损、软骨下空洞，就像受骨关节炎影响的其他关节一样，常可以伴有骨赘增生并最终自发融合。

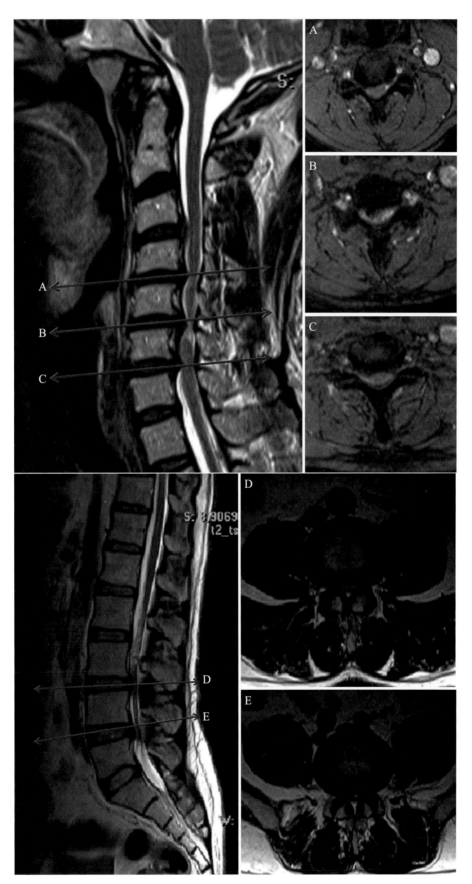

▲ 图 5-11　颈椎管狭窄（A 至 C）伴腰椎管狭窄（D 和 E）串联病变

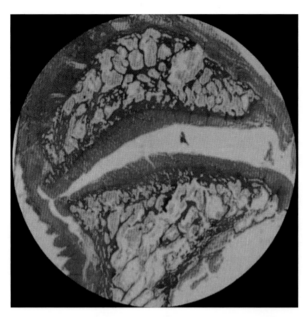

▲ 图 5-12　颈椎关节软骨裂隙，关节衰老第一阶段

Weishaupt 等[26] 在 CT 和 MRI 上描述了关节突关节退变的 4 个阶段：0 期正常；1 期单纯狭窄；2 期软骨下囊性变和骨赘；3 期则有明显的骨赘、软骨下的囊性变和滑膜囊肿（图 5-13）。

关节间隙的狭窄是不可避免的。Wang 和 Yang[27] 还展示了下腰椎关节突的进行性矢状化，可能与下腰椎上关节突的前上 1/3 受到的应力增加有关，最终导致退变性腰椎滑脱（degenerative spondylolisthesis，DSL）。

关节囊也可能变得肥大，并形成局部滑膜囊肿，后者可以导致马尾神经根受压。

在 60%～89% 的 DSL 病例中存在小关节囊肿。Grogan 等[28] 提出了小关节退变分类。根据 MRI 影像，他们把小关节退变分为软骨退变的 4 个阶段和软骨下骨硬化的 4 个阶段。

2. 棘突

Aylott 等[29] 在纵向 CT 研究中显示棘突高度随年龄增大而增加；这种变化可导致一种脊柱后部结构堵塞现象，这种现象以一种与椎间盘变窄相似的方式，降低了腰椎的伸展能力（图 5-14）。

3. 韧带

黄韧带是人体弹性蛋白含量最高的韧带，含有大量的本体感受纤维，类似于其腰后部的多裂肌。随着年龄的增长，它的弹性蛋白含量会减少，弹性也会减小。由于椎间盘高度的降低和关节突关节的重叠，脊柱韧带不仅会变得肥大和形成褶皱，还可能伴有焦磷酸钙或羟基磷灰石沉积，这在腰椎管狭窄症中很常见。这种沉积并不一定总是与软骨钙质沉着病、甲状旁腺功能亢进或血色素沉着病有关。

后纵韧带，尤其是中束，可能钙化，这在弥漫性特发性骨肥厚（diffuse idiopathic skeletal hyperostosis，DISH）中常见。

4. 肌肉

肌少症是一种老年综合征，其特征是肌量的减少（loss of muscle mass），从而使活动功能和力量下降。椎旁肌肉也不例外。这种现象开始于 30 岁出头，50 岁之后加速：从这个年龄开始，肌量每年减少 1%～2%，力量每年减少 1.5%。与此相对应的是，60 岁以后每 10 年力量会下降 30%。Ⅰ型和Ⅱ型肌纤维都变稀少。纤维萎缩常见，主要影响快收缩的Ⅱ型纤维。

退变或脂肪浸润是公认的肌肉自然老化现象；Hadar 等[30] 对腰骶肌肉量进行定量分析，对椎旁肌肉脂肪化退变分成 3 个阶段。

● 第一阶段：少于受累肌肉表面的 50%。
● 第二阶段：受累肌肉脂肪浸润达到 50%。
● 第三阶段：受累肌肉脂肪浸润超过 50%（图 5-15）。

有趣的是，这种脂肪浸润由深及浅，多裂肌是最先受影响的；脂肪浸润自下而上，即从腰骶交界处到胸腰段交界处。Cruz 等[31] 证明，老化、腰椎前凸丧失和椎旁肌肉脂肪浸润之间存在直接相关性。

Fortin 等[32] 对多裂肌进行了一项为期 15 年的纵向 MRI 成像研究。在这段时间内，多裂肌在 L_5～S_1 水平比在 L_1～L_2 水平更明显萎缩，同时伴有脂肪浸润。这个结果与身体活动状态无关（工作状态或运动），但与体重指数有关。在退行性或关节源性脊柱后凸中，我们发现了更明显的征象：Ⅱ型纤维几乎完全消失，纤维脂肪化影响

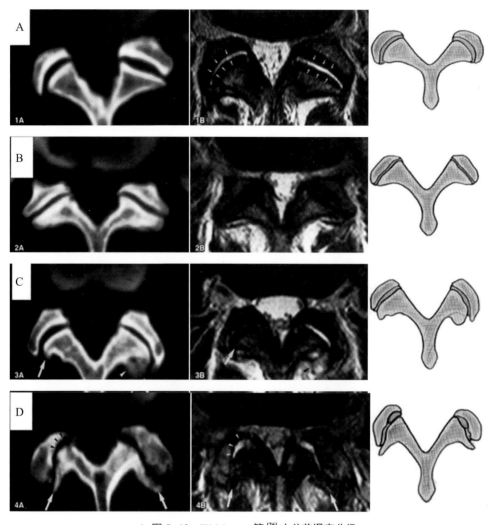

▲ 图 5-13 Weishaupt 等[26] 小关节退变分级

A. 正常关节间隙；B. 关节间隙变窄；C. 软骨下囊性变和骨赘增生；D. 不规则软骨和滑膜囊肿

腰段和胸段肌肉，存在异常数量的虫蚀样纤维、核心纤维和破碎红纤维。所有这些组织学特征均见于肌肉病变中[33]（图 5-16）。

Singh 等[34] 报道通过超声腰椎椎旁肌肉的检查，发现了肌肉纤维方向发生了改变，从而导致了伸肌力量的减弱，这种现象在多裂肌中尤为明显（图 5-17）。这项技术还评估了腰大肌和竖脊肌的萎缩和脂肪浸润，及其他们在矢状位平衡中的作用：在胸椎过度后凸的患者中，竖脊肌萎缩；在骨盆后倾的情况下，腰大肌萎缩，同时，多裂肌内的非收缩性组织增加[35]。采用表面肌电图对椎旁肌进行检查，一些学者发现在 Sorensen 测试中存在肌肉耐力的下降[36]；对躯干的突然屈曲刺激后[37]，椎旁肌的反射潜伏期延长。

总之，我们应该记住，年龄的增长会导致肌肉强度在 65 岁之后每年减少 1.5%，在下肢尤为明显。而由于肌肉纤维萎缩和 Ⅱ 型纤维减少，则可导致肌肉力量每年下降 3.5%。同样的现象也发生在脊椎，此外还同时伴有伸肌群脂肪浸润。其中，最靠近中央和腰骶连接处的多裂肌最先受到影响。然后，脂肪浸润向外侧和头侧进展。而腰大肌可以在很长一段时间内不会受到影响。

5. 骨

由于激素和机械因素，骨密度随年龄而降低：Ⅱ 型骨质疏松或老年性骨质疏松与 Ⅰ 型绝经后骨质疏松或继发性骨质疏松显著不同。

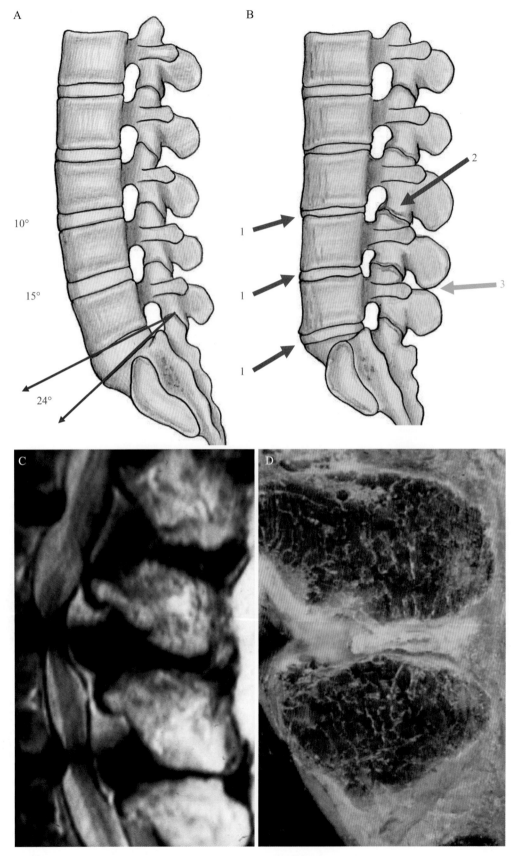

▲ 图 5-14　腰椎从初始状态（A）向后凸进展（B）伴有椎间盘狭窄（1）、关节突肥大（2）、棘突肥大（C 和 D）和棘突间隙狭窄（3）

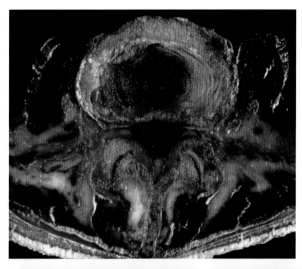

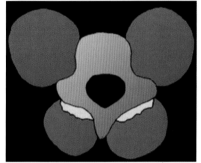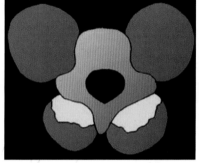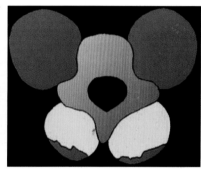

▲ 图 5-15　根据 Hadar 等 [30]，脂肪肌肉退变分为 3 个阶段

脊柱轴向负荷通过椎间盘软骨终板（1～1.5mm 厚）在椎间盘和椎体之间传递，并被椎间盘吸收。椎体由松质骨组成，周围是薄层皮质骨。松质骨结构根据其力线的延伸进行排列，包含垂直方向、水平方向和斜形方向的骨小梁。

● 在矢状面上，部分骨小梁从上终板指向椎板和下关节突，其他骨小梁从上关节突指向下终板（图 5-18）。

● 在水平面上，骨小梁环绕椎管排列。

骨强度取决于骨密度，而骨密度又直接取决于骨小梁的厚度和数量。

骨质疏松症减少了垂直骨小梁的厚度和水平骨小梁的数量，导致垂直骨小梁变得细长。圆柱状骨标本的强度与骨小梁直径成正比，与骨小梁长度的平方成反比。图 5-19 显示如果垂直骨小梁因水平骨小梁减少而使其长度延长一倍或水平骨小梁减少 1/2，抗阻能力减少 4 倍。椎体的抗压强度随着年龄的增长而下降，特别是 40 岁以后。40 岁之前，皮质骨承担 45% 的负荷，松质骨为 55%；而 40 岁之后，皮质骨则承担了 65% 的负荷。

1991 年，Itoi[38] 描述了 100 例老年骨质疏松患者的矢状面形态（图 5-20）。腰椎和胸腰椎骨质疏松性骨折会导致脊柱前凸的严重丧失。如上所述，椎体压缩的多米诺效应以及椎间盘间隙变窄，导致脊柱高度下降数厘米和严重的前倾失平衡，使得患者容易摔倒，由此产生新的骨折，从而形成真正的恶性循环。

6. 老化和姿势的神经控制

随着年龄的增长，除了病理因素之外，调控姿势稳定性的神经机制也发生退化。姿势摆动的频率和幅度，随着躯干偏离重力线越远而变得越大。视觉、本体感受和前庭功能也随之改变。在面对新的感觉信息时，姿势调整和感觉反馈回路的整合变得低效。这就导致了姿势僵硬和姿势 – 运动协调发生改变。姿势控制不仅与脊髓

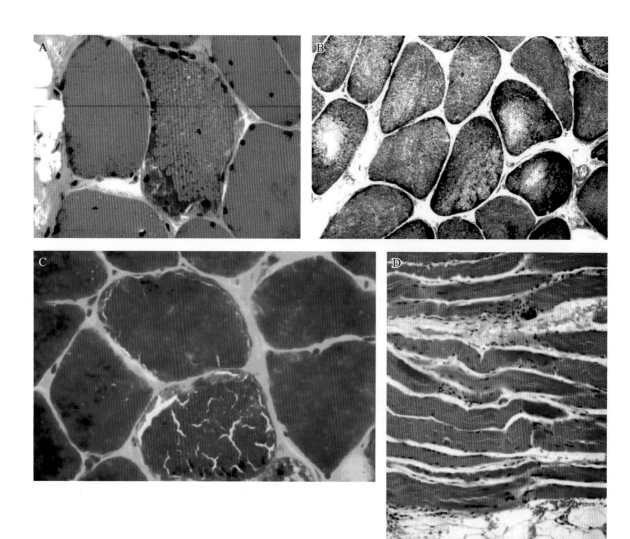

▲ 图 5-16　组织学异常
A. 线粒体；B. 靶核；C. 破碎红纤维；D. 纤维脂肪

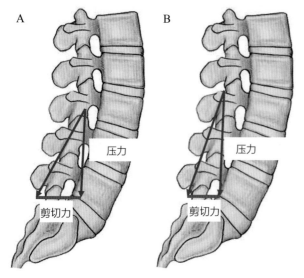

▶ 图 5-17　随着年龄增加（从 A 到 B），肌纤维方向的
改变和肌纤维角度的减小 [33]

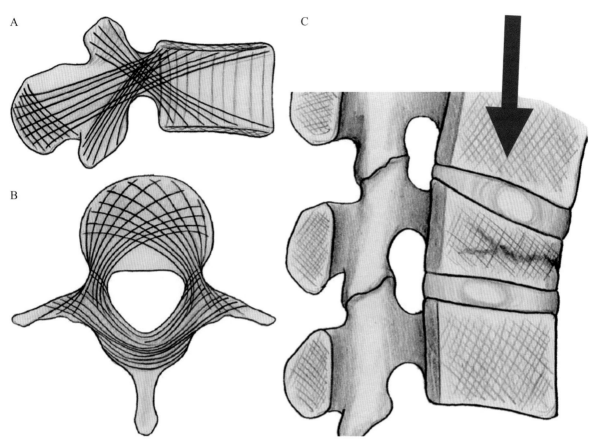

▲ 图 5-18 骨小梁的矢状面（**A**）和轴面（**B**）视图，可见椎体骨小梁前部薄弱三角，解释了椎体前部易发生楔形骨折（**C**）

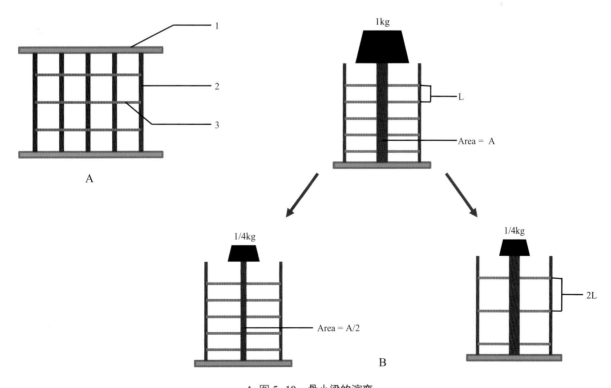

▲ 图 5-19 骨小梁的演变
A. 正常椎体；B. 骨质疏松椎体；1. 软骨终板；2. 垂直小梁；3. 水平小梁

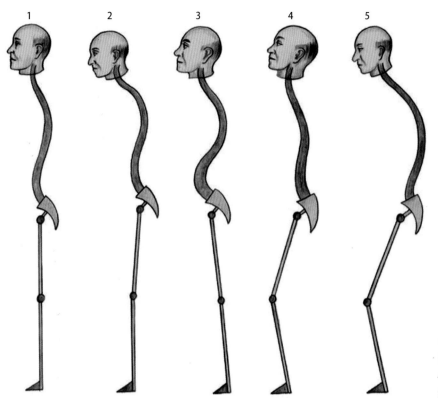

◀ 图 5-20　Itoi[38] 研究 100 例老年骨质疏松患者的矢状面形态

4 型和 5 型是最严重的，伴有代偿现象，包括骨盆后倾和膝关节屈曲

反射（肌张力）和感觉信息的质量有关，而且还依赖于参与运动控制和感觉整合的皮质和皮质下系统。老化需要皮质和脊髓的姿势控制系统做出重新的调整。衰老者将通过神经和机械机制进行代偿。

7. 本体感受

无论在人体活动还是静止时，精细感觉（触觉和本体感受）都为姿势的维持和必要的身体调整提供了重要的信息。

本体感受的老化受多种因素影响[39]：肌梭内的肌纤维减少，肌纤维重构，尤其是 Ⅱ 型纤维减少，肌肉、肌腱、关节和皮肤，尤其是足弓内的感受器减少，周围神经纤维，特别是末梢感觉纤维的结构改变（髓鞘减少），常伴随神经传导时间延长；体格检查时，深部的腱反射减弱或消失（在 70 岁以上的受试者中，有 1/3 以上足踝反射或跟腱反射不能引出）。

足底敏感度下降，特别是在 70 岁以后。感受器的形态改变，密度降低。光滑皮肤的弹性减少，神经传导减少。足底敏感度的改变始于后

跟，其次影响前足[40]。视觉不会改变足底压力的分布。将足底压力移至前足是一种适应性的策略[41]。足弓精细觉传入冲动不仅对行走姿势的反馈控制具有重要的作用，对直立姿势维持则更为重要（站立位时足底压力相对较低）[42]。

足底敏感性和踝关节背伸肌群在姿势控制中发挥重要作用。对足部特定区域行选择性的振动刺激可产生定向的体位反应，使身体向另一侧移动。因此，在行走的摆动阶段，足底传入冲动可能是启动躯干重力线移动的一个重要因素[40, 44]。

颈椎：颈椎肌肉内感受器的密度，尤其是枕下肌肉，比身体内其他肌肉的感受器要多得多。

随着年龄的增长，轴性僵硬导致头眼系统使用不足，并使头 – 躯干的独立运动功能丧失。关节活动受限和疼痛导致本体感受信息缺乏，结果是会把异常信息发送到前庭[45]。最近的一项研究表明，振动颈部肌肉会减弱健康受试者的姿势控制能力，但对颈部疼痛患者却有改善作用[46]。

本体感觉与老化相关的姿态障碍性疾病相关，但对此进行临床评估的手段却非常有限。尽管如

此，仍提出了一些用以改善姿势控制的手段。

部分 II 型纤维的功能通过运动锻炼得到恢复。姿势锻炼（如太极）可以提高老年人的本体感受能力。"本体感受学习"必须与认知锻炼同时进行 [47]。鞋子的舒适度也被认为可以增加本体感觉反馈 [41]。

维持单足站立的能力是评估跌倒风险的一个众所周知的指标。行走时，步伐高度和幅度减小。随着年龄的增长，在臀部周围组织重新平衡后，对踝的需求就会减少。

8. 视觉和视觉运动控制

50 岁后，人体视觉敏锐度、对比敏感度、暗适应能力、空间感知敏感度、深度感知能力和距离感知能力下降 [48]。在直立状态下，身体在脚踝上摆动依赖于视野的移动；闭眼站立时，体位摆动面积增加 30%。由于视觉空间信息的整合和评估能力减弱，身体摆动随老化而增加。

9. 前庭

在头部运动时，前庭 – 眼反射能使视野保持固定。前庭脊髓反射通过增强头部、躯干和四肢的伸肌活动来稳定头部和站姿。

内侧前庭脊髓束向双侧投射，增强颈椎的伸肌活动。外侧前庭脊髓束向单侧投射，并接受迷路的传入，增强同侧躯干和肢体的伸肌活动。

然而，在没有任何病理机制的情况下，早在 50 岁时，耳石和半规管系统的感觉细胞和来自前庭的有髓鞘纤维就减少了。70 岁以上有超过 1/3 者存在双侧前庭功能障碍，但没有明显的失稳症状 [49]。

由于控制胸腰椎伸肌的外侧前庭脊髓束发生改变，旋转运动的整合变得更加困难，从而会对腰椎的外形造成负面影响。

10. 中枢整合

所有中枢神经系统的结构都参与姿势控制：通过前庭、网状核、顶盖区和橄榄核的传导束来调控伸肌张力；前庭、丘脑和皮质的传入纤维感知躯干的垂直状态（矢状面和冠状面）；通过基底神经节调控肌肉的协同作用，以及通过小脑调控肌肉的协调作用，可以保持姿势的稳定。

皮质回路可在多个层面上干预姿势控制。

● 运动控制。

● 感觉信息与它们在大脑皮质联合区后部整合后的信息进行相互作用。对垂直面的感知是多种感官相互协调的结果。制订康复方案的基础如下：视觉传入与颈部本体感觉的关联 [50]；在有或没有视觉控制的情况下，对 60 岁以上的个体进行姿势练习可以改善前庭控制 [51]；感觉 – 运动重新编程训练有助于老年人利用非优先使用的感觉输入；年龄相关的所有感觉信息质量下降可能导致的传入神经功能丧失 [52]。

● 认知功能，尤指由前额叶产生的认知功能，如注意力、策略性行为和记忆过程。

所有的本体感受传入纤维在小脑或者皮质下水平的中枢整合，主要发生在大脑次要半球侧。功能性 MRI 研究表明壳核的活动与本体感受能力相关，随着年龄的增加壳核活动明显减少 [53]。

感觉运动性姿势控制是分级的。除了在老年人中，我们一般很少关注到它，因为老年人存在信息质量和信息整合能力的下降，无意识运动控制能力减弱。因此，对老年患者，我们应该更重视这个问题 [54, 55]。他们的姿势矫正过程很慢，为了维持良好的表现，常常需要更多的皮质和皮质下回路的活动 [56]。老年人保持直立姿势与他们执行第二项任务的能力有负向作用 [57, 58]。因此，多重运动能力的丧失将迫使更多的皮质参与到活动的控制中。比如，受试者在交谈时不得不停止行走。

姿势障碍在帕金森病的晚期很常见。它们与空间定向障碍、躯干屈曲倾向和姿势纠正反射减少有关 [59]。

躯干和下肢的肌肉能协同动作，颈部和上肢的肌肉也具有相似的协同性，以保持躯干姿势。肌肉协同动作相当于肌肉处于一种特殊的活动模式，它具有可重复的和稳定的时空特征，其激活阈值和潜伏期根据体感信息进行修改，从而进行人体姿势的调整。特定的肌肉协同动作被认为还具有适应性和灵活性[60]。

在帕金森病早期，在姿势问题尚未转化为临床症状时，肌肉协同效应及其控制失调就可以被量化出来。

各种用于评估姿势障碍的病因，以及用于指导康复的测试方法已经被开发出来，有的则还正在开发中[61]。它们能使感觉障碍的患者进行重新定向的康复锻炼，以代偿其特有的缺陷（前庭 - 眼动、本体 - 视觉关系等）。最大限度地减少与年龄或特殊病理状态（静态障碍、跌倒、腰椎管狭窄症等）有关的姿势障碍所引起的机械性障碍。

二、老化相关的功能改变

（一）正常成年人的姿势和动态平衡

在所有脊椎动物中都进化出由多个坚固节段通过关节连接的支撑结构，有的可活动，也有的不可活动，这种多关节结构能够在未知的、有各种障碍的不规则环境中活动。进化过程中，牺牲了局部一些结构来增加灵活性，从而能在 3 个空间维度上满足多种要求。

这种解决方案具有以下优点。

● 基于骨组织的机械特性及其在反复机械应力作用下的适应性再塑能力，为身体提供了一个非常坚固和刚性的框架。

● 通过近端节段各种组合模式，导致每个节段能在引导的轨迹下运动，最终使远端节段在特定的活动向量上获得协调移动。

● 通过综合多个角运动，放大位移，使肢体运动明显加速。

这也是制造人形机器人所采用的解决方案。

然而，无论是活动还是静止时，尽管存在着大量的结构来构建机械运动和凸轮效应，仍需要大量单关节或跨关节的肌肉活动来参与，从而在 3 个维度上控制每个节段的精确活动。其活动程序及主动 / 协同动作必须由神经中枢不间断地进行评估，并由神经中枢发出指令，在感知 - 决策 - 行动 - 反馈循环中持续运行。而人形机器人的主要难点恰恰在于这种精细任务的编程。

躯体的稳定性不只是一个简单的，可以用一些数学公式来解决的力学问题。它是个复杂得多的问题，还涉及大量的肌肉骨骼系统外的调控。尽管已经建立了一些新的力学方程公式，模型和数字仿真方法，但对于整个框架的运动学研究来说，仅是在同一个惯性参考系下，特定一个时间点中，逐点计算身体基本组成部分之间力学关系就已经使研究变得异常的复杂了。

目前，即使将其只局限于力学领域，也很难将这样一个复杂的系统作为一个整体进行完整的表述，这有可能出现系统错误和组合爆炸，即失控的数据扩增会导致混乱的结果。就医疗实践、康复和运动姿态分析而言，问题必须予以简化，但必须达到一种可以接受的水平，以期能获得预期的临床应用。

到目前为止，数据集成的解决方案仍然是间接的。它包括了在 3 个解剖学的参考平面：对真实事件，在矢状面、额面和横断面上投影的人体移动信息进行人工捕获。这些平面并非现实存在。它们只是一种理论建构，旨在建立我们无法觉察的在惯性参照系中移动结构的简化模型。这 3 个平面之所以受到青睐，是因为它们便于解剖学的教学（横截面），也因为冠状面和矢状面便于进行体格检查和医学成像。因此，脊柱侧弯研究专家是最早在外科医生中提出正常矢状面和冠状面平衡的几何参数的。在这些平面的投影上，可以观察到可折叠 / 不可折叠的结构。然而，它们中的每个平面都只携带部分的信息，且每个平面的信息并不相同。只有通过对所有这些数据的研究，尤其是得益于 3D 模拟和建模，我们才可以尽可能地推断出可能会发生什么。

数字工具，如计算机断层扫描、MRI、全脊柱负重 EOS®3D 成像、动作捕捉设备和虚拟现实技术都极大丰富了数据捕捉能力。在不久的将来，它们将使我们对影响脊椎系统的结构和功能改变的本质有越来越精确的认识。因而，外科医生将能够"保持冷静的头脑"，预测越来越苛刻的手术技术导致的副作用（或诱导效应）。对于老年人的退行性脊柱畸形的手术，多数情况下，手术决策并不紧急，所以更应如此。

无论怎样，鉴于骨骼和非骨骼参数的多样性，必然越来越多地鼓励外科医生在提出理想且最佳的治疗方案之前，对患者采取整体的治疗方法。我们相信只有系统的方法才能增进这方面的知识（参见"第 26 章　脊膜解剖"）。

（二）双足折叠链

整体骨架能调控人体直立时姿势动力和活动，我们将这样的整体骨架在 3 个解剖参考平面上的投影，称为双足折叠链（bipedal folding chains，BFC）（图 5-21）。在我们看来，"腰 – 骨盆 – 股骨复合体"已经无法全面描述所有有助于身体平衡的骨关节构成了。它忽略了颈椎和下肢

远端（膝盖、足踝、足）的重要作用。两足折叠链这个名称似乎更直接和简洁。正如，人类学家仅凭人足能永久直立行走的特征，就能鉴别为人属（Bennett，2009），而无须采用系统发育学、胚胎学和形态学等技术。

人类 BFC 包括以下结构。

● 从枕骨孔到骶骨的整个脊椎。

● 骨盆环。

● 下肢所有的骨骼组成。

仅仅是因为颅骨和骨盆是脊柱的延伸，并能和脊柱耦合运动，就把这两部分简单地等同于椎体，似乎并不合理。事实上，对于解剖学家，无论从系统发育学，还是从胚胎学和形态学方面，都没有依据来支持这种理念。

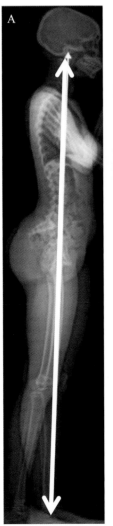
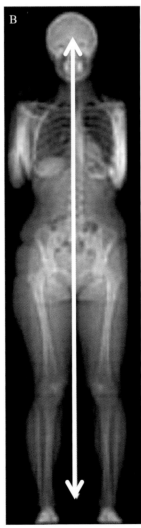
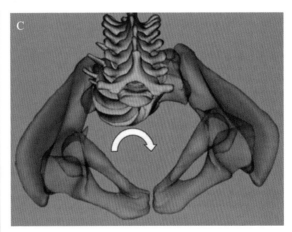

◀ 图 5-21　**A. 矢状位双足折叠链（BFC）；B. 冠状位 BFC；C. 轴位 BFC**

1. 矢状位双足折叠链

（1）脊柱：它由多个被称为"运动单位"的节段组成，每个节段有 6 个自由度。这种构筑可产生类似柔软水管的运动学特性。它导致了机械应力可在多个节段上分布，并可逐步衰减。此外，骨骼和椎间盘模块被证实能够承受机械应力，类似液压减震器。整个结构由高度分化的结缔组织组成，并能够在几天内进行适应性重塑。

颈椎甚至包括上两节胸椎可以调节头部的方向。

在所有脊椎动物中，姿态和运动的稳定非常倚重于外部空间参考系中的水平面，此平面易于受重力和外力作用的影响。同时，这一平面与日常活动中探索最多的陆地维度相对应。大脑接受由视网膜、前庭、本体感觉和外周重力感受器提供的信息流，通过反馈回路控制和维持身体平衡。Wilkie 和 Wann[62] 指出，仅仅来自前庭 3D 传感器和颈部肌肉的本体感受器的信息，不足以形成对身体所在环境的方向做出精确感知。只有通过视网膜信号流才能做出正确的判断[63]。视网膜信号流本身就构成了第 3 个参照系，在灵长类动物，因立体视觉和彩色视觉使这种信号流得到了极大的丰富。这一点，我们只需要让一个受试者在走路的同时看报纸或者手里拿着装满水的杯子，分析所发生的情况就可以证明。这些测试也可用于老年人感觉和体感功能状态的临床评估。由此可见，在动作过程中，外源性和内源性数据的主观感知精度来自于对所有感觉和体感感受器所编码的定性和定量信息流的组合利用[64]。

然而，对于两个主要的三维传感器来说，进化导致了它们的空间方向并不相同。眼睛在前寒武纪的腔肠动物中已经发育，它们的眼睛可以自由移动，不受头骨的影响。2 亿年后在圆口类动物体内出现的迷路，却完全固定在颞骨上。视野覆盖了向上 45°～50°、向下 60°～80° 的范围。因此，它无须与外侧半规管平面一致，后者平行于固定在颅骨的参考标志线：鼻根 - 枕骨大孔后缘连线[65]。颈椎的特殊作用是提供一种折中策略，

即通过摆动来保持注视和外半规管的方向，使它们能维持在接近水平的平面上。而这只有通过解除头部与身体其他部分的偶联运动才能实现。因此头部运动采用了局部的惯性参考系，而不是以自身整体为中心的空间参考系。最终，通过眼球运动（前庭 - 眼动反射）和头颈段倾角调整（颈反射和前庭脊髓反射），调控和优化了对信息的获取。

在矢状面上（图 5-22），头部通过两个耦合的运动来调整方向，一个是寰枕关节屈伸，另一个是下颈椎屈伸（图 5-23）。枕下关节和下颈椎运动的耦合在矢状面上产生了头 / 颈节段的两种自然运动模式。根据 $O-C_1$ 的活动方向，每一种模式又都分出两种不同的形式：颈椎前伸，$O-C_1$ 屈曲或伸展，同时下颈椎的屈曲；颈椎后缩，$O-C_1$ 屈曲或伸展，同时下颈椎伸展[66]。

人类学数据表明，在颈椎前伸伴枕下屈曲（P_1）时，外侧半规管的平面与外部空间参考系的水平面近似一致，视轴则向下 20°～30°[64]。在颈椎前伸伴枕下伸展（P_2）和颈椎后缩伴枕下屈曲（R_1）时，视轴与水平线平行。半规管的平面向上倾斜 20°～30°（运动或警觉时用力位置）。实际上，在行走和跑步时，视轴不断地在水平面和向下倾斜 20°～30° 摆动。当整个身体完全屈曲 / 伸展时，头 / 颈部也处于最大幅度的屈曲 / 伸展位，而丧失了自主性。在这些极端的情况下，因为矢量间的冲突（重力矢量转移），主观的重力线的感知均会出现问题。

已经对头部定向的生物力学有所了解。我们能够证明头部的质量中心（cranial center of gravity，CCG）的投影位置靠近蝶鞍后方，在鼻根 - 枕外粗隆连线的中点。这一特征在个体之间的差异很小[65]。它的体表投影位于外耳道的前方略微偏上，在对耳轮前方水平。在直立平视姿势时，头部重心铅垂线经过齿状突前方约 2cm（图 5-24）。

男女性平均头重为 4.5 ± 0.7kg。头和颈部重量为 8.3 ± 0.8kg[67, 68]，对于体重为 50kg、60kg、

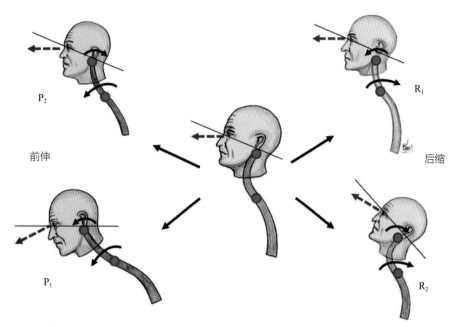

▲ 图 5-22　颈椎前伸 / 后缩运动（红色为注视轴，黑色为外侧半规管平面）

在前伸时，下颈椎存在两种不同的运动，一种是 O-C_1 屈曲（P_1，休息姿势），另一种是 O-C_1 伸展（P_2，用力姿势）。在后缩时，下颈椎存在两种不同的运动，一种与 O-C_1 屈曲（R_1，用力姿势）有关，另一种与 O-C_1 伸展（R_2）有关，后者带有抬头。P_1 和 R_2 为颈椎典型的屈伸动作

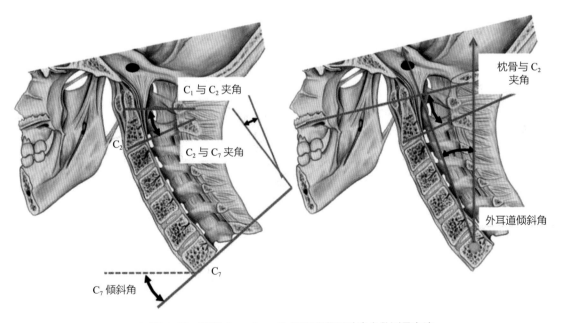

▲ 图 5-23　颈椎 O ～ C_1 ～ C_2 和下颈段活动度参数测量方法

70kg 和 80kg 的个体，这分别相当于体重的 17%、14%、12% 和 6%。

当头颈段平均重量为 8.3kg 时，头颈段屈曲动量理论值的中位数为 20° 屈曲时约 40Nm,30° 屈曲时约 81Nm，45° 屈曲时约 122Nm，60° 屈曲时约 162Nm。

将这些值与颈椎伸肌平均最大力量进行比较。我们可以发现这些肌肉在静态下产生的主动肌肉力矩（active muscle momentum，AMM），男性平均约 200N，女性约 160N [69-72]。而在骤然抬头过程中，由于初级加速导致的动态伸展效应，AMM 值则更高，可能增加 80% [72]。

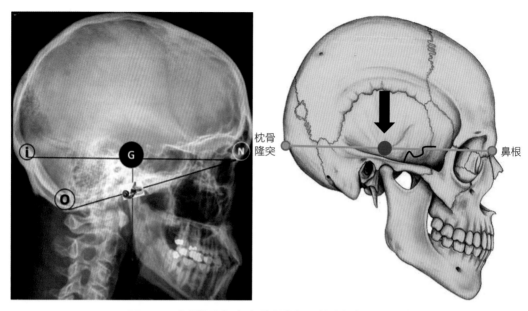

▲ 图 5-24 头颅的重心（G）位于鼻根 - 枕外粗隆连线的中间

当眼睛水平时，头部的重力线经过齿状突的前面（红色部分）。无论头部的位置如何，外侧半规管始终与鼻根 - 枕骨大孔后缘连线平行。
N. 鼻根；i. 枕骨隆突；O. 枕骨

　　然而，当头颈部的伸肌在被牵拉 / 拉伸时可同时产生一种非肌肉性被动力矩（non-muscular passive momentum，NMPM），尤其在项韧带处，随着颈部屈曲呈现非线性增加，直到运动停止。在最大屈曲（P_1）时，即以坐姿阅读或睡觉时的休息姿势，仅靠使用非肌肉性被动力矩就可以通过肌腱本身的张力维持头颈段的位置，即肌腱固定效应。这期间可见肌电记录消失。

　　总的来说，在保持身体平衡中，保持头部姿势依赖于重要的主动 / 被动力矩的作用。将头部和全身姿势控制作为一个整体来进行生物力学评估是有必要的。

　　脊柱的胸腰椎和骶部可以通过改变胸腰椎曲线和驱动骨盆来影响矢状位平衡（图 5-25）。与四足动物不同的是，两足行走动物的中轴骨发生了适应性改变，导致了下段椎体体积的增加，并把脊柱的活动限制在了腰椎区域。

　　通过杠杆臂的作用，伸展时腰椎缩短使骨盆向上拉并向前倾。从垂直线的角度看，尽管其实髋部没有真正的角度增加，但达到了股骨伸展增加约 25° 的效应。反之亦然。这样，因为腰椎屈曲导致的骨盆向后倾形成了一个所谓的"屈曲储备"。

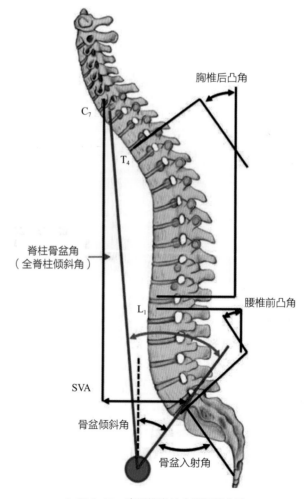

▲ 图 5-25 胸腰椎脊柱参数测量方法

在所有四足动物中，腰骶角（L.S.A.）影响很小，但它在灵长类动物中变得很重要，尤其是在进化为原始人后。

Abitbol[73] 研究了这个角度的变化：犬的角度在 4°～14°（平均 9.3°）；恒河猴的角度为 20°～35°（平均 26.7°）；黑猩猩的角度为 22°～44°（平均 32°）；而人类的角度为 71°～83°（平均 77°）。显然，腰椎前凸与永久直立姿势和两足运动的个体发生有关。

与人体站立位舒适姿势相对应的胸椎和骨盆的测量数据随年龄而变化[74]。在 35 岁以下的受试者中，理想的脊柱 - 骨盆参数（与身体健康和生活质量得分相关，SF36 PCS）如下。

- 骨盆倾斜角（Pelvic tilt，PT）10.9°。
- 骨盆入射角（Pelvic incidence，PI）52°。
- PI–LL = −10.5°。
- C_7 铅垂线，用矢状位垂直轴（sagittal vertical axis，SVA）表示，4.1mm。

(2) 骨盆环：它由两块髂骨组成，在前面由耻骨联合关节相连接，并通过骶髂关节与骶骨相连。它构成了脊柱的基座，确保了躯干的轴向载荷向双下肢传递和分布，以此形成了一个与经济质心（center of mass，COM）的投影相匹配的、能足以支撑躯体的多边形面。此外，骨盆的增大使两足动物能够支撑腹腔和骨盆器官，特别是妊娠的子宫。事实上，这就是骨盆环的两个主要作用。

骶髂关节在"自然"应力下的低活动度（矢状面 0°～8°）[75] 充分地说明了骨盆跟随脊柱运动，反之亦然。然而，更为重要的是，这些关节非常特殊，能够承受相当大的剪切应力。毋庸置疑，它们具有强大的连接结构，有着身体中最具抵抗力的韧带，即骶髂骨间韧带。只有在极端情况下的强迫运动才能了解这些关节真正的活动范围。但骶髂关节运动的潜力仍不应被低估。Smidt 等[75] 发现，一些人的骶髂关节活动度可以超过 10°。在体操运动员和关节过度松弛的受试者中，活动度甚至可以更大（这些让我们重新考虑

关于骨盆一成不变的理论教条）。然而，当屈伸应力增加时，如从 T_1 到骶骨的长节段脊柱融合后，这种潜能可以明显表现出来，并可以解释在未进行骶髂关节融合术的情况下，将融合术延伸至骨盆时必然会出现内固定的失败[76]。增加椎弓根螺钉的直径可能也无法完全消除这些疲劳性失败。

(3) 双下肢：它们的形态特别适合行走和快跑，而且很有耐力；这使人成为动物界的长跑冠军（生来就适合跑步）[75, 77]。它们的长度，与身体的其他部分相比更为重要，可以提高重心，有利于加速和快速改变方向，但另一方面，这也增加运动的不稳定性。在拮抗肌的同轴性收缩过程中，由于肌腱和肌膜的弹性分子，尤其是肌动蛋白的被动拉伸，长段肢体增加了动能储存 - 传递效应[78-81]。这种结构能使快速跑步节省约 50% 的代谢能量[79, 82]。因此，两足行走比四足行走需要更少的能量，但却增加了对更精妙的大脑回路的需求[77]。

下肢是姿势不平衡最有效的代偿结构，特别是当它们涉及巨大动量时。根据支撑面的宽窄、硬软、是否承载负荷以及它是静态还是动态平衡，在矢状面上可以有 3 种稳定策略（图 5-26）。

- 踝关节策略（大、平、硬的支撑面，弱加速）：通过踝关节的伸展来稳定平衡。髋关节和膝关节保持挺直。在这种场景下，除了头 / 颈部复合体外，身体的活动类似倒立钟摆，移动时重心高度没有大的改变。

- 髋关节策略（较窄或柔韧的支撑面，缓慢动作和低振幅）。通过屈髋来稳定平衡；而膝和踝伸展。这一策略允许躯干后移及迅速降低重心。

- 下肢屈曲策略（大承载面、载荷、静态），通过 3 个关节同时屈曲来稳定平衡。这一策略能非常有效地降低重心。

通过这 3 个策略，如果不平衡仍然存在，受试者就会通过代偿性迈步恢复平衡。

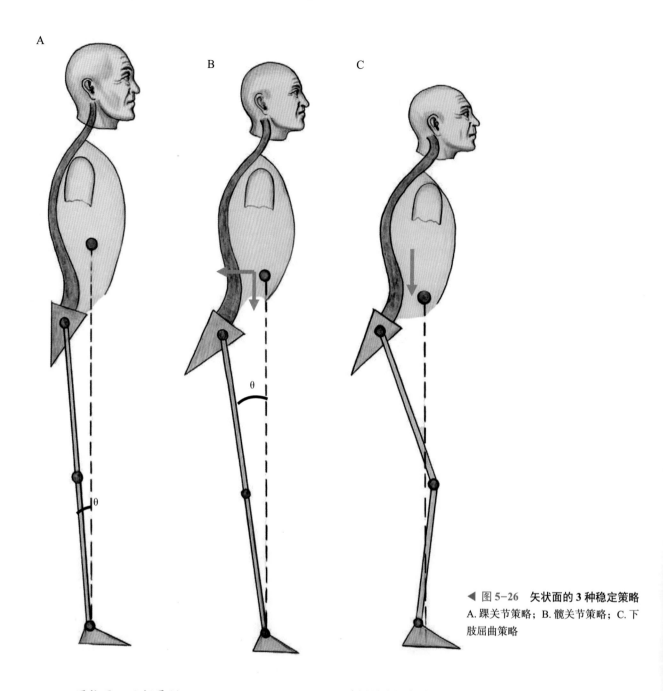

◀ 图 5-26　矢状面的 3 种稳定策略
A. 踝关节策略；B. 髋关节策略；C. 下肢屈曲策略

2. 冠状面双足折叠链

　　它涉及与矢状面双足折叠链相同的骨骼节段。脊柱侧方弯曲的活动范围为 60°～80°（颈椎为 15°～30°，胸段为 30°，腰椎为 45°）。髋关节冠状面活动范围外展 45°，内收 30°。当膝关节屈曲后，膝关节会出现幅度为 5°～10° 的侧方运动。

　　冠状面失衡时，3 种代偿策略的次序如下（图5-27）。

　　● 脊柱策略：脊柱通过行骨盆倾斜的反向弯曲来实施代偿；同时，$O-C_1-C_2$ 关节则行骨盆倾斜的同向弯曲来保持头部的平衡。它只适用于小的不平衡。

　　● 踝关节策略：对侧足、踝关节伸展，使足跟抬高离开地面。

　　● 同侧下肢缩短策略。髋、膝和踝关节屈曲。膝关节则可能出现旋转和内翻。

　　足部则相反，足的内侧边缘抬离地面预示着不平衡。

　　如果不稳定是由于小于 2cm 的下肢缩短所致，受试者仍可以通过脊柱向对侧弯曲，来代偿

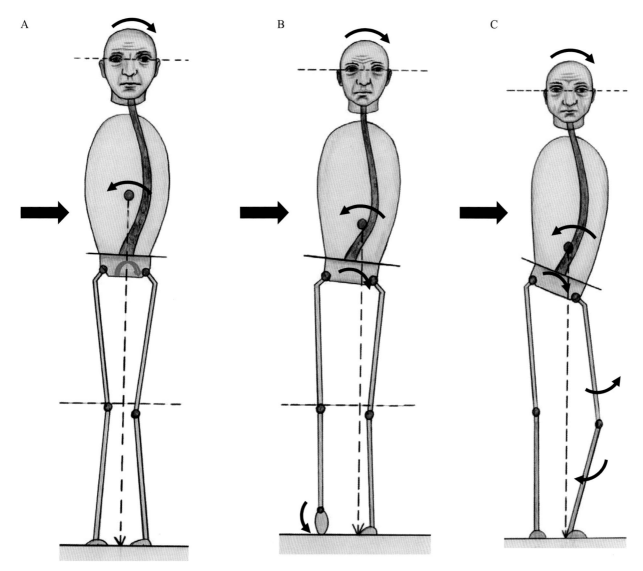

▲ 图 5-27　稳定冠状面失衡的 3 种策略

A. 脊柱策略；B. 脊柱和对侧踝关节策略；C. 脊柱策略，同侧屈曲缩短策略。如果不平衡是由于肢体的缩短，代偿机制 B 和 C 是正好相反的，这会减少骨盆的摆动

骨盆倾斜。然而，当短缩达到或超过约 6cm 时，短缩侧踝关节通过伸展来实施代偿，直至前足的支撑区域明显地缩小。除此之外，还可以通过对侧肢体的屈曲来代偿骨盆倾斜（图 5-28）。

　　日常生活中放松的直立体位，冠状面的支撑是持续不断的由双侧下肢交替进行，采用的就是同样的稳定策略。

3. 横断面双足折叠链

　　横断面双足折叠链控制身体旋转。它同样涉及了整个脊柱、骨盆和双下肢。

　　躯干能够轴向旋转 90°～95°（颈部平均 50°，

胸椎平均 30°，腰椎平均 10°）。它最常与侧方弯曲相耦合[84]。在颈椎节段和 $L_5\sim S_1$ 节段，耦合发生在同一方向，而在余下的胸椎和腰椎节段耦合则发生在相反方向[78, 82, 84]（图 5-29）。

　　稳定顺序如下。

● 脊柱的旋转策略：进行与失衡方向相反的脊柱旋转。

● 髋关节策略：骨盆绕同侧下肢进行反向旋转。

● 下肢策略：当完成上述两步后，不平衡仍然存在时，则需采用下肢策略。它包括同侧肢

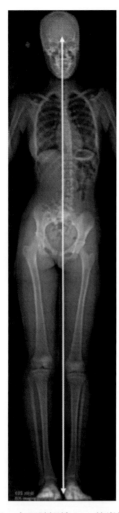

▲ 图 5-28　左下肢短缩 2cm 的脊柱代偿机制

的 3 个解剖平面上的折叠 / 展开。为此，我们有必要强调，在现实条件下，大多数的姿势和动作的运动学机制是更加复杂的，他们是沿着非线性进化的瞬时旋转轴进行的一种持续性多向耦合运动。其中，轴向旋转是大多数耦合运动的共同要素，是身体运动学中真正的"潮涌"。在脊柱内固定融合术中，特别是长节段融合术中，尽管使用横向连接器，但旋转应力的中和始终是一个复杂的问题，因此，横向连接器最好应用在内植物的两端而不是胸腰椎连接处。

从正常行走，到手术前后的病理状态，现代的动态捕捉技术将使我们不断地加深对运动中的身体平衡的认知。

4. 姿势控制

根据经典的人体稳定理论，当重心的投影与压力中心的垂直面（支撑多边形）重合时，则达到平衡。这还与位移依赖性或摇摆比有关。正是在此基础上，J. Dubousset 提出了稳定锥的存在[87]。事实上，在零速或低速时，重心投影在压力中心外并不一定会引起不平衡。反过来，如果重心的速度超过某个临界值，稳定性也就不能保证了[77]。因此，重心的位置并不是决定平衡状态的唯一值。它的位移、速度和加速度也是各种平衡状态的基本参数。这就是可行性稳定区域（feasable stability region，FSR）的概念[88, 89]。我们也可以称其为有用压力面（useful pressure surface）。因此，即使重心似乎稳定，个体静止不动，在受力平台上也总是可以观察到持续的振荡。首先，它们主要是由于神经肌肉指令的改变所致；其次，与功能内脏和血液循环的背景噪音有关；最后，站立着的人也并不总是处于恒定的平衡状态中[77]。

在放松的站立姿势下，75% 研究对象的重力轴从髋臼中心和 L4 椎体前方经过[86]。在这种没有负荷的情况下，屈 / 伸力矩很弱。脊柱伸肌群产生的力量只占最大值的 2%～5%[85]，且一半的伸展力矩是被动的（非肌肉性被动力矩，non-muscular passive momentum，NMPM）。平衡是通

体屈曲和对侧肢体伸展。轻度屈膝可以解锁膝关节，这样使下肢能够外旋和倾斜，同时发生踝关节屈曲和足外翻。

慢速行走时，骨盆和胸部围绕支撑腿旋转，与运动腿方向相同（同相协调），而当速度增加时，胸腔则做相反方向的运动（反相协调）[78, 82]。因此，在快速行走和跑步中，骨盆的角动量可以被胸部和肩胛带的反向旋转所平衡。这导致胸腰椎轴向扭转。Gregersen 和 Lucas[85] 认为，这两种反向旋转之间的过渡应该发生在 T6～T8。在中立椎两端，T1 的旋转可以达到 5°，而 L5 向相反方向的旋转可以达到 6°。

Gracovesysky 等[86] 认为，躯干的旋转 / 侧向弯曲耦合是两足行走的主要动力。

目前，解析人体运动学只是简化为在人为

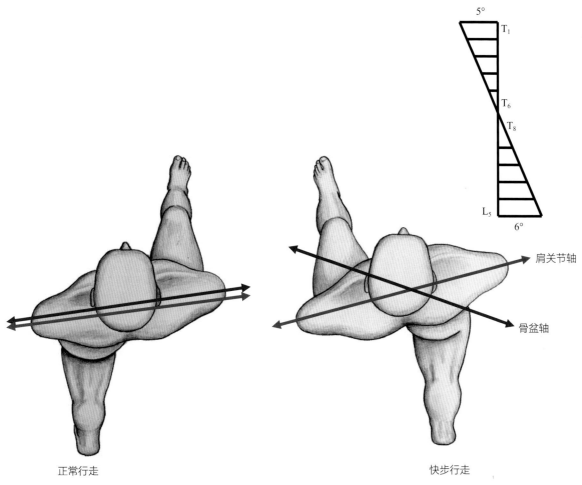

▲ 图 5-29　正常行走时，胸部和骨盆随下肢摆动。快速行走时，骨盆和胸廓的横断面交叉。这导致脊柱的轴向扭转

过主动肌 / 对抗肌的协同来参与调节的，这种协同随着负载的增加而增加。在无负荷的情况下，肌肉很少收缩，且短暂，主要是动员快速纤维（Ⅱa 型纤维和Ⅱb 型纤维）。

在无负重的主动站立姿势中，比如立正时，竖脊肌和伸髋肌群的力量大约是其最大值的 15%。当这种情况持续时，在感觉运动控制水平上就会有"放松"（蠕动）的迹象，这并不是肌肉疲劳[49]。

举重时，人体弯曲胸腰椎，前倾骨盆，并弯曲下肢。值得注意的是，这种情况下，脊柱节段的稳定可以完全独立于髋部。就像臀肌完全瘫痪的患者还能依靠四肢行走，这种情况可见于小儿麻痹症患者。胸腰椎的活动是通过竖脊肌（最长肌、髂肋肌和棘肌）以及深部椎旁肌（多裂肌）

和一些离脊柱相对较远的浅层肌肉（背阔肌、腰方肌、后下锯肌、腰大肌）来完成的。而腹部肌肉的基本作用则是调整抬举重物力量的对称性。但仅凭竖脊肌的运动（约 200Nm）不足以举起大质量的重物。NMPM，包括源自胸腰椎筋膜的被动力矩也需参与此过程（图 5-27）。

这些数据仅在静态平衡有价值。在举重物的动态过程中，获取躯干加速度还需要额外增加 80% 的力量[80]。通过髋股关节的伸肌（臀肌和腘绳肌）可以确保骨盆和股骨的稳定性，而通过骨盆前倾及髋关节和膝关节屈曲则大大增加了骨盆和股骨的屈曲力矩（图 5-30）。

（三）与老化有关的功能改变（表 5-1）

在 65 岁以上研究对象中，约 60% 患有年龄

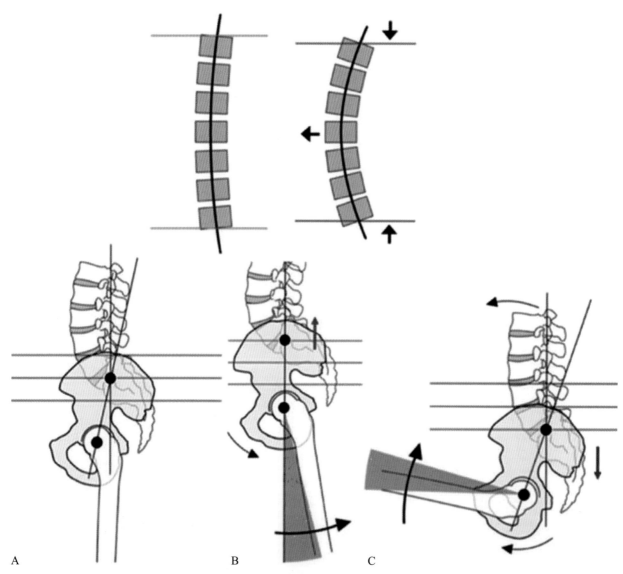

▲ 图 5-30　腰椎和骨盆的运动学耦合

腰椎的伸展带动骨盆向前和向上（前倾），与腰椎垂直位相比，股骨的伸展幅度增加。腰椎的屈曲引起骨盆环后倾，髋关节屈曲的相对增加

相关的退行性脊柱畸形[90]（表 5-1）。许多人可以很好地耐受，但对一部分人来说，相关畸形会成为残疾和健康状况不佳的一个因素，可以显著地降低其独立生活能力，从而造成严重的社会问题。

对年龄大于 60 岁人群，可以发现其肌肉的可收缩部分体积减小（肌少症），主要影响的是快速肌纤维（Ⅱa 型和Ⅱb 型），导致力量下降（肌肉活动时间减少），以及长时间体力活动所需的耐力下降。

另一方面，肌肉周围和肌肉内的结缔组织随着弹性蛋白纤维的丢失和胶原纤维交联的增厚而发生硬化。NMPM 随之显著增加。一定幅度的胸腰椎屈曲和骨盆后倾，仅凭 NMPM 通过肌腱固定作用就能保证大部分的矢状位平衡。且这种姿势控制模式几乎没有代谢成本。

因为较低的能量消耗，以及中枢神经系统对脊椎系统控制的变化，老年人自然而然会喜欢保持几乎类似的身体前倾的姿势，而不像年轻人那样喜欢随时直起身体。

表 5-1　与年龄相关的椎体参数变化（经许可转载，引自 Yoshida 等[43]）

年龄段	60 岁	70 岁	80 岁	90 岁	100 岁	P
受试者数量	36	176	315	136	8	
男性数量（%）	14（38.9）	73（41.5）	109（34.6）	68（50.0）	3（37.5）	0.1336
CCG–C$_7$	28.5 ± 13.7	29.2 ± 18.5	29.9 ± 21.7	37.1 ± 22.1	41.1 ± 26.1	0.0006
C$_7$ SVA	29.6 ± 36.4	27.2 ± 31.6	48.9 ± 43.6	80.8 ± 50.7	79.6 ± 42.2	< 0.0001
CCG–SVA	58.1 ± 40.2	56.9 ± 37.8	78.8 ± 49.9	117.9 ± 57.9	120.6 ± 56.4	< 0.0001
C$_2$~C$_7$ Cobb 角	12.3 ± 9.4	12.4 ± 9.1	13.9 ± 9.9	15.1 ± 10.2	18.3 ± 7.8	0.0165
TK（°）	29.5 ± 10.6	33.3 ± 12.4	35.7 ± 13.5	40.0 ± 15.9	39.4 ± 5.5	< 0.0001
LL（°）	42.5 ± 10.7	42.5 ± 13.5	40.7 ± 15.6	39.8 ± 17.4	39.3 ± 15.2	0.0002
PI（°）	47.8 ± 8.7	48.3 ± 10.6	49.2 ± 12.5	49.8 ± 10.9	49.2 ± 5.6	0.1471
SS（°）	32.3 ± 7.5	31.9 ± 9.7	30.5 ± 11.6	27.2 ± 10.8	31.3 ± 8.4	< 0.0001

基于 671 受试者的年龄相关的 CCG-C$_7$ SVA、CGS-SVA、C$_7$ SVA C$_2$~C$_7$Cobb 角、CT、LL、IP 和 PS 的改变
CCG. 头端重心；SVA. 矢状面垂线；TK. 胸椎后凸；LL. 腰椎前凸；PI. 骨盆指数；SS. 骶骨倾斜角

能量消耗对老年人的影响可以通过测量他们的最大摄氧量（VO$_2$ Max）来衡量。在老年人中，最大摄氧量的下降是物质 / 代谢能量流通耗竭最容易观察到的参数之一。在 85 岁时，男性平均为 18ml/（kg·min），女性为 16ml/（kg·min）。根据 Paterson 等[91] 的研究，14ml/（kg·min）是进行日常生活中的运动性活动所必需的最低值。在术前决策过程中，这种测量是必需的。事实上，在手术后，通过畸形矫正和固定融合而被拉长的躯干，理论上会消耗更多的能量。

为了保持身体的平衡，每个人都会根据自己的人体测量数据和剩余的生理功能，自发地采取一种机械和能量上的妥协，以确保重心投影位于一个最有用的压力面内。需要注意的是，这种妥协是动态的，是骨关节、神经系统、认知、情感和社交多方面逐步适应的结果。适应老化就是适应富余的生理功能丧失的过程。

3 种双足折叠链（BFC）都有各自的自适应性代偿机制。普通成像足以进行矢状面和冠状面观察，三维重建则能够清楚显示横断面影像，以及病变椎体在 3 个基本轴上的位移（图 5-31）。

在矢状面控制身体平衡的代偿机制包括以下方面。

● 颈椎过度前凸。

● 头部重心移位（CCG）。

● 脊柱伸展。

● 骨盆后倾。

● 髋关节伸展、膝关节屈曲、踝关节屈曲 / 伸展及足内翻 / 外翻。

然而，在常规的临床检查和影像学检查中，通常很少涉及下肢代偿机制的评估。

根据胸椎后凸的节段和类型，腰椎残余伸展

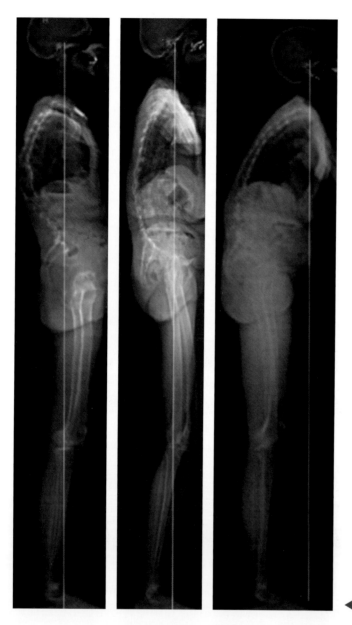

◀ 图 5-31　胸腰段后凸的两种代偿机制

度（有时在一个节段），以及臀肌和腘绳肌的残余功能，尤其是后者，患者常常采用两种代偿策略。

例如，在一些上胸椎后凸患者，在保有腰椎前凸（或一个异常活动度的下腰节段），和尚存有部分有效的肌肉组织时，患者采用的代偿策略包括尽可能伸直脊柱，同时保持髋部和膝盖伸展、踝关节屈曲。与此相对应，头 / 颈部处于 R_1 后缩状态，但是也可因疲劳而导致无法平视。这时，只有通过一定程度的髋、膝关节屈曲才能恢复平视。

当腰椎无法伸展时，为了补偿胸腰椎后凸和骨盆后倾，最常用的代偿策略是最大限度的伸展股骨（影像学上可能被认为屈髋）。膝关节和踝关节被稳定在屈曲位。这个姿势非常有效地降低了重心，从而能够保持平视功能。然而，如果患者被要求伸展他们的膝关节，他们会发现自己的前向失稳。

当脊柱曲度变差，颈椎及胸腰椎伸肌群进一步变弱时，保持平视就难以实现。就会在 P_1 前伸姿势中出现颈椎坍塌，重力线投射到支撑多边形的前面。这时前方支撑就会变得不可缺少了（图 5-32）[83, 92-95]。

● 以上所述的平衡障碍性疾病会严重妨碍运

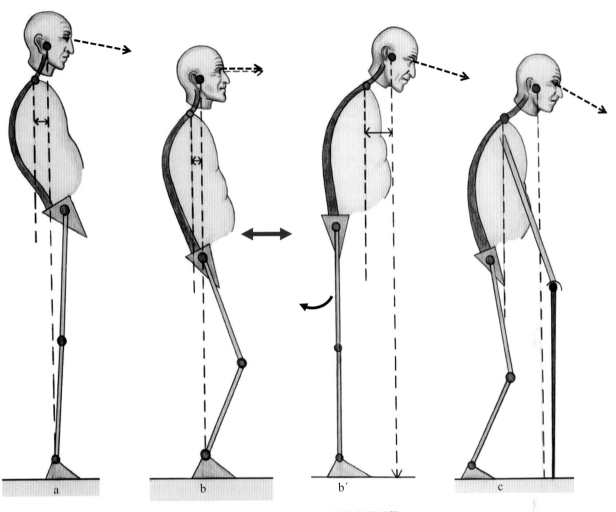

▲ 图 5-32　矢状位失平衡的代偿过程

动，并使老年人容易摔倒。他们走起路来越来越僵硬，步幅也越来越小。行走时脊柱旋转消失，很多人采用重心横向摆动。然而，坐姿时旋转和其他运动的耦合仍然是存在的。

● 中枢或周围神经疾病，即使无相关性，也会使情况严重恶化，尤其是帕金森病。需要注意的是，这些疾病可能在术后突然失代偿并影响预后。

最近的一些研究表明，将头部重心（CCG）重新归置于股骨头上方，以及保持平视是维持身体平衡的基本要素[43, 94, 96, 97]。SVA 可以用于估计身体重心的投影，但它仅是 C_7 以下代偿机制的结果。Ames 等[96] 研究表明，维持水平视线所需的颈椎前凸角与骨盆倾斜角（PT）明确相关。这是一个非常有意义的结果，因为颈椎前凸的维持是完全主动的，缺乏非肌肉被动力矩（NMPM）的参与，这与脊柱和骨盆的调节机制相反。然而，颈椎代偿机制的分析表明，它主要在枕颈部（O–C_1）起作用，需调动对此关节活动动量最突出的肌肉，如枕 – 肩胛肌（斜方肌和肩胛提肌）或各种长肌，枕 – 脊肌(头夹肌)，以及头最长肌。但当主动力矩低于临界值时，颈椎的稳定瞬时失效，然后被动稳定于 P_1 前伸姿势。于是，视线向下倾斜。唯一使视线恢复水平的方法是进一步屈膝和屈踝（图 5–33）。

Yukawa 等[90] 报道了一项对 1230 名无症状受试者的研究结果，显示在 60 多岁时颈椎前凸增加，尤其在女性中增加更多。

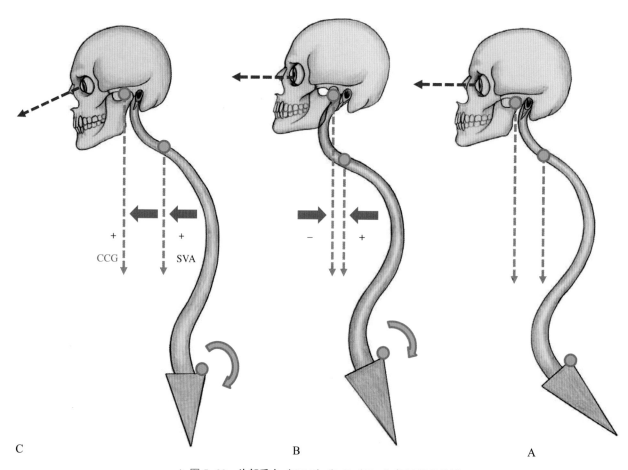

▲ 图 5-33　头部重心（CCG）和 C_7（SVA）铅垂线的投影

A. 正常平衡，无代偿；B. 通过代偿维持平视（后缩 R1 姿势），它减少了两条铅垂线的距离；C. 前伸 P_1 姿势时颈椎坍塌导致两条铅垂线距离增宽。视线无法保持水平（经 Yoshida 等许可修改）

因此，判断矢状位平衡最好的方案应该是结合颈椎序列（CCG 铅垂线）和 C_7 铅垂线（CCG-SVA）。两个铅垂线之间的距离缩小可以提示颈椎前凸的稳定效应。在颈椎坍塌前，首先处于 R_1 后缩姿势，然后进入 P_2 前伸姿势。与正常成人的距离相比较，两个铅垂线之间的距离增加则反映了 P_1 前伸姿势的稳定性。

（四）矫形手术后的躯干平衡

椎体截骨术矫正胸腰椎后凸，在数值上减少了骨盆后倾，改善了髋的伸展（图 5-34 和图 5-35）。这可能需要 T_1 直到骶骨甚至至骨盆的长节段固定，相对而言，短节段的关节融合容易快速导致邻近节段疾病（adjacent segment disease，ASD）的发生。但是，矫形以及广泛的关节融合

实际上导致了躯干的延长和重心的抬高，这将显著增加躯干的屈曲力矩。另一方面，脊柱竖肌作用的消解则迫使髋关节伸肌需额外增加其收缩作用。再则，当骨盆后倾充分纠正后（PT < -18°）；臀肌和腘绳肌的平衡力矩会同时增加，以提高稳定性。因此，当骨盆后倾纠正不充分时，这些肌肉的力矩无法改善；同时，如果这些肌肉在手术前就很虚弱的话，手术甚至会加重患者的病情。

在术后的生物力学分析中，椎体截骨技术可以在 3 个解剖平面上对脊柱骨盆参数进行很好的纠正。然而，它们对下肢的几何学或功能异常却没有任何的作用。而下肢异常在老年人中很常见 [如肢体缩短（有时继发于全髋关节置换术）、膝关节反屈或不稳定、足部手术的后遗症等]。患者在术前往往已经习惯了这些病变，但在脊柱骨

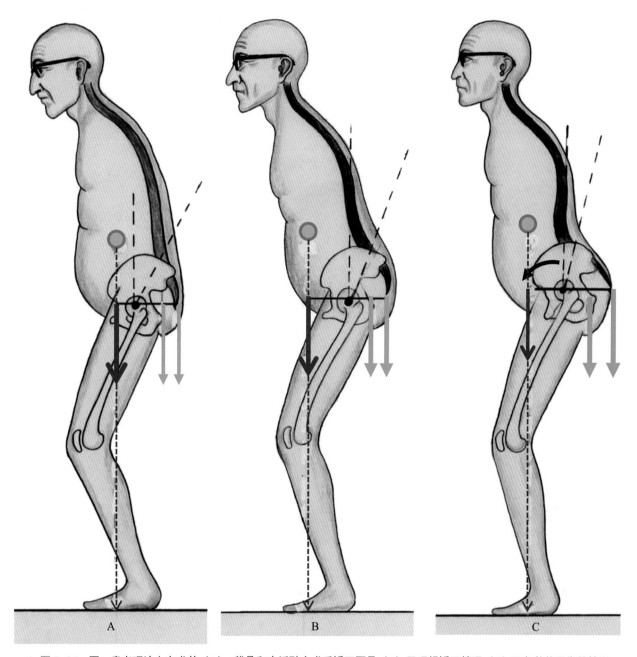

▲ 图 5-34　同一患者理论上在术前（**A**）、截骨和广泛融合术后矫正不足（**B**）及理想矫正情况（**C**）下矢状位平衡的情况

盆畸形矫正术后，这些病变可能会导致新的适应问题。

　　事实上，即使所有的骨性几何参数在术前都能很好地整合，但骨性几何参数理想的数值矫正并不一定能保证令人满意的临床结果。这就导致了手术预后的不确定性。我们倾向于将其归咎于初始骨骼参数的数据的缺乏和（或）一些仍被忽视的非骨骼因素，这些因素都可能会干扰老年人

姿势平衡的控制。

　　首先，我们是否可以把来源于年轻人理想的运动学模板强加给老年人。Lafage 等 [74] 研究了年龄在 35—75 岁（平均年龄 53.7 岁）的 772 名患者，其中 83% 为女性，54% 接受了手术治疗。她将人类学的脊柱骨盆参数值与 SF-36 PCS 生活质量评分和年龄相关联。她发现，与最佳健康和身体状况相对应的脊柱骨盆参数值随年龄而变

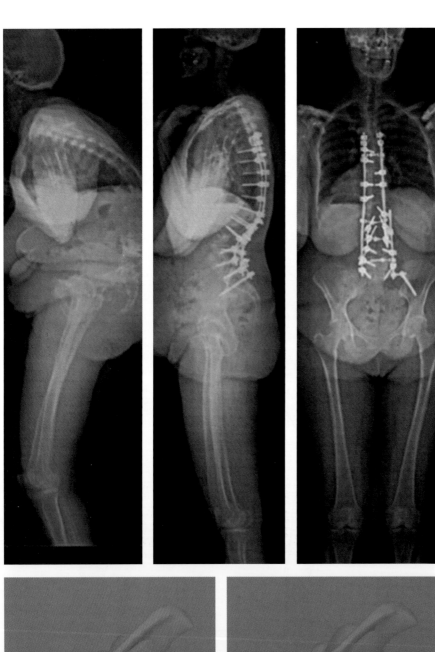

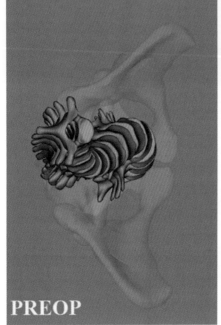

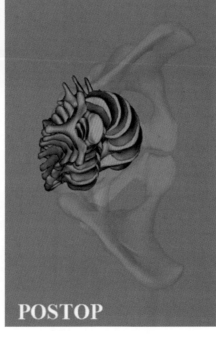

◀ 图 5-35　冠状面和矢状面
（上）畸形矫正，和横断面旋转/
平移矫正（EOS 重建）
（引自 Obeid 等 [83, 95]）

化，如下。

• 对于 35 岁以下患者，PT = 10.9°，PI–LL = –10.5°，C_7 铅垂线（SVA）=4.5mm。

• 对于大于 75 岁的患者，PT = 28.5°,PI–LL = –16.5°，SVA = 78.1mm。

因此，相比年轻患者，因退行性脊柱畸形而手术的老年患者似乎对恢复脊柱参数的要求较低。目前还没有令人满意的理论来解释这一现象。但现在我们知道为什么老年患者更喜欢坐姿。事实上，老年人逐渐获得的骨骼代偿机制可能不仅仅涉及这种在适应过程中改变的参数。通过计算机进行理想的手术矫正的计划必须考虑到大量的非骨关节病变，这些病变也会影响运动系统的正常功能并降低其稳定性。

总之，治疗年轻人特发性脊柱侧弯的手术原则已众所周知，通常使用坚固的稳定系统，但这一原则不能简单地转嫁到老年人身上。老年患者的问题要复杂得多。解决方案必须要对老年脊柱相关的多种缺陷的性质及其相互作用进行更为全面的评估。

参考文献

[1] Stephens C. Senescence: even bacteria get old. Curr Biol. 2005;15(8):R308–1.

[2] Roughley PJ. Biology of intervertebral disc aging and degeneration involvement of the extracellular matrix. Spine. 2004;29:2691–9.

[3] Iatridis JC, Setton LA, Weidenbaum M, Mow VC. Alterations in the mechanical behavior of the human lumbar nucleus pulposus with degeneration and aging. J Orthop Res. 1997;15(2):318–22.

[4] Roberts S, Evans H, Trivedi J, Menage J. Histology and pathology of the human intervertebral disc. J Bone Joint Surg. 2006;88A(Suppl 2):10–4.

[5] Urban JPG, Smith S, Fairbank JCT. Nutrition of the intervertebral disc. Spine. 2004;29:2700–9.

[6] Battie MC, Videman T. Lumbar disc degeneration: epidemiology and genetics. J Bone Joint Surg. 2006;88A (Suppl 2):3–9.

[7] Sambrook PN, Macgregor AJ, Spector TD. Genetic influences on cervical and lumbar disc degeneration: a magnetic resonance imaging study in twins. Arthritis Rheum. 1999;42(2):366–72.

[8] Matsumoto M, Okada E, Ichihara D, Watanabe K, Chiba K, Toyama Y, Fujiwara H, Momoshima S, Nishiwaki Y, Hashimoto T, Takahata T, et al. Spine. 2010;35(14):1359–64.

[9] Vernon-Roberts B, Moore RJ, Fraser RD. The natural history of age-related disc degeneration: the influence of age and pathology on cell populations in the L4-L5 disc. Spine. 2008;33(25):2767–73.

[10] Gruber HE, Hanley EN Jr. Analysis of aging and degeneration of the human intervertebral disc. Comparison of surgical specimens with normal controls. Spine. 1998;23(7):751–7.

[11] Weiler C, Schietzsch M, Kirchner T, Nerlich AG, Boos N, Wuertz K. Age-related changes in human cervical, thoracal and lumbar intervertebral disc exhibit a strong intra-individual correlation. Eur Spine J. 2012;21(Suppl 6):810–8.

[12] Haeffeli M, Kalberer F, Saegesser D, Nerlich AG, Boos N, Paesold G. The course of macroscopic degeneration in the human lumbar intervertebral. Spine. 2006;14:1522–31.

[13] Pfirmann CWA, Metzdorf A, Zanetti M, et al. Magnetic resonance classification of lumbar intervertebral disc degeneration. Spine. 2001;26:1873–8.

[14] Modic M, Masaryk TJ, Ross JS, Carter JR. Imaging of the degenerative disc disease. Radiology. 1988;168:177–86.

[15] Stokes IAF, Iatridis JC. Mechanical conditions that accelerate intervertebral disc degeneration: over-load versus immobilization. Spine. 2004;29:2224–32.

[16] Hutton WC, Elmer WA, Hyon S, Toribatake Y, Tomita K, et al. The effect of hydrostatic pressure on intervertebral disc metabolism. Spine. 1999;24:1507–15.

[17] Handa T, Ishihara H, Ohshima H, Osada R, Tsuji H, Obata K. Effects of hydrostatic pressure on matrix synthesis and matrix metalloproteinase production in the human lumbar intervertebral disc. Spine. 1997;22:1085–91.

[18] Rannou F, Mayoux-Benhamou MA, Poiraudeau S, Revel M. Disque intervertébral et structures voisins de la colonne lombaire : anatomie, biologie, physiologie et biomécanique. Enc Med Chirg App Locom. 2004;480:A.10.

[19] Kauppila LI, Pentilla A, Karnunen PJ, Lalu K, Hannikainen P. Lumbar disc degeneration and atherosclerosis of abdominal aorta. Spine. 1994;8:923–9.

[20] Zhang Z, Chan Q, Anthony MP, Samartzis D, Cheung KM, Khong PL, Kim M. Age-related diffusion patterns in human lumbar intervertebral discs: a pilot study in asymptomatic subjects. Magn Reson Imaging. 2012;30(2):181–8.

[21] Brinjikji W, Diehn FE, Jarvik JG, Carr CM, Kallmes DF, Murad MH, Luetmer PH. MRI findings of disc degeneration are more prevalent in adults with low back pain than in asymptomatic controls: a systematic review and meta-analysis. AJNR Am J Neuroradiol. 2015;36(12):2394–9.

[22] Pollintine P, Van Tunen MS, Luo J, Brown MD, Dolan P, Adams MA. Time-dependent compressive deformation of the ageing spine: relevance to spinal stenosis. Spine. 2010;35(4):386–94.

[23] Videman T, Battie MC, Gibbons LE, Gill K. Aging changes in lumbar discs and vertebrae and their interaction: a 15-year follow-up study. Spine J. 2014;14(3):469–78.

[24] Okada E, Matsumoto M, Ichihara D, Chiba K, Toyama Y, Fujiwara H, Momoshima S, Nishiwaki Y, Hashimoto T, Ogawa J, Watanabe M, Takahata T. Does the sagittal alignment of the cervical spine have an impact on disc degeneration? Minimum 10-year follow-up of asymptomatic volunteers. Eur Spine J. 2009;18(11):1644–51.

[25] Okada E, Matsumoto M, Ichihara D, Chiba K, Toyama Y, Fujiwara H, Momoshima S, Nishiwaki Y, Hashimoto T, Ogawa J, Watanabe M, Takahata T. Aging of the cervical spine in

healthy volunteers: a 10-year longitudinal magnetic resonance imaging study. Spine. 2009;34(7):706–12.

[26] Weishaupt D, Zanetti M, Boos N, Hodler J. MR imaging and CT in osteoarthritis of the lumbar facet joints. Skeletal Radiol. 1999;28:215–9.

[27] Wang J, Yang X. Age-related changes in the orientation of lumbar facet joints. Spine. 2009;34:E596–8.

[28] Grogan J, Nowicki BH, Schmidt TA, et al. Lumbar fact joint tropism does not accelerate degeneration of the facet joints. Am J Neuroradiol. 1997;18:1325–9.

[29] Aylott CEW, Puna R, Robertson PA, Walker C. Spinous process morphology: the effect of ageing through adulthood on spinous process size and relationship to sagittal balance. Eur Spine J. 2012;21:1007–12.

[30] Hadar H, Gadoth N, Heifetz M. Fatty replacement of lower paraspinal muscles: normal and neuromuscular disorders. Am J Neuro Radiol. 1989;141:895–8.

[31] Cruz-Jentoft AJ, Baeyens JP, Bauer JM, et al. Sarcopenia: European consensus on definition and diagnosis: report of the European Working Group on Sarcopenia in older people. Age Aging. 2010;39:412–23.

[32] Fortin M, Videman T, Gibbons LE, Battie M. Paraspinal muscle morphology and composition: a 15-yr longitudinal magnetic resonance imaging study. Med Sci Sport Exerc. 2014:893–901.

[33] Vital JM, Gille O, Coquet M. Déformations rachidiennes: anatomopathologie et histoenzymologie. Rev du Rhumatisme. 2004;71:263–4.

[34] Singh DKA, Bailey M, Lee RYW. Ageing modifies the fibre angle and biomechanical function of the lumbar extensor muscles. Clin Biomech. 2011;26:543–7.

[35] Mazaki M, Ikezoe T, Fukumoto Y, et al. Association of sagittal spinal alignment with thickness and echo intensity of lumbar back muscles in middle-aged and elderly women. Arch Gerontol Geriatr. 2015;61:197–201.

[36] Tsuboi H, Nishimura Y, Sakata T, et al. Age-related sex differences in erector spinae muscle endurance using surface electromyographic power spectral analysis in healthy humans. Spine J. 2013;13:1928–33.

[37] Hwang JH, Lee YT, Park DS, Kwon TK. Age affects the latency of the erector spinae response to sudden loading. Clin Biomech. 2008;23:23–9.

[38] Itoi E. Roentenographic analysis of posture in spinal osteoporotics. Spine. 1991;16:750–6.

[39] Sturnieks DL, St-George R, Lord SR. Balance disorders in the elderly. Neurophysiol Clin. 2008;38:467–78.

[40] Perry SD. Evaluation of age-related plantar-surface insensitivity and onset age of advanced insensitivity in older adults using vibratory and touch sensation tests. Neurosci Lett. 2006;392:62–7.

[41] Machado AS, Bombach GD, Duysens J, Carpes FP. Differences in foot sensitivity and plantar pressure between young adults and elderly. Arch Gerontol Geriatr. 2016;63: 67–71.

[42] Zhang S, Li L. The differential effects of foot sole sensory on plantar pressure distribution between balance and gait. Gait Posture. 2013;37(4):532–5.

[43] Yoshida G, Yasuda T, Togawa D, et al. Craniopelvic alignment in elderly asymptomatic individuals: analysis of 671 cranial centers of gravity. Spine. 2014;39:1121–7.

[44] Kavounoudias A, Roll R, Roll JP. Foot sole and ankle muscle inputs contribute jointly to human erect posture regulation. J Physiol. 2001;532:869–78.

[45] Gosselin G, Rassoulian H, Brown I. Effects of neck extensor muscles fatigue on balance. Clin Biomech. 2004;19:473–9.

[46] Beinert K, Keller M, Taube W. Neck muscle vibration can improve sensorimotor function in patients with neck pain. Spine J. 2015;15:514–21.

[47] Suetterlin KJ, Sayer AA. Proprioception: where are we now? A commentary on clinical assessment, changes across the life course, functional implications and future interventions. Age Ageing. 2014;43(3):313–8.

[48] Owsley C. Aging and vision. Vis Res. 2011;51:1610–22.

[49] Iwasaki S, Yamasoba T. Dizziness and imbalance in the elderly: age-related decline in the vestibular system. Aging Dis. 2015;6(1):38–47.

[50] Bove M, Fenoggio C, Tacchino A, Pelosin E, Schieppati M. Interaction between vision and neck proprioception in the control of stance. Neuroscience. 2009;164:1601–8.

[51] Wiszomirska I, Kaczmarczyk K, Blazkiewicz M, Wit A. The impact of a vestibular-stimulating exercise regimen on postural stability in women over 60. J Exerc Sci Fitness. 2015;13:72–8.

[52] Manckoudia P, Mourey F, Tavernier-Vidal B, Pfitzenmeyer P. Syndrome de désadaptation psychomotrice. Rev Méd Int. 2007;28:79–85.

[53] Goble DJ, Coxon JP, Van Impe A, Geurts M, Doumas M, Wenderoth N, Swinnen SP. Brain activity during ankle proprioceptive stimulation predicts balance performance in young and older adults. J Neurosci. 2011;31(45):16344–52.

[54] Papegaaij S, Taube W, Baudry ST, Otten E, Hortobagyi T. Aging causes a reorganization of cortical and spinal control of posture. Front Aging Neurosci. 2014;6(28):1–15.

[55] Shumway-Cook A, Woollacott M. Attentional demands and postural control: the effect of sensory context. J Gerontol. 2000;55A(1):M10–6.

[56] Boisgontier MP, Olivier I, Chenu O, Nougier V. Presbypro-pria: the effects of physiological ageing on proprioceptive control. Age. 2012;34:1179–94.

[57] Huxhold O, Li SC, Schmiedek F, Lindenberger U. Dual-tasking postural control: aging and the effects of cognitive demand in conjunction with focus of attention. Brain Res Bull. 2006;69:294–305.

[58] Redfern MS, Jennings KR, Martin C, Furman JM. Attention influences sensory integration for postural control in older adults. Gait Posture. 2001;14:211–6.

[59] Benatru I, Vaugoyeau M, Azulay JP. Postural disorders in Parkinson's disease. Clin Neurophysiol. 2008;38:459–65.

[60] Falaki A, Huang X, Lewis MM, Latash ML. Impaired synergic control of posture in Parkinson's patients without postural instability. Gait Posture. 2016;44:209–15.

[61] Horak FB, Wrisley DM, Frank J. The balance evaluation systems test (BESTest) to differentiate balance deficits. Phys Ther. 2009;89(5):484–98.

[62] Wilkie RM, Wann JP. Judgments of path, not heading, guide locomotion. J Exp Psychol Hum Percept Perform. 2006;32(1):88–96.

[63] Le Goic M. Étude du contrôle postural chez l'homme : Analyse des facteurs neurophysiologiques, biomécaniques et cognitifs impliqués dans les 500 premières secondes d'une chute. Thèse Université Paris Descartes; 2013.

[64] Berthoz A, Graf W. The head-neck sensory motor system. Oxford: Oxford University Press; 1992.

[65] Vital JM, Senegas J. Anatomical basis of the study of the constraints to which the cervical spine is subject in the sagittal a plane. A study of the center of gravity of the head. Surg Radiol Anat. 1986;8(3):169–73.

[66] Ordway NR, et al. Cervical flexion, extension, protrusion and retraction: a radiographic segmental analysis. Spine.

1999;24:240–7.

[67] De Leva P. Adjustments to Zatsiorsky-Seluyanov's segment inertia parameters. J Biomech. 1996;29:1223–33.

[68] Santschi WR, Dubois J. Moments inertia and center of gravity of the living human body. Los Angeles: Northampton America Aviation, Inc. p. 1–62.

[69] Ylinen JJ, Malkia EA, Hakkinen AH. Isometric strength of the cervical flexor, extensor, rotator muscles in 220 healthy females aged 20 to 59 years. J Orthop Sports Phys Ther. 2006;36:7.

[70] Ylinen JJ, Esko A, Kautianen H, Hakkinen AH. Isometric strength of the cervical flexor, extensor, and rotator muscles in 220 healthy females aged 20 to 59 years. J Orthop Sports Phys Ther. 2006;36:495–502.

[71] Portero R. Evaluation des propriétés mécaniques des muscles cervicaux. Analyse du comportement dynamique du segment tête/cou lors de l'application rapide. Thèse de Biomécanique-Université Pierre et Marie Curie, Paris VI; 2010.

[72] Vasada A, Siping L, Delp SL. Three-dimensional isometric strength of neck muscles in humans. Spine. 2001;26:1904–9.

[73] Abitbol MM. Evolution of the lumbosacral angle. Am J Phys Anthropol. 1987;72:361–72.

[74] Lafage V, Renaud MS, Schwab F, et al. Defining spino-pelvic alignment thresholds: should operative goals in adult spinal deformity surgery account for age. Spine. 2016;41:62–8.

[75] Smidt G, Wei SH, McQuade B, Sun TG. Sacroiliac motion for extreme hip extension. Spine. 1997;41:2073–82.

[76] Ha K-Y, Lee J-S, Kim K-W. Degeneration of sacroiliac joint after instrumented lumbar fusion. Spine. 2008;33:1192–8.

[77] Lieberman DE, Vendekasan M, Werbel WA, et al. Foot strike patterns and collision forces in habitually barefoot versus shod runners. Nature. 2010;463:531–6.

[78] Pozzo T, Levik Y, Berthoz A. Head and trunk movements in the frontal plane during complex dynamic equilibrium tasks in humans. Exp Brain Res. 1995;106:327–38.

[79] Heglund N. Energetics and mechanics of terrestrial locomotion III. Energy changes of the center of mass as a function of speed and body size in birds and mammals. J Exp Biol. 1982;97:41–56.

[80] Tsuang YH, Shipplein OD, Trafi JH, Anderson GBJ. Influence of body segment dynamics on loads at the lumbar spine during lifting. Ergonomics. 1992;35:437–44.

[81] Asmussen E, Klausen K. Form and function of erect human spine. Clin Orthop. 1962;25:55–63.

[82] Jandy B, Schmitt H, Schmitt D, Gregersen G, Lucas D. An in vivo study of the axial rotation of the human thoracolumbar spine. J Bone Joint Surg Am. 1967;49(A):24–8.

[83] Obeid I, Boniella A, Boissiere L, Bourghli A, Pointillard V, Gille O, Lafage V, Vital JM. Cervical spine alignment following lumbar pedicle subtraction osteotomy for sagittal imbalance. Eur Spine J. 2015;24:1191–8.

[84] Keshner EA, Cromwell R, Peterson B. Head stabilization during vertical seated rotations and gait. In: Woollacott M, Horak F, editors. Posture and gait: control mechanisms. Portland: University of Oregon; 1992. p. 105–8.

[85] Gregersen GG, Lucas DB. An in vivo study of the axial rotation of the human thoracolumbar spine. J Bone Joint Surg. 1967;49(A):247–62.

[86] Gracovesysky S, Farfan HF, Lamy C. The mechanism of the lumbar spine. Spine. 1981;6:249–62.

[87] Dubousset J. Three-dimensional analysis of the scoliotic deformity. In: Weinstein SL, editor. The pediatric spine: principles and practice. New York: Raven Press; 1994. p. 479–96.

[88] Hof AL, Gazendam MG, Sinke WE. The condition for dynamic stability. J Biomech. 2005;38(1):1–8.

[89] Pai YC, Patton J. Center of mass velocity-position predictions for balance control. J Biomech. 1997;30(4):347–54.

[90] Yukawa Y, Kato F, Suda K, et al. Age-related changes in osseous anatomy, alignment, and range of motion of the cervical spine. Part I: radiographic data from over 1,200 asymptomatic subjects. Eur Spine J. 2012;21(8):1492–8.

[91] Paterson D, Jones GR, Rice C. Le vieillissement et l'activité physique : données sur lesquelles fonder des recommandations relatives à l'exercice à l'intention des adultes âgés. Appl Physiol Nutr Metab. 2008;34:32(S2F).

[92] Roussouly P, Perrin G, et al. Sagittal balance disorders in severe degenerative spine. Can we identify the compensatory mechanisms? Eur Spine J. 2011;20:626–33.

[93] Gelb DE, Lenke LG, Bridwell KH, et al. An analysis of sagittal spinal alignment in 100 asymptomatic middle and older aged volunteers. Spine. 1995;20:1351–8.

[94] Kobayashi T, Atsuta Y, Matsuno T, et al. A longitudinal study of congruent sagittal spinal alignment in an adult cohort. Spine. 2004;29:671–6.

[95] Obeid I, Hauger O, Bourghli A, Pellet N, Vital JM. Global analysis of sagittal spinal alignment in major deformities: correlation between lack of lumbar lordosis and flexion of the knee. Eur Spine J. 2011;20(Suppl 5):S681–5.

[96] Ames CP, Blondel B, Scheer JK, et al. Cervical radiographical alignment: comprehensive assessment techniques and potential importance in cervical myelopathy. Spine. 2013;38:S149–60.

[97] Stoffegren TA. Flow structure versus retinal location in the optical control of stance. J Exp Psychol. 1985;11:554–65.

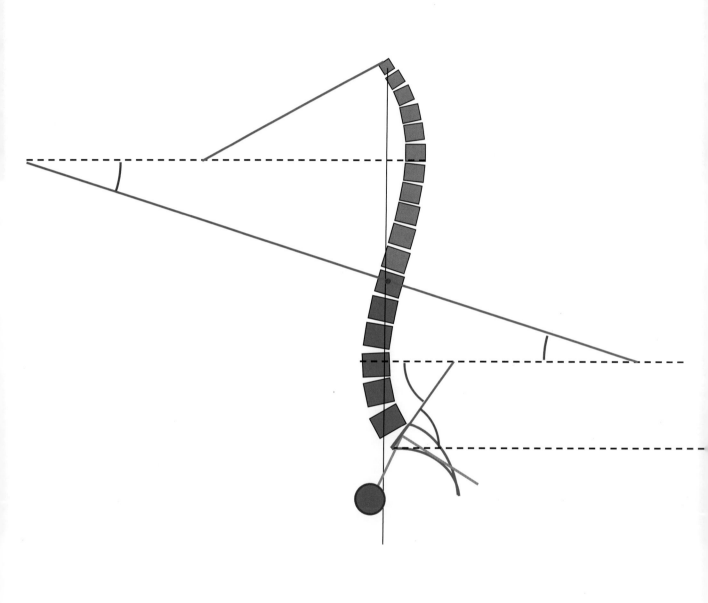

第二篇　体位解剖学
Postural Anatomy

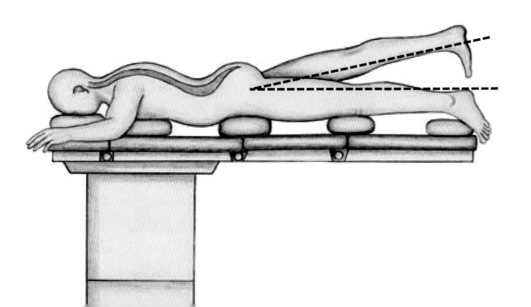

第6章

站立位原则及脊柱与骨盆的关系

The Standing Position: Its Principles and Spinopelvic Relations

P. Roussouly 著

徐正宽 译   吴琼华 陈其昕 校

一、概述

直立行走是人类所特有的，也是人类与动物的主要区别之一。大多数陆生脊椎动物，尤其哺乳动物，利用四肢行走。多数动物即使能双足行走也只能是暂时的，因为很难维持。然而，两足行走的脊椎动物中也只有少数特殊表现形式。比如，许多恐龙是两足行走，类似于当今鸟类的模式，即两条股骨较短的下肢（或后肢）都桥接在一个水平的躯干上，躯干的重量分布在腿的前部和后部。这种钟摆效应在一些尾巴又长又重的恐龙身上愈加明显。这种两足步行的模式使得部分动物可以高速行走。目前还不清楚这些两足（行走）恐龙前肢的释放是否改变了它们的功能，因为它们通常会萎缩。就好像鸟类，翅膀的出现使它们可以飞行。

一些动物表现出姿势性的双足行走，但这更像是一种"三脚架"结构，需要依靠其尾部的支撑，如有袋类动物跳跃式的移动方式。猿类与人类很接近，它们能相对容易地转变为双足行走，从而利用前肢完成复杂的工作。但猿类直立活动的维持时间很短，不时需要前肢的支撑来保持平衡。从解剖学的角度解释，猿类与人类有着显著的区别，即猿类没有一个高而窄的骨盆，同时也没有腰椎前凸。

人类是唯一能够长时间地保持直立站立姿势的脊椎动物，且这种姿势可以单靠下肢维持，无须上肢的协助。

与其他双足动物不同，人类的重心分配不完全是"头"和"尾"之间的平衡。参照 Dubousset 提出的观点，"人体站立时，可看作一个倒立的圆锥系统，其顶点位于地面以上 2 英尺处"。这个系统需要一系列的解剖元素支持，即脚掌在地面上有一个较大的支撑面，下肢垂直，膝盖伸展，骨盆后倾，脊柱有腰椎前凸，头部的重心与骨盆在同一垂直轴上。

在本章中，我们将分析骨盆的作用及其与腰椎的关系。骨盆的各种形态与脊柱的形态和位置密切相关，它们可通过几何参数来定义。

二、骨盆的形状与位置

Dubousset 提出，骨盆骨组成了一个刚性环结构，通过腰骶关节与脊柱相连，并通过髋关节与下肢相连。

如果这些界面投射在矢状面上，我们可以用受前、后缘限制的一个倾斜的线段模拟骶骨终板，并用穿过两个股骨头的中心对应的点模拟双髋关节轴。根据这个模型，Duval-Beaupère[1, 2] 定义了骨盆入射角和两个位置角，即骨盆倾斜角（pelvic tilt, PT）和骶骨斜坡角（sacral slope, SS）（图 6-1）。

骨盆入射角（pelvic incidence, PI）：这是从股骨中轴线（连接两个股骨头中心连线的中点）

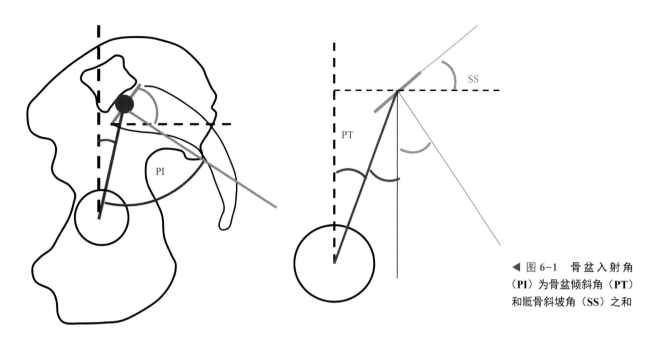

◀ 图 6-1 骨盆入射角
（PI）为骨盆倾斜角（PT）
和骶骨斜坡角（SS）之和

到骶骨终板中点的直线与骶骨终板的垂直平分线形成的角。如果我们认为骨盆是一个刚性的结构，在一个人生长结束后这个角度是固定的。PI由此是一个"形状参数"。

骨盆倾斜角（PT）：从双侧股骨头中点与骶骨终板中点连线，与垂直平面所成的角。PT 表示的是，当股骨干垂直时，骨盆围绕股骨头的旋转。PT 是骨盆的一个位置参数。

骶骨斜坡角（SS）：骶骨终板平面与水平面形成的角。SS 定义了骶骨板的方向。SS 是骨盆的第二个位置参数。

PI、PT 和 SS 通过几何关系关联：PI=PT+SS。这个固定的形状参数等于两个位置参数之和。这种几何关系可导致两种后果。

● 对于特定的个体，PI 是常数。当 PT 增大时，SS 减小，反之亦然。换句话说，当骨盆绕着股骨头向后旋转（后倾），骶骨终板将趋于水平。相反，如果骨盆向前旋转（前倾），骶骨终板就会趋向垂直。这是调节人体矢状面平衡的一种方法。

● 对于两个不同的个体，一个 PI 大，另一个 PI 小，两者的骨盆位置可调性是不一样的。PI 大的人比 PI 小的人容许更高的 PT。以 0° 作为 SS

的最小值，高 PI 时骨盆向后翻转的可能性更大。但实际上，最大的后倾角还受制于臀部的伸展（图 6-2）。

（一）骨盆参数的局限

文献中，白种高加索人的平均 PI 是 52°。我们曾报道一个大样本的系列研究（709 例个体），研究显示 PI 的极限值在 35°～85°。性别对 PI 没有影响。病理情况下的 PI 数值可以在这些范围内，但也有超出这一范围的。PT 和 SS 的平均值分别为 12° 和 40°。这并没有太多直接意义，因为 PT 和 SS 的值与 PI 有关。Mac Thiong[3] 提出了 PT 的最大限值为 PI/2。另一方面，骨盆位置和髋关节伸展幅度之间的直接关系似乎与 PT 和"髋关节限制"有更紧密的联系。然而，当以生活质量为参考标准，Schwab 和 Lafage[4] 认为无论 PI 为多少，PT 的变化极限为 20°；PT 与 PI、SS 与 PI 的相关性分别为 R=0.65 和 R=0.80。这表明 PI 和 SS 之间的关系更强。两个位置参数（PT 或 SS）与 PI 都不是直接的线性关系。

（二）骨盆入射角对骨盆形状的影响[4]

PI 角是一个形状参数，影响着骨盆的形状。后骨盆由两块髂骨和骶骨组成，似乎只有骶骨直

小的骨盆入射角   大的骨盆入射角

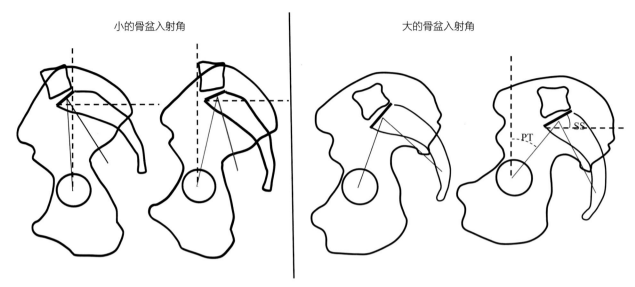

▲ 图 6-2   左图为小 **PI** 的骨盆，其后倾角（低 **PT**）小于右侧大 **PI** 的骨盆。根据 **PI=PT+SS** 可知，当 **SS** 趋于 0° 时，**PT** 趋于 **PI**

接受 PI 变化的影响。PI 角越小，骶骨越长，骶骨终板越靠近髂棘连线，骶骨终板越水平。相反，PI 越大，骶骨越短，骶骨终板的位置越低，通常远低于髂棘连线，且骶骨终板的倾斜度越大。这导致在大 PI 的情况下，L_5 低于髂棘。这被描述为"嵌入型 L_5"。在小 PI 时，L_5 位置高于髂棘。整体来看，小 PI 的骨盆显得更垂直，骨盆入口比较向前开放；大 PI 的骨盆看起来更水平，骨盆入口则显得更向上打开。

非常低 PI 角的骨盆将近似于类人猿"垂直而狭窄"的骨盆。不同的骨盆 PI 可能引起不同的产科学效应，即水平的骨盆入口似乎比垂直方向的管道更适合胎儿自然通过（图 6-3）。

另一个后果是髋臼的位置和方向。对于小 PI 的骨盆，股骨头位于骶骨终板的正下方。骨盆后倾的可能性是很小的，且髋臼轴向旋转轴的方向和位置变化也很小。

与此形成明显对比的是，当骨盆 PI 较大时，髋臼通常位于骶骨终板的前方，且骨盆的后倾大概率会强烈改变髋臼轴向旋转轴的方向和位置（图 6-4）。

三、腰椎前凸

自希波克拉底以来，脊柱的解剖学一直被定义为以脊椎的形状和相关椎体群的整体弯曲方向为特征的一个特殊分支。典型的脊柱节段是颈椎前凸、胸椎后凸、腰椎前凸和骶骨后凸。因此，腰椎前凸被认为仅与腰椎有关，即 T_{12}/L_1 至 L_5/S_1。然而，相关分析表明，腰椎前凸的界限不一定对应于这些椎骨的解剖界定范围。短的腰椎前凸可能在 L_1 以下便终止，而较长的腰椎前凸却可能延伸至 T_{12} 以上。此外，Stagnara[5] 还阐释了骶骨终板的方向对脊柱形状的影响，大的骶骨斜坡角被称为"动态"，而平坦的骶骨斜坡角被称为"静态"。

我们提出了用功能生物力学来定义腰椎前凸[6]。即功能性腰椎前凸应包含骶骨终板到拐点之间的椎体区域，在拐点以上的脊柱由前凸的曲率改变为后凸曲率。在此，我们提出了一种模型，即腰椎前凸的几何曲线可由一通过顶点的水平线（曲线顶点的切线）分为上、下 2 个弧；上弧位于拐点和顶点之间。研究表明，对于无症状成年人群，上弧角值在 15° 左右，且相对恒定。下弧位于骶骨终板和顶点之间，其角度等于骶骨斜坡角（SS）。正如 Stagnara 所说，骶骨终板的方向决定了腰椎前凸的形状。因此在我们所提出的几何模型中，SS 的变化直接影响下弧的角度，进而影响其形状。鉴于上弧的恒定性，上下弧之和可归纳为 SS+15°。这个方程也证实了 SS 与腰

A

B

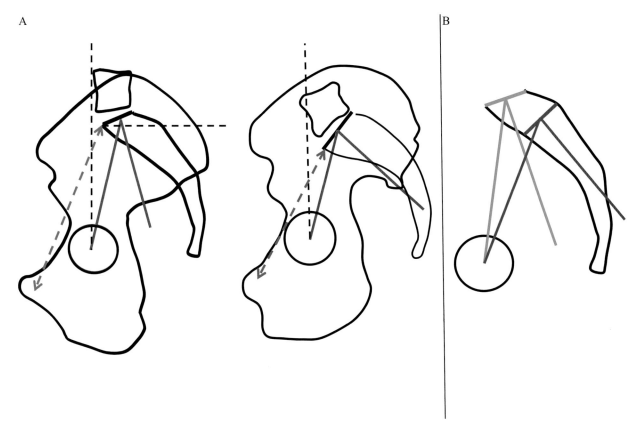

▲ 图 6-3　**A.** 当 **PI** 较小时，骶骨终板位置更高（骶骨拉长），接近髂嵴所在的水平面。从前后距离来观察，骨盆显得较窄，骨盆入口较垂直。**B.** 当 **PI** 较大时，骶骨终板相当在髂嵴水平的下方和后方。从前后距离来观察，骨盆显得较宽（水平），骨盆入口呈前向倾斜

椎前凸的整体角度之间有很强的相关性（$R=0.85$）（图 6-5）。

　　根据这个结构，可根据 SS 的角度值，分为三型（$SS < 35°$，$35° < SS < 45°$，$SS > 45°$），并由此确定了 3 种主要的腰椎前凸形态 [7, 8]。

　　1. SS < 35°

　　● 1 型：腰椎下弧度较低，很短或不存在，仅有腰椎上弧度。由于腰椎的前凸区域很短，胸椎的后凸下降到腰椎区域，形成胸腰椎后凸；随着后凸增加，下腰椎会呈现过度伸展（图 6-6）。

　　● 2 型：腰椎下弧较低的另一种表现是腰椎下弧的曲率半径偏小。圆弧的形状近似于线段。前凸虽较前一类型略长但非常平坦。胸椎和腰椎的整体形态是平滑的，弯曲很小。前凸的平均角度值 $< 50°$（图 6-7）。

　　2. 35° < SS < 45°

　　● 3 型：这是一种中间均衡类型。前凸延长，其顶点在 L_4 水平，腰椎前凸角平均值在 $50° \sim 60°$（图 6-8）。

　　3. SS > 45°

　　● 4 型：这是一个均衡的大曲度类型。脊柱前凸角度随骶骨斜坡角增加而增大。随着下弧度的延长，其中纳入的腰椎椎骨数量增加。脊柱的前凸最大化，并纳入了更多的椎骨，范围超过 $L_1 T_{12}$ 交界。此外，椎间盘的过伸强化了脊柱的局部伸展性。平均前凸超过 60°（图 6-9）。

　　（一）注意

　　● 在前凸明显的 3 型和 4 型中，前凸最重要的部分位于腰椎最下的节段 L_4/L_5 和 L_5/S_1。在手术治疗中尤其应当注意予以该部位的角度维持或恢复。

　　● 2 型腰椎前凸的扁平形状为后部椎骨形成提供了更大的空间，包括大体积的小关节突和棘

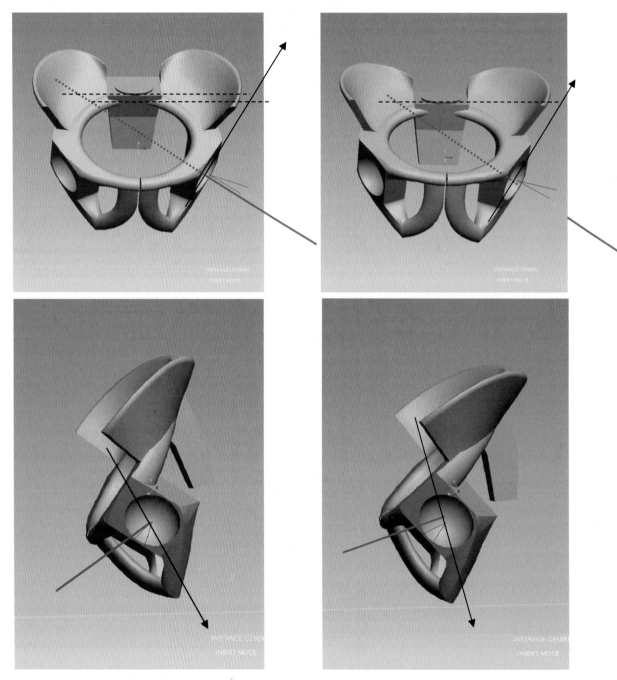

▲ 图 6-4　髋臼轴向位置随骨盆倾角的变化，增大骨盆后倾会增大髋臼前倾角，反之亦然

突。这限制了后部的伸展性和椎间盘的柔韧性。

● 或者，4 型的后部结构半径较短，导致了其较大的曲率，同时也限制了后部结构的发育空间。因此，关节和棘突的体积也较小。这种解剖特点提高了伸展性和脊柱的柔韧性。但与此同时，较小的关节块也容易面临椎间不稳定的风险。

（二）骨盆发病与腰椎前凸的关系

所有文献都证实了 PI 和 SS 之间有很强的相关性（$R=0.80$），而 PI 和 LL 之间的相关性较小（$R=0.65$）。PI-SS 之间强大的相关性，一定程度也允许了 PI 和腰椎形态之间的近似关系的建立。我们可以认为，在 1 型和 2 型腰椎前凸病例中常

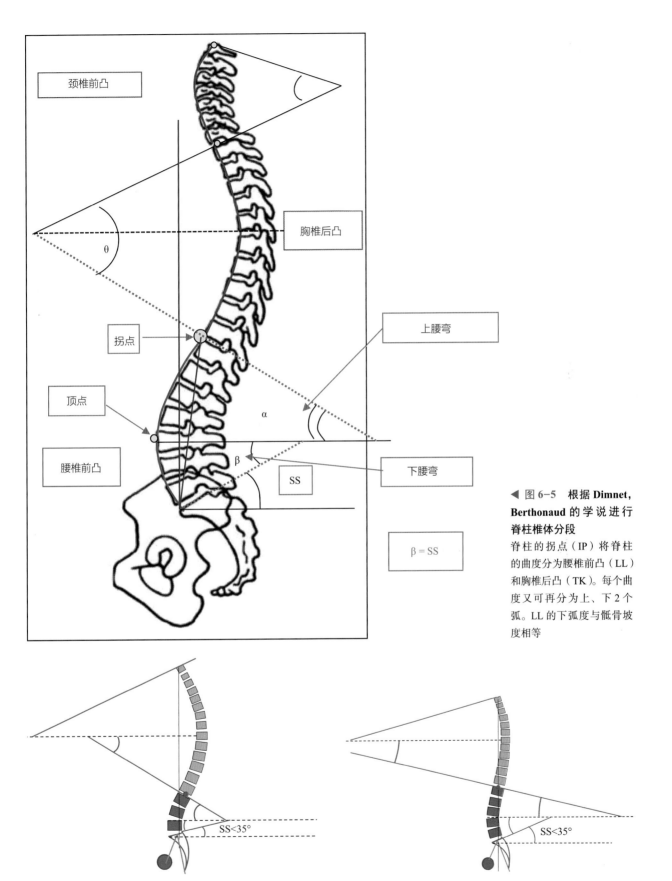

颈椎前凸

胸椎后凸

拐点

上腰弯

顶点

腰椎前凸

下腰弯

SS

β = SS

◀ 图 6-5 根据 Dimnet，Berthonaud 的学说进行脊柱椎体分段

脊柱的拐点（IP）将脊柱的曲度分为腰椎前凸（LL）和胸椎后凸（TK）。每个曲度又可再分为上、下 2 个弧。LL 的下弧度与骶骨坡度相等

▲ 图 6-6 1 型：SS 角 < 35°，下腰椎弧度较小，腰椎前凸很短，形成了胸腰椎后凸

▲ 图 6-7 2 型：SS 低，< 35°，腰椎前凸角度小（平坦型 LL）

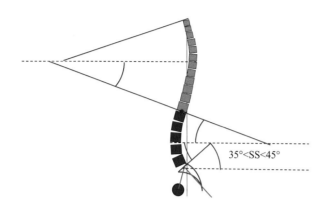

▲ 图 6-8　3 型：35° < SS < 45°，均衡型 LL

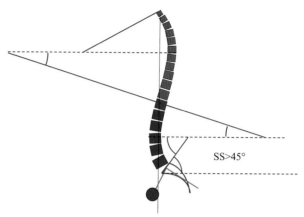

▲ 图 6-9　4 型：SS > 45°，腰椎前凸角度大，因头端延长和下弧度增大而延长

常具有较低的 PI，在 3 型和 4 型腰椎前凸病例中往往 PI 角较高。图 6-10 显示了骨盆形状和腰椎前凸之间的关系。

四、胸腰椎的整体平衡与 C₇ 的位置（图 6-11）

评估站立姿势下人体的整体平衡需要结合颅颈的位置。时至今日，在评估颈椎时，标准的 30cm×90cm 常规 X 线片很少能拍摄到颅骨。使用 X 线的 EOS 扫描可以获取整个人体影像。但目前还没有一个公认的能鉴别站立时躯体平衡的颅骨解剖标志。

目前学界一致认为 C_7 椎体的中部可能是评估整体平衡最可靠的解剖标志。在标准的 X 线片上，由于 T_1 则大部分被肩部阴影隐藏，C_7 通常是位于肩部阴影上方第一个可识别的椎骨。此外，胸椎上端的位置反映了整个胸腰椎和骨盆的行为。

最经典的 C_7 位置测量[9]是做一条穿过 C_7 中部的垂直线（铅垂线），并在水平投影上测量骨盆的一处解剖标记（骶骨或股骨头）与该线的距离。最广泛接受的是 Farcy 所提出的矢状位垂直轴（SVA）：C_7 垂线到骶骨终板后缘的水平距离。这种放射学的距离测量需要对放射学照片进行强制性校准，以确保测量的有效性。最后，X 线源的距离对于测量结果的影响也是值得商榷的（图 6-12）。为了得到一个相对的而不是绝对的测量

系统，Barrey[10] 提出了"C_7 平移比"，即从 C_7 作铅垂线，铅垂线至双股骨头中点的距离（两股骨头中心连线的中点）与骶骨终板后缘至双股骨头中点的距离之比。当 C_7 铅垂线落于骶骨终板后缘后方，Barrey 比大于 1，落于骶骨和股骨头之间，则 Barrey 比为 0～1，落于股骨头前面则为负值（图 6-11）。

另一种 C_7 位置测量模式是角度测量（图 6-12）。与距离测量不同，角度测量将直接叠加在影像图片上，而不需要校准。

采用以下 3 个角度描述。

● C_7 倾斜角（或脊柱倾斜角，属于一个位置角）：由 C_7 椎体中部到骶骨终板中部连线，与水平面所成的角度。

● 脊柱骶骨角（SSA）：由 C_7 中点到骶骨终板中心连线，与骶骨终板的平面所成的角度。SSA 是 C_7 倾斜角和 SS 所形成的角之和，体现胸椎和腰椎的整体后凸。当 SSA 减小时，C_7 倾斜角和 SS 降低。

● 脊柱骨盆角（SPA）：C_7 中部到骶骨终板连线，与骶骨终板的中点到股骨头连线所成的角。SPA 是 SSA 和 PI 余角的总和。最新的一些研究认为 SPA 对躯体平衡具有预测价值。

躯体平衡的参考值

现在普遍认为 C_7 铅垂线必须落在骶骨终板

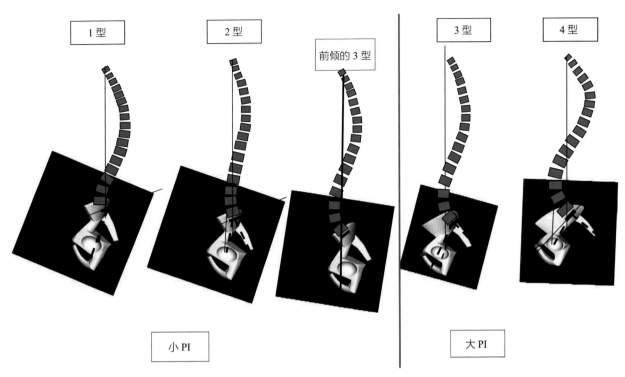

▲ 图 6-10 **LL 与 PI 的关系**

1 型和 2 型的 PI 较小；3 型和 4 型的 PI 较大。然而，增大小 PI 骨盆的前倾角可以产生 3 型或 4 型

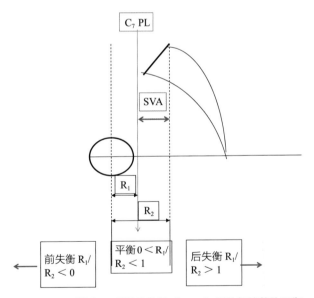

▲ 图 6-11 通过 C_7 垂线的位置（C_7PL）评估躯体整体平衡

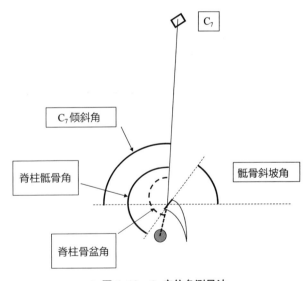

▲ 图 6-12 C_7 定位角测量法

上。具体来说，它就在骶骨终板后缘的后方。在无症状的成年人群中 C_7 的位置较为稳定。C_7 倾斜角的平均值为 95°±3°。SSA 与 SS 的相关系数为 R=0.9。它几乎是线性的，证明了 C_7 与骶骨相对位置关系的稳定性。Lafage 提出 C_7 铅垂线的水平距离不应超过 5cm，否则即为不平衡（失代

偿）[11]。而根据"Barrey 比"，C_7 位置在骶骨终板后缘和股骨头之间为平衡，而超出这一区间后则为不平衡。

五、旋转骨盆平衡的补偿机制

我们已经看到骨盆围绕股骨头旋转会导致骶

骨终板的方向发生变化：当骨盆向前倾斜（PT减小）时，骶骨终板的倾斜度增大（SS增大），反之亦然。考虑到骨盆作为脊柱和下肢之间的联系纽带，这种不平衡可能是由远骨盆结构或脊柱引起的。与脊柱或下肢，尤其是臀部的刚度相耦合的骨盆位置变化，可以决定骨盆的方向改变[10, 12]。

我们将讨论与脊柱相关的潜在骨盆原因。

六、脊柱骨盆的平衡

举一个典型的例子。在髋关节屈曲僵硬的病例，当下肢伸直时，将导致骨盆被迫前倾，SS增加和腰椎前凸增加。如果超过了前凸的代偿极限，整个系统就会变得向前失衡。脊椎的强迫性伸展是痛苦的，这解释了为何髋关节的病变会伴随腰痛。髋关节置换术后挛缩松解是一种可行的解决方法，可以恢复骨盆的位置及自由度。

七、脊柱不平衡

在脊柱病理学中，平衡常可被腰椎前屈或全脊柱前屈所破坏。面对这种情况，脊柱–骨盆系统会进行适当的代偿，从而恢复平衡以保持站立姿势。但当超过了一定的限度，站立姿势将渐渐难以为继。

（一）主要代偿机制

在脊柱局限性后凸的情况下（脊柱骶骨角减小，SSA减小），可能涉及两种机制。

● 当脊柱后凸的相邻椎体的活动性尚保留时，受影响的脊柱节段就会伸展。总的来说，脊柱会试图通过邻近区域的伸展来恢复在脊柱后凸中失去的SSA。这种过程通常伴随痛苦，且或许就是许多背痛的病因（图6-13A）。

● 当脊柱僵硬时，SSA降低，骨盆将会后倾（PT角增加）。SS将会首先下降以抵消SSA的下降，以稳定C_7倾斜角（SSA=SS+C_7倾斜角）（图6-13B）。

由于这两种机制都可能被涉及，这种强迫的伸展会导致脊柱僵硬。

（二）骨盆形态对骨盆倾斜度的影响

骨盆入射角是骨盆形状的重要参数。它通过以下公式定义骨盆的位置参数：PI=PT+SS。就绝对值而言，当骨盆后倾以抵消SS（PI=PT+0°），PT的最大值即PI。代偿状态下，骨盆后倾的可能性取决于PI的大小。骨盆PI越大，倾斜的可能性越大。如前所述，骨盆后倾的机制还受到髋部伸展的限制。如果股骨保持垂直，增大PT会增加髋部的伸展；当达到后者的极限时，则必须

A   B

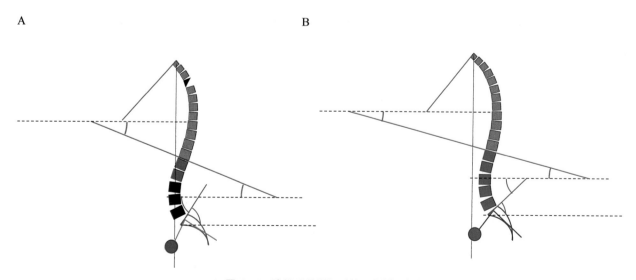

▲ 图6-13　胸椎后凸增加时的平衡矫正机制
A. 腰椎过度伸展代偿；B. 骨盆后倾代偿

弯曲膝关节以保持平衡。这种由脊柱引起的膝关节屈曲常常被忽视，并可能使膝关节置换术的效果大打折扣。

- 通过增加远端的过伸来代偿。

- 通过骨盆的后倾来代偿。

虽然大 PI 可以更好地代偿脊柱的屈曲，但更大的后倾角代偿机制并不划算。它很难维持，而且常常伴随疼痛。此外，它还造成行走困难。在随后的进展中，会增加向前的不平衡，并由此推进骨盆的前倾和躯干失衡。这就是为什么骨盆明显后倾的患者行走时使用前支撑，如手推车（超市综合征）。

（三）旋转骨盆平衡算法（表 6-1）

结合 PI 的概念，可以对脊柱失平衡从最轻微到最严重进行综合分级。将 PI 分为大（＞55°）或小（＜55°）两级，再根据 PT 将骨盆的位置划分为前倾、正常、后倾三种，结合 C_7 的三种位置（正常、轻度失衡、失衡），最后根据腰椎前凸的类型（短＜3 节段、长＞3 节段）进行分型。

八、脊柱和椎间盘约束分析：脊柱骨盆平衡的影响因素

接触力：作用在每个椎间盘 – 椎体上的力称为接触力（CF）。CF 是重力的产物，通常施加在脊柱前方，与之相对的是脊柱后部的肌肉力量。我们可以将这种力与起重机模型进行比较，在起重机模型中，两种力相互抵消对方的重量。如果前向不平衡，重力使脊柱向前移动，与此对抗的肌肉力量必须相应增加。这个系统平衡可以很快

被打破。先是因为肌肉力量不足，然后是椎间盘椎体复合体所施加的压力在逐渐增加（图 6-14）。

椎体终板的方向，应力分布（图 6-15 和图 6-16）：垂直方向的 CF 可分为平行于终板（滑动力）和垂直于终板（压缩力）的两个向量。对于 40° 倾斜终板（SS 的平均值），两个 FC 的组成实际上是相等的，形成良好的平衡。如果方向更接近水平压力，则压缩力增加，否则将以滑动力为主。此外，在高度前凸的脊柱上，接触力主要作用到椎体后方组件，尤其是小关节。相比之下，如果在弯曲度较小的脊柱上，或尤其在脊柱弯曲时，CF 力会作用在脊柱前部（椎体和椎间盘）。结合椎体、椎间盘的方位和 CF 的作用面可以看出，在脊柱曲度较小或侧曲时，椎间盘和椎体的受力最大——早期椎间盘突出，退行性椎间盘疾病，或椎体骨折当属这种情况。相反，在较大弯曲度的腰椎前凸中，CF 主要作用于小关节上，形成很大的滑动力。常见于脊椎滑脱（前或后）伴小关节病的情况。

回顾对腰椎前凸形态的分类，我们可以假设 CF 所产生的影响主要取决于每个椎体形状的方向（图 6-17）。

1 型：小 PI，小 SS，短腰椎前凸伴胸腰段后凸。在后凸的胸腰段 CF 作用于前部的椎间盘，而在下腰椎区域 CF 则作用于后部的小关节。

2 型：小 PI，小 SS，轻度弯曲扁平前凸。这样的椎间盘受到较大的压应力。这种情况下的背部无法支撑重物的承载和搬运。

3 型：中等至大 PI，常规弯曲度的前凸。没有负面的应力效应。

表 6-1　脊柱骨盆平衡算法

骨盆参数		C_7 铅垂线	腰椎前凸（L_3 顶点）
PI	PT		
• PI ＜ 55° • PI ＞ 55°	• 骨盆前倾 • 正常 • 后倾	• S_1 之后 • S_1 和 BCFA 之间 • BCFA 前方	• 短 LL=TL 后凸 • 长 LL

BCFA. 双侧股骨中轴

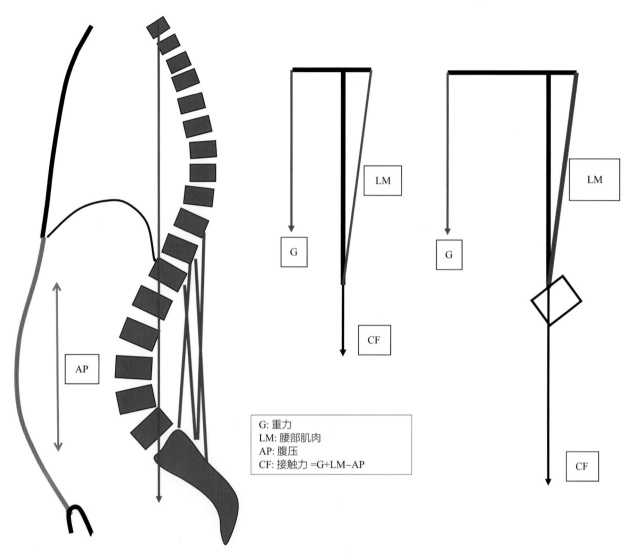

G: 重力
LM: 腰部肌肉
AP: 腹压
CF: 接触力 =G+LM−AP

▲ 图 6-14　模拟接触力的作用

4 型：大 PI，大 SS，高弧度前凸。具有较大滑动力的应力主要集中在椎体后方结构上。这容易导致脊椎滑脱和小关节骨性关节炎。随着年龄的增长，伴随着腰椎退变，可能出现腰椎间盘高度丢失。这种前凸的丧失将通过骨盆后倾代偿。当 PI 较大时，骨盆后倾更为明显。

九、结论

脊柱和骨盆在矢状面上的协调遵循物理定律，以保证两足站立的姿势通过经济且稳定的方式建立。骨盆是连接一切的基础，可以协调脊柱与下肢的相互依赖关系。

以骨盆入射角为特征的骨盆形状可能是遗传自我们的系统发育进化，极端的形态尚无法匹配良好的平衡。骨盆形状对脊柱形状和位置的影响，可以帮助我们更好地理解出现的力学现象及其对脊柱和一般骨科病理状态的影响。

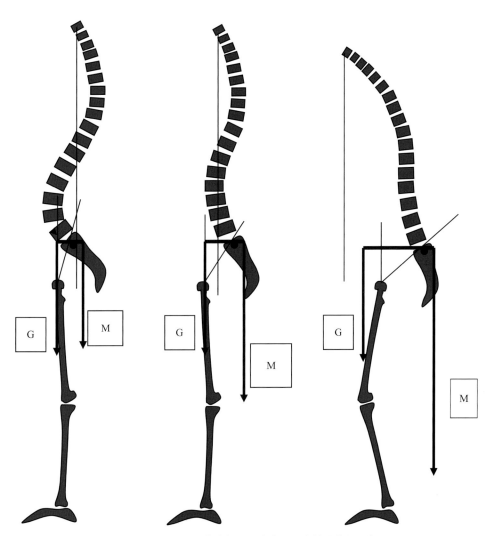

▲ 图 6-15 评估接触力的组成维持了脊柱骨盆的平衡

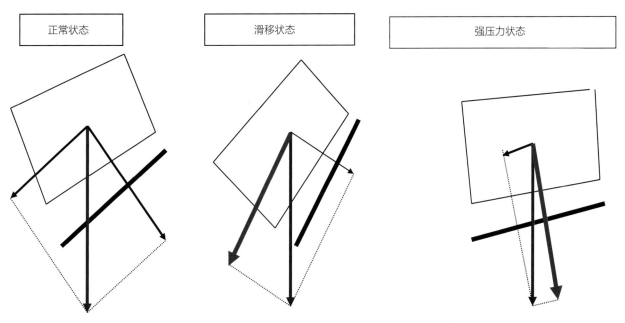

▲ 图 6-16 接触力的分布和椎体终板方向决定的力学效应

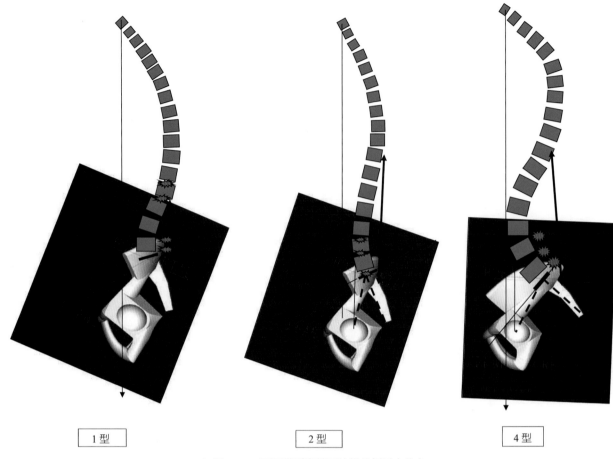

1 型　　　　2 型　　　　4 型

▲ 图 6-17　不同类型脊柱下的椎体间受力分布

参考文献

[1] During J, Goudfrooij H, Keessen W, Beeker TW, Crowe A. Towards standards for posture. Postural characteristics of the lower back system in normal and pathologic conditions. Spine (Phila Pa 1976). 1985;10:837.

[2] Legaye J, Duval-Beaupère G, Hecquet J, Marty C. Pelvic incidence: a fundamental pelvic parameter for three-dimensional regulation of spinal sagittal curves. Eur Spine J. 1998;7:99103.

[3] Mac-Thiong JM, Roussouly P, Berthonnaud E, Guigui P, et al. Spine (Phila Pa 1976). 2010;35(22):E119398.

[4] Lafage V, Schwab F, Skalli W, Hawkinson N, Gagey PM, Ondra S, Farcy JP. Standing balance and sagittal plane spinal deformity: analysis of spinopelvic and gravity line parameters. Spine (Phila Pa 1976). 2008;33:15728.

[5] Stagnara P, De Mauroy JC, Dran G, Gonon G, Costanzo G, Dimnet J, Pasquet A, et al. Spine (Phila Pa 1976). 1982;7(4):33542.

[6] Berthonnaud E, Dimnet J, Roussouly P, Labelle H. Analysis of the sagittal balance of the spine and pelvis using shape and orientation parameters. J Spinal Disord Tech. 2005;18(1):407.

[7] Roussouly P, Berthonnaud E, Dimnet J, et al. Rev Chir Orthop Reparatrice Appar Mot. 2003;89(7):6329. (in French).

[8] Roussouly P, Pinheiro-Franco JL. Sagittal parameters of the spine: biomechanical approach. Eur Spine J. 2011;20(Suppl 5):57885.

[9] Roussouly P, Gollogly S, Noseda O, Berthonnaud E, Dimnet J, et al. Spine (Phila Pa 1976). 2006;31(11):E32025.

[10] Barrey C, Roussouly P, Perrin G, et al. Sagittal balance disorders in severe degenerative spine. Can we identify the compensatory mechanisms? Eur Spine J. 2011;20(Suppl 5):62633.

[11] Blondel B, Schwab F, Ungar B, Smith J, Bridwell K, Glassman S, Shaffrey C, Farcy JP, Lafage V. Impact of magnitude and percentage of global sagittal plane correction on healthrelated quality of life at 2-years follow-up. Neurosurgery. 2012;71(2):3418; discussion 348. https://doi.org/10.1227/NEU.0b013e31825d20c0.

[12] Roussouly P, Pinheiro-Franco JL. Biomechanical analysis of the spinopelvic organization and adaptation in pathology. Eur Spine J. 2011;20(Suppl 5):60918.

髋关节伸展储备及其与脊柱的关系

The Reserve of Hip Extension and Its Relationship with the Spine

第7章

Istvàn Hovorka　Derek Thomas Cawley　**著**

徐正宽　**译**　吴琼华　陈其昕　**校**

随着直立姿势的获得，人类发育过程中出现了髋关节伸展受限的问题。这个过程可包括3个步骤（图7-1）。

髋关节伸展储备可以定义为髋关节相对于垂直中立位时的最大伸展幅度。如果在髋关节活动时有限制的话，在每一步行进中，股骨会通过韧带和肌肉张力迫使骨盆做屈曲运动，因此髋关节伸展的储备是必要的。通过反复的腰椎高度的前凸活动，我们可以保持行走动作的流畅性。但过于频繁地使用，将会导致脊柱的迅速退变和与此相关的腰痛，正如一些作者[1-4]所报道的（图7-2）。

在评估患者的临床表现和形态学状况，以及评估矢状位平衡异常时，必须考虑这个动态因素。

矢状位平衡包括两个部分，即脊柱向前失平衡和股骨屈曲。在计算矫正度数时也必须考虑到这两部分（图7-3）。此外，在矫正度数的计算时还需减去"实际伸展储备"。利用公式，可将脊柱矫正至平衡的直立位置。如图所示，"理论伸展储备"这一部分也应该加到公式[5]中。

骨盆平稳运动所需的理论伸展储备是多少？我们还没有一个精确的数字，但根据光电测量研究[6-8]，我们可以预测慢行需要10°的伸展储备，快速行走需要15°的伸展储备，跑步则至少需要20°。

利用上述公式可以计算出矢状位失平衡情况下所需的矫正角度，但我们仍不知道是否必须在脊柱或骨盆，甚至是在股骨等进行矫形，而且通过髋关节拉伸训练可得到的恢复也没有被考虑在内。因此，在实际需要矫形时，就必须评估是否可以在术前或术后通过拉伸训练获得部分矫正，而这个获得的角度应从公式中减去。

如何测量伸展储备？传统的检查方法有2种，即临床检查和光电检测。临床检查并不能精确区分髋关节和下腰椎的伸展运动。光电检测在体型偏瘦的受试者中更为准确，但并不适合常规应用。

我们由此提出了一种利用特定影像图像进行测量的原创性方法[9]。在研究1中，我们比较了37例使用2种方法测量患者的伸展储备。第一种方法是在股骨的正上方实现骨盆的主动后倾运动，第二种方法则是采用弓箭步姿势，实现股骨相对于骨盆的主动伸展。

严格的侧位片需拍摄股骨及腰骶交界处的影像，且双侧股骨头的影像需完全重叠，通过垂直中立位置和上述两个测试位置即可计算骨盆股骨角[10]。

这项研究表明，主动骨盆后倾法的评估效果不及弓箭步姿势法。骨盆的主动后倾对许多患者来说较困难，因此有部分患者测量失败，甚至得到许多反常结果（图7-4）。

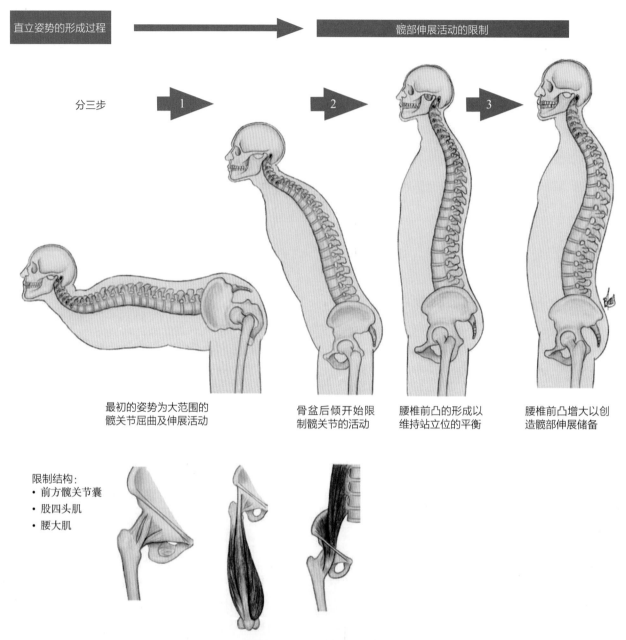

直立姿势的形成过程 ➡ 髋部伸展活动的限制

分三步 ➡ 1 ➡ 2 ➡ 3

最初的姿势为大范围的
髋关节屈曲及伸展活动

骨盆后倾开始限
制髋关节的活动

腰椎前凸的形成以
维持站立位的平衡

腰椎前凸增大以创
造髋部伸展储备

限制结构：
· 前方髋关节囊
· 股四头肌
· 腰大肌

▲ 图 7-1　1. 主动的骨盆后倾有助于脊柱伸直，但受髋部伸展的限制，包括髋关节囊、股四头肌和腰大肌前部的张力。2. 随后形成的腰椎前凸帮助保持站立姿势下的平衡，然而这还不够。3. 腰椎前凸增加，创造髋关节伸展储备

　　我们的结论是，弓箭步姿势的 X 线片可以应用于临床。这是很容易理解的，因为这是公认的拉伸姿势，可以改善髋关节的被动拉伸以提高跑步者的成绩。

　　临床上对伸展储备仍没有很好的检测方法。尽管这种动态的放射学评估可能在其可靠性、可重复性和评估过程中的疼痛感方面受到批评和质疑。但这种评估方法依然是切实可行的。因此，我们决定对每个矢状位平衡改变的腰椎手术患者进行这项评估，包括全脊柱片、脊柱动态位片、左右股骨弓箭步位及中立位的 X 线片（图 7-5）。

　　我们首次对 150 例患者进行了分析。如表 7-1 显示了矢状位平衡的测量结果。

　　结果显示，右髋关节的伸展储备为 11.6°，左髋为 12.9°。矢状位平衡缺陷所需矫正量为 3.4°。

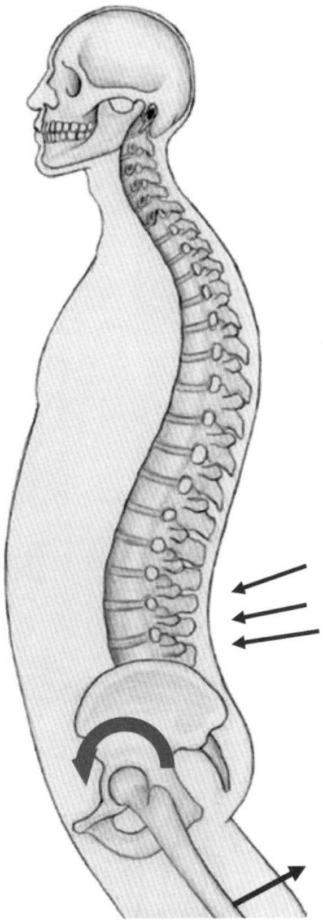

▲ **图 7–2　髋关节反复的极限伸展动作迫使骨盆前倾，导致腰椎过度前凸，以及随之而来的腰椎退变和腰痛**

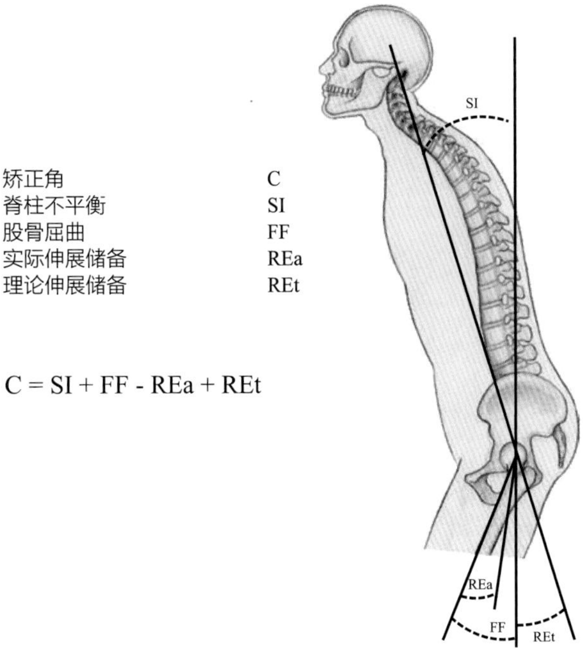
矫正角　C
脊柱不平衡　SI
股骨屈曲　FF
实际伸展储备　REa
理论伸展储备　REt
C = SI + FF - REa + REt
SI
REa
FF
REt

▲ **图 7–3　计算纠正矢状位不平衡所需的矫正角度**

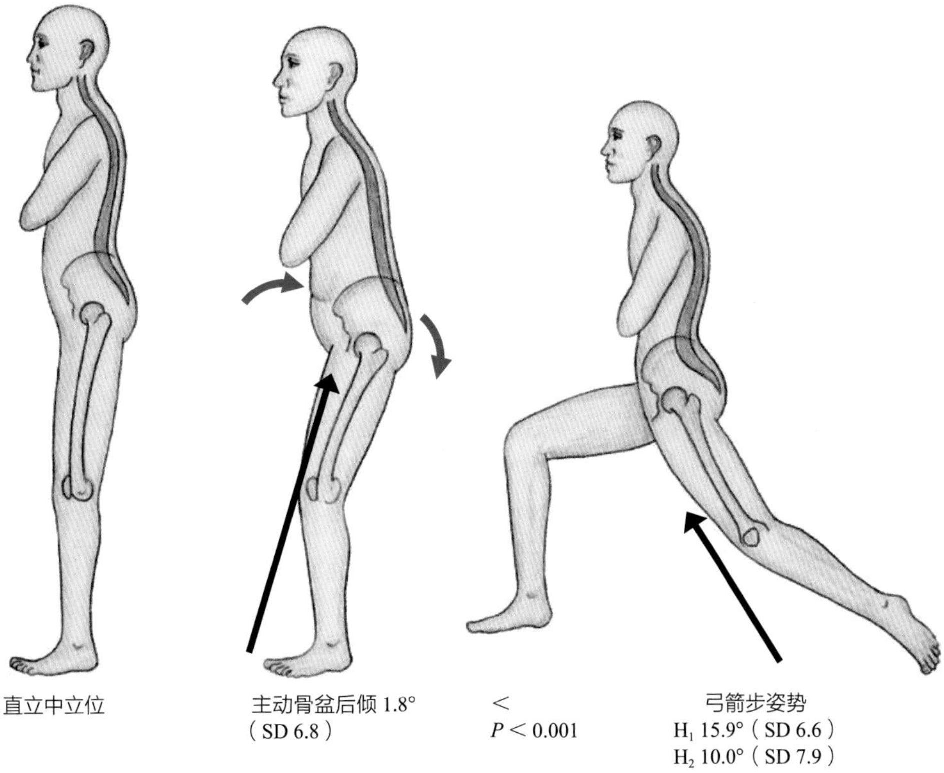
直立中立位
主动骨盆后倾 1.8°
（SD 6.8）
<
P < 0.001
弓箭步姿势
H1 15.9°（SD 6.6）
H2 10.0°（SD 7.9）

◀ **图 7–4　中立骨盆、骨盆后倾和弓箭步姿势下骨盆的侧位图，弓箭步可靠地展示了髋关节的伸展储备**

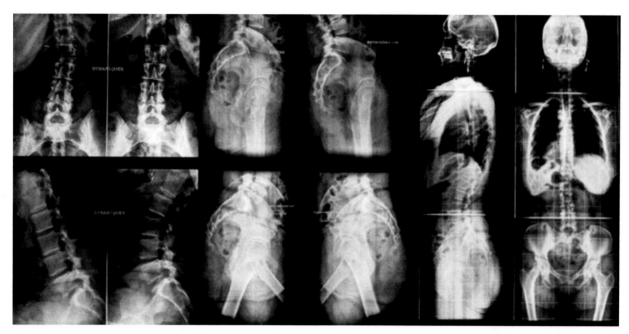

▲ 图 7-5　图中从左上角顺时针方向依次展示了冠状面轻度异常的后前视图、骨盆的中立和后倾视图、正面和矢状面上的全自旋射线照片、左右弓箭步、过伸和过屈的侧位片

表 7-1　150 例患者的矢状面平衡测量数据

性别	女 108 例，男 42 例
年龄	51.4 岁（18～80）
其中 42 例有既往手术史	
腰椎前凸角度	42.7°（SD 16.3）
矢状面倾斜角	11.3°（SD 5.4）
骶骨斜坡角	38.6°（SD 12.2）
骨盆倾斜角	15.7°（SD 9.2）
骨盆入射角	51.6°（SD 13.7）
伸展储备（右）	11.6°（SD 8.1）
伸展储备（左）	12.9°（SD 8.7）
矫正角度	3.4°（SD 10.8）

表 7-2　矫正角度与年龄、腰椎前凸、C_7 铅垂线的关系

年龄	$P=0.008$
腰椎前凸	$P=0.0192$
C_7 铅垂线	$P < 0.0001$

同时，我们发现矫正角度与年龄、腰椎前凸角和不平衡（相应于"铅垂线"的倾斜角）之间存在相关性。此外，我们没有发现伸展储备与任何脊柱或骨盆参数之间存在相关性。

矫正角度与不同参数之间的相关性如表 7-2 所示。

在本研究中我们发现，伸展储备作为一个单一因素与矢状位平衡的参数并没有密切关系。我们对患者的研究揭示了一些特殊的病理学特征，包括有几例患者因髋关节发育不良而出现下肢不等长、发育不良侧的伸展储备受限，这些情况会在一定程度上导致腰痛。早期进行下肢长度矫正和拉伸锻炼有可能避免病情向脊柱进展。对一些患者来说，膝关节僵硬同样也会导致背痛。

一、应用

（一）拉伸

在文献中，有报道认为拉伸运动可改善下腰痛[11, 12]。然而，对于脊柱（力线）角度的改善非常有限，正如 Kerrigan 等在一系列报道中所述[13]，经过了 10 周以上的自我康复后，平均只有 1.6° 的改善。

因此，骨盆下节段松弛性康复治疗是有用的，尤其伸展储备有限的患者可考虑这一方案。但当伸展缺陷超出一定限度后，就无法仅仅依靠康复训练来恢复了。

（二）手术

1. 强制性干预措施

为了限制伸展储备的进一步丧失，必须避免导致腰椎前凸减少的融合手术。在为腰椎融合术患者摆放体位时，应避免股骨屈曲，否则会导致腰椎前凸的丢失，这样不仅会降低患者的伸展储备，更会破坏矢状位平衡，而且还会限制腰椎代偿的可能性。这可能是发生邻近节段综合征的原因之一。相较于前路手术，后路手术的邻椎病发病率更高。由此，在长节段固定手术，特别是腰 - 骨盆固定的病例中，我们需要强调的是，应以融合后的脊柱为参照，髋关节需要至少能有 10° 的伸展。这是确保术后脊柱平衡和无腰骶部限制行走的先决条件（图 7-6）。

2. 伸展储备研究

伸展储备的研究能够帮助筛选有髋关节伸展受限的患者，因为这在脊柱全长片上无法判断。在这种情况下，通过融合术矫正矢状位平衡至中立位可能会导致手术失败。因为它固定了有限的伸展储备，更消除了腰椎的代偿能力。因此，似乎有必要进行更好的腰椎前凸矫正。

二、结论与展望

伸展储备是脊柱矢状位平衡的一个重要因素，应纳入诊断方法、手术矫正计划及下腰痛患者的物理治疗计划中。

外科医生在制订髋关节、骨盆和膝关节等手术计划时，也应考虑这一点。

在处理下腰痛时，应追踪伸展储备受限的患者，建议他们自行或在指导下实施康复，来增加伸展储备以减轻疼痛，或避免日后可能出现的背痛。

矫正角度的计算公式有助于矢状位失衡手术策略的制订。

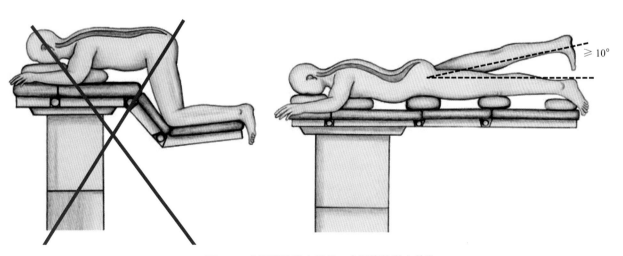

▲ 图 7-6　左图姿势增大后凸，右图姿势增大前凸

参考文献

[1] Badelon AB, Dumas M, Fabre M. Facteurs constitutionnelles ou acquis favorisant le surmenage du segment mobile vertébral lombaire. Lombalgie et médecine de rééducation. Paris: Masson; 1983. p. 69–78.

[2] Ingber RS. Iliopsoas myofascial dysfunction: a treatable cause of "failed" low back syndrome. Arch Phys Med Rehabil. 1989;70:382–6.

[3] Kottke FJ, Pauley DL, Ptak RA. The rationale for prolonged stretching for correction of shortening of connective tissue. Arch Phys Med Rehabil. 1966;47:345–52.

[4] Offierski CM, Macnab I. Hip-spine syndrome. Spine. 1983;8:316–21.

[5] Hovorka I. Extension reserve of the hip in relation with spine. In: Spine concepts. Sauramps: Montpellier; 2007. p. 2007.

[6] Dujardin F, Aucouturier T, Bocquet G, et al. Kinematics of the healthy and arthritic hip joint during walking. A study of 136 subjects. Rev Chir Orthop Reparatrice Appar Mot. 1998;84:689–99.

[7] Kerrigan DC, Lee LW, Collins JJ, et al. Reduced hip extension during walking: healthy elderly and fallers versus young adults. Arch Phys Med Rehabil. 2001;82:26–30.

[8] Lee LW, Kerrigan DC, Della Croce U. Dynamic implications of hip flexion contractures. Am J Phys Med Rehabil. 1997; 76:502–8.

[9] Hovorka I. Mesure de la réserve d'extension de la hanche en relation avec le rachis. Rev Chir Orthop. 2008;94(8):771–6.

[10] Mangione P, Senegas J. Sagittal balance of the spine. Rev Chir Orthop Reparatrice Appar Mot. 1997;83:22–32.

[11] Godges JJ, Macrae PG, Engelke KA. Effects of exercise on hip range of motion, trunk muscle performance, and gait economy. Phys Ther. 1993;73:468–77.

[12] Winters MV, Blake CG, Trost JS, et al. Passive versus active stretching of hip flexor muscles in subjects with limited hip extension: a randomized clinical trial. Phys Ther. 2004;84:800–7.

[13] Kerrigan D, Xenopoulos-Oddsson A, Sullivan MJ, et al. Effect of a hip flexor-stretching program on gait in the elderly. Arch Phys Med Rehabil. 2003;84:1–6.

EOS 系统：脊柱平衡及其运动的整体评估

The EOS System: Overall Assessment of Balance of the Vertebral Column and Its Movements

J.Dubousset 著

徐正宽 译　吴琼华　陈其昕 校

第 8 章

EOS 系统是汇集了天时与人和的产物。

1972 年，人们在麻痹性骨盆倾斜的研究中发现了以下现象[1]。

● X 线片仅能显示三维实体的平面投影。

● 整个骨盆可被视为下肢和躯干之间的"骨盆椎骨"。

● 在坐姿和站姿的平衡链中，整个头部如同一个"沉重的头椎"，与多边形的支撑模式相反，起到了倒立钟摆的作用。

所有这些发现在 1975 年催生了"经济锥"的三维概念（图 8-1）及肌肉活动在直立或坐姿中对保持躯干直立的价值。

在这一领域，必须有计算机工程师和生物力学工程师参与联合工作，巴黎法国国立艺术学院（ENSAM）的生物力学实验室（LBM）则为这种联合提供了范例。这使得从 2 个射线平面的投影中，我们有可能获得脊柱侧弯畸形的表面模型，并对此进行三维测量。而在那之前，人们只有二维平面进行投影。

1992 年获得诺贝尔奖的 Georges Charpak 天赋异禀，他的发明（多丝正比室，multi wires proportionate chamber）使得每一张射线照片的辐射都大大减少了。

圣文森特德保罗医院的 Gabriel Kalifa 放射科将所有这些元素最终聚集在了一起，激发了 Georges Charpak 团队决定制造 EOS 装置的原型机，并于 2000 年在这家医院进行了试验。在莱奥·蒙特雷尔的 Jacques Deguise 帮助下实现了 3D 重建的自动化[2]。

该设备可同时进行前后位和侧位透视，且不会引起整个骨骼、坐姿或蹲姿图像的变形或放大；可精确拍摄出不同骨骼部位（尤其是下肢和躯干）的二维信息。基于这些原始射线数据，人们此后又开发了许多三维重建软件。不仅能在脊柱、胸部、骨盆、下肢、上肢及全身骨骼的水平上精确定位，还可以获得三维的静态形态，尤其是水平面上骨骼部件的堆叠。与 CT 切片获得的重建相比，该设备在保持了图像精确度的前提下极大降低了辐射量。

尽管第一台 EOS 设备已经问世 10 多年了，目前骨科医生，尤其是脊柱外科医生，基本仍在使用二维成像，且非常集中于矢状位，而不考虑水平面的旋转因素。这表明人们对 Lenke 脊柱侧弯的各种分类或 Roussouly 对矢状位形态的分类都很熟悉，这固然重要，但他们都忽略了第三个维度（即水平维度）。现实中，水平维度粗看很容易被忽略，但它对于功能是必不可少的，尤其是运动功能。

一、躯体的二维力线所展现的图像信息（图 8-2）

利用 EOS 从发射极出来的 X 线具有不变形

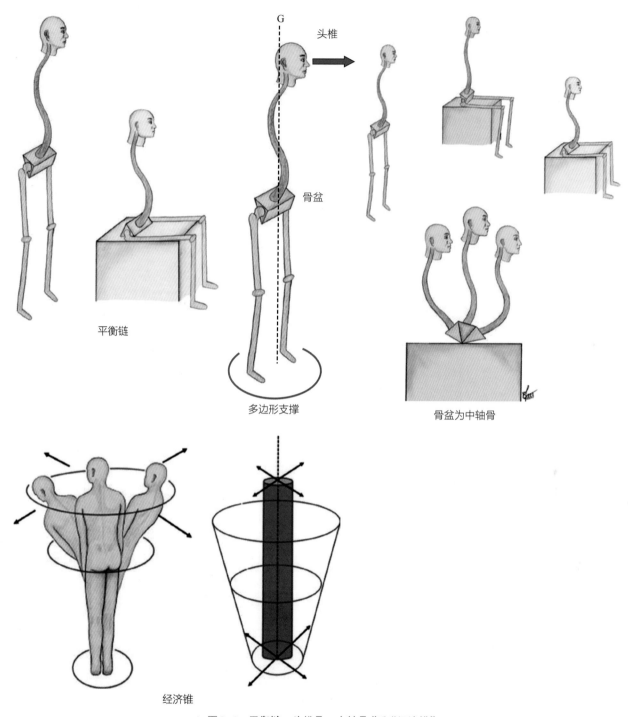

平衡链

G

头椎

骨盆

多边形支撑

骨盆为中轴骨

经济锥

▲ 图 8-1 平衡链、头椎骨、中轴骨盆和"经济锥"

的优点，因为它们是平行且垂直于目标的。摄像时需要上肢的位置完美，双手的手指放在面颊的对应颧骨上（以免影响姿势），并且在扫描过程中患者不能动。对幼儿来说这或许是一个难点。成人也需要 10s 左右的时间。当然，单纯的脊柱扫描时间可能会短一些，但我们也会因此失去很多与四肢相关的姿势性信息。

利用这些一次拍摄获取的二维图像，可以在正面和矢状面绘制多边支撑体中心与垂直轴之间的力线，并进行精确的测量。通过测量这些多边支撑体的中心参考点，能更加精确地显示各种骨结构与参考轴的关系，其可靠性远优于常用的铅

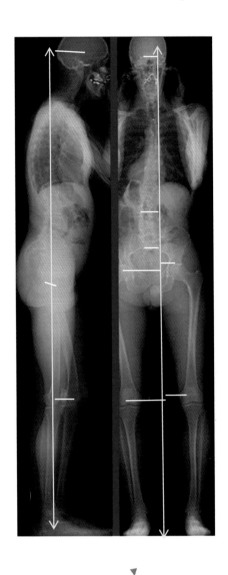

▲ 图 8-2　同时在站立姿势的冠状面和矢状面图像上进行测量的二维图像

垂线。

这项技术目前已被广泛应用于骨科（下肢或躯干，尤其是脊柱）术前和术后静态测量。

二、通过计算机软件获得的三维体积曲面重建所提供的信息

因为利用明确的参考点或参考线进行测量，这些软件提供了比之前更可靠的静态信息（图 8-3）（如下肢的机械轴、双下肢不等长和 Cobb 角）。

最重要的是，这使我们能够了解骨骼的空间

位置，特别是在水平面上，能够测量每个椎体的旋转、脊柱侧弯曲度内的椎间关系，以及自上而下或自下而上观察脊柱的独特视野（展现脊柱侧弯畸形的真实旋转现象）（图 8-4）。

迄今，这种水平面观测的方法还没有得到广泛研究，但它与一个多世纪以来使用的平面射线照相技术已形成鲜明对比。三维 CT 重建技术的发展主要是出于局部形态学观察的目的，而不是姿势性和功能学的目的。

通过 EOS 技术很容易（图 8-5）比较术后和术前的三维状态，并根据上述重建结果，清楚地显示出空间紊乱的信息，而这些通常在简单的 X 线图像上是细微到难以观察发现的。

有了专用软件，使得 EOS 技术对患者进行三维模拟脊柱侧弯手术成为可能（图 8-6）。

同样，我们可以模拟儿童或成人重度畸形椎骨截骨节段，估计截骨的价值，并最大限度地减少甚至消除术后的力线异常。

通过 EOS 技术还可以测量髋臼的前倾或后倾，并直接应用于人工髋关节置换的术前模拟和术中导航。

通过 EOS 技术能够测量下肢或上肢的扭转和力线异常现象，从而便于设计截骨术或假体置换，完成三维矫正。但我们必须考虑这种术前预置数据在术中导航中的局限性。应根据真实的三维参数对术中解剖结果进行再次评估。

通过 EOS 技术可测量脊柱侧弯手术前后或支具固定前后的胸部形态。通过 EOS 技术还可以测量更多的胸部的数据，如胸腔容积（图 8-7）、脊柱突出指数（量化脊柱所占据的胸腔比例）及其在脊柱侧弯手术后的情况[3]。

此外，当我们逐个椎体或逐个椎间盘地分析畸形脊柱受重力影响后的形态时，利用 EOS 技术可以完美地显示出存在不稳定或潜在旋转脱位风险的区域。而传统的 Cobb 角只是测量腰椎和胸椎的塌陷角度，而与三维的现实情况相差甚远[4]。

外科医生及与他们合作的计算机工程师已在各自领域开发出了他们自己的衡量尺度和软件，

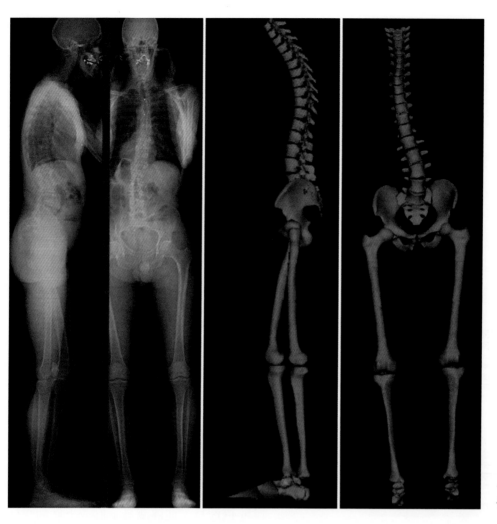

◀ 图 8-3 站立时的正侧位及三维重建图像

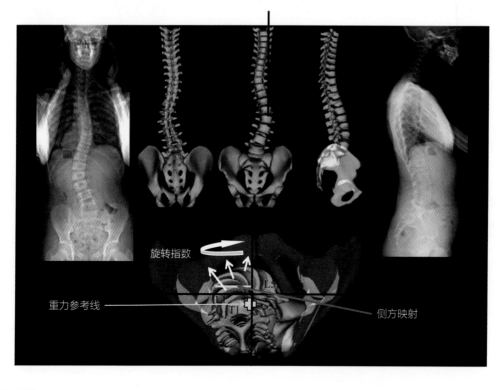

旋转指数

重力参考线

侧方映射

◀ 图 8-4 脊柱侧弯患者的三维重建，从上方轴向视图显示椎体选择，拓展了更加广阔的研究领域

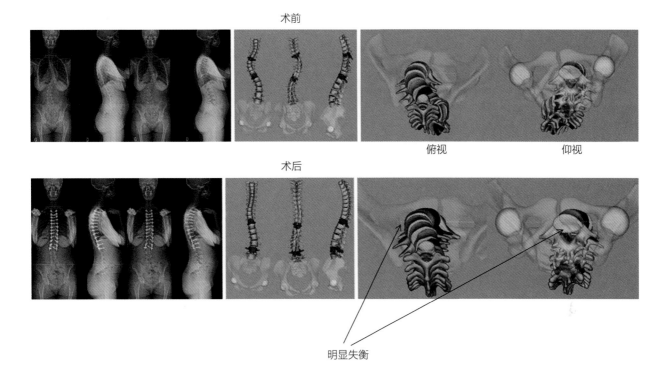

▲ 图 8-5　脊柱侧弯矫形手术的术前与术后比较，体现了利用三维轴向重建展现空间结构和排列的重要性

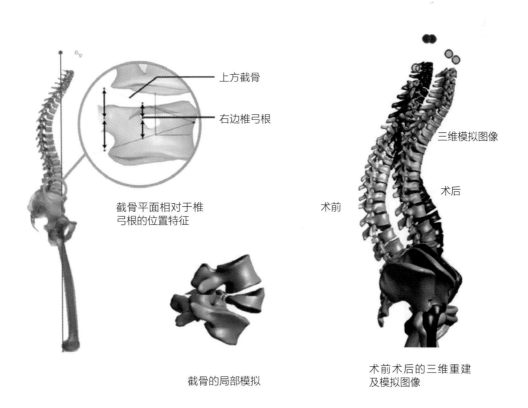

▲ 图 8-6　利用三维重建进行"经椎弓根截骨术"的术前模拟，可将模拟的术后效果与术前进行比较

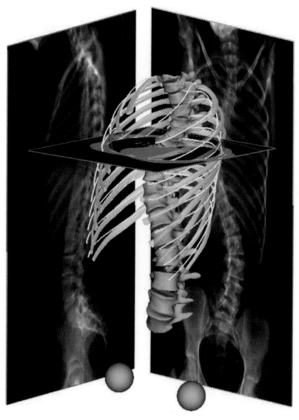

▲ 图 8-7 躯干骨架的三维重建，尤其是胸廓

进行脊柱或任何其他骨骼部分的相关研究。

如 Tamas Illès[5] 提出了"椎体向量"的概念（图 8-8），对所有病因的儿童脊柱侧弯患者和椎间盘退行性成人脊柱侧弯患者，精确量化了畸形椎平面的水平向量变化。

我们认为在儿童或青少年（"上升"）和退行性（"下降"）脊柱侧弯的进展过程中，对该向量进行系统性测量，可预测侧弯的发生；如果畸形已经发生，则能改进相应的矫正策略。

最后，采用 EOS 技术是了解和测量适当姿势力线的基本步骤，切不可与脊柱平衡的评估混淆。

平衡并不是放射线照片上所看到的静态图像。平衡是动态的，应定义为运动的稳定性。实验室测量需要多个复杂系统监测姿势或节段性身体活动，在单足或双足支撑的平台上检测足底压力等。只有通过引起整个身体运动的动态检测项目才能真正了解平衡，如坐下或起立、前进或后退、上楼梯或下楼梯。

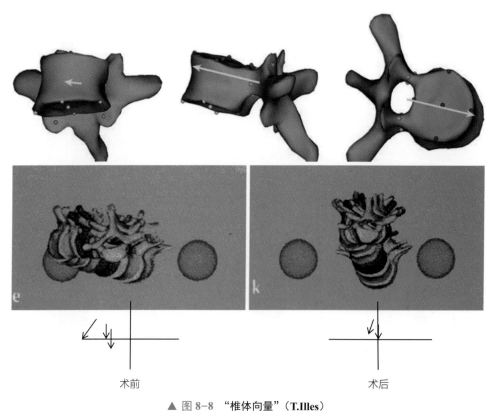

术前　　　　　　　　　术后

▲ 图 8-8 "椎体向量"（T.Illes）
它是对每个椎体的三维方位进行精确的空间测量，图中为术前和术后的对照

人体的平衡实际上还取决于诸多神经的因素，无论是感觉（视觉、前庭、本体感觉）和运动，还是脑脊髓源性的自主反射，都可能还涉及认知和暗示过程。因此，可以理解的是，为了测量这种平衡（当平衡受到破坏时，为维持平衡会越来越消耗能量），需要进行多种试验，而且不只是在实验室进行的步行分析。可以要求患者在诊室内完成动态评估，通常是在一定时间内让患者做某种活动，包括双重任务试验，如通电话时或从 100 到 90 倒数的同时步行。就个人而言，4 次定时检查似乎足够了。

● 患者从椅子上起身，向前、向后行走 4m，然后坐回原位。

● 走上、走下三级台阶。

● 蹲至地板上，再站起来（这可能是最具辨别力的测试），但是这个测试有摔倒的风险，因此不宜用于超高龄患者。

● 双重任务试验。

所有这些都使我们有可能了解"经济锥"在术前和术后随访每个评估节点的关联性，以便更确切地判断功能恢复效果。

比如，对于脊柱疾病患者，从某个年龄开始，在规律时间间隔内进行经时评估，可以了解病情恶化的速度；并在兼顾患者心血管、营养和肾功能等情况下，与其讨论进行的手术干预的适当时机。

对于脊柱后凸或退行性脊柱后凸伴躯干塌陷畸形的患者，改善其矢状位力线很有必要，而更为基本的是改善平衡，但仅仅这些可能还远远不够。

脊柱垂直平衡包含了多种机制，切不可忽视；否则即使脊柱重新排列良好，功能重建的结果可能还是会非常令人失望。因此我们的研究方向是将通过 EOS 技术获取的静态三维信息与从运动中获得的数据相结合（图 8-9）。

综上，脊柱的力线与平衡是两个互补的要素，它们并不对立。

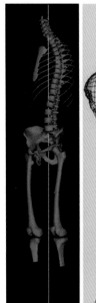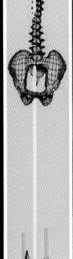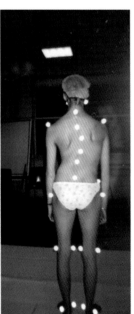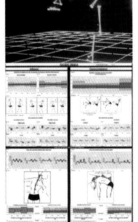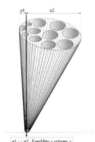

三维动态测量

三维 EOS　　受力平台　　外部体表标记　　　　　　　　　　　　　　　　　　　　动态三维平衡

▲ 图 8-9　这就是未来的方向，即尝试将 EOS 系统提供的静态信息与三维动态运动记录相结合，以评估个体的动态平衡及其变化

参考文献

[1] Dubousset J. Three dimensional analysis of the scoliotic deformity. Chapter 22. In: Weinstein SL, editor. "Pediatric spine" principles and practice. New York: Raven Press; 1994. p. 479–96.

[2] Dubousset J, Charpak G, Dorion I, Skalli W, Lavaste F, Deguise J, Kalifa G, Ferey S. A new low dose osteoarticular imaging: the EOS system. Bull Acad Natl Med. 2005;189:287–300.

[3] Schwab F, Patel A, Ungar B, Farcy J, Lafage V. Adult spinal deformity-postoperative standing imbalance: how much can you tolerate? An overview of key parameters in assessing alignment and planning corrective surgery. Spine (Phila Pa 1976). 2010;35(25):2224–31.

[4] Dubousset J. The aging of the musculoskeletal system with special attention to the aging of the spine. Bull Acad Natl Med. 2009;193:1211–21.

[5] Illés T. Comparison of classical 2D measurement of scoliosis and 3D measurement using vertebral vectors; advantages for prognosis and treatment evaluation. Bull Acad Natl Med. 2011;195(3):629–42.

第三篇　描述解剖学
Descriptive Anatomy

第9章

颅　椎
The Cranial Vertebra

Jean Marc Vital　L. Boissière　**著**

陈临炜 **译**　李方财　陈其昕 **校**

　　颅骨位于颈椎上方，某种程度上可以被称为颅椎，其主要功能是保持两足动物的平视。正如在系统发育篇中所述，进化确保了这一重要的视觉 – 空间原则。如果想了解颈椎椎体的矢状位平衡，就必须了解颅椎的影像学标志，根据这些标志确定其在侧位片上的位置。本章中我们还会了解到，头颅位于颈部、躯干、骨盆，尤其是髋臼和股骨头的上方，因此确定其重心非常重要。人类学家已从多个角度描述了颅骨形状在动物物种和人类进化过程中的演变，很好地确定了枕骨孔（或枕骨大孔）和眶腔的方向。

一、系统发生

> 我们可以把鼻根 – 颅后点连线作为水平线。

　　人类学家已经从多个角度描述了颅骨形状在动物和人类进化过程中的演变，并更好地对枕骨大孔和眼眶进行定位。Broca 枕角（图 9-1）是由鼻根（鼻子的根部）和颅后点（枕骨大孔的后缘）的连线及颅底点（枕骨大孔的前缘）和颅后点的连线形成。与四足动物相比，人类的 Broca 枕角较小（食肉动物 45°，人类 10°）。Broca 枕角的变小及其相对应的枕窝的水平化，我们称为"枕骨大孔水平化"。当我们比较灵长类整体骨骼、颈椎、胸腰椎后凸和人类骨骼的腰椎前凸、颈椎前凸后，不难发现人类枕骨窝的水平化是非常明显的。

　　人类学家描述的第二个角度是在眼眶轴线与颅底点和颅后点连线之间形成的眶枕角。在食肉动物中这个角度为 63°～90°，在猴子中减至

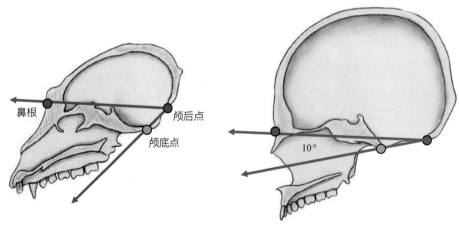

▲ 图 9-1　**Broca 枕角；枕骨大孔水平化**

30°～69°，人类只有 20°（图 9-2）。来自波尔多的解剖学家 Beauvieux，论证了鼻根 - 颅后点连线与内耳外侧半规管是平行的，因此，我们可以认为鼻根 - 颅后点连线是水平面的参考线。轨道轴线（视线）是朝着 30° 的方向向下和向前，与许多生物工程学者提出的头部参考位置相对应（图 9-3 和图 9-4）。

最后，法国科学研究中心的 François Clarac 证实了在灵长类动物的进化过程中，枕骨大孔已经变得越来越重要，它会增加枕部伸肌的杠杆作用，是保持头部和眼睛水平的一个基本要素（图 9-5）。

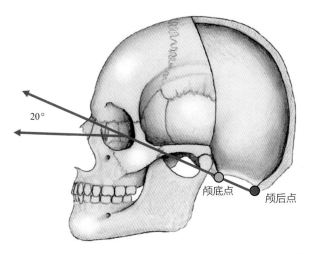

▲ 图 9-2　人类的眶枕角为 10°；猴子 30°～69°；食肉动物是 63°～90°

二、头颅的重心

头颅的重心直接投射在外耳道上方。

这个重心于 1986 年发表在 *Surgical Radiology Anatomy* 上 [1]。在 6 具尸体头骨上采用悬吊法进行研究，其中女性 3 名、男性 3 名，头颅重量为 3.7～5.2kg，颅骨指数从 72（长头人）到 85（短头畸形）。用颅骨 Gardner 牵引器进行悬吊，辨认出头部的重心，发现它们都投射在耳屏上方 $1cm^2$ 处。放射学上，头部重心投射在鼻根 - 枕外隆凸线的中间，位于蝶鞍的稍后方，外耳道的正上方（表 9-1，图 9-6 至图 9-8）。值得注意的是，在图 9-9 所示的参考位置上，前后对抗性肌群的均衡会维持颈椎上方头颅的位置。如前所述，在头颅的重心上，头部重量的杠杆力臂应严格等同于枕颈伸肌的杠杆力臂（图 9-9）。但另一方面，当平视时，伸肌的杠杆作用将大于重力的杠杆作用（图 9-10）。

三、在侧位片上识别头部的确切位置

由于颅骨位于颈椎的上方，颈椎又具有一定柔韧性、运动性，因此一直难以确定其参考位置。一些学者更喜欢根据 C_7 椎体，尤其 C_7 铅垂线或 C_7 椎体下缘中点的垂直线，研究脊柱的矢状位平衡。然而，Sokolov[2] 和 Peng[3] 在研究站

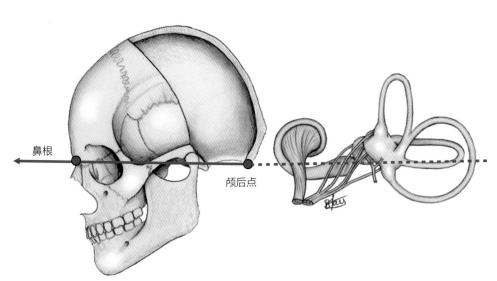

◀ 图 9-3　外侧（或水平）半规管与鼻根 - 颅后点平面平行（Beauvieux）

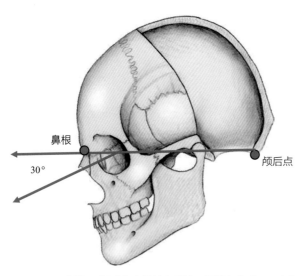

▲ 图 9-4 鼻根 - 颅后点连线是水平的，视线与之成 30° 夹角

立位时头部自然位置后，提出为保证测量的可重复性，应在测量过程中，在受试者面前放置一面镜子，以固定其眼睛。这种反射镜原理现已用在 X 线照射对象前面 EOS 系统的面板上（图 9-11）。最近，Sugrue[4] 建议通过将鼻根 - 枕骨隆突线对齐水平线，来确定 X 线受试者头部的位置（图 9-12）。但为确保受试者头部这一位置的正确性，这项技术需要快速重复的拍照。因此，我们无疑更喜欢使用镜子。但需要注意的是，头部在射线照片上的参考位置必须对应于平视，这与向下 30° 视角的人体工程学参考位置正好相反。

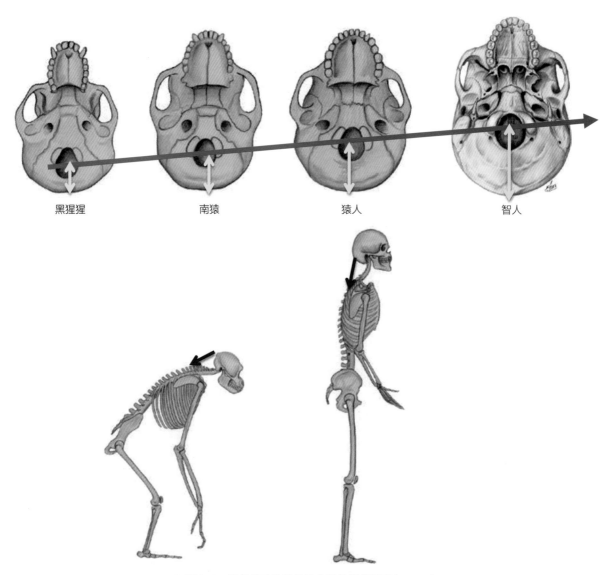

▲ 图 9-5 灵长类动物的枕骨大孔位置的演变（Clarac）

表 9-1　头部重心所研究的头骨的特征

样本号	性　别	头颅重量（kg）	颅骨指数	类　型
1	女	3.67	85	短头
2	女	3.73	76	长头
3	女	4.03	72	长头
4	男	4.33	80	短头
5	男	5.21	83	短头
6	男	4.82	73	长头

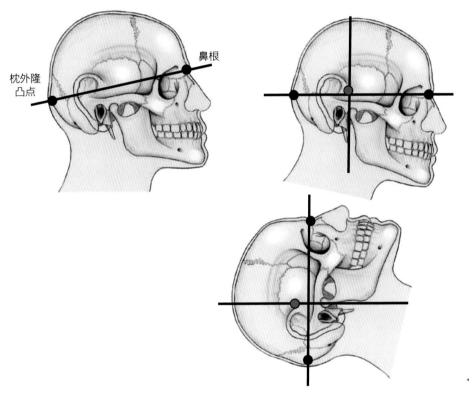

◀ 图 9-6　悬挂方法说明

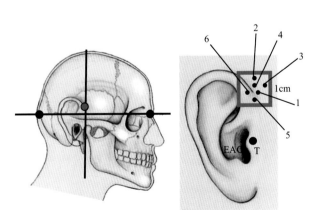

▲ 图 9-7　6 个样本的重心演示
EAC. 外耳道；T. 耳屏

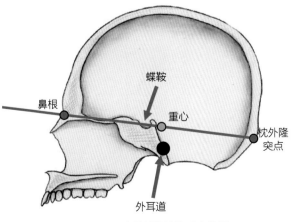

▲ 图 9-8　头骨侧位片的重心投影

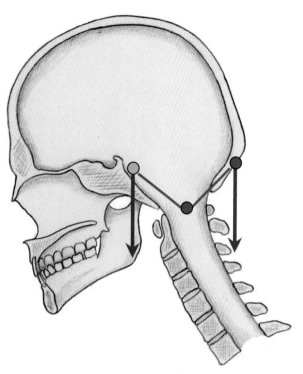

▲ 图 9-9　具有等效载荷的参考位置内支撑杠杆系统

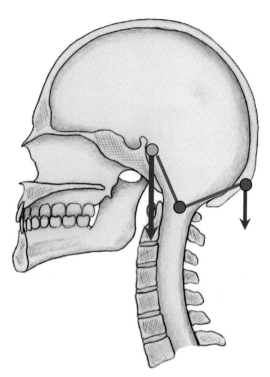

▲ 图 9-10　带水平凝视的内支撑杠杆系统

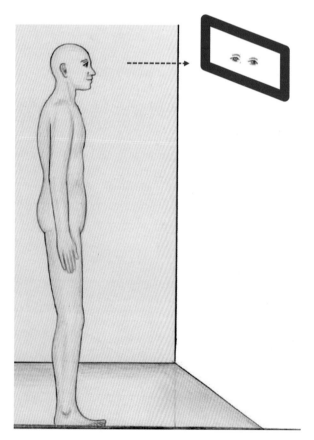

▲ 图 9-11　通过一面镜子控制头部的位置

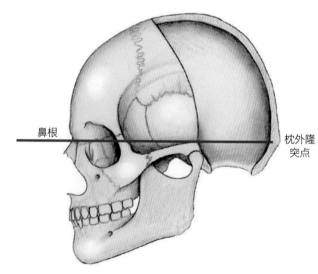

鼻根

枕外隆突点

▲ 图 9-12　水平参考：鼻根 – 枕外隆突点连线（Sugrue[4]）

四、放射学参考（图 9-13）

McGregor 线是颅骨最经典的参考线，它是从硬腭到颅后点（枕骨大孔后缘）的连线。

蝶鞍很容易被发现，它位于较难辨认的外耳道（EAC）稍前方。值得注意的是，EAC 始终位于齿状突顶端的垂直上方。在一项对 53 名脊柱侧弯患者的研究中，患者平均年龄 61 岁（27—81 岁），测量了他们的 EAC- 蝶鞍距离、EAC- 齿状突顶点距离、蝶鞍 – 齿状突顶点距离。在这项研究中，蝶鞍在所有病例中均清晰、可辨认，但仅 41% 的病例可见 EAC，能够完全辨认的仅 25%，平均可见率为 24%。鞍区与 EAC 之间的平均距离为 21.8mm（10～34mm），鞍与齿状突之间的距离为 19mm（4.6～34mm），齿状突与 EAC 之间的平均距离为 2.7mm（1.3～8.7mm）。由于头颅重心投射在 EAC 附近，因此，把 EAC 作为主要标志更可取，如果 EAC 难以识别，可以利用齿状突顶点，如前所述，它位于 EAC 的垂直下方。

五、颅椎下颈椎的矢状位平衡

> 颈椎起调节杆的作用，向上确保头颅平视，向下调节胸部后凸。

颈椎的位置在顶部即颅骨平视和底部即 C_7 椎体（或 T_1）的方向之间进行调整。所谓的 C_7（或 T_1）倾斜角由水平面和 C_7（或 T_1）的上终板构成，由胸椎后凸角的大小决定，后者取决于患者的分型是静态（脊柱弯曲度小，则骨盆入射角小）或动态（脊柱弯曲度大，则骨盆入射角大）。Vidal 和 Marnay[5] 在 1984 年指出，小的 C7 倾斜角与颈椎前凸不足、甚至是后凸有关，反之，大的 C7 倾斜角则与过大的颈椎前凸相关（图 9-14）。事实上，颈椎前凸在上颈椎（C_1、C_2）和下颈椎（C_3～C_7）之间分布并不均匀，前者平均值为 26°～29°，后

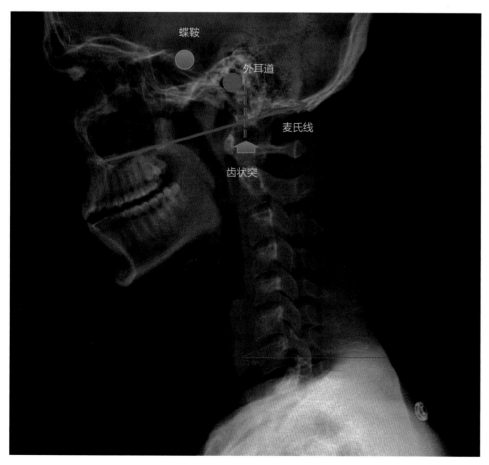

蝶鞍

外耳道

麦氏线

齿状突

◀ 图 9-13　主要颅骨标志

者为 5°~6°。上颈椎在下颈椎上方起倒置钟摆样的作用，以确保平视（图 9-15 和图 9-16）。因此，颈椎作为一个整体可以被看作是一个向上的调节杆，使视线保持水平和向下，以适应颈胸段曲度变化（图 9-17），从而确保颅骨重心和躯干重心之间能维持正确的排列，也就是 EAC 和包含股骨头的骨盆之间在垂直面上能准确对齐，正如 1936 年 Braune 和 Fischer 所述（图 9-18）。

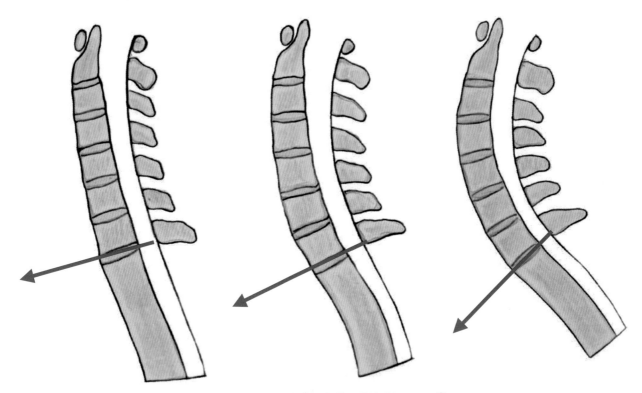

▲ 图 9-14　C$_7$ 倾斜角与颈椎前凸的关系（Marnay [5]）

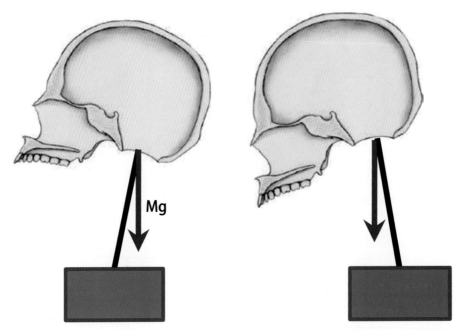

▲ 图 9-15　上颈椎在下颈椎上方起倒立钟摆的作用

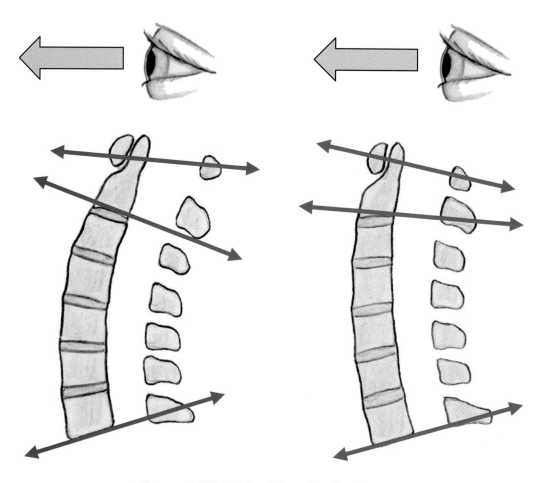

▲ 图 9-16　上颈椎补偿其下方的下颈椎以维持人的水平注视

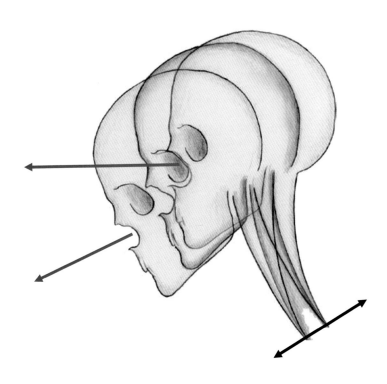

◀ 图 9-17　颈椎的功能是向上调节以确保水平注视，向下调节以匹配胸椎后凸

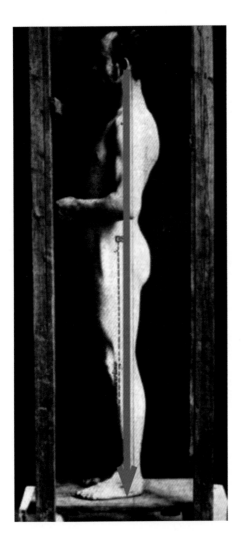

◀ 图 9-18　颅骨重心（EAC）和骨盆中心股骨头之间相对恒定的力线（Braune 和 Fischer）

参考文献

[1] Vital JM, Sénégas J. Anatomical bases of the study of the constraints to which the cervical spine is subject in the sagittal plane. A study of the Centre of gravity of the head. Surg Radiol Anat. 1986;8:169–73.

[2] Solow B, Tallgren A. Natural head position in standing subjects. Acta Odontol Scand. 1971;29:591–607.

[3] Peng L, Cooke MS. Fifteen-year reproducibility of natural head posture: a longitudinal study. Am J Orthod Dentofac Orthop. 1999;116:825.

[4] Sugrue PA, McClendon J Jr, Smith TR, Halpin RJ, Nasr FF, Oshaughnessy BA, Koski TR. Redefining global spinal balance: normative values of cranial Centre of mass of a prospective cohort of asymptomatic individuals. Spine. 2013;38:4849.

[5] Vidal J, Marnay T. Sagittal deviations of the spine, and trial of classification as a function of the pelvic balance. Rev Chir Orthop. 1984;70(suppl 2):124–6.

椎弓根的外科解剖
Surgical Anatomy of the Vertebral Pedicle

I.Obeid　Jean Marc Vital　著
陈临炜 译　李方财　陈其昕 校

第10章

椎弓根是连接后弓和椎体的解剖结构。椎弓根为一圆柱形结构，中间断面呈椭圆形，末端呈喇叭形。外周为皮质骨，内部为松质骨，其中松质骨个体间差异大，有时甚至不存在。椎弓根是椎体稳定性的一个基本要素。椎弓根受累，尤其在肿瘤病理学上，正如最新的椎体肿瘤分类所示，是椎体不稳定的重要标志，会增加骨折风险。

椎弓根是脊柱内固定的一个基本元素，因为它为骨愈合提供了一个强大的固定，使脊柱畸形得到满意的矫正，并使外伤性、退行性、感染性、医源性或肿瘤性不稳定得到刚性稳定。直接的椎弓根固定可以通过椎弓根螺钉完成，这是由 Roy-Camille 在 20 世纪 70 年代早期提出的技术 [1, 2]；或者使用一个位于椎弓根后缘的"椎弓根"钩，但只能在胸椎水平使用。椎弓根在椎体固定（前路、侧方接骨板）或后弓固定（钩、丝或椎板间束带）中也能起到间接稳定的作用，同时能确保应力在椎体前后柱之间的传递。因此，椎体或后弓的固定只有在椎弓根结构完整的情况下才能牢固。

近年来，许多研究集中在椎弓根的形态学和生物力学方面。了解椎弓根的大小和方向对于应用脊柱内固定和降低医疗风险非常重要。解剖变异取决于脊柱节段及是否存在畸形，尤其是在脊柱侧弯的病例中。

本章我们将研究胸腰椎椎弓根在正常和畸形脊柱中的解剖学问题。

一、正常脊柱椎弓根的解剖学研究、尺寸及方向

（一）概述

管状椎弓根在椎板、横突、上、下关节突的汇合处，将脊椎的前部结构连接至后部结构上。其上方是上位椎间盘后方的椎间孔，下方是下位椎体后方的椎间孔，出口根紧贴着椎弓根的下缘。椎弓根内侧形成侧隐窝的外侧壁，从而与神经结构接触。在近端胸腰椎，内侧壁与硬膜囊接触，在腰中部和腰骶交界处，内侧壁与侧隐窝处的神经根接触。在腰椎平面椎弓根外侧壁与腰大肌接触，在胸椎平面与肋骨头接触（图 10-1）。

椎弓根内固定过程中螺钉突破椎弓根外侧或近端皮质会导致机械强度降低，而突破椎弓根内侧或远端皮质更可能导致脊髓神经根或脊髓损伤，具体取决于内固定节段。

椎弓根的宽度由最窄处的横径决定，高度则由最窄处的矢状径决定。横向夹角是指椎弓根轴线与椎体前后轴线之间的横切面倾斜角，这个角度通常内聚。矢状角是指椎弓根轴线与椎体上终板之间的矢状面倾斜角（图 10-2 和图 10-3）。横向椎弓根间距是同一椎体的两侧椎弓根中心之间

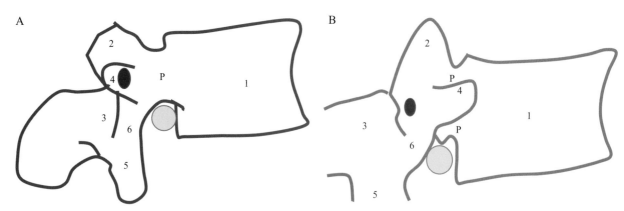

▲ 图 10-1 **A.** 腰椎右侧观，显示椎弓根位于前方椎体和后方椎弓之间。椎弓根的进针点位于上关节突关节（**2**）、椎板（**3**）和横突（**4**）的交界处，它与下关节突关节（**5**）被峡部（**6**）分开。我们注意到椎间孔位置的椎弓根与出口神经根的关系（黄色圆圈）。**B.** 腰椎斜位示意图，显示椎弓根在椎体前后弓之间的位置

的距离，垂直椎弓根间距是相邻两个椎弓根之间的距离。

胸椎椎弓根的外侧皮质和近端皮质分别超出椎体和终板的界限，而在腰椎水平，椎体和终板则超出了椎弓根这些部位的皮质。

（二）不同位置的比较解剖学

在选择椎弓根螺钉的直径时，必须知道椎弓根的高度，尤其是椎弓根宽度。为了明确椎弓根的尺寸，一些学者进行了尸体和放射学 CT 解剖学研究[3-5]。

椎弓根宽度是决定性因素。在胸椎水平，T_4 和 T_5 水平该尺寸达到最小值，平均椎弓根宽度为 4.5mm，有时小于 3mm。从 T_4 和 T_5 到 T_1 和 T_{11} 处，该尺寸可逐步增大，最终至 8mm。

在腰椎层面，L_2 椎弓根的宽度最小，平均为 6mm，但有时甚至会远远低于该宽度。腰椎椎弓根宽度逐渐增加，在 L_5 处达到 15mm。椎弓根高度则从 T_1 逐渐增加，到 T_{12} 达到最大值，然后逐渐降低，直到 L_2，然后保持相似直至 L_5。T_1 处的平均高度为 8mm；T_{12} 处的高度为 17mm；腰椎区域的高度约为 15mm。因此椎弓根高度不是椎弓根螺钉内固定的限制因素。

（三）椎弓根方向[6]（图 10-2 和图 10-3）

了解椎弓根的方向对优化椎弓根螺钉的质量

至关重要。

在矢状面，椎弓根矢状角在胸椎平面上最大。接着，随胸椎向后和由近向远，在 15°～20° 之间变化，然后在 T_{12} 和 L_1 之间迅速减小，在 L_1 达到 5°，在 L_5 其方向几乎与终板平行。解剖轨迹上，胸椎椎弓根螺钉比腰椎螺钉更向下倾斜。

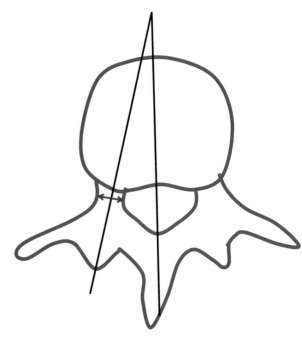

▲ 图 10-2 椎体图从上方显示椎弓根的横向夹角（两条黑色线条之间）和椎弓根的横径（双向红箭），这是椎弓根的最小尺寸

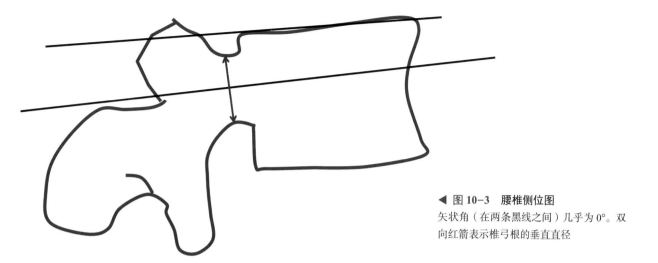

◀ 图 10-3　腰椎侧位图
矢状角（在两条黑线之间）几乎为 0°。双向红箭表示椎弓根的垂直直径

在横切面上，T_{12} 水平的内聚最小，横向夹角有时是负的，即发散型椎弓根。尽管如此，大多数的 T_{12} 椎仍保持平均 5° 的内聚。这种内聚从 T_{12} 开始向近端和远端逐渐增加，至 T_1 和 L_5 达到平均 25° 的内聚。值得注意的是，T_{10} 和 L_1 之间的椎弓根平均内聚 < 10°：在这些层面置入椎弓根钉时，其方向是"直行"而不是内聚。

（四）椎弓根间距 [3, 6]

椎弓根间垂直距离从 T_1 到 S_1 逐渐增大，这与椎体高度的增加以及椎间盘高度的增加相对应。由于椎间盘自然变窄，这种距离随着年龄的增长而减少，尤其是在腰椎水平。

椎弓根间横向距离在胸中段（T_4～T_8）水平最小，平均为 20mm。向头端逐渐增加，到 T_1 达到 30mm，向尾端也逐渐增加，到 L_5 几乎达到 40mm。

除了这些定量参数外，还应增加有关椎弓根内松质骨的定性参数；事实上，在某些情况下，外层和内层皮质相互接触，两者之间不存在松质骨，这使得经典的椎弓根靶点不可能存在（图 10-4）。

（五）椎弓根尺寸的放射学评估

刚才提到和分析的所有元素因个人而异。这种解剖变异取决于患者的年龄、身高和体态。

为了计划需要椎弓根固定的外科手术，应该对这些椎弓根不同的尺寸和方向进行放射学估计。在大多数情况下，特别是当椎弓根宽度超过 5mm 时，可以使用标准的 X 线摄影，在前后位 X 线片上可见椎弓根圆形，骨皮质致密，松质骨清晰可见。为此，高质量的射线照相是必要的。EOS 摄片能够满足这些要求。CT 成像可以更准确地测量椎弓根的尺寸，但对患者的辐射要大得多。在标准 X 线摄片看不清椎弓根的情况下，它是有用的。精细的 MRI 更昂贵，但也可以对椎弓根进行形态学分析，同时不具有放射性。目

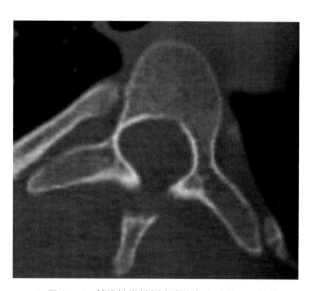

▲ 图 10-4　特发性脊柱侧弯青少年女孩的 CT 扫描
我们发现松质骨完全消失，右椎弓根直径变细。这是椎弓根最薄的解剖层面；脊柱侧弯凹侧的影响必须加上这种复杂性。传统的椎弓根螺钉置入在右侧是不可能的，而在左侧则很容易进入

前，常用的方法仍为 CT。所有这些检查都有助于在术前对内植物器械进行规划，并确定是否可以徒手置钉或者在放射或导航辅助下进行螺钉置入。

（六）导航的应用及贡献

经典的经椎弓根通道是通过椎弓根管内的海绵状或松质骨。它需要有松质骨管，开路器可以通过它找到路径。开路器或探针将沿着阻力最小的路径前进，因此可以在不破坏椎弓根壁的情况下建立椎弓根内的通道。当这个通道不存在或很薄时，经典的直接路径就变得不可能了，可能需要用后弓水平处的钩或采用 in-out-in 技术经由椎弓根外进入椎体来代替它。当后弓水平的解剖标志物完好无损且椎弓根直径允许的情况下，不使用特殊技术的徒手置钉是非常可靠的，并且可以获得令人满意的结果，螺钉误置的风险也极低。当不可能徒手置钉时，使用透视制导或更好地与导航制导配合使用，可以提高置钉技术的精度。

（七）椎弓根进针点[7]（图 10-5）

椎弓根的后方进针点位于上关节突、横突和椎板的交界处，其确切位置因椎体水平而异。准确的进针点和椎弓根的方向是必要的。

一般来说，进针点位于横突基底中部的横线和穿过上关节突基底中部的垂直线之间的十字交叉的近侧和外侧象限。这使得在横切面的定位上相对恒定，因为横切面的切入点受到两条垂直线的限制，这两条垂直线穿过上关节突基底的中部和外侧边缘。另一方面，椎弓根的进针点在垂直方向存在多种可能性，并且取决于椎体水平。

进针点高度随椎体水平而变化：我们必须首先想象两条横线穿过横突基底部的中点和上缘。在腰椎，进针点位于下横线水平。在胸椎，T_{12}、T_1 和 T_2 的椎弓根最低，位于下横线水平。T_7、T_8 和 T_9 的椎弓根位于上横线上方。其余椎弓根居中：T_3、T_4、T_{11} 位于两条线之间，T_5、T_6 和 T_{10}

位于上横线水平。

进针点一般均被骨皮质所隐藏，为了进入椎弓根松质骨，必须将皮质骨切除。

二、特殊情况

（一）脊柱侧弯的椎弓根（图 10-6 和图 10-7）

脊柱侧弯会导致椎弓根的形状、尺寸及方向的改变。

椎弓根凹侧变薄、变长，由于内部松质骨较少，椎弓根更加致密。由于椎体的旋转，在标准 X 线片上估计其尺寸比较困难。因为射线相对于椎弓根轴线是倾斜的，凹侧椎弓根的尺寸相对于其实际尺寸往往被低估。而在凸侧，射线平行于椎弓根轴线，因此，更容易估计椎弓根凸侧的宽度。椎弓根通道的方向应考虑旋转的存在，凹侧椎弓根比凸侧内聚得多。事实上，在凹侧，内聚角应该是椎体旋转角度加上横向角度，而在凸侧，则需要减去旋转角度。因此，凸侧的通道有时是发散的。在知道了正常脊柱椎弓根的解剖结构和尺寸，并且了解了最重要的限制因素是椎弓根的宽度后，就不难理解在右侧胸椎脊柱侧弯中，我们常会发现上胸弯凹侧的椎弓根较窄，因此更难置入螺钉，这些椎弓根通常是右侧的 T_3、T_4 和 T_5 椎弓根。

而在腰椎弯曲时，L_1 和 L_2 凹侧的椎弓根最窄。

（二）神经纤维瘤病椎弓根发育不良[8]

在神经纤维瘤病的椎体发育不良中，椎体的所有结构都会受到影响，导致椎弓根变薄，甚至完全消失。椎体的前部和后部可呈扇形改变，尤以后部为明显。后部缺损常由扩张的硬脑膜所填充（图 10-8）。严重的不稳定可能导致半脱位甚至完全脊柱脱位，常合并神经功能损害。

在营养不良型神经纤维瘤病脊柱侧弯中，经常观察到肋骨头脱位并贯穿椎间孔（图 10-9）；必须特别注意，在考虑螺钉置入之前，术前 CT 必须精确评估所有这些解剖结构，以避免在手术过程中发生任何神经损伤事件。

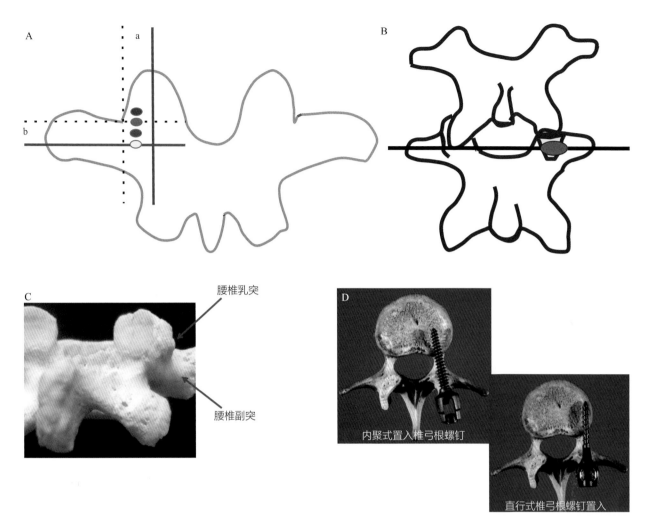

▲ 图 10-5　**A.** 垂直线（**a**）穿过上关节面基底的中点（红线）和外侧缘（黑色虚线）；进针点始终在这两条线之间。水平线（**b**）穿过横突基底部中点（红色）和上缘（黑色虚线）。椎弓根的进针点（彩色圆点）位于外上象限；高度根据椎体水平而变化：T_1、T_2、T_{12} 和腰椎为黄色，T_3、T_4 和 T_{11} 为红色，T_5、T_6 和 T_{10} 为绿色，T_7、T_8 和 T_9 为蓝色。**B.** 下关节面切除，上关节面基底暴露后，松质骨区明显（黄色）；进针点位于横突基底部的中点（黑线），内外侧入路取决于所需的轨迹类型，正前方或解剖内聚（红色椭圆）。**C.** 进针点在乳突附近，副突内侧。**D.** 两种椎弓根螺钉内固定术式，即内聚式和直行式

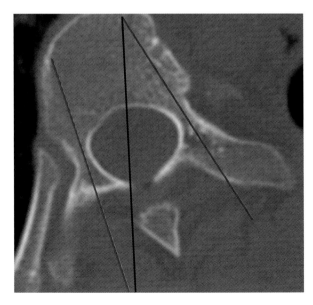

◀ 图 10-6　**胸椎 T_9 椎体的椎弓根，胸椎侧弯的顶点**
黑线为患者的矢状轴，椎弓根螺钉凹侧（红线）的方向发散至 30°，凹侧（蓝线）的方向内聚至 40°

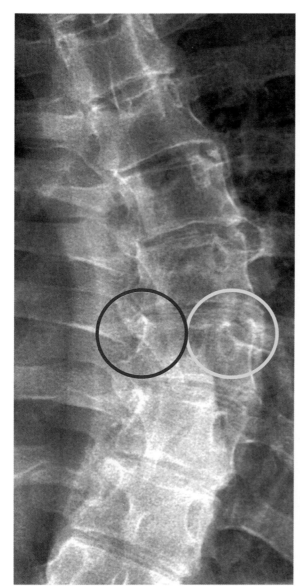
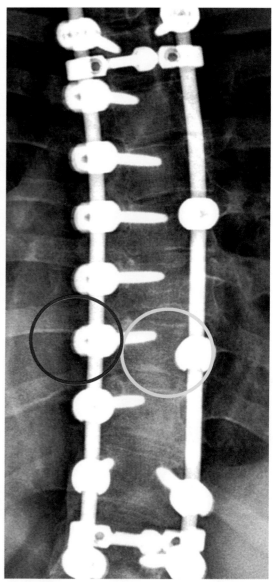

▲ 图 10-7　**A.** 胸椎高度旋转脊柱侧弯的前后位片，由于射线与轴线平行，凸侧椎弓根可见（黄色圆圈），而凹形椎弓根看不见，尤其是无法评估其尺寸（红色圆圈）。**B.** 尽管如此，这两个椎弓根螺钉还是可以置入的；我们可以看到凸形椎弓根螺钉与射线照片平行（黄色圆圈），而凹形椎弓根螺钉与射线照片倾斜且更为内聚（红色圆圈）

发育不良的椎弓根也可能存在于其他疾病，如马方综合征或 Larsen 综合征 [9]。

（三）椎体畸形

椎体畸形患者，椎弓根可能是正常的，也可能变小，甚至无椎弓根。椎弓根畸形本文不做详细描述。

实际上，每次计划手术时都需要使用与椎间盘平行的 CT 重建来评估椎弓根的形态；术中导航也是有用的。

三、结论

椎弓根是脊柱稳定性的重要结构。它的力学重要性已得到了广泛的研究。椎弓根螺钉被认为是脊柱融合内固定术的基石。因此，椎弓根的解剖学和形态学研究已成为椎弓根螺钉置入的必要前提。术前多模态图像分析是必要的，对于那些困难病例需要使用术中透视或导航引导来完成置钉。

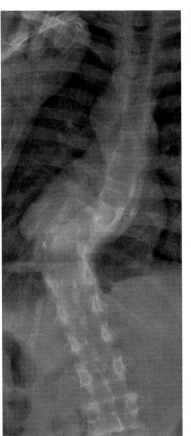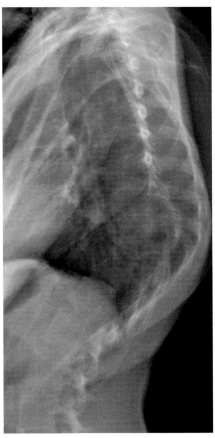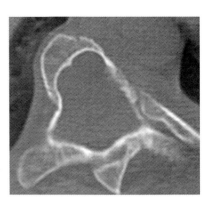

▲ 图 10-8　患者，32 岁，1 型神经纤维瘤病，脊柱侧弯后凸畸形伴半脱位

标准的 X 线分析无法评估 $T_7 \sim T_{10}$ 椎弓根的解剖结构。CT 显示有硬脑膜扩张，2/3 的椎体消失，椎弓根发育不良，变薄

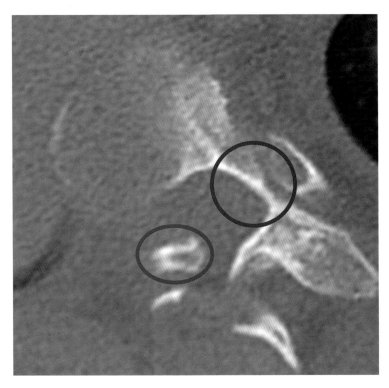

◀ 图 10-9　患者 16 岁，1 型神经纤维瘤病脊柱侧弯

我们注意到肋骨通过右侧椎间孔脱位（红色圆圈）及左侧椎弓根发育不良（蓝色圆圈）

参考文献

[1] Roy-Camille R. Ostéosynthèse du rachis dorsal, lombaire et lombosacrée par plaques métalliques vissées dans les pédicules vertébraux et les apophyses articulaires. Presse Med. 1970;78:1447.

[2] Roy-Camille R, Saillant G, Berteaux D, Salgodo V. Osteosynthesis of the thoracolumbar spine fractures with metal plates screwed through the vertebral pedicles. Reconstr Surg Traumatol. 1976;15:2–16.

[3] Lien SB, Liou NH, Wu SS. Analysis of anatomic morphometry of the pedicles and the area zone for through-pedicle procedures in the thoracic and lumbar spine. Eur Spine J. 2007;16:1215–22.

[4] Vaccaro AR, Rizzolo SJ, Allardyce TJ, Ramsey M, Salvo J, Balderston RA, Cotler JM, et al. J Bone Joint Surg. 1995;77(A):1193–9.

[5] Cotton C, Wolfram-Gabel R. Pedicles of lumbar vertebrae. Surg Radiol Anat. 1993;15:295–300.

[6] Weinstein JN, Rydevikm BL, Auschningm W. Anatomic and technical considerations of pedicle screw fixation. Clin Orthop Relat Res. 1992;284:34–46.

[7] Lenke L, Rinella A, Kim Y. Freehand thoracic pedicle screw placement. Seminars in spine surgery. Philadelphia: WB Saunders; 2002. p. 48–57.

[8] Cho SK, Stoker GE, Bridwell KH. Spinal reconstruction with pedicle screw-based instrumentation and rhBMP-2 in patients with neurofibromatosis and severe dural ectasia and spinal deformity: report of two cases and a review of the literature. J Bone Joint Surg. 2011;93(A):e86.

[9] Sponseller PD, Ahn NU, Ahn UM, Nallamshetty L, Rose PS, Kuszyk BS, Fishman EK. Osseous anatomy of the lumbosacral spine in Marfan syndrome. Spine (Phila Pa 1976). 2000;25:2797–802.

骶骨解剖新概念
Sacrum Anatomy: New Concepts

O.Gille　T.Chevillotte　著

陈临炜　译　　李方财　陈其昕　校

第11章

在本文中，我们并不是修正在文献中已知的和可检索的解剖学概念。我们的目的是解答当前腰骶椎病变治疗中出现的一些新问题。

● Duval-Beaupère 所描述的"通过骨盆入射角来研究姿势的重要性"现已被公认。大量研究表明，骨盆入射角（解剖学参数）影响骨盆位置参数（骨盆倾斜和骶骨倾斜）及腰椎前凸。因此，脊柱手术中逐渐出现了一种新的定义：使用回归方程或其他简化公式使腰椎前凸角与骨盆入射角保持一致。然而，这些研究都是在站立时进行的。因此，我们着重于日常生活中的其他位置，如坐位和卧位，以分析骨盆入射角在这两个额外的姿势中的价值。

● 在 S_1 处置入螺钉是固定腰骶交界区的常规外科手术。然而，其解剖形态学的基本数据还是未知或者从未被研究过。我们主要探讨在 S_1 置钉中的神经血管风险。一方面，我们测量了 S_1 双皮质螺钉与可能损伤的解剖结构之间的距离，另一方面我们测量了在第一骶孔处，S_1 螺钉与骶神经根之间的距离。

● 脊柱融合内固定延长至骶骨：这种固定通常是将螺钉置入第一骶椎。但为了矫正脊柱矢状位畸形或进行5个以上运动单元腰骶关节融合术，现在建议不要用2个骶骨螺钉固定，而是通过将器械延伸到骨盆来加强这种把持力。此外，我们将介绍骨盆固定的不同手术方式。

一、站立、坐和仰卧位骨盆参数与腰椎前凸的影像学相关性研究（图11-1）

（一）概述

骨盆入射角是一个解剖学参数，通常是固定的。直立位骨盆参数（如PI-骨盆入射角、SS-骶骨斜坡角、PT-骨盆倾斜角、LL-腰椎前凸）之间的相关性已被广泛研究[1]。在文献报道中，PI对腰椎融合术中的腰椎前凸调整具有非常重要的参考作用。一个大的PI必须匹配一个大的LL，但这种手术策略只考虑了人体静止直立状态。我们可能会疑问，这种PI/LL相关性是否也存在于日常坐或躺的其他位置。并且，在计划腰椎手术或腰骶关节融合术时，是否也应考虑PI的这种变化。腰椎与骨盆位置的适配性研究表明，在从站立到坐着的转变过程中，可出现腰椎前凸的减少、骶骨斜坡角的减小及骨盆后倾[2]。本研究的目的是分析在站立、坐位和仰卧位时，腰椎前凸与各腰椎骨盆参数的相关性。

（二）患者和方法

我们纳入18—50岁的健康志愿者，无腰痛病史，无手术史，无感染史，无盆腔或脊柱肿瘤病史。本研究已得到了当地伦理委员会的批准。

（三）影像学

在以下3个位置进行 T_{12} 到股骨头的严格标

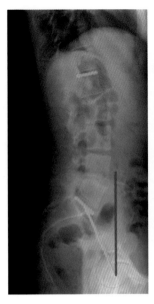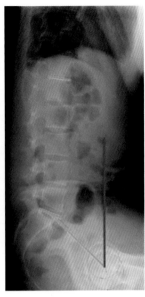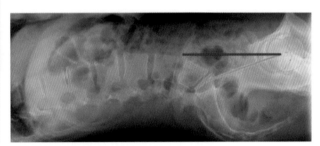

▲ 图 11-1 站、坐、仰卧位 X 线；测量骨盆参数和腰椎前凸

准的 X 线检查。

● 站立：直立放松，手放在锁骨上，双眼平视。

● 坐姿：患者处于舒适、自然的体位，座椅高度可变，使大腿水平，膝关节屈曲 90°。上肢也放松，双手交叉放在大腿上，不影响腰椎的透视。

● 仰卧位：在水平放射线床上的严格仰卧位。双手交叉放在胸前，保持舒适自然的姿势。

（四）放射学和统计学分析

采用 Surgimap 2.1.1 软件，测量各骨盆参数和 $L_1 \sim S_1$ 段的腰椎前凸。在仰卧位时，根据垂直线与骶骨终板的关系计算骶骨斜坡角，根据水平线与骶骨终板的关系计算骨盆倾斜。采用 SPSS 软件进行统计分析。对于每个参数，我们用标准差计算均值。数值分布的正态性通过 Shapiro-Wilk 检验来验证。采用 Spearman 测试进行相关检验。

（五）结果

我们分析了 15 例患者的 X 线照片，其中女性 5 例，男性 10 例，平均年龄 42.9 岁。PI 在站、坐、卧位分别为 49.3° ± 8°、48.7° ± 8°、50.4° ± 7°。站立时 LL 为 54.8° ± 10°，坐姿时减少至 15.9° ± 15°，仰卧时又增加至 50.2° ± 10°。站、坐、仰卧时 PT 分别为 12.1° ± 6°、37.7° ± 10° 和 9.5° ± 5.1°。站立时 SS 为 37.1° ± 6.3°，坐位减少为 11.3° ± 11°，仰卧位时则增加为 41° ± 7°（表 11-1）。我们进行了这些值的正态分布检验。LL 与骨盆参数的相关系数见表 11-2。

（六）讨论

大多数关于脊柱 - 骨盆平衡的研究都是在一个静态的直立位置进行的。这些研究表明，骨盆入射角与骶骨斜坡角、骨盆入射角与腰椎前凸或者腰椎前凸合并胸椎后凸有很强的相关性。事实上，在现实生活中，人在站立时，往往是处于活动中的。并且，人在日常生活中还常采用其他静态姿势，最常见的为坐姿或平躺。每天坐着或躺着的时间因个人而异，具体取决于社会经济因素和年龄[3]。一些老年人每天只花 10% 的时间站着[3]。此外，残疾可能会限制患者只能坐着或躺着。因此，在研究骨盆和腰椎之间的关系和相关性时，仅依赖直立时的位置似乎具有一定的局限性。

然而，对于日常生活中其他体位，尤其是坐

表 11-1　骨盆旋转参数平均值

	骨盆入射角	骨盆倾斜角	骶骨斜坡角	腰椎前凸
站立	49.3°	12.1°	37.1°	54.8°
坐姿	48.7°	37.7°	11.3°	15.9°
仰卧	50.4°	9.5°	41°	50.2°

表 11-2　相关系数

	LL/PI	LL/SS	PI/SS	PI/PT
站立	0.57[*]	0.67[**]	0.63[*]	0.54[*]
坐姿	0.68[*]	0.80[**]	0.23	0.43
仰卧	0.72[**]	0.9[**]	0.82[**]	0.72[*]

[*]. $P < 0.05$；[**]. $P < 0.01$

位和卧位，腰椎前凸与骨盆入射角之间的相关性尚未有研究。为了证实骨盆入射角在站立、坐着还是躺着等姿势中的重要性，了解各参数的相关性是否依然存在是很重要的。如无相关性可能表明对 PI 的关注过多，如在腰椎融合的计划中。尽管如此，在计划腰椎融合术时，PI 仍可作为一个个体化的参数[4]被用于腰椎前凸理论值的计算。最近，我们已经认识到重要的一点，即腰椎融合术调整不佳可加速邻近节段的退变[5]并引起肌肉疼痛。术后腰椎前凸和骨盆入射角之间缺乏趋同关系并不能与临床结果较差构成很好的相关性[6, 7]。

站立时，我们研究的骨盆和脊柱参数值与文献中的大量数据具有可比性[8]。同样，PI/LL、LL/SS 和 PI/SS 的相关系数也可与文献中发现的系数一致。文献中发现的 PI/SS 和 LL/SS 之间在统计学上的相关性更强，即它们的相关系数均大于 0.7 这一 LL/PI 相关性[2, 9-15]。因此，在腰椎骨盆复合体这个问题上，我们的研究群体具有代表性。

在坐位时，髋股关节和腰椎的耦合运动在文献中已有报道，同时 Lazennec 也强调[16]：髋部屈曲可伴随腰椎屈曲、骨盆后倾（PT 增加）和 SS 下降。这种骨盆参数和腰椎前凸的变化在我们的研究中得到了很好的证实。随着 PI/LL 和 SS/LL 之间这种持续的强相关性的发现，这种髋、盆和腰椎关系在坐位时的调整是可以非常和谐进行的。并由此得出结论，盆底（pelvic floor）也是影响坐姿一个重要因素。

在仰卧位，我们发现 PI/LL 的强相关性及 LL/SS 的更强相关性。同时，在所有体位中，仰卧位 PI/LL、LL/SS 和 LL/PT 等各参数间的相关性最强。可以推测，仰卧位时重力消减能排除骨盆适应重力的机制。而在站立或坐着时，必然会使仰卧位的这种良好相关性丧失。然而，令人惊讶的是，我们发现随着 PT 和 LL 减少，而骶骨斜坡增加了，这与既往描述的耦合运动不一致。也许当躺在 X 线床上时，有一个还未在本文研究的微小髋股关节的伸展。这种髋部过伸可以通过耦合运动导致 SS 增加，但因为患者的背部靠在了桌子上，因此不可能与腰椎过伸同时发生。我们之前没有考虑到这一假设，这应该可以通过测量骨盆股骨角来证实。在我们的研究中，这个角度无法测量，因为仰卧位的 X 线片没有包括股骨的上 1/3。另一种可能的解释是，在仰卧位，这种 PT 和 LL 间的非耦合性变化是继发于腰骶股复合体的重力约束机制的消减。

因此，无论在直立位置还是在坐卧位置，PI

都是一个重要的参数。根据 PI 来调节腰椎融合术是十分必要的[1, 17-19]，即使是对身体活动已减少的老年患者。

本研究的局限性在于缺少对骨盆下段的分析，特别是骨盆股骨角的分析，而这将会有助于我们理解这些角度变化的价值。

二、置入 S₁ 螺钉期间神经血管风险的解剖学研究

（一）概述

骶椎螺钉的置入是脊柱外科的常规操作。对这一螺钉置入的外科技术简单介绍如下。

S₁ 螺钉的入口点位于骶骨上关节突下缘的外侧[20-26]。30°～40° 的内聚，目标是骶骨的前上角。根据尸体研究[23]，理想的内聚是 35° ± 2°。Roy-Camille[27] 在 1983 年首次描述了平行于 S₁ 椎体终板的螺钉置入。De Peretti[28] 描述了螺钉向上 10°可以获得更坚强的固定。

然而，这些螺钉的性能取决于骨骼的质量，因为骨质疏松症患者的骨骼质量可能很差。此外，有研究表明，采用骶前皮质（双皮质螺钉）可显著增强骶骨螺钉的强度。但双皮质螺钉可能会增加损伤骨盆内神经和血管结构的风险[29-31]。因此，我们想弄清楚骶骨螺钉的安全区域，并测量理想位置的螺钉与可能被螺钉损伤的血管和神经结构之间的距离。

（二）体内 CT 测量

为了评估在置入 S₁ 螺钉时神经或血管损伤的风险，我们在 10 个骨盆 CT 上模拟了 S₁ 螺钉的位置。对无创伤、肿瘤或感染的患者的 L₅、S₁ 和 S₂ 椎体进行 CT 扫描，包括男性 6 名，女性 4 名，平均年龄 56 岁。

● 测量 S₁ 螺钉与第一骶孔的距离：我们使用 Osirix Viewer® 软件，在每个扫描仪上模拟置入左右两个直径 6.5mm 的 S₁ 螺钉，共置入 20 枚螺钉。螺钉的进钉点通常位于 S₁ 上关节突基部外侧。螺钉内聚角通过轴平面与 S₁ 椎弓根轴线形成

的角度来确定。在矢状重建平面上，该内聚角应正好位于椎弓根平面内。然后用宽 6.5mm 的直线模拟螺钉的路径。最后测量螺钉模拟线与第一骶孔的距离。

● 测量 S₁ 螺钉相对于腰骶干的距离：在同样的扫描仪中，我们用 6.5mm 宽的线条来模拟轴向通过 S₁ 上终板下方置入的两枚 S₁ 螺钉。然后我们分别测量了两侧模拟腰骶椎椎弓根螺钉线的头端与腰骶干之间的距离。

● 测量 S₁ 螺钉到髂血管的距离：在同样的扫描仪中，我们用 6.5mm 宽的线条来模拟轴向面上通过 S₁ 上终板下方的置入两枚 S₁ 螺钉。然后我们测量了右侧的模拟线头端到髂总动脉和左侧的模拟线头端到髂总静脉的距离。

测量骶中动脉几乎不可行，因为它的血管太小，无法在标准扫描仪上观察到。

（三）结果

S₁ 螺钉距离第一个骶孔平均为 5.2 ± 0.75mm。可以认为，对于 S₁ 神经根，置入合适的螺钉是一个低风险的过程。在我们的实验中，我们建议在透视放大下置入 S₁ 螺钉，以瞄准 S₁ 椎体的前上角。

双皮质 S₁ 螺钉与髂血管的距离平均为 22 ± 2mm。双皮质 S₁ 螺钉与腰骶干之间的平均距离为 8.5 ± 0.8mm。

（四）讨论

Mirkovic 等进行了一项解剖学研究，以确定将螺钉置入 S₁ 时可能造成的解剖学损伤[30]。他们为 S₁ 确定了两个安全区域，即内侧区域和外侧区域（图 11-2）。内侧区域的内侧是骶中动脉，外侧是腰骶干和髂总血管。而外侧区域则位于髂内血管的外侧。内侧区域是置入螺钉的最好区域，因为此处有更好的骨质量来把持螺钉。此时，S₁ 螺钉可以穿过骶骨前方皮质骨以获得一个更大的抗拔出力。

如果 S₁ 螺钉不能充分内聚，将会到达髂总血管。在右侧，髂总动脉与骨表面紧邻。而静脉就

在动脉的前面。在左边，是髂总静脉与骨紧邻，因此易被损伤。在另一项对 30 具尸体的研究中，以 S₁ 关节面底部为切入点拧入 S₁ 螺钉，正中会聚约 10°，并未造成髂血管损伤。但在本研究中，30 例患者中有 4 例到达髂内动脉。

在我们的研究中，我们能够测量理想位置的 S₁ 螺钉与髂血管和腰骶干之间的距离。如果使用双皮质螺钉，血管损伤的风险非常低，螺钉内聚约 30° 时与髂血管之间的距离为＞20mm。另一方面，螺钉尖端与腰骶干之间的距离要小得多，为 8.5mm。因此，S₁ 螺钉若不能充分内聚可能会触及腰骶干。腰骶干粗大，宽 8mm，位于骶翼前表面。除了它的体积外，它附着在骨表面上并通过纤维组织附着，也导致它易于损伤。

S₁ 螺钉和 S₁ 孔之间的距离从未被测量过。据推测，S₁ 螺钉造成的骶骨孔断裂罕见。在放置螺钉时，可以在骶骨后侧看到 S₁ 孔。然而，理想位置的 S₁ 螺钉和 S₁ 孔之间的距离很小，约为 5mm。

因此，在 S₁ 处置入螺钉时必须特别小心，进钉点不能太低和（或）通道太向下，它们均会增加 S₁ 根受压的风险。

三、骨盆固定外科技术

（一）骶骨水平的生物力学区域（图 11-3）

在脊柱外科手术中，实现腰骶关节融合是一个复杂的问题，常会导致力学并发症（节段不融合、螺钉或棒断裂、螺钉拔出）、神经甚至血管并发症（因螺钉放置不当而损伤神经结构或血管）[32]。此外，骶骨的固定质量也不统一。在 S₁ 水平，De Peretti[33] 回顾了后前方向的螺钉置入技术，包括 Roy-Camille 描述的"笔直向前"置钉通道和椎弓根 - 椎体前内侧斜向内聚的置钉通道。在体外生物力学研究中，De Peretti 表示，后者是最抗拔出的。用 CT 测量了 20 名平均年龄 32 岁的健康受试者的 S₁ 和 S₂ 椎体密度，并以 Hounsfield 单位（HU）表示。在 S₁ 水平上，骨密度最好的是椎弓根（335HU），其次是椎体（281HU），最后是骶骨翼（60HU）。S₂ 骨密度较低：椎弓根（108HU）、椎体（108HU），其次是骶椎（42HU）[33]。

根据 Dubousset[34] 的研究，骶骨螺钉在向前和向外 45° 方向置入，只要骨质不是太疏松，也可以实现牢固的固定，而且容易进入。但 De Peretti 的尸体研究清楚地表明，在老年人中，向

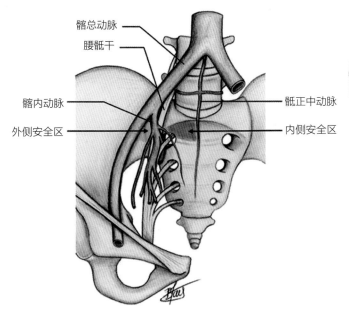

▲ 图 11-2　安全区 S₁ 和 S₂ 螺钉

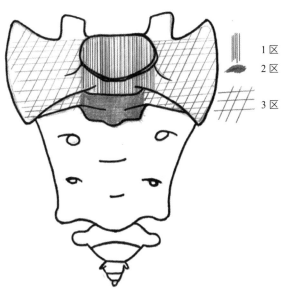

▲ 图 11-3　骶骨的骨质密度

外进入骶骨翼不能获得螺钉很好的锚定点。

Moshirfar 等描述了腰骶轴点（lumbosacral pivot point）[32]。这个点属于 L_5 和 S_1 椎体的中柱。植入物放置在轴点的前方可以提供更强的锚定 [32, 35]。值得注意的是，构成的三角形结构还可以提高抗拔出阻力 [8]。最后，在骨盆上加置第二个固定点比单纯的 S_1 固定更为有效 [35]。

我们在骶骨水平处发现了 3 个生物力学区域。从 1 区到 3 区，机械阻力逐渐减小。1 区对应 S_1 的椎体，2 区对应 S_2 的椎体。3 区与骶骨翼相对应。

如图 11-3 所示。

（二）在 S_1 和 S_2 置入螺钉（图 11-4）

附加的 S_2 螺钉可以增加单独 S_1 螺钉的强度，同时也略微增加了单独 S_1 螺钉固定的抗弯曲强度 [36]。这个装置在力学上比髂骨螺钉要弱 [37]。它可以很好地控制矢状面力线，但在冠状面力线控制上则不太好，因为与髂骨固定相比，螺钉位于更内侧的位置 [38]。

尽管从解剖学上讲，S_1 和 S_2 螺钉是在同一轴线上，但是连接棒同时穿过 S_1 和 S_2 螺孔却会非常困难 [36]。目前已有几种类型骶骨板，允许放置 2 枚螺钉，棒与板则通过单点锚定。

（三）Jackson 骶骨棒（图 11-5）

该棒是一种骶骨内棒，由 S_2 进入骶骨内 [39]，连接到 S_1 椎弓根螺钉上，它植根于骶骨的前皮质 [39]，对骨质疏松患者能起到有效的支撑作用 [38]。事实上，骶骨后皮质和髂翼后半部的双层皮质会抵抗弯曲力。它提供了弯曲和旋转的刚度 [40] 及长杠杆臂。因此，它可以避免骶髂关节固定 [41]。但是，如同 S_1 和 S_2 螺钉，由于该棒的固定位置偏内侧，其冠状面矫正效果较差 [38]。且像 Galveston 棒一样，它具有"挡风玻璃刮水器"的效果 [42]。它有造成骶骨破裂的风险 [41]。

（四）Galveston 杆（图 11-6）

该技术通过弯曲棒架在髂骨翼上，其入口点

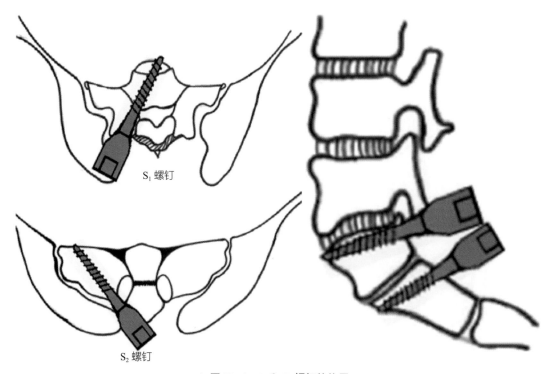

S_1 螺钉

S_2 螺钉

▲ 图 11-4　S_1 和 S_2 螺钉的位置

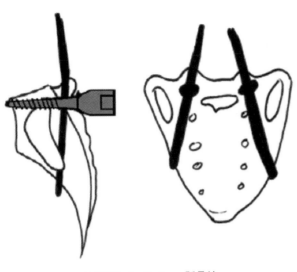

▲ 图 11-5　Jackson 骶骨棒

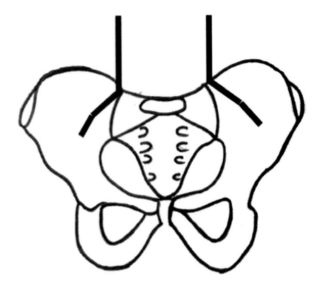

▲ 图 11-6　Galveston 杆

在髂骨后上方[40]。这根杆的固定点位于腰骶轴点的前面[37]。它能有效地阻抗扭转[37]和弯曲[42]运动；并将骨盆纳入固定范围中[32]；同时需要的固定点也很小[40]。但另一方面，由于采用光滑的杆来保证固定，它可以在髂骨中产生"雨刷"效应。该棒的三曲外形导致该技术难度较高。

（五）髂骨螺钉置入（图 11-7）

这是 Galveston 技术的演变。它进钉点为髂后上棘[43]。螺钉的路径是向下倾斜，并向外、向前，与矢状面呈可变角度，这取决于髂翼的方向。这个方向可以通过术前影像学计算出来。向下方向与水平方向成 30°，朝向大转子，这是一个良好的外部标记。这种髂骨螺钉垂直于 S_1 的螺钉，可以构成三角结构，从而增加抗拔出力[32]。就像其他的骨盆固定方法，髂骨螺钉可以降低骶骨螺钉[44]的应力，降低腰骶假关节[32]的风险，并提供比 Galveston 棒大 3 倍的抗松动力。髂骨螺钉在纠正骨盆倾斜方面比 Galveston 棒有更好的效果[37]。同时使用 S_1 螺钉可以减少施加在髂骨螺钉上的应力[38]。

髂骨螺钉侧方连接器的应用[43]。将髂骨螺钉连接器放置在 S_1 螺钉的近端或远端并不会改变其生物力学特性[37]，但增加横向连接器可以减少髂

骨螺钉拔出的可能性[42, 44]。

（六）髂骶螺钉置入（图 11-8）

已有辅助装置使该螺钉的放置非常方便：螺钉的进钉点在髂后上棘的上方和前方，距离髂嵴后缘 2cm[38]。该进钉点是通过一个反向皮肤切口处理的。螺钉定位于 S_1 椎体的中心，与水平成 30° 的参考角度。连接器插入在骶骨翼的骨质中。这种髂骶固定提供一个非常坚实的锚定。这是一个三皮质结构。这种侧方放置的髂骶螺钉就像埃菲尔铁塔一样，产生一个大的杠杆来矫正冠状平面，特别是对于骨盆倾斜患者[45]。这种技术占用的空间很小。螺钉不穿过骶髂关节，而是在骶髂关节后上方。Harrington 曾用 Steinmann 针描述过类似的技术。

（七）S_2 骶髂骨螺钉置入（图 11-9）

它的进钉点在第一个骶孔下外侧 1mm 处的第一、二骶孔之间[43]。S_2 骶髂骨螺钉为三皮质结构，60% 的病例通过骶髂关节[46]。四皮质并不增加它的生物力学强度[41]。这种螺钉具有极好的抗拔性[47]。螺钉的长度比骶髂骨螺钉短。一个 65mm S_2 骶髂骨螺钉在生物力学上相当于 90mm 的骶髂骨螺钉[46]。S_2 骶髂骨螺钉不需要侧方连接

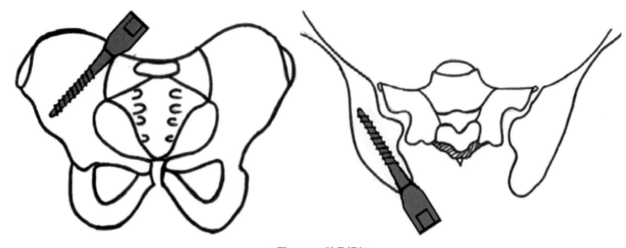

▲ 图 11-7　髂骨螺钉

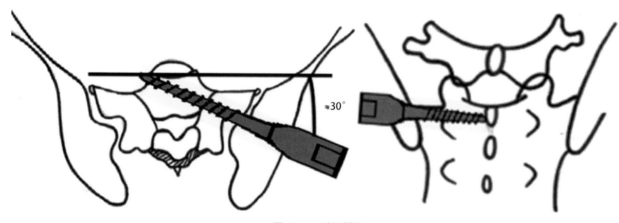

▲ 图 11-8　髂骶螺钉

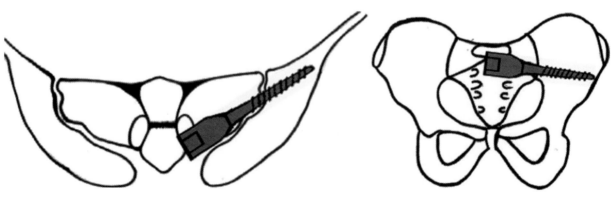

▲ 图 11-9　骶髂螺钉

器[37]，它与 L₅ 和 S₁[41] 的螺钉头对齐，便于棒的安放。当患者伴有过度前凸时，这种技术操作比较困难[42]。这种螺钉不像骶髂骨螺钉那样突出，不需要解剖骨盆，对自体骶髂骨取骨的影响很小[41]。但是根据 Guler 研究[45]，在矢状位失平衡矫正不足的情况下，S₂ 骶髂骨螺钉与髂骨螺钉相比，短期内断裂的风险增加。

（八）通过 Vialle 的 T 形结构（图 11-10）

这个装置是基于 2 个标准髂骨螺钉和 2 个标准骶骨螺钉[48]。一根水平杆连接着 4 个螺钉。这个水平杆通过 90° 的连接器与上部结构相连[49]。矫正时，矫正力同时作用于 4 个植入物。力通过一个大的杠杆臂传递到两个髂翼。这种固定涉及 3 块骨盆骨，并可进行多个平面的固定[50]。

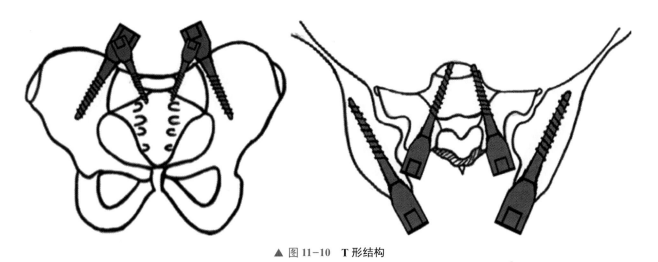

▲ 图 11-10　T 形结构

参考文献

[1] Boulay C, Tardieu C, Hecquet J, Benaim C, Mouilleseaux B, Marty C, et al. Sagittal alignment of spine and pelvis regulated by pelvic incidence: standard values and prediction of lordosis. Eur Spine J. 2006;15(4):415–22.

[2] Vaz G, Roussouly P, Berthonnaud E, Dimnet J. Sagittal morphology and equilibrium of pelvis and spine. Eur Spine J. 2002;11(1):7.

[3] De Cocker K, Duncan MJ, Short C, Van Uffelen JG, Vandelanotte C. Understanding occupational sitting: prevalence, correlates and moderating effects in Australian employees. Prev Med. 2014;67:288–94.

[4] Legaye J, Duval-Beaupere G, Hecquet J, Marty C. Pelvic incidence: a fundamental pelvic parameter for three-dimensional regulation of spinal sagittal curves. Eur Spine J. 1998;7(2):99–103.

[5] Umehara S, Zindrick MR, Patwardhan AG, Havey RM, Vrbos LA, Knight GW, et al. The biomechanical effect of postoperative hypolordosis in instrumented lumbar fusion on instrumented and adjacent spinal segments. Spine. 2000;25(13):1617–24.

[6] Schwab FJ, Smith VA, Biserni M, Gamez L, Farcy JP, Pagala M. Adult scoliosis: a quantitative radiographic and clinical analysis. Spine. 2002;27(4):387–92.

[7] Kumar MN, Baklanov A, Chopin D. Correlation between sagittal plane changes and adjacent segment degeneration following lumbar spine fusion. Eur Spine J. 2001;10(4):314–9.

[8] Cord MC. Biomechanical analysis of lumbosacral fixation. Spine. 1992;17:S235–43.

[9] Marty C, Boisaubert B, Descamps H, Montigny JP, Hecquet J, Legaye J, et al. The sagittal anatomy of the sacrum among young adults, infants, and spondylolisthesis patients. Eur Spine J. 2002;11(2):119–25.

[10] Lee ES, Ko CW, Suh SW, Kumar S, Kang IK, Yang JH. The effect of age on sagittal plane profile of the lumbar spine according to standing, supine, and various sitting positions. J Orthop Surg Res. 2014;9(1):11.

[11] Cho IY, Park SY, Park JH, Kim TK, Jung TW, Lee HM. The effect of standing and different sitting positions on lumbar lordosis: radiographic study of 30 healthy volunteers. Asian Spine J. 2015;9(5):762–9.

[12] Mac-Thiong JM, Roussouly P, Berthonnaud E, Guigui P. Age and sex-related variations in sagittal sacropelvic morphology and balance in asymptomatic adults. Eur Spine J. 2011;20(Suppl 5):572–7.

[13] Berthonnaud E, Dimnet J, Roussouly P, Labelle H. Analysis of the sagittal balance of the spine and pelvis using shape and orientation parameters. J Spinal Disord Tech. 2005;18(1):40–7.

[14] Vialle R, Levassor N, Rillardon L, Templier A, Skalli W, Guigui P. Radiographic analysis of the sagittal alignment and balance of the spine in asymptomatic subjects. J Bone Joint Surg. 2005;87(A):260–7.

[15] Jackson RP, McManus AC. Radiographic analysis of sagittal plane alignment and balance in standing volunteers and patients

with low back pain matched for age, sex, and size. A prospective controlled clinical study. Spine. 1994;19(14):1611–8.

[16] Lazennec JY, Brusson A, Rousseau MA. Lumbar pelvic femoral balance on sitting and standing lateral radiographs. Orthop Traumatol Surg Res. 2013;99(1 Suppl):S87–103.

[17] Yamato Y, Hasegawa T, Kobayashi S, Yasuda T, Togawa D, Arima H, et al. Calculation of the target lumbar lordosis angle for restoring an optimal pelvic tilt in elderly patients with adult spinal deformity. Spine. 2016;41(4):E211–7.

[18] Legaye J, Duval-Beaupere G. Sagittal plane alignment of the spine and gravity: a radiological and clinical evaluation. Acta Orthop Belg. 2005;71:213–20.

[19] Schwab F, Lafage V, Patel A, Farcy JP. Sagittal plane considerations and the pelvis in the adult patient. Spine. 2009; 34(17): 1828–33.

[20] Basaloglu H, Turgut M, Taser FA, Ceylan T, Baloglu HK, Ceylan AA. Morphometry of the sacrum for clinical use. Surg Radiol Anat. 2005;27(6):467–71.

[21] Candan Arman A, Sait Naderi B, Amaç Kiray A. The human sacrum and safe approaches for screw placement. J Clin Neurosci. 2009;16:1046–9.

[22] Ebraheim NA, Lu J, Yang H, Heck BE, Yeasting RA. Anatomic consideration of the second sacral vertebra and dorsal screw placement. Surg Radiol Anat. 1997;19(6):353–7.

[23] Esses SI, Botsford DJ, Huler RJ, Rauschning W. Surgical anatomy of the sacrum. A guide for rational screw fixation. Spine. 1991;16(6 Suppl):S283–8.

[24] Kubaszewski L, Nowakowski A, Kaczmarczyk J. Evidence-based support for S1 transpedicular screw entry point modification. J Orthop Surg Res. 2014;9:224.

[25] Robertson PA, Plank LD. Pedicle screw placement at the sacrum: anatomical characterization and limitation at S1. J Spinal Disord. 1999;12(3):227–33.

[26] Matejcik V. Anatomical variation of lumbosacral plexus. Surg Radiol Anat. 2010;32(4):409–14.

[27] Roy-Camille R. Journée d'Orthopédie de la Pitié; Spondylolisthésis L4L5 et L5S1. Paris: Masson Ed; 1983. p. 91–148.

[28] De Peretti F, Argenson C, Bourgeon A, Omar F, Eude P, Aboulker C. Anatomic and experimental basis for the insertion of a screw at the first sacral vertebra. Surg Radiol Anat. 1991;13(2):133–7.

[29] Ergur I, Akcali O, Kiray A, Kosay C, Tayefi H. Neurovascular risks of sacral screw with bicortical purchase: an anatomical study. Eur Spine J. 2007;16(9):1519–23.

[30] Mirkovic S, Abitbol JJ, Steinman J, Edwards CC, Schaffler M, Massie J, Garfin SR. Anatomic consideration for sacral screw placement. Spine. 1991;16(6 Suppl):S289–94.

[31] Pierchon F, Fontaine C, Mestdagh H. Injury to pelvic vessels and nerves during ostheosynthesis of the sacrum. Rachis. 1994;6:3–8.

[32] Moshirfar A, Rand FF, Sponseller PD, Parazin SJ, Khanna AJ, Kebaish KM, et al. Pelvic fixation in spine surgery. J Bone Joint Surg. 2005;87:89–106.

[33] De Peretti F. Bases anatomiques et expérimentales de la mise en place d'une vis dans le sacrum. In: Conférence d'enseignement de la SOFCOT. 1995.

[34] Dubousset J. Correction et fusion jusqu'au sacrum des bassins obliques avec une instrumentation C.D. chez l'enfant et l'adulte. In: SOFCOT Réunion annuelle. 1986.

[35] Lebwohl N, Cunningham B, Dmitriev A, Shimamoto N, Gooch L, Devlin V, et al. Biomechanical comparison of lumbosacral fixation techniques in a calf spine model. Spine. 2002;27(21):2312–20.

[36] Tis JE, Helgeson M, Lehman RA, Dmitriev AE. A biomechanical comparison of different types of lumbopelvic fixation. Spine. 2009;34(24):E866–72.

[37] Early S, Mahar A, Oka R, Newton P. Biomechanical comparison of lumbosacral fixation using Luque-Galveston and Colorado II sacropelvic fixation: advantage of using locked proximal fixation. Spine. 2005;30(12):1396–401.

[38] Saigal R, Lau D, Wadhwa R, Le H, Khashan M, Berven S, et al. Unilateral versus bilateral iliac screws for spinopelvic fixation: are two screws better than one? Neurosurg Focus. 2014;36(5):E10.

[39] Guler UO, Cetin E, Yaman O, Pellise F, Casademut AV, et al. Sacropelvic fixation in adult spinal deformity (ASD); a very high rate of mechanical failure. European Spine Study group. Eur Spine J. 2015;24(5):1085–91.

[40] Dubousset M. Iliosacral screw fixation for pelvic obliquity in neuromuscular scoliosis. Spine. 1997;22(15):1722–9.

[41] O'brien JR, Yu W, Kaufman BE, Bucklen B, Salloum K, Khalil S, et al. Biomechanical evaluation of S2 alar iliac screws: the effect of length and quadcortical purchase as compared to iliac fixation. Spine. 2013;38(20):E1250–5.

[42] Dayer R, Ouellet JA, Saran N. Pelvic fixation for neuromuscular scoliosis deformity correction. Curr Rev Musculoskelet Med. 2012;5(2):91–101.

[43] Bachy M, Kabbaj R, Bouyer B, Mary P, Vialle R, et al. EMC Tech Chir Orthop Traumatol. 2014;9(1):1–16.

[44] Desrochers-Perrault F, Aubin C-E, Wang X, Schwend RM. Biomechanical analysis of iliac screw fixation in spinal deformity instrumentation. Clin Biomech. 2014;29(6):614–21.

[45] Jain A, Hassanzadeh H, Strike SA, Menga EN, Sponseller PD, Kebaish KM. Pelvic fixation in adult and pediatric spine surgery:historical perspective, indications, and techniques: AAOS exhibit selection. J Bone Joint Surg. 2015;97(18):1521–8.

[46] Chang TL, Sponseller PD, Kebaish KM, Fishman EK. Low profile pelvic fixation: anatomic parameters for sacral alar iliac fixation versus traditional iliac fixation. Spine. 2009;34(5):436–40.

[47] Jost GF, Walti J, Mariani L, Cattin P. A novel approach to navigated implantation of S2 alar iliac screws using inertial measurement units. J Neurosurg Spine. 2015;24(3):447–53.

[48] Bouyer B, Bachy M, Zahi R, Thévenin-Lemoine C, Mary P, Vialle R. Correction of pelvic obliquity in neuromuscular spinal deformities using the "T construct": results and complications in a prospective series of 60 patients. Eur Spine J. 2014;23(1):163–71.

[49] Dubory A, Bachy M, Bouloussa H, Courvoisier A, Morel B, Vialle R. Screw augmentation for spinopelvic fixation in neuromuscular spine deformities: technical note. Eur Spine J. 2015;24(11):2580–7.

[50] Zahi R, Thévenin-Lemoine C, Rogier A, Constantinou B, Mary P, Vialle R. The "T-construct" for spinopelvic fixation in neuromuscular spinal deformities. Preliminary results of a prospective series of 15 patients. Childs Nerv Syst. 2011;27(11):1931–5.

骨盆椎、颅椎及平衡链的概念

The Pelvic Vertebra, the Cephalic Vertebra and the Concept of the Chain of Balance

J.Dubousset 著

陈临炜 译　　李方财　陈其昕 校

第 12 章

一、概念的基础

在 1972 年，为了参加 1973 年 GES 脊柱侧弯学习小组，我的老师 Pierre Queneau 让我去学习"麻痹性骨盆倾斜症"。从这以后，我逐步意识到了"骨盆椎"这一概念[1]。

的确，当我们把脊柱 X 线片上看到的骨盆水平面倾斜情况与患者的外观进行对比时，可以发现它们有着惊人的差异。我们会发现骨盆实际上在空间 3 个维度均发生了变化，而 X 线仅仅向我们展示了单平面的变化。我们若将这个问题做如下的考量，事情就会变得非常容易解释了，即将骨盆当作一个整体，看作是躯干骨最尾端的一块（图 12-1），并且它在空间中的变化与脊柱其他部分的骨骼是一致的。事实上，对骨盆和脊柱来说，这三个维度的变化也是同时出现的（图 12-2）。

White 和 Panjabi[2] 的研究表明骶髂关节的活动性极小（大约 1.5°，围产期妇女可达 3.5°，以利于自然分娩），我很快就想到这个概念的解剖学实际。另外，RJ 和 P. Ducroquet[3] 撰写的关于"la Marche et les Boiteries"（字面意思是"行走和跛行"）的文章向人们展示了"骨盆步态"的概念，步行过程中整个骨盆不仅上下移动，并且在水平面会左右旋转。最后，为了理解这个概念，我经常参观解剖博物馆，该博物馆坐落在我工作过的 Saint Vincent de Paul 医院前面的 Parisian

Baudelocque Maternity 医院的废弃地下室。在那儿我发现了很多骨盆和脊柱骨骼，其中很多的骨盆形态都有明显的畸形，比如一些难产（分娩过程被阻塞）产妇（即将生育的女性）的骨盆，这也解释了为什么它们会在这所博物馆，因为在那个时期，她们显然是无法存活下来的。

对我来说，将骨盆视为脊柱的最后一个椎骨似乎是适当的，以便我们对人们看着人体完整骨骼，疑惑骨盆在人类直立姿势中如何起作用及起多少作用（介于躯干和下肢之间）时，能够予以解答。与此同时，我又联想起了另一个与骨盆椎相似的结构，"颅椎骨"（整个头部被认为是椎骨），它在直立骨骼系统中起着非常精妙的作用。如果假设躯干站立是一种"倒立的钟摆"，那么作为在整个关节链的另一端，单纯头部重量则可作为钟摆的摆锤发挥相应的作用（图 12-3）。

一旦我理解了这个概念，我的其余想法就会根据多种实际应用来支持和完善这个概念。

二、骨盆椎的解剖学基础

（一）形态学

最好的骨盆形态学研究来自于产科，产科有非常精确且详细的涉及女性骨盆解剖的研究，相比较于男性，女性在由髂骨翼、骨盆前后径和横径形成的骨盆外环更宽大。我们知道骨盆测量是产科医师工作的重要部分。此外，Christophe

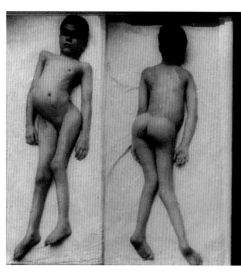
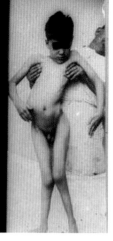
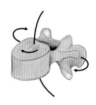
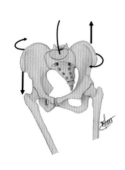

▲ 图 12-1　脊髓灰质炎骨盆斜位
骨盆在 3 个维度（额状面、矢状面、水平面）均发生位移

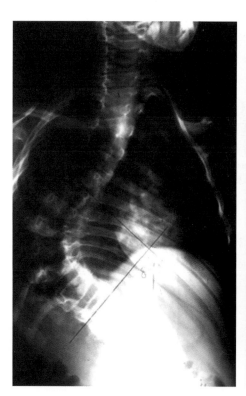
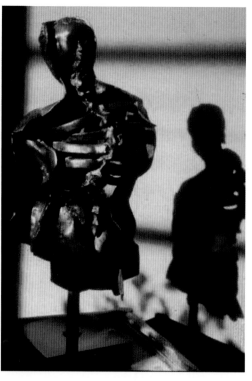

◀ 图 12-2　射线照片把三维现实描述成单个平面，就像"中国皮影戏"

Boulay 的最新研究表明 [4]，如果提及两个髂骨的各自大小时，左右髂骨不对称的患病率其实还是很高的。Duval-Beaupère 的研究 [5] 首次显示了骨盆入射角（PI）的个体变化（该角度就是根据她命名的），PI 是矢状位上骶骨终板中点的垂直线和终板中点与股骨头中点的连线之间的夹角（图 12-4）。

这个角度因人而异，这个数值对于新生儿来说通常较低，并且在 5～6 年内会逐渐增加，直到达到平台期，但实际上只是在生长结束时 PI 才稳定，平均约为 50°。

这种角度代表骶髂关节中两种组分的空间关系。如果我们观察物种的进化，我们发现在四足动物中，这种入射角很小，在某些灵长类

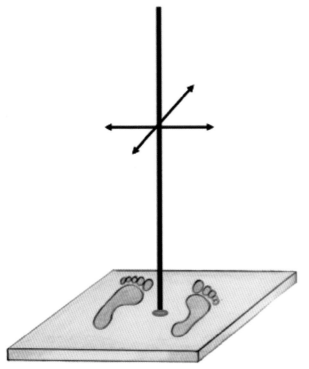

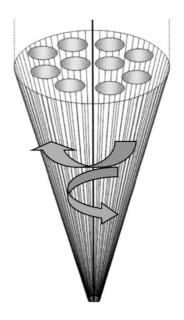

◀ 图 12-3　直立的人从一个多边形的支撑物起倒立摆的作用

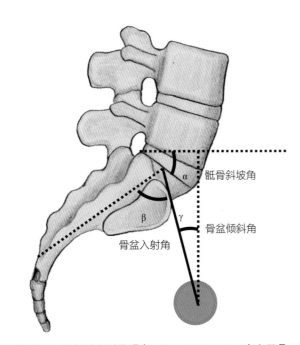

▲ 图 12-4　根据重心测量研究，**Duval-Beaupère** 定义了骨盆入射角（β）、骶骨斜坡角（α）和骨盆倾斜角（γ）

图中标注：骶骨斜坡角　骨盆倾斜角　骨盆入射角

中增大了，然后在第一个原始人也增大了（如 Lucy，这个拥有 320 万年历史的骨骼），最终的人类则进一步增大，并以完整的直立姿势占主导（图 12-5）。

当我们检查各种骨盆，无论是否发育不良，骶骨和耻骨联合之间的前后距离是决定这个角度的一个因素。同样，髋臼中心位置的前后或侧向变化是理解入射角个体变化的另一因素。另外，当实施了腰骶融合手术后（L_5/S_1 或 $L_4/L_5/S_1$），由于融合的椎体与骨盆形成了一个整体，PI 的起始点就会向上延伸，进而自动减小 PI（图 12-6）。

（二）骨盆内部的自由度

White 和 Panjabi[2] 的工作完美地证明了骶髂关节的活动是真实存在的，但范围很小，为 1.5°～3.5°。由于骶骨外侧空心轨道形状与髂骨内侧实心轨道形状形成关节，且该关节面呈倒 L 形或 C 形，因此，一些所谓的骶髂关节回旋或反向运动就相对较弱，这就可将整个骶髂关节锁定在一起，构成一个单元。骨盆实体是由后方的骶骨和左右两个并列的髂骨，以及前方的耻骨联合相接而形成的。骶髂关节旋前运动（骶岬向前倾斜，尾骨向后倾斜）和旋后运动（骶岬向后倾斜和尾骨向前倾斜）的横轴位于该关节面（空心 / 实心轨道）的后方，在骨间韧带或副韧带的水平。

171

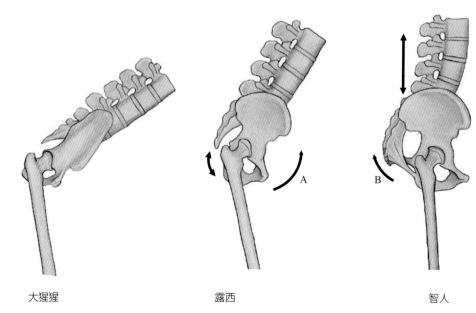

大猩猩   露西   智人

▲ 图 12-5 骨盆入射角随着物种的进化而变化，伴随骨盆倾斜角的变化

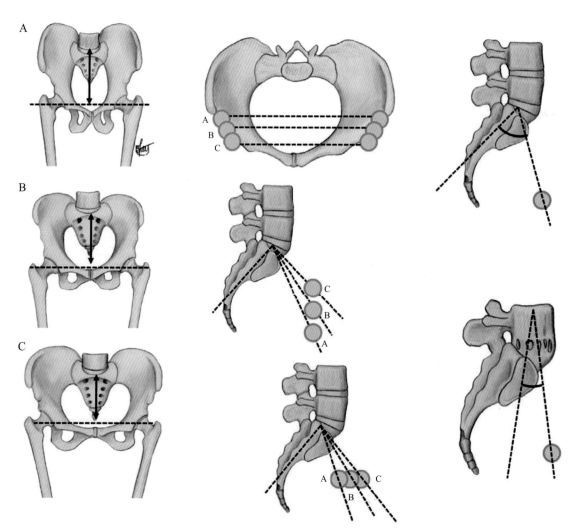

▲ 图 12-6 骨盆形态改变骨盆入射角，腰骶融合能自动减小骨盆入射角

骶髂关节运动可以理解为章动（译者注：章动是物体旋转发生进动时，发生在与旋转轴的铅垂面内上下轻微摆动的现象），即把关节的空心轨／实心轨间的滑动与围绕横向轴的前后旋转结合在一起，而这种章动可对抗骶髂关节的晃动。

耻骨联合，实际上是一种微动关节，具有垂直的椭圆形中央区域这一独特的具抵抗性的结构。这看起来像是一个椎间盘，中心有一个椭圆形的裂口（通常是虚拟的），但其周围被坚韧的韧带围绕，这就解释了为什么它的活动性在正常状态下可以忽略不计，并且只有在怀孕期间才能观察到一些小的活动。

（三）非常明显的环骨盆椎活动自由度

在腰骶关节水平，3 个空间平面有 6 个运动自由度（屈曲／伸展、右／左倾斜、右／左轴向旋转），此外还有根据垂直轴上的 L_5S_1 椎间盘的压缩弹性而形成的微小的上下轴向运动。

在每个髋关节的水平，也有 6 个自由度。因此，骨盆椎可以通过围绕在骨盆周围的这些上下单元支撑点的活动，来满足人类日常生活中需要的几乎所有空间场景的运动需求，当然这些运动是在这些自由度所限制的范围内进行的 [6]。

（四）骨盆椎的可塑性

必须记住的是，根据各种病理，无论是先天性畸形还是后天性麻痹或感染原因，都会影响骨盆的每个组成部分（尤其是在生长期），并且能够观察到相当大的形态变化，这些变化会影响它在骨骼系统中维持平衡，以及在关节间传递上、下作用力和力矩的功能。

参观位于 Parisian Baudelocque Maternity 医院地下室的老妇产博物馆启发了我，使我不仅发现了骨盆椎的实体，而且发现了这种人类力学装置的强大适应性和代偿潜力。

（五）骨盆的构造和骨性结构

通过这方面的研究，我们很容易确定置入植入物的最佳锚点 [7, 8]。

对于骶骨的骨架，可以肯定的是，较为坚强区域是骶骨的中心，而两侧则更多的是松质骨（海绵状），锚固能力较低（图 12-7）。当然，固定在两个前、后皮质螺钉的把持力最佳。最后，必须意识到骶髂关节周围的韧带极其坚固，包括髂腰韧带，这样便可以理解，采用两个附属的髂骨翼与骶髂螺钉同时固定，会大大增加杠杆臂，从而增加腰骶固定的刚度。螺钉沿着该轨迹，在内外髂骨皮质之间延伸直至髋臼顶上方，并对齐从髋臼到骶髂关节的力线，会产生非常坚固的锚定。

三、骨盆椎的生理、病理生理及机械学意义

（一）骨盆椎是一种"闰椎"（intercalary bone）

骨盆将在躯干骨（主要是脊椎）和下肢骨之间发挥作用。

1. 这里再次强调关于麻痹性骨盆倾斜研究的意义，它对理解骨盆的"3 个空间平面"具有决定性作用，而麻痹性骨盆倾斜这种疾病正是在"骨盆的形态上也发生了变形"。

它是源于骨盆下原因（如骨盆下挛缩或髋、膝等瘫痪等）；或者骨盆内原因（先天性或感染性畸形，如瘫痪引起的儿童骶髂关节炎，如果在婴儿早期就发生这种疾病，会导致骨盆扭转畸形伴或不伴股骨头生长畸形和骨盆周围肌肉的不对

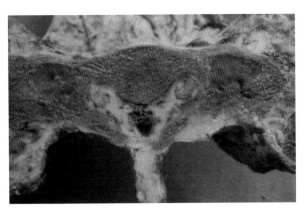

▲ 图 12-7　骶骨横截面（S_1）上，注意到骶骨翼水平的骨合成可能缺乏阻力

称）；还有骨盆上原因，包括所有脊柱畸形，如脊柱侧弯和后凸畸形（图 12-8）。

显然，髋关节在屈曲外展位的挛缩将迫使骨盆在冠状位移动，并向髋部异常的一侧倾斜；而如果髋部在内收或内旋位挛缩，则骨盆会向相反的方向移动，并在冠状位面上，向髋部异常一侧的上方迁移。

同样，在坐姿测试中，在矢状面上，髋部的任何"屈曲性挛缩"（严重屈曲）都会导致骨盆前移或前倾，而屈曲不足（如臀肌挛缩）会产生一自动的骨盆后倾。同样，在这种坐姿或站立姿势下，骨盆的前倾自然而然会造成更大的腰椎前凸，而相反地，其骨盆后倾总是与腰椎后凸相

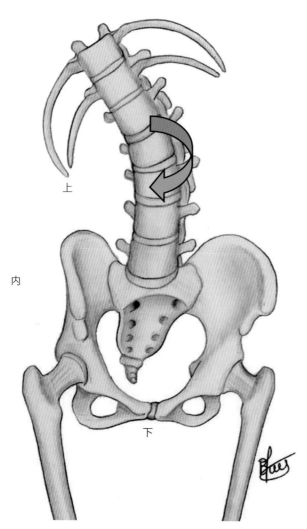

▲ 图 12-8　麻痹性斜骨盆的上、内、下三种病因都有其自身的病理学成分

关。而这些疾病的原因一般是继发于骨盆周围挛缩或瘫痪。

在横断面上，由于肌肉的挛缩和麻痹，我们则可以观察到骨盆顺时针或逆时针方向的轴向旋转位移（图 12-9）。

2. 因此，可以出现以下两种现象。

● 肌肉肌腱性挛缩或瘫痪，迫使骨盆发生空间位移。

● 重力效应则会在第一种现象产生状况的基础上，进一步加重一个方向或另一个方向上的畸形。

> 在畸形中我们所发现的所有元素，且无论它们涉及的是生理上的还是病理上的因素，都可以找到它们在骨盆中的三维表达，因此证实骨盆确实是一个"闰椎"（图 12-10）。

3. 许多作者在矢状面力线的研究中都强化了这一观点。

● Duval-Beaupère 的研究表明，站立时，在脊柱侧位 X 线片上，PI 与正常直立姿势所需的 LL 之间有密切关系（较小的 PI= 小的 LL，较大的 PI= 大的 LL）（图 12-11）。通过证实"闰椎"和"骨盆椎"这一概念，提供了一种对骨科界十分重要的测量手段[4, 5]。

● Roussouly 在正常人群中的测量研究再次证明了这一概念，并对个体的矢状位平衡进行了实用分类，分为 4 个主要类别，现已成为标准[9]。

● Hovorka 的研究证明了在非麻痹性病例中，如在"正常"老龄人口中，髋关节伸展储备的丧失（图 12-12），是老年人腰椎后凸的起因[10]。

最后，从实践角度来看，另一种证据是，众所周知，当髋关节炎伴有下腰痛时，通过全髋关节置换术改变受损严重的髋部姿势通常会使下腰痛消失。

4. 在水平面上，我们不得不提到 Ducroquets 的早期研究，他完美地定义了行走过程中的骨盆摆动运动，不仅从上到下，而且从前到后伴随着

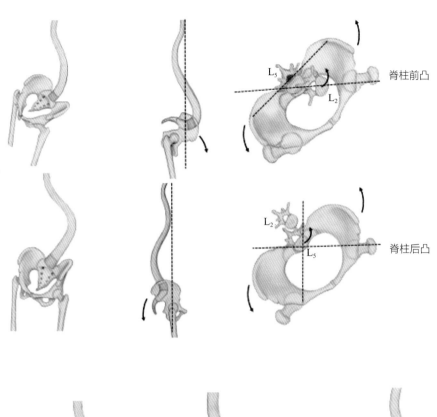

脊柱前凸

脊柱后凸

◀ 图 12-9　麻痹性骨盆倾斜的研究表明，必须从三维角度研究骨盆

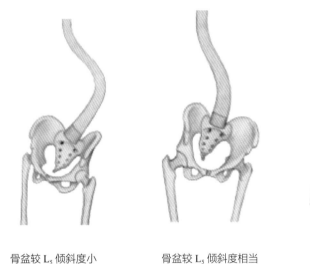

骨盆较 L_5 倾斜度小　　　　骨盆较 L_5 倾斜度相当　　　　骨盆较 L_5 倾斜度大

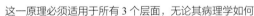
这一原理必须适用于所有 3 个层面，无论其病理学如何

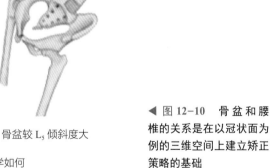
◀ 图 12-10　骨盆和腰椎的关系是在以冠状面为例的三维空间上建立矫正策略的基础

肩膀的交替，称为"骨盆步态"；Ducroquets 通过让患者在地板、天花板及四面墙壁上都覆盖着镜子的大房间里走动，完美地观察到人体在空间中的运动[3]。

有趣的是，如果仔细检查特发性脊柱侧弯，特别是当涉及腰椎弯曲时，通常会注意到弯曲延伸到骨盆，而骨盆本身是不对称的。30×90 的大型 X 线照片已经显示了骨盆投影的不对称形式（髂骨翼的宽度不对称及坐骨切迹的形状不对称）。

（二）这些发现的实际结果

需要建立一个直立姿势（无论站立还是坐着）的"平衡链"的概念（图 12-13）。在此，骨盆椎享有"闰椎"的特殊地位，在定向和代偿方面都起着核心作用。

当考察个体（站立或坐着）的整体视野时，

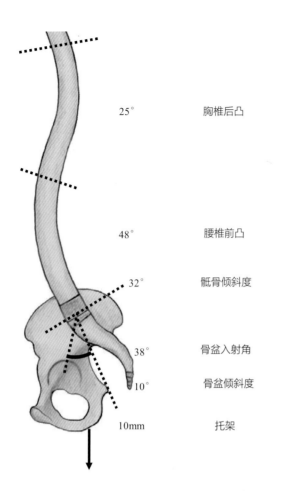

25°	胸椎后凸
48°	腰椎前凸
32°	骶骨倾斜度
38°	骨盆入射角
10°	骨盆倾斜度
10mm	托架

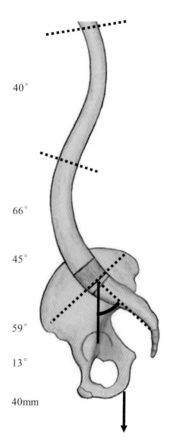

40°	
66°	
45°	
59°	
13°	
40mm	

◀ 图 12-11 骨盆疾病发病率决定了腰椎前凸的重要性

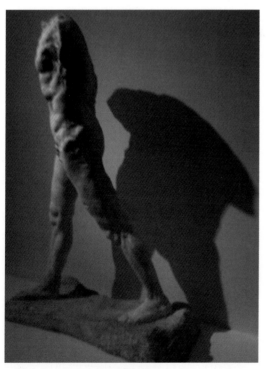

▲ 图 12-12 **Auguste Rodin** 的雕塑作品 *The Walking Man*《行走的人》，注意雕塑左侧大腿的明显延伸（正如 **Hovorka** 所指出的髋关节伸展储备）

我们会不可避免地注意到平衡链的另一端，即头部，应将其视为真正的"颅椎"（由于其重量与空间关系），这种类似倒立钟摆的上端结构是直立物种的特征。

形成这种特征性结构的目标，一方面是为了确保能平视，而另一方面则是确保能处理视觉、前庭感觉、听觉和本体感觉的信息输入。得益于容纳并控制该平衡链的大脑计算机，头颅是自动分析和准瞬时反应的地方。

人体的多边形支撑平面表述如下。

● 以双足，分开或靠紧，支撑站立，从而形成底部一个大表面，其几何中心可以作为参考点，示意与垂直重力线的偏离情况。

● 坐姿，其表面与两个坐骨结节、臀部和大腿后方的支撑结构相对应，三者共同确定了坐姿的几何参考中心。在骨盆倾斜患者中记录该表面压力是获取最佳校正数据的可靠方法。

● 无论是站位还是坐位，这些要素最好由同

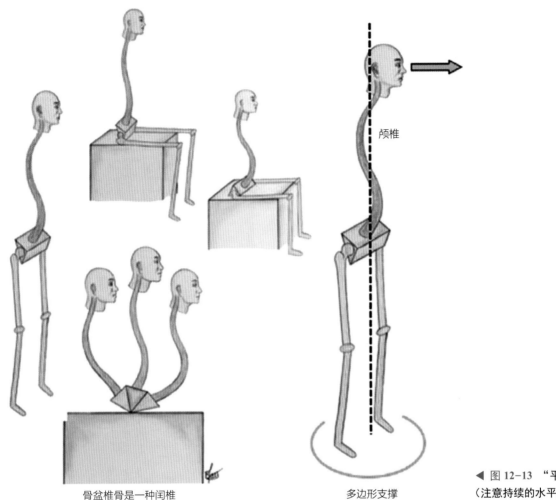

颅椎

骨盆椎骨是一种闰椎

多边形支撑

◀ 图 12-13　"平衡关节链"
（注意持续的水平注视）

一个测力平台测量，以计算每个点上的支撑力，确定受试者的重力参考中心。

　　如果以铅垂线来表示重力垂线，理论是从"顶部到底部"方向，我们则更喜欢使用测力平台从支撑多边形的中心开始，从"底部到顶部"进行论证[10, 11]。

　　在实践中通常需要注意的是，由于人类站立或坐位时往往同时存在细微而又固定的运动，人体重心的投影因而也可围绕在多边形支撑中心的周围而发生变化。在此多边形的上方，下肢骨骼在 30 余个平面中存在连续的"关节链"，参与下肢活动，其中最重要的是一些大关节，如踝关节、膝关节、髋关节；而继后的骨盆椎，以及腰椎、胸椎和颈椎，则在矢状面上以和谐原则改变着脊柱后凸和脊柱前凸曲线；最终，该链以重量

为 4.5～5.5kg 的颅椎体为终点。以实现整个链平衡的调节，获得人体直立平衡的生理协调。

　　虽然已经对平衡链的不同组分进行了多种参数的静态测量，得出了人类这一物种的平均值，但这些数据仅是人体骨骼解剖结构部分的相对值，而缺乏肌肉和代谢过程的参数，后者对平衡链同样也起一部分作用。

　　在平衡链中考量这种平衡的动态值以及围绕重力轴的 3 个空间平面的运动能力似乎更为重要。该重力轴构筑在多边形的支撑面上，由此建立了真正的肌性"经济锥"（图 12-14），以保持协调和有用的直立姿势。

　　在这个"经济锥"概念中，我们可以设想，当我们处于一个小锥内，且在这一范围内几乎无须脊柱的或者椎旁的肌肉力量就可以站立起来的

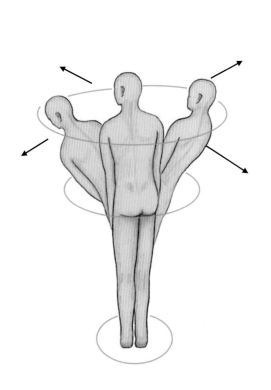

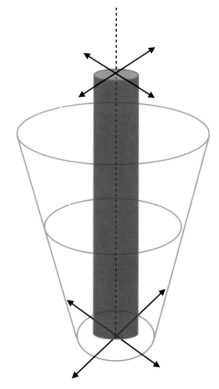

▲ 图 12-14 肌肉的"经
济锥"概念

话，那么这种平衡可以被认为是经济的。相反，当一个人处于这个锥的外面，则会需要更多的肌肉工作和疲劳因素才能使关节链的各部分处于和谐稳定的姿势。在这个范围中，姿势性疲劳的病理改变甚至可能导致脊柱或其他骨科植入物的疲劳，最终会在平衡链上形成永久性应力。

不得不提的是，我与 Pol Le Coeur 及他橱柜中的骨架（用金属丝的小骨头组装而成）所发生的一段经历。当我们将骨架从悬吊的托架上拆下后，他用 2 根不可伸展的绳子精心地将双侧股骨髁与跟骨的后方紧密地串联起来，然后他在髋臼顶的前表面和股骨颈正下方的股骨前表面之间再用一条皮革固定起来。他将这样装配后的骨架以双足放置在地面上；他调整了头部、脊椎、膝部和髋部的位置，以使绳索和条带绷紧，并使骨骼在没有任何其他支撑的情况下站立了片刻(0.5s)!

正是在那一刻让我联想到后来被我称为"经济锥"的画面。

所有这些考虑的因素，包括骨盆椎、闰椎、颅椎和平衡链，都是我参与 EOS 成像系统设计

和实施的重要原因[12]。多亏了 Georges Charpak 发明的多丝正比室，大大降低了获得射线照片所需的辐射剂量，同时还要归功于 ENSAM 巴黎生物力学公司和蒙特利尔 LIO 实验室的共同努力，以及巴黎 San Vincent de Paul 医院放射科的工作，这台 EOS 机器可用于站立或坐位时对整个身体进行成像。它使用一对数字 X 线照片，能同时给整个骨骼在直立和坐位位置拍摄正位和侧位图像，其二维图像的 X 线剂量与传统 X 线照片相比，减少为 1/10 左右。

此外，由于在生物力学实验室中开发了计算机程序，因此可以在相对较短的时间内获得整个骨骼的三维表面结构的重建，其精度等同于连续 X 线照片所获得的精度。

基于此，我们能够很好地理解这种关节平衡，同时测量 3 个空间所有平面上的变形，并准确了解在不同关节平面上发生的代偿现象。这种量化对于真实判断骨科干预的结果至关重要，尤其是在脊柱水平及下肢水平。

（三）治疗结果

1. 麻痹性骨盆倾斜症的治疗策略

治疗策略源自骨盆椎的概念，而这一概念可应用于所有脊柱外科病理学。事实上，骨盆椎位置所赋予的代偿或加重的能力会直接在结果中反映出来。

比如，我们已经证明，在麻痹性脊柱中，有两种情况必须将骨盆包含在脊柱的融合节段中，这是因为在坐姿状态下容易出现骨盆再次失衡的风险（图 12-10）。

● 骨盆倾斜度比腰椎弯曲度更大，并且为同一方向，同时腰骶连接不可复位。

● 骨盆倾斜度不如腰椎弯曲度大，但在腰椎弯曲的凸侧存在固定的髂腰角。

另一方面，当腰椎有正常曲度，同时伴冠状面上中立的 $L_1 \sim L_5$ 节段时，只要骨盆周围的组分（上方和下方）在空间平衡上是对称的（活动痉挛或松弛），且肌肉力量也是平衡的，即它们可以达到前后位的平衡（腹部肌、臀大肌和屈髋肌、腹直肌）和水平位平衡 [腰骶肌筋膜总块（髂肋肌、最长肌和多裂肌）、臀中肌、股四头肌、阔筋膜张肌]，就可以避免包含骶骨的融合手术。

如果我们将这些原理应用于成人退行性脊柱，通过研究被动和主动活动来判断骨盆上和骨盆下的平衡，我们将可能会得出相同的结论。

骨盆椎这一概念的另一种应用是胸腰椎特发性侧弯的研究中是否需要把骨盆包括进来，关于这一点，我们已经用 Salanova 的理论进行了充分的解释 [13]。

在正位片中，当髂骨翼在侧弯的凹侧抬高时，骨盆被视为是腰椎弯曲中的一部分，在这种情况下，融合必须包括腰弯，通常低至 L_4。当骨盆在腰椎弯曲的凸侧抬高时，骨盆则可以被排除在融合节段之外（在这种情况下，L_4 至骶骨处有一个短的腰骶反曲）。在这种情况下，仅需要融合胸椎弯曲，而腰椎弯曲可以自发纠正。

这意味着我们除了需要进行静态角度的分析及被动活动或可复性评估（脊柱前凸或后凸畸形、骨盆入射角、髋关节活动度等）之外，还需要对活动性肌肉因素进行定量评估。

这就是为什么我们必须努力在术前进行主动左右侧屈位摄片，以建立 Cartesian 计划的原因。

因此，无论病因如何，决定是否将骨盆包括在广泛的脊柱融合中应取决于对以下 3 个因素的分析。

● 骨盆 3 个平面相关的解剖。

● 被动可复性和处于怎样的等级。

● 在 3 个平面上骨盆周围的活动性肌肉环境。

2. 高度脊柱滑脱的三维平衡

很明显，骨盆椎的概念在这类患者中仍然存在，因为在这些病例中，可以出现脊椎脱垂即 L_5 前移超过 S_1 体的情况，除了用 Meyerding 测量的结果来决定病理和预后，更重要的决定因素是腰骶部（腰骨盆）的后凸畸形导致骨盆显著后倾是否存在。腰骶部后凸和重度骨盆后倾也解释了这些患者的典型姿势，即腹部前褶、相对于骨盆的髋关节屈曲和代偿性膝关节屈曲，这一姿势可以减少马尾神经的张力（图 12-15）。

因此，可以理解的是，骨盆椎的腰骶后凸中角状移位的主要作用不仅改善了姿势，同时也使神经结构得以放松。

这就解释了为什么一些作者，包括我自己，喜欢使用一种渐进性减少骨盆椎后凸的技术（如 Scaglietti 所示）。这种技术通过一系列的外部手法，包括在骨盆悬吊下，在髋关节轻微屈曲位行纵向牵引，然后逐步伸展髋关节。通过石膏裤固定维持腰椎滑脱复位。当矫正能使骨盆椎纳入 "经济锥" 内，获取平衡（腰骶角 ≥ 110°）时，只进行单纯的后外侧融合而不打开椎管。而在腰骶角 ≤ 100° 的情况下，则进行额外的腰骶前融合（L_5/S_2）。

在第一种情况下，后方融合结构根据应力线排列对齐起到稳定作用，而前方退变的椎间盘则无须承担稳定作用；在第二种情况下，后路结构不能充分对齐，椎间盘将承受不稳定的应力，因

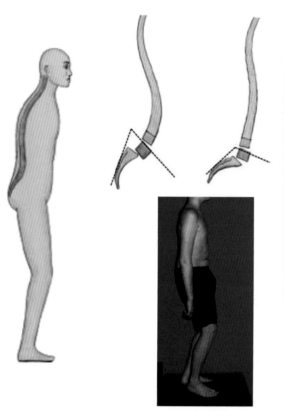

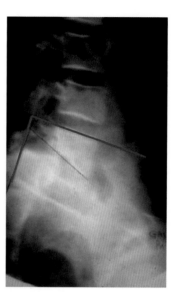

◀ 图 12-15 伴有脊椎滑脱的垂直骶骨是一种骨盆后凸（具有典型的神经根保护姿势）

此，必须进行处理和融合。

20 多年来的研究结果表明，随着腰椎和骨盆椎正常形态的恢复和维持，这些推论都有一定价值。

3. 发生在骨盆椎水平的代偿现象

脊柱侧弯融合术后，不仅发生姿势改变，而且还发生了脊柱活动度变化，这是骨盆椎概念的另一个证明[14, 15]。

30 例特发性脊柱侧弯仅在胸椎区域融合（融合和内固定器械终止在 L₃ 以上）与 30 名同龄未患任何脊柱病变的青少年进行对照，分别在术后3 个月、1 年和 3 年进行了姿势、活动度和骨骼三维重建的研究，获得了非常有趣的结果。

（1）姿势：脊柱侧弯组术前骨盆姿势与对照组无差异。但脊柱侧弯组的肩关节姿势有明显的差异，在胸弯凹侧，肩部有明显的前倾。

另一方面，与术前相比，术后观察到骨盆姿势的常见改变。35% 的病例骨盆前倾增加，35% 的病例前倾下降，30% 的病例发生方向改变，这

一结果完美地证明了每个个体的骨盆因素对空间平衡的代偿作用。

（2）活动度：在术后组，观察到躯干整体活动度明显下降（这在广泛脊柱关节融合术后是合理的），这种下降与骨盆活动度的降低完全平行。但以骨盆参与躯干整体屈曲的比例来说，在 18 名患者中增加，其中 9 例无变化，只有 1 例患者下降。这再次为骨盆源性代偿作用提供了证据。

最后，更令人惊讶的是，50% 的病例（10/21）在术前和术后之间观察到 PI 的变化超过 5°，其中4 例增加（5°～18°），6 例下降（7°～14°），11 例保持不变。

这再次证明了骨盆椎的调动能力，当其用尽了单纯姿势代偿作用后，将会在骶髂关节的水平改变骨盆结构（尤其是在脊柱发育完成之前进行的手术）上发挥进一步的代偿作用。

4. 双侧骨盆截骨术后躯干矢状位力线及骨盆椎的解剖改变

事实上，当脊柱融合内固定术（包括骨盆）

后出现躯干前倾不平衡时，可以通过椎体截骨来纠正不平衡，如通过上位椎体经椎弓根伸展截骨。但这也可以通过双侧前开口髋臼上髂骨截骨来实现，使骨盆上部伸展，再与上面的脊柱融合（图 12-16）。

通过该处截骨可以获得高达 30° 的矫正，但应注意不要做骨盆过度张开以避免损伤股神经，正如我在第一例病例中所观察到的那样，发生了双侧股四头肌麻痹，幸运的是在 3 个月内获得了恢复。

通过该项技术已经实现了这个病例的治疗目标，当患者站着的时候，重力线从股骨头后方经过，处于"经济锥"范围内。而在截骨术之前，患者的重力线是前移的，并伴有矢状位失衡。

我们也可以想象采用一系列的单侧骨盆截骨术，如 Hall 所展示的手术，矫正下肢不等长。

（四）颅椎概念的治疗效果同样重要

● 婴儿期颈胸段椎板切除术后鹅颈畸形的产生及预防（图 12-17），对于保持平视的作用非常重要。通过椎板成形术来代替椎板切除术，或采用椎板重建术可以将颈椎保持在正确的位置，并使后方结构得到稳定，以防止鹅颈畸形，这一点已成为共识。

● 脊柱融合术处理肌肉疾病所致腰椎后凸畸形，如僵硬脊柱综合征（rigid spine syndrome）（图 12-18），可以通过减少腰椎后凸，使颅椎向后移位治疗。但该综合征还可出现颈部肌肉挛缩，阻止了头部的任何前屈曲，致使腰椎截骨术后颅椎向后倾斜，只允许看到天花板。此时，患者站立时无法看到自己的脚，有时需要穿着高高的后胸衣来支撑颈部和颅椎体。这表明这些患者只需要适当的部分矫正腰椎后凸或需要联合颈椎屈曲椎体截骨才能保证患者的平视，但后者有很高的神经损伤风险。

● 长节段脊柱融合后近端交界区后凸（图 12-19）。

● 矢状位平衡发生显著改变，这是一个经

常出现的问题，随着刚性及强力内固定器械的广泛使用，越来越多地被观察到。特别容易发生于神经系统来源的疾病，如帕金森病、脑运动病或肌肉疾病，也可见于神经肌肉正常的特发性病例。这可能是由于对颅椎的空间平衡考虑不足所致。

➤ 第一个原因，对单纯胸椎侧弯中小而高位的结构弯的认知缺乏。内固定终止在屈曲和旋转的交界椎，支点由最不稳定的椎体来承担，而这实际上是一个"隐藏的"双胸曲的一部分。

➤ 第二个原因，不能保持一个和谐的胸椎后凸；失去这种后凸将驱动脊柱上部和颅椎向后移位。为了在多边形支撑面上方恢复平衡，颅椎必须被动前移，导致后路器械末端的交界性后凸。

➤ 第三个原因，尤其是对于延伸到骶骨的长节段融合，通常伴有腰椎前凸过度矫正（尤其是在经椎弓根截骨的情况下）和内固定上端的后凸畸形。在这里，由于颈椎前凸、胸椎后凸、腰椎前凸和骨盆前倾的交替，可以造成矢状面进行性生理协调能力的丧失，导致了唯一可能的代偿区（即固定椎上方的交界区）过度疲劳。

因此，当面临这种风险时，我们需要考虑 3 个主要的预防因素。

● 内固定的上端切勿停留在结构弯的交界椎上（宁可终止在下一个节段），同时注意不要过度校正胸弯，以保留上胸弯柔韧度。

● 术前评估各节段的主动活动，如同时评估颅椎和颈椎节段的屈曲/伸展活动，以及包括肩部在内的上胸椎节段伸屈活动。评估方法为，将上肢与身体平行放置，根据肱骨头在矢状面上投影位置的位移，对其活动进行评估。

● 通过主动肌肉活动评估来研究胸腰椎 - 骨盆矢状位力线。

➤ 如果无须行腰椎融合，应评估主动屈伸活动时的腰椎活动度。

➤ 如果需腰椎融合，更重要的是如果融合必须延伸到骶骨，那么我们必须了解：根据 PI 计算

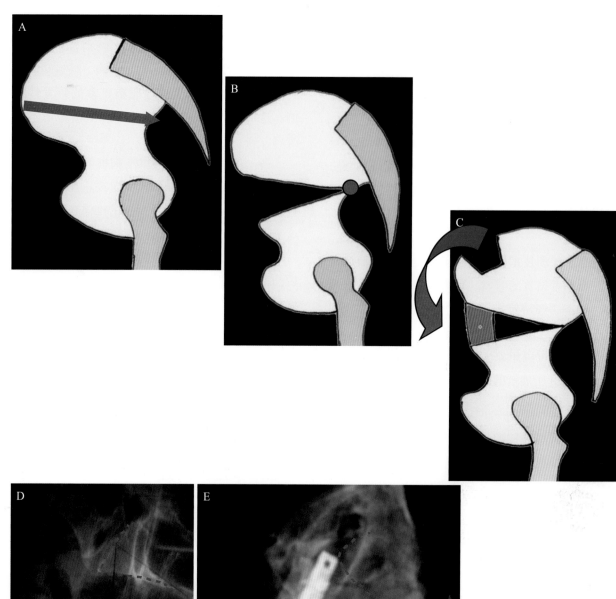

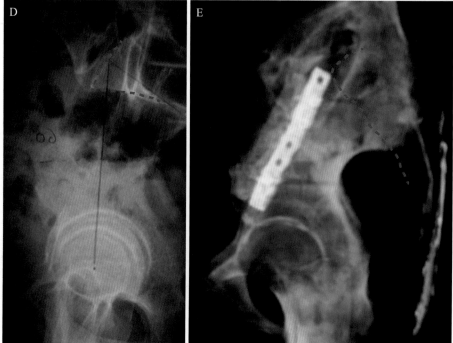

▲ 图 12-16　骨盆附加截骨术
A. 截骨平面追踪；B. 开口截骨术；C. 开口处植骨；D. 术前放射学检查；E. 术后放射学检查（PI 减小）

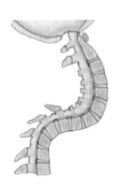
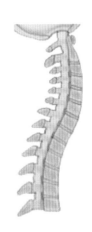

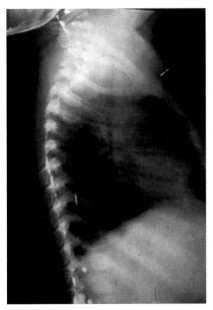
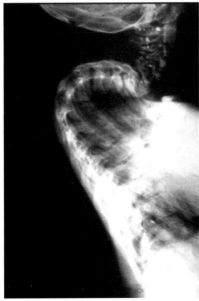
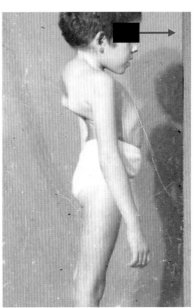

▲ 图 12-17 青少年颈胸段椎板切除术后鹅颈畸形，反映了颅椎在维持平衡和水平凝视方面的作用

所需获取的腰椎前凸，评估髋关节的伸展储备量。

所有这些都是为了更清楚地认识到，在脊柱融合中，无论是否延长融合范围，影响结果最重要的因素不是融合区域，而是融合区下方或上方的未融合区域。

四、结论

在"平衡链"的概念中，"骨盆椎和颅椎"起着最基础的作用，这是任何脊柱矫形外科医生或任何处理肌肉骨骼系统的从业者，都必须要永远牢记的概念。

平衡链代表着一个静态和动态的系统，在该系统中，人类所有的骨骼和关节在一个多边形平面的支撑下，从颅椎、所有的脊椎、骨盆椎到下肢骨骼，相互协调排列（特别是在矢状面），通过渐变的连接区形成连续的曲线。该链具有活动性和稳定性，并可随时调整。

当这个特定链的某个结构发生病理改变时，这个链的其他结构可给予强大的适应和代偿能力，以保持它们的最大功能。根据病理学知识了解如何调整它们，是治疗脊柱疾病的重要基础之一。

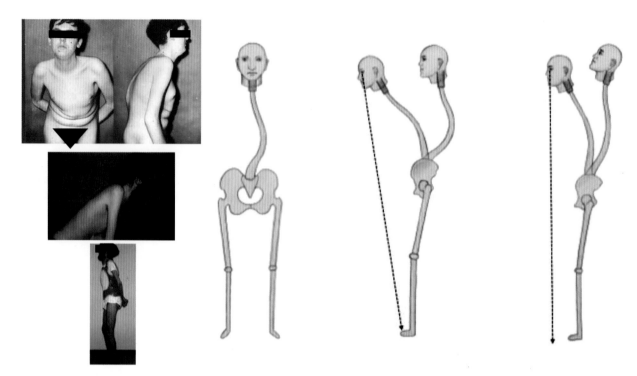

▲ 图 12-18　僵硬脊柱综合征（一种缓慢进展的儿童期先天性肌营养不良）

腰椎后凸可补偿颅椎体前屈曲的缺失，矫正腰椎后凸可将头向后推进，致使患者站立时看不到脚

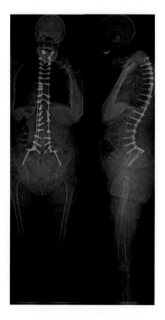

避免这个问题的 3 个因素

1. 不要终止在上胸椎结构弯曲的交界区（左侧）。

2. 测量 2 个因素的"主动伸展"。
 • 头部和颈椎、肩带（带肱骨头）。

3. 测量腰椎和胸腰段矢状位力线。
 • 如果腰椎没有融合，积极评估腰部伸展。
 • 如果腰椎融合，同样的肌肉 + 神经评估。
 • 评估前凸角及 PI。
 • 保留髋关节伸展。

4. 考虑到 PI 和年龄的增加，矫形时避免过度恢复前凸，因为有近端交界区后凸的风险（右图）。

记住力线不是平衡，注意神经 / 认知检查

▲ 图 12-19　近端交界区后凸

参考文献

[1] Dubousset J. Le bassin oblique paralytique. In: Proceedings GES Paris. 1973.

[2] White A, Panjabi MM. Clinical biomechanics of the spine, vol. 1. New York: Lippincott; 1978.

[3] Ducroquet RJ, Ducroquet P. La marche et les Boiteries, vol. 1. Paris: Masson; 1965.

[4] Boulay C, Tardieu C, Hecquet J. Sagittal alignment of spine and pelvis regulated by pelvic incidence: standard values and prediction of lordosis. Eur Spine J. 2006;15:415–22.

[5] Legaye J, Duval-Beaupère G, Hecquet J. Pelvic incidence: a fundamental pelvic parameter for three-dimensional regulation of spinal sagittal curves. Eur Spine J. 1998;7:99–103.

[6] Dubousset J. The pelvic vertebra 3D concept for physiopathology, classification, and management of pelvic obliquity. In: Zielke farewell symposium meeting, Bad Wildungen. 1989.

[7] Dubousset J. CD instrumentation for paralytic & neuromuscular spinal deformities with particular emphasis on pelvic obliquity. In: Bridwell KH, Dewald RL, editors. Textbook of spinal surgery. New York: Lippincott; 1991. p. 347–64.

[8] Dubousset J. Three-dimensional analysis of the scoliotic deformity. In: Weinstein SL, editor. The pediatric spine: principles and practice. New York: Raven Press; 1994. p. 479–96.

[9] Roussouly P, Gollogly S, Berthonnaud E. Classification of the normal variation in the sagittal alignment of the human lumbar spine and pelvis in the standing position. Spine. 2005;30:346–53.

[10] Hovorka I. Current concepts in spine surgery. In: Nice spine course 2007, vol. 1. Montpellier: Sauramps; 2007.

[11] Lafage V, et al. Standing balance and sagittal plane spinal deformity. Analysis of spinopelvic parameters and gravity line parameters. Spine. 2008;33(14):1572–8.

[12] Dubousset J, Charpak G, Skalli W, Lavaste F, Deguise J, Kalifa G, et al. Bull Acad Natl Med. 2005;189(2):287–300.

[13] Salanova C, Dubousset J-F, Moreno P, Boulot J. Instrumentation segmentaire dans la scoliose idiopathique. Rôle du cliché de face debout dans la détermination de la zone à fusionner. Rev Chir Orthop. 2000;86:441–51.

[14] Skalli W, et al. Importance of pelvic compensation in posture and motion after posterior spinal fusion using CD instrumentation for idiopathic scoliosis. Spine. 2006;31(12): E359–66.

[15] Schwab F, et al. Gravity line analysis in adult volunteers: age related correlation with spinal parameters, pelvic parameters and foot position. Spine. 2006;31:E959–67.

颅椎和骨盆椎是否为真正的椎骨

The Cranial and Pelvic "Vertebrae" Are They Real Vertebrae?

Jean Marc Vital　M. Laurentjoye　A. Dimeglio　T. Chevillotte　著

陈临炜　译　　李方财　陈其昕　校

一、概述

Jean Dubousset 通过他丰富的临床经验，将颅骨和骨盆带整合到脊柱中，从而提出颅椎和骨盆椎的概念。这一概念为所有人所接受，使我们能更好地了解复杂的脊柱病理情况，如脊柱畸形或矢状位失衡和冠状面失衡。

在本章中，我们将聚焦于颅颈和腰椎骨盆关节的生长发育，以便牢记枕骨髁和骶骨是属于脊柱的一个部分。

二、颅骨的形成和生长

头端的骨骼可以被认为是位于颈椎上方的"颅椎"。事实上，这个脊椎骨是由不同的骨骼组成的。这些骨骼集合构成头盖骨（脑颅的上部，覆盖脑组织的颅腔）、颅底骨和借其被分开的面部骨骼。成年后，除了下颌骨（唯一可活动的颅面骨）外，这些骨骼都融合在一起。

颅骨从大脑周围的间充质发育而来，骨骼来源于软骨内化骨（该成骨方式通常形成长骨）和（或）来自间充质的膜内化骨。我们可以将包容大脑的神经头盖骨与形成面部骨骼的脏器颅骨分开。神经头盖骨由头颅骨的膜状部分（膜头盖骨）和软骨基底（软骨头盖骨）组成。其中，颅底的骨骼是通过软骨内化骨从软骨头盖骨中衍生出来。在器官形成开始直到生长结束，颅底的骨骼

是独立的，而不是融合在一起。这些就是颅底骨的生长起源。

因此，我们可以把颅底看作是一堆焊接在一起的颅椎骨。就体节起源、成骨模式、镜像椎间生长区域的存在及它们在中枢神经系统的保护作用上的一致性而言，颅底和脊柱是非常相似的。由于没有运动的关节，颅底骨结构是固定的，但这种刚度恰好可以保护脑组织。不过有些学者认为，一定程度的"颅骨活动"在颅骨拼图的结构性平衡中也是非常必要的[1-3]。

（一）体节

椎体和颅底的共同起源是前寰椎。

由体节段（somatomeres）分化而来的体节（somites）从枕部到胚胎尾部沿脊索分布。它们分化为生骨节、生肌节和生皮节。起源自前四对体节的生骨节（或称枕部生骨节）发育成颅底骨，以下的生骨节则发育成脊椎。前寰椎被认为是在寰椎和枕骨之间的椎骨[4]。从系统发育的观点来看，属于齿突尖端下椎体或枕骨大孔区域。这在其他物种中有描述，但在人类中尚未被发现。从形态发生的角度看，前寰椎起源于前四对枕部生骨节和第一颈生骨节的头端部分，参与了枕基底部和颅颈关节的形成[5]（图 13-1）。

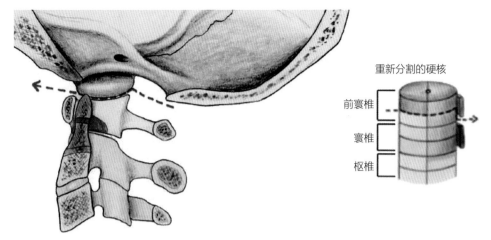

▲ 图 13-1　颅颈区再分割

头骨的胚胎学起源于颅底和颈椎的颅骨部分。注意，前寰椎在枕骨（粉红色和蓝色）形成中的作用（Bernard[6]）

（二）颅底软骨形成（图 13-2 至图 13-5）

颅底的骨骼在颅底间充质中以软骨岛的形式出现。间充质组织有两个来源，即神经褶细胞和轴旁体节中胚层细胞[8]。

脊索被索旁软骨包绕，止于未来垂体水平的蝶鞍处；此处为头骨底部的一个真正的中心，在这里我们可以看到垂体软骨。索前软骨（小梁软骨）及其外侧扩张部（耳囊和软骨筛）来自于近端的神经褶。因此，软骨颅骨是由 3 对软骨小灶形成的，这三对软骨灶将融合形成颅骨基底，即索旁软骨、垂体软骨和索前软骨。

大约在第 7 周，背侧的脊索旁间充质发育为索旁软骨，最终成为颅底的蝶骨后部。索旁软骨形成了前寰椎的轮廓，即蝶骨后基底和枕骨基底，两者被未来的联合软骨（一种具有改动的椎间盘样结构特征的结构）分隔开来。

头骨通过颅骨和面部的膜状骨保护大脑免受外界伤害，颅底有脑神经和脊髓穿过。因此，在颅底软骨之间有神经与血管结构汇集。颅底软骨不断生长直至融合，各部分软骨之间会形成很多孔洞以便神经血管组织通过。

胎儿的头部骨骼在胚胎 3 个月开始形成，包括一个软骨性质的颅底结构，其前部和后部有不同的起源[8-9]。蝶骨后颅底与脊柱有一个共同的体节起源。而蝶骨前颅底则起源于神经褶，如外

侧扩张部或与感觉器官相关的小囊等。

（三）颅面的骨化（图 13-6 和图 13-7）

有些骨骼有双重起源，如枕骨。枕骨大孔附近的基底部是软骨内化骨，而平坦的部分是膜内化骨。

颅、面骨的骨化有两个起源，即源自软骨质的软骨内化骨及源自头侧神经嵴外胚间充质细胞的膜内化骨。

颅骨和许多面部骨骼是由膜性骨化形成的。骨化点出现在构成胚胎颅骨的外胚层内。骨化是离心性的，最终形成各块骨骼之间的连接边界。

连接区则由联合纤维或颅缝组成，这种结构允许被动的继发性骨生长，并由邻近的结构（大脑、眼球、肌肉紧张、鼻腔通气等）控制其生长[11]。

颅底的发育是一种从软骨基部开始的软骨内化骨。它的生长是独立的和原始的，由基因决定并受激素控制[9, 11]。颅底骨质之间的边界是联合软骨，这是软骨内化骨的生长区域，其结构与长骨的骨骺类似。根据 Scott 的观点，它们具有双向生长区或镜像"双动骨骺"[12]。

枕骨有双重起源，即枕骨基底部围绕枕骨大孔是软骨内化骨，鳞状（扁平）部分则是膜内化骨[6]。

（四）颅面的生长

联合软骨决定颅底在 3 个空间平面上的生长

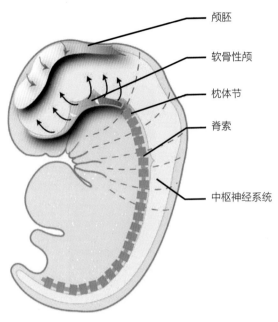

▲ 图 13-2　4 周时软骨中胚层、枕体节和脊索的分节

标注：颅胚、软骨性颅、枕体节、脊索、中枢神经系统

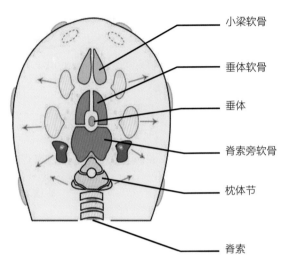

▲ 图 13-3　6 周时软骨颅骨形成

标注：小梁软骨、垂体软骨、垂体、脊索旁软骨、枕体节、脊索

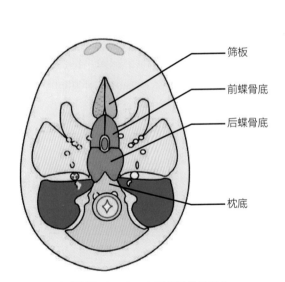

▲ 图 13-4　12～13 周颅骨软骨融合

标注：筛板、前蝶骨底、后蝶骨底、枕底

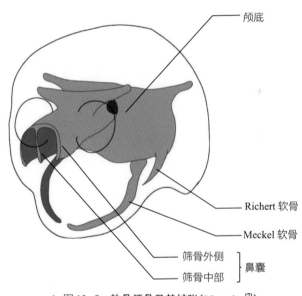

▲ 图 13-5　软骨颅骨及其扩张（Mugnier[7]）

标注：颅底、Richert 软骨、Meckel 软骨、筛骨外侧、筛骨中部、鼻囊

情况。它们一直活跃到生长的终结[3]。蝶筛骨、蝶内和枕内的联合软骨主要参与颅底的矢状面生长。除矢状面生长外，蝶枕的联合软骨还参与颅底的垂直面生长。后者在 20 岁时消失。它与枕下和枕骨基底部联合软骨一起，证明了蝶骨和枕骨是多椎体起源的[9]。

　　在人类进化的过程中，大脑体积增大，并出现两足行走，且受制于身体重力的影响。在两足

动物头端的头颅必须保持平衡。在重力的作用下，随着枕骨逐渐后移，使得枕骨大孔也逐步水平化。头颅体积增大，颅底角逐步变小。面部的发育极度依赖于它所附着的颅底，并与大脑容量的增加呈相关性进化，同时，面部的发育还与饮食结构的改变相关。

　　在形态发生过程中，我们可以观察到颅底在基部和蝶骨前部之间折叠弯曲。这个弯曲开始于

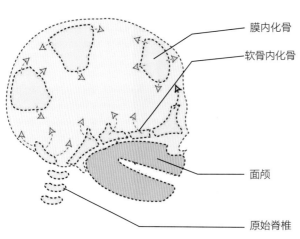

▲ 图 13-6　不同的骨化方式

膜内化骨

软骨内化骨

面颅

原始脊椎

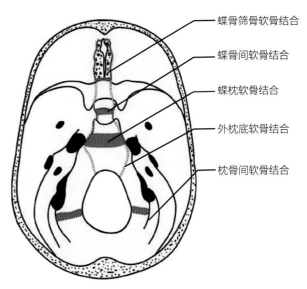

蝶骨筛骨软骨结合

蝶骨间软骨结合

蝶枕软骨结合

外枕底软骨结合

枕骨间软骨结合

▲ 图 13-7　颅底软骨结合（引自 Couly[9] 和 Stricker[10]）

蝶枕联合软骨，并通过骨膜下添附 - 吸收现象进行重塑形[13]。从系统发育和形态发生这一角度看，可以观察到枕骨发生逆时针旋转，而蝶骨发生顺时针旋转。

表浅的骨骼（上颅骨）表现为膜内化骨，并受到大脑发育等外力的影响产生自适应生长。面部的生长取决于颅骨底前中部分的生长。颅骨底部的弯曲折叠现象会影响矢状面上下颌的平衡[14]。

软骨筛骨发出的延伸部分支撑了面部的膜内化骨。中筛骨（未来的鼻中隔）和外筛骨（未来的侧块）[9] 一般位于垂直缝生长的起点，并受前鼻上颌复合体和面腭的矢状面推力的影响[10, 15]。在侧面，耳囊向腹侧的延伸部形成 Meckel 软骨和 Richert 软骨。其中，Meckel 软骨将作为下颌骨形态形成的监护者（图 13-5）。

面部的生长还依赖于咀嚼和呼吸功能。正常的下颌生长依赖于面部中间区域的生长，后者与牙齿咬合（上颌牙和下颌牙在咬合时的相互关系）密切相关。而鼻呼吸气流对上颌面部的发育和上下颌的协调吻合也有相当大的影响。

因此，由于脊柱是蝶后的，而面部是蝶前的，椎体和面部的生长在颅底区关联起来。然而，在临床实践中，还发现许多面部不对称与颅底和（或）椎体的不对称有关（图 13-8）。

（五）结论

由于头部的重心正好落在蝶鞍区域的后方，我们可以理所当然地认为它分隔了重力线后面的脊柱和重力线前面的面部[16]。事实上，颅底蝶后部分和颅颈交界区也都发育于体节，而且颅底骨化是通过联合软骨的软骨内化骨，而这种颅底联合软骨的本质就是颅底的椎间盘。颅底的腹侧部对面部的形态会产生重要的影响。异常的形态生长经常是相互关联的，如面部畸形、颅底不对称、颈椎姿势障碍，甚至椎体或骨盆异常。

三、骨盆带的形成、生长和老化

骨盆带包括骶骨（由 5 个骶椎和 4 个尾骨融合而成）和 2 个髋骨（与骶骨在骶髂关节水平处相连，被认为几乎是不能活动的，起源于髂骨、坐骨和耻骨，并由这三块骨融合而成）。骨盆带作为脊柱与下肢的连接部分，其作用类似于肩胛带（图 13-9）。

（一）进化史

随着人类向两足行走的进化，骨盆入射角（PI）增大，而 PI 代表了骨盆的大小和骶尾骨的角度，它们可用骶骨曲度来衡量。

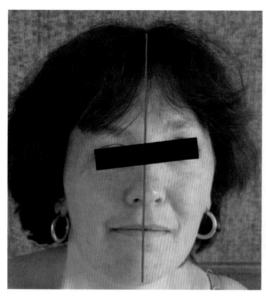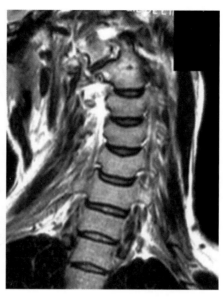

◀ 图 13-8 先天性斜颈患者的面部不对称

Tardieu[17] 对 19 个初生古猿化石和 50 个成年古猿化石的骨盆带进行了三维研究。她对这些动物在获取行走活动后髂骨和骶骨的形状进化很感兴趣。而我们在生长过程中也发现了这些类似的变化。该分析集中在骨盆入射角（PI）[18] 和髂耻角也称弓形角（bow angle），后者由骶骨终板中点到髋臼中点连线和从髋臼中点到耻骨前面连线的夹角所形成（图 13-10），用于测量骨盆前后宽度。他们发现在灵长类动物进化成两足动物的过程中，在这个角度增大的同时用来评估骨盆中部宽度的骨盆入射角也增大。根据 Tardieu 和 Morvan 的观点 [17, 19]，在两足行走进化过程中，髂翼变宽并逐渐呈矢状化（图 13-11）。因此，骨盆在前后方向变宽（骨盆入射角就是在这个方向变大的）（图 13-12），并朝向前方（髂耻角增大），最后向上方打开，方便承托脏器和躯干。

随着进化，骶骨逐渐向前弯曲。Abitbol[20] 观察了 S_1 前壁和 L_5 前壁之间形成的角度后，描述了上述变化。骶尾角（Marty[21]）则是由 S_1 上终板的垂直线和 S_5 终板的垂直线之间形成的夹角；根据 Tardieu[17]，这个角度随着直立行走功能的获得而增加（图 13-13）。随着直立行走功能的获得，髂翼逐渐增宽并矢状化，骶骨逐渐向前弯曲，相应的腰椎前凸逐渐增加，这不仅仅是伸髋肌（腰

骶部肌肉、臀大肌和腘绳肌）的作用，更重要的可能是腰骶韧带等坚强韧带在发挥作用（图 13-14 至图 13-16）。这让我们想起了对 300 万年前的南方古猿 Lucy 骨盆带的研究，它的骨盆向后倾斜，伴有一个小的骨盆入射角，其髂骨翼的形状和方向介于黑猩猩和智人之间（图 13-17）。

Schlosser 和 Castelain[22] 最近的研究展示了一个新的髂坐骨角（图 13-10），由连接骶骨终板中部到髋臼中心的一条线和坐骨平分线构成。这个角度随着生长发育和直立行走能力的获得而增大，可用来评估骨盆后半部的厚度；髂耻角，也就是 Tardieu[17] 的"弓形角"，可以用来评估骨盆的前部的厚度；而骨盆入射角则可用评估骨盆的中部的厚度。髂坐骨角的增加与腘绳肌杠杆臂的增加方向一致，这对维持站立位股骨的伸展至关重要（图 13-18）。

（二）骶骨的形成和生长

严重 L_5 椎体滑脱通常有一扭曲现象，即一个大的骨盆入射角（宽的骨盆）和一个小的骶尾骨角（平坦的骶骨）。

骶骨来自于从 S_2 开始的第 31～44 体节。它会像上位的椎骨一样从间充质样进化到软骨化骨

祖先骨盆带和传统骨
盆带略有不同

肩胛带

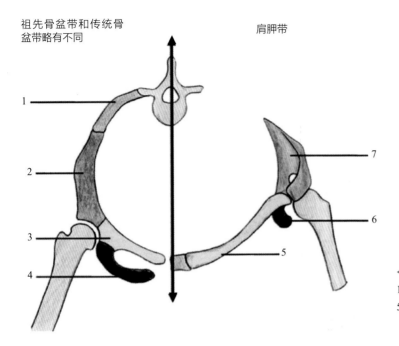

◀ 图 13-9　骨盆带与胸（上、下）肢带的比较
1. 基底椎骨；2. 背侧块；3. 腹上侧块；4. 腹下侧块；
5. 锁骨；6. 肩胛骨喙突；7. 肩胛骨

长臂猿

黑猩猩

猩猩

大猩猩

智人

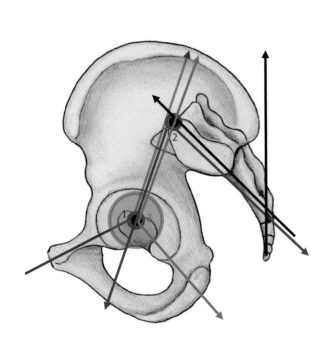

▲ 图 13-10　髂耻角（**1**）、骨盆入射角（**2**）、髂坐骨角（**3**）、
骶尾角（**4**）示意图

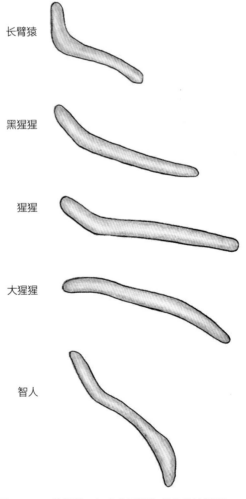

▲ 图 13-11　长臂猿至智人左髂翼矢状位的俯视图

A

B

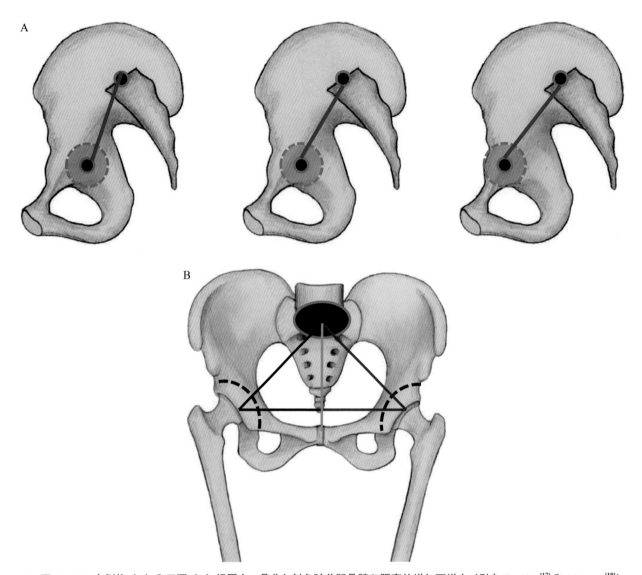

▲ 图 13-12 在侧位（**A**）和正面（**B**）视图中，骨盆入射角随着骶骨髋臼距离的增加而增大（引自 **Tardieu**[17] 和 **Morvan**[19]）

模式，最后形成初级骨化中心并骨化。它在前侧发育成椎体，外侧（肋部）发育成骶骨翼，后侧发育成骶骨椎板[23]（图 13-19）。

根据 Dimeglio[24] 的观点，有 35～40 个骨化中心参与了骶骨的形成。骶骨实际上是由 5 个独立的原始椎骨的相互融合而成。每一骶椎与其他椎体一样，都有 3 个骨化中心，即前正中的中心和 2 个外侧的中心。在胎儿出生后第 4 个月左右出现椎体骨化中心。外侧弓的骨化中心出现在接近 6 个月的时候，这比胸腰椎要晚得多。

上三节骶椎是很有特征的。另有 2 个骨化中心覆盖了横突的后部，它们相当于退化的骶肋骨

的骨化中心（骶肋中心）。

这五个骨化中心，被称为初级骨化中心，并由次级骨化中心补充。

次级骨化中心一个位于椎体的上部，另一个位于椎体的下部，第三个位于棘突。

第一个和第二个骨化中心出现在青春期，第三个直到 18 岁才出现。

骶骨不同的骨化中心融合过程与其他椎骨是相同的。两个外侧骨化中心向后靠近并在中线上合并。然后，骶肋中心与侧块汇合，最后与椎体融合。

各部分骶骨的融合并不是同时发生的。

● 后方融合时间发生的较早。第一和第二骶

椎在 3 岁左右融合，第三骶椎在 4 岁时融合。

● 7 岁时，理论上骶弓的闭合已经完成。然而，这些后弓也可有一些正常的裂口。

● 出生时，后弓大部分没有骨化。骶骨后壁是一层薄的纤维膜。

● 相反，融合是渐进的和由下往上进行的。它从第 5 骶椎开始向上延伸到第 1 骶椎。在第 3 个十年中，椎间盘从底部向上消失，不再存在（图 13-20）。

骶骨软骨的多样性解释儿童的骶髂关节严重外伤可能会造成骨骺发育停滞，最终可能导致骨盆不对称性发育。

骶骨前后部分的融合过程并不是一致的。在生长的末期，次生骨化中心才出现。它们将完成每个骶"肋骨"外侧的骨化。

尾骨由 4 个或 5 个完全萎缩的椎骨组成。在残存的椎骨之间有固定的椎间盘结构，因此，这

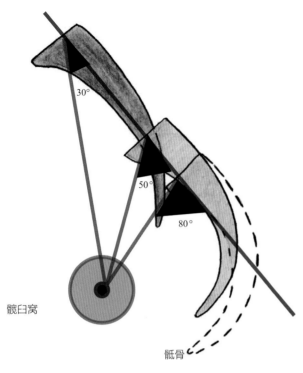

髋臼窝

骶骨

▲ 图 13-13　骶尾角与骨盆入射角的平行进化（引自 Tardieu[17]）

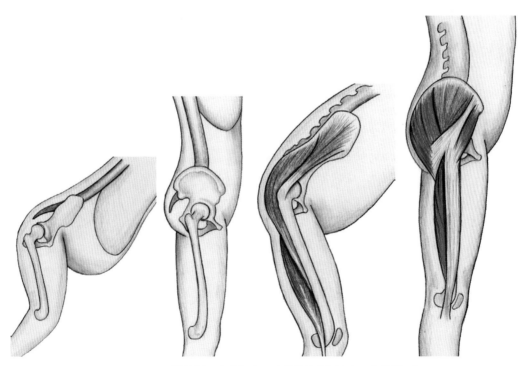

▲ 图 13-14　黑猩猩和人类相比，髂翼的扩张与臀大肌的增厚平行

193

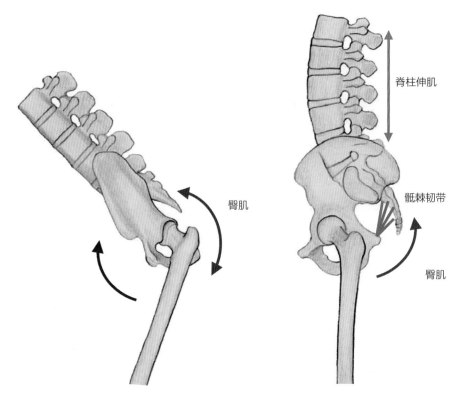

▲ 图 13-15 腰椎前凸、髂翼增大和骶骨弯曲

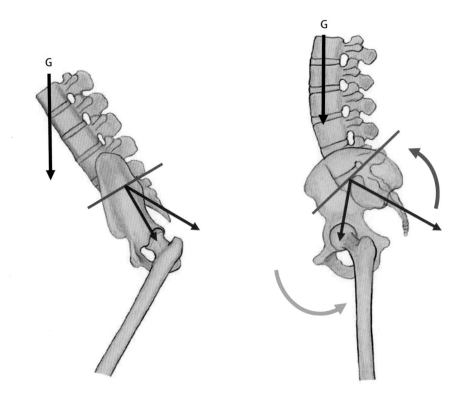

▲ 图 13-16 随着髂骨和骶骨的形态变化，腰椎前凸和股骨伸展逐渐增大（参见图 13-14）

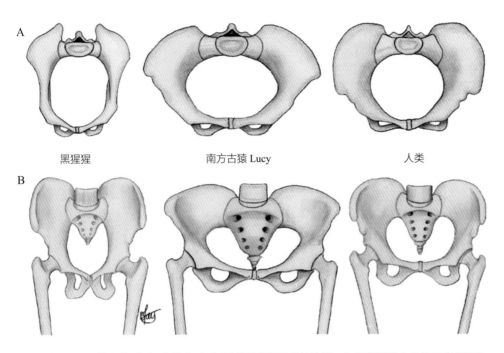

黑猩猩　　　　　　　南方古猿 Lucy　　　　　　　人类

▲ 图 13-17　从上方（**A**）和前方（**B**）可以看到露西的骨盆带，与黑猩猩及人类的骨盆带相比

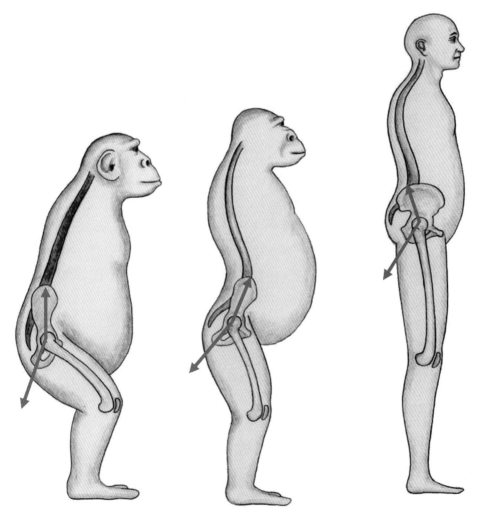

▲ 图 13-18　髂坐骨角的演变（引自 Schlosser[22]）

195

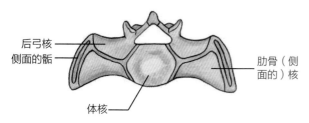

后弓核
侧面的骶
肋骨（侧面的）核
体核

▲ 图 13-19　骶骨初始骨化核的俯视图

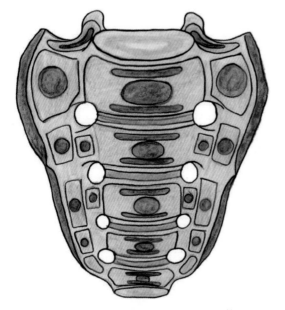

▲ 图 13-20　骶骨骨化（引自 Dimeglio [24]）

些椎骨可以活动。

Marty[21] 描述了骶尾骨角的演变，骶尾骨角随骨盆入射角的增加而增加（图 13-21）。在胚胎发育和出生后的生长过程中，髂骨逐步变宽并与其平行，骶骨则逐渐弯曲。在 15 例严重发育不良型脊柱滑脱（SPLD）病例中，我们发现骨盆入射角非常大（78°vs.51.4°），而骨盆入射角大的骶尾骨角较小（58°vs. 89°）（表 13-1）。他们仿佛有骨盆生长异常，髂骨太宽，骶骨太平坦，骶尾骨角太小。这会导致股骨头移位到 L5 前面，躯干前倾，引发腰部背伸肌乃至髋关节伸肌的杠杆作用下降，并使崩溃的风险增加（图 13-22），最终可能导致躯干的前倾失平衡。

（三）髂骨的形成和生长 [24-26]

Dimeglio[24] 认为，髂臼是一种三维结构，位于髂骨的重力中心。

髂骨是一个能量场，由骶骨和髂臼的生长软骨以及坐骨软骨、坐骨支和耻骨支所塑造或区分开；两个股骨头在其各自髂臼中的压力参与了骨盆外形的塑造。此外，髂臼实际上位于耻骨、坐骨和髂骨三块骨骼的"接合处"；每一块骨头都像一根长骨，有两个骺，一个在近端，一个在远端（图 13-23）。Y 形软骨是这三块骨头的会聚点。三块骨的组织学结构相同，但在髂骨中，胚胎细胞和柱状细胞的组织结构比例较高；因此，三块骨之间可能存在量化生长差异。

Delaere[26] 在一项产前回顾分析中研究了髂关节组织学，发现在第 8 周开始出现髂骨的软骨内骨化；其中，髂翼骨化始于第 9 周；在 28 周则髂臼形成。Dimeglio 则发现 [24]，软骨从子宫内发育的第二个月起就取代了间充质，这将一直延续到生长末期。图 13-24 显示了髂骨初级和次级骨化核的演变。在青春期开始后 1 年中，Y 形（三辐状）软骨闭合，联合软骨在组织学上表现为双极软骨。这种闭合在脊柱和骨盆椎骨生长软骨部分中有更详细的描述。

根据 Dimeglio[24] 的研究，髂骨的体积发育、三维生长能力相当可观；从出生到生长末期，骨盆形态随着髂骨向外扩张而发生明显变化。

Mangione[27] 研究了 30 名胎儿、30 名新生儿和 30 名成人的 PI，结果表明，PI 在 10 岁之前一直在增大（图 13-25）。Mac Thiong[28] 则认为到 PI 从 4 岁到 18 岁一直会增大。

此外，值得注意的是，Legaye[29] 已经证明，PI 即使在生长末期仍可能会增大；而特别需要注意的是，在大于 60 岁的健康人群和有腰痛的人群中都存在 PI 增大的现象，这种现象与骶髂关节松弛有关（图 13-26）。

（四）骶髂关节（SIJ）的形成和生长

骶髂关节在有些人是联合软骨或不动的软骨关节，而另一些人则为滑膜型微动关节，属于微动关节，但关节活动幅度很小。Bowen[30] 对 40 例不同年龄的骶髂关节标本进行解剖，发现幼年时

表 13-1　发育不良型腰椎滑脱病例，异常的骶尾骨角与骨盆入射角的关系

	平均值	最小值	最大值	发育不良型腰椎滑脱（15 例）
骨盆入射角	**51.4°**	33.4°	77.7°	**78°**
骶尾骨角	**74.3°**	47.7°	88.9°	**58°**

粗体数字更具参考价值

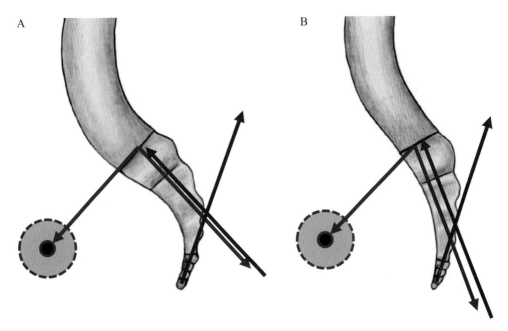

▲ 图 13-21　大 PI（A）和小 PI（B）受试者的 PI（红）和骶尾骨角（蓝）

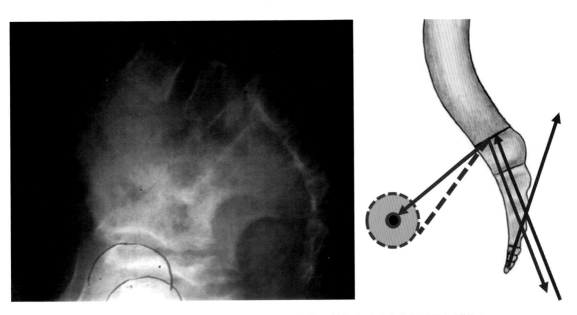

▲ 图 13-22　一例严重发育不良 SPL 的大骨盆入射角（红色）和小骶尾骨角（蓝色）

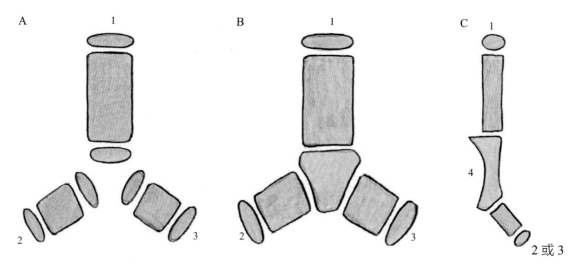

▲ 图 13–23　髂骨（1）、坐骨（2）和耻骨（3）就像长骨，有骨干和骨骺结构，在 Y 形软骨（4）处连接
A. 发育初始正面视图；B. 发育更高级阶段的正面视图；C. 冠状切面（引自 Dimelio[24]）

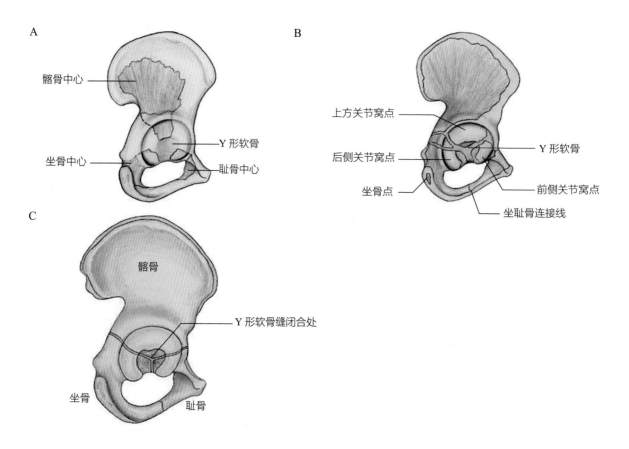

▲ 图 13–24　髋骨骨化
A. 出生；B. 10 岁；C. 12 岁（引自 Dimeglio[24]）

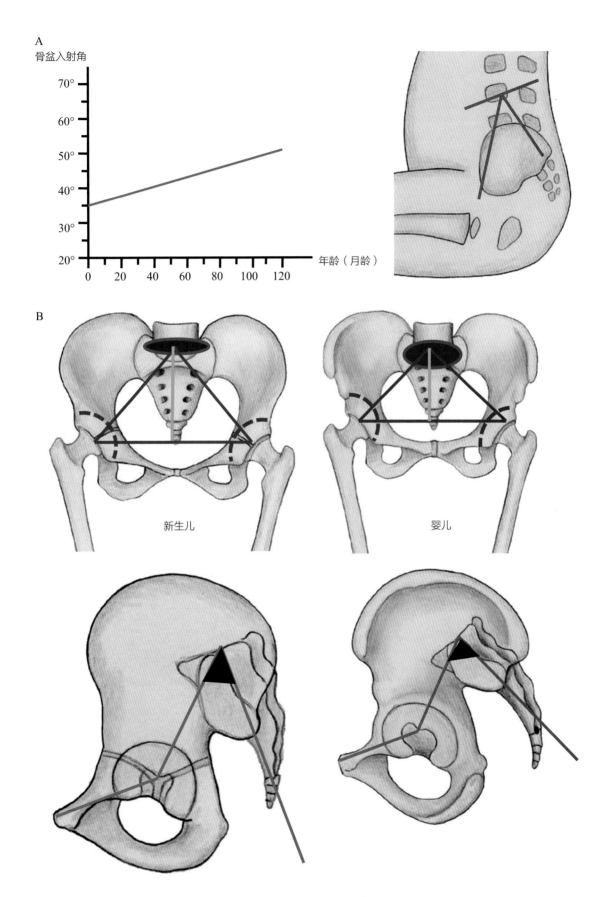

▲ 图 13-25　**A.** 骨盆入射角随年龄的变化（引自 **Mangione**[26]）；**B.** 新生儿和婴儿骨盆在正面和侧面的演变（引自 **Tardieu**[17]）

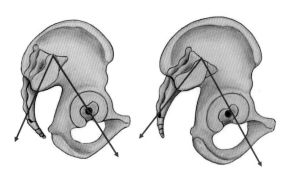

▲ 图 13-26　骶髂关节活动性会使骨盆入射角增大（引自 Legaye[28]）

的关节面较扁平，前方关节囊较脆弱，髂骨侧的关节面比骶骨侧关节面更呈锯齿状。SIJ 在 17 年左右加深，40 岁后则出现退化迹象。Kampen[31] 在 25 例年龄为 1—93 岁的 SIJ 解剖中发现，骶骨侧的关节面软骨比髂骨侧关节面的软骨更透明、更厚。软骨纤维变性更多发生在髂骨侧，这为保护骶骨表面免受剪应力的影响提供了解剖学保障。Vleeming[32] 指出，在胚胎的第 8 周，髂骨和骶骨软骨之间有一个间充质区；在第 10 周，可能是由于微小的运动，出现了一个中央腔，并出现一皱褶将头侧部分和尾侧部分分开。Vleeming[32] 甚至还注意到在出生前骶骨侧的关节面是光滑

的，覆盖着透明软骨，比不规则的髂骨侧关节面厚 2～3 倍，后者关节面覆盖的是纤维软骨。

（五）髋臼方向如何根据骨盆位置定位

Lazennec[33] 描述了一个称为"解剖前倾角"的角度，定义了髋臼在轴向平面上的方向，由连接髋臼前后边缘的连线和从髋臼后缘画出的前后轴线的夹角构成（图 13-27）。这个角度随着髋臼前倾角的增加而增大，随着前倾角的减小而减小。通过对坐姿（骨盆后倾）和站立（骨盆前倾）的比较以及一项三维研究，Lazennec[33] 报道了髋臼方向和骨盆倾斜角（骨盆倾斜）：在骨盆后倾时，髋臼更前（前倾），而在骨盆前倾时，髋臼更向后（后倾）（图 13-27）。因此，植入髋臼假体的整形外科医师必须了解骨盆在前倾或后倾时髋臼的方向变化。

总而言之，本章基于系统发育和个体发育的数据，使我们再次明确了枕骨髁和骶骨实际上是脊柱的一部分。而由 Jean Dubousset 提出来的颅椎和骨盆椎则已成为常用的临床术语。

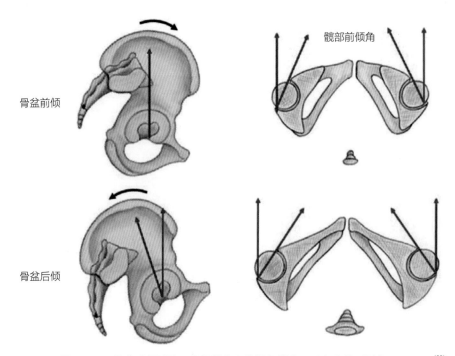

▲ 图 13-27　骨盆后倾时髋臼的倾斜度和前倾角增大，反之亦然（引自 Lazennec[33]）

参考文献

[1] Sutherland WG. The craniofacial bowl. Mankato: Free Press; 1939.

[2] Deshayes MJ. Croissance craniofaciale et orthodontie. Paris: Masson; 1996.

[3] Aknin JJ. La croissance craniofaciale. Paris: Édition SID; 2007.

[4] Wolling DG. The Os odontoideum, Separate odontoid process. J Bone Joint Surg Am. 1963;45(A):1459–71.

[5] Muhleman M, Charran O, Matusz P, Shoja MM, Tubbs RS, Loukas M. The proatlas: a comprehensive review with clinical implications. Childs Nerv Syst. 2012;28:349–56.

[6] Bernard S, Loukas M, Rizk E, Oskouian RJ, De-Lashaw J, Tubbs RS. The human occipital bone: review and update on its embryology and molecular development. Childs Nerv Syst. 2015;31:2217–23.

[7] Mugnier A. Embryologie et développement bucco-facial (introduction à la stomatologie infantile). Paris: Masson; 1964.

[8] Couly G, Coltey P, Le Douarin N. The triple origin of skull in higher vertebrates: a study in quail-chick chimeras. Development. 1993;117:409–29.

[9] Couly G. Développement céphalique: embryologie, croissance, pathologie. Paris: CDP Édition; 1991.

[10] Stricker M, Raphael B. Croissance cranio-faciale normale et pathologique. Reims: Éditions Morphos-France; 1993.

[11] Petrovic A. Analyse biologique des processus de croissance postnatale de la mandibule et du maxillaire. In: Château M, editor. Orthopédie detto-faciale. Bases fondamentales. Paris: CDP Édition; 1993. p. 43–84.

[12] Scott JH. Dentofacial development and growth. Oxford: Pergamon Press; 1967.

[13] Melsen B. Time and mode of closure of the spheno-occipital synchrondosis determined of human autopsy material. Acta Anat. 1972;83:112–8.

[14] Boileau MJ. Orthodontie du jeune enfant et du jeune adulte. Principes et moyens thérapeuthiques. Paris: Éditions Elsevier Masson; 2011.

[15] Delaire J. Comment le septum influence-t-il la croissance prémaxillaire et maxillaire ? Rev Stomatol. 1977;78:214–54.

[16] Vital JM, Sénégas J. Anatomical bases of the study of the constraints to which the cervical spine is subject in the sagittal plane. A study of the center of gravity of the head. Surg Radiol Anat. 1986;8:169–73.

[17] Tardieu C, Bonneau N, Hecquet J, Boulay C, Marty C, Legaye J, Duval-Beaupere G. How is sagittal balanced acquired during bipedal gait acquisition? Comparison of neonatal and adult pelvises in three dimensions. Evolutionary implications. J Hum Evol. 2013;65:209–22.

[18] Legaye J, Duval-Beaupere G, Hecquet J, et al. Pelvic incidence: a fundamental pelvic parameter of three-dimensional regulation of spinal sagittal curves. Eur Spine J. 1998;7:99–103.

[19] Morvan G, Wybier M, Mathieu P, Vuillemin GH. Clichés simples du rachis: statique et relations entre rachis et bassin. J Radiol. 2008;89:654–66.

[20] Abitbol MM. Evolution of the lumbosacral angle. Am J Phys Anthropol. 1987;72:361–72.

[21] Marty C, Boisaubert B, Descamps H, Jp M-G, Hecquet J, Legaye J, Duval-Beaupere G. The sagittal anatomy of the sacrum among young adults, infants and spondylolisthesis patients. Eur Spine J. 2002;11:119–25.

[22] Schlosser TPC, Janssen MMA, Vrtovec T, Per-Nus F, Oner FC, Viergever MA, Vincken KL, Caste-Lein RM. Evolution of the ischio-iliac lordosis during natural growth and its relation with the pelvic incidence. Eur Spine J. 2014;23:1433–41.

[23] Cheng JS, Song JK. Anatomy of the sacrum. Neurosurg Focus. 2003;15(2):1–3.

[24] Dimeglio A, Kaelin A, Bonnel F, De Rosa V, Cou-Ture A. The growing hip: specifications and requirements. J Pediatr Orthop. 1992;3:135–47.

[25] Ponsetti IV. Growth and development of the acetabulum in the normal child. J Bone Joint Surg. 1978;60(5):575–85.

[26] Delaere O, Dhem A. Prenatal development of the human pelvis and acetabulum. Acta Orthop Belg. 1999;65:255–9.

[27] Mangione P, Gomez D, Senegas J. Study of the course of the incidence angle during growth. Eur Spine J. 1997;6:163–7.

[28] Mac-Thiong JM, Berthonnaud E, Dimar JR, Betz RR, Labelle H. Sagittal alignment of the spine and pelvis during growth. Spine. 2004;29:1642–7.

[29] Legaye J. Influence of age and sagittal balance of the spine on the value of the pelvic incidence. Eur Spine J. 2014;23:1394–9.

[30] Bowen V, Cassidy JD. Macroscopic and microscopic anatomy of the sacroiliac joint from embryonic life until the eighth decade. Spine. 1981;6:620–8.

[31] Kampen WU, Tillmann B. Age-related changes in the articular cartilage of human sacroiliac joint. Anat Embryol (Berl). 1998;198:505–13.

[32] Vleeming A, Schuenke MD, Masi AT, Carreiro JE, Danneels L, Willard FH. The sacroiliac-joint: an overview of its anatomy, function and potential clinical implications. J Anat. 2012;221:537–67.

[33] Lazennec JY, Charlot N, Gorin M, Roger B, Arafati N, Bissery A, Saillant G. Hip-spine relationship: a radio-anatomical study for optimization in acetabular cup positioning. Surg Radiol Anat. 2004;26:136–44.

椎间盘
The Intervertebral Disc

B.Lavignolle 著

唐若夫 译   解先宽 陈其昕 校

一、一般特征

（一）生物力学指标

在鱼类和海洋哺乳动物中，椎间关节的形状接近椭圆形，包含一个凹陷部分和一个凸起部分，并具有可提供推进力的三维可动性。

而对人类，灵长类动物和大多数哺乳动物，椎体之间有一个强壮且易变形的软组织层，表现为椎间纤维软骨盘。从力学上讲，椎间盘必须足够强壮以支撑载荷，并能变形且不改变其强度和刚度以适应椎骨的运动，避免在活动和用力过程中受损。

（二）解剖结构 [1-3]

椎间盘（IVD）具有双凸形状，通过椎体终板的透明软骨和纤维软骨盘与椎体分开。典型的椎间盘由中央凝胶状核或称为髓核，及由致密的胶原蛋白组成的外周纤维环构成。椎骨终板将椎间盘与相邻椎体分开，它也被认为是椎间盘的组成部分（图 14-1 和图 14-2）。

髓核（NP），在年轻人，是半液态的黏液状物质，具有和牙膏相似的黏稠度。髓核是脊索和软骨细胞的残余，由一些不规则胶原纤维分布在半液体介质中构成。髓核的流体性质使其可以在压力下变形，但其体积无法压缩，类似于装满水的气球。在各方向的压力下，髓核会变形并拉伸椎间盘的胶原蛋白壁。实际上，组织学研究表明，年轻人的椎间盘髓核与纤维环几乎无法区分（图 14-3）。发育过程中随着椎骨成熟，椎间隙逐渐形成。

纤维环由 10～20 个由胶原纤维构成的薄片（拉丁文：小叶子）排列而成 [2]，围绕髓核排列成同心环。薄片在环的腹侧和侧方较厚，而背侧则较薄。纤维的方向是恒定的，与垂直方向成 65°，每层薄片呈交替方向排列 [3-6]。

终板（EP）由厚度为 0.6～1mm 的软骨板构成。椎间盘的两个终板覆盖相邻椎体上，但在成人椎间盘，在有周缘或边缘骨桥形成的椎体边缘则无终板覆盖。新生儿和儿童可见透明软骨。在成人中，终板为纤维软骨性，由纤维环的胶原蛋白纤维嵌入至椎体中形成。

纤维环薄片中的胶原纤维穿透终板，并转而平行于终板。因此，髓核被胶原蛋白的球形"胶囊"包围；通过纤维环使终板 [4] 与椎间盘相连。终板在椎体上的附着力很弱 [5, 6]，发育中的儿童受到某些创伤（扇贝型脱离和终板缘破裂）或边缘未骨化的骺环生长障碍可能导致终板剥离（见"第 13 章　颅椎和骨盆椎是否为真正的椎骨"）。

二、椎间盘超微结构（图 14-4）

椎间盘由糖胺聚糖、胶原蛋白和水组成。

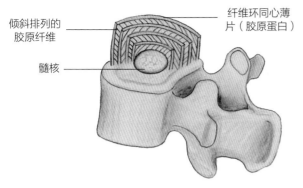

▲ 图 14-1 围绕核的同心胶原薄片，胶原走行与垂直面成 65°

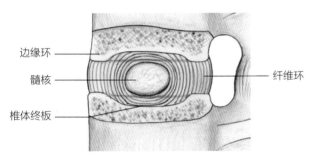

▲ 图 14-2 椎间盘和椎体终板的结构

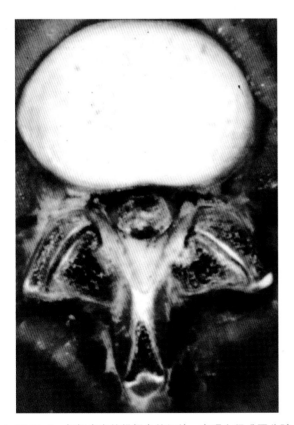

▲ 图 14-3 年轻患者的椎间盘的切片，宏观上很难区分髓核和纤维环

（一）糖胺聚糖（GAG）[7-13]

存在于皮肤、骨骼、软骨、肌腱、滑液、眼睛的房水中，尤其是椎间盘中的髓核中。它们形成了由 20 个重复单元（糖 - 胺 - 糖）组成的多糖链（二糖己糖）。

在椎间盘中，主要的 GAG 是硫酸软骨素（CS）、硫酸角质素（KS）和透明质酸。

蛋白聚糖（PG）是由 GAG 通过将蛋白与透明质酸结合所形成的 20～100 条链构成。PG 的亲水能力由其大小和螺旋形状确定，它们可形成类似于棉花缠结样的三维分子，具有与棉球相似的吸水性能。然而，PG 的亲水强度取决于硫酸根和羧酸根。CS 同时具有硫酸根和羧酸根，而 KS 仅具有硫酸根。这些 GAG 具有固定的负电荷[9]，可吸引带有正电荷的钠和钙离子。椎间盘中的钠浓度高于血浆和邻近组织中的钠浓度，较多的离子导致椎间盘基质中渗透压较高，也是其具有承受高负荷的能力的原因。PG 的亲水能力与离子自由基的结构密度成正比。

椎间盘的溶胀压力等于 PG 的渗透压减去胶原纤维的拉力，该拉力通常很低。

（二）胶原蛋白[14-16]

胶原蛋白的基本单位是原胶原蛋白分子（15Å），由三个螺旋缠绕并通过氢桥连接的多肽链组成。原胶原蛋白的几条链连接形成较大纤维（0.04μm）。

胶原纤维（0.1～0.5μm）是由几个大的原胶原蛋白原纤维形成。多肽链的化学性质决定了 11 种胶原蛋白的类型。

● Ⅰ型胶原具有弹性特征，在受张力和受压力的组织（皮肤、骨骼、肌腱、半月板）中存在；Ⅱ型胶原更具弹性，在受压力组织（关节软骨）中存在。这两种类型均存在于椎间盘中。Ⅰ型是纤维环的主要成分，而Ⅱ型是髓核的主要成分。

● Ⅲ型（皮肤血管、滑膜）存在于髓核中，而在纤维环中含量低。

● Ⅸ型胶原（软骨）存在与髓核中，与Ⅱ型

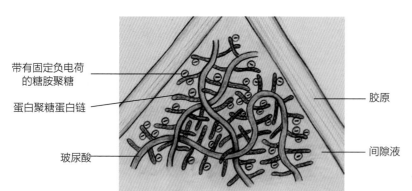

带有固定负电荷的糖胺聚糖

蛋白聚糖蛋白链

玻尿酸

胶原

间隙液

◀ 图 14-4 椎间盘的间质结构示意图

共存（胶原蛋白浓度为 2%）。

● 椎间盘中存在少量的Ⅵ型（血管、内脏、肌肉）和Ⅹ型（生长软骨）胶原。

椎体终板的化学结构与椎间盘中 PG 和胶原纤维等的化学结构相对应，其中胶原纤维沿着软骨细胞排列。

（三）人椎间盘的水和化学成分 [8]

人椎间盘的水和化学成分占髓核的 70%～90%。PG 占髓核干重的 65%，只有 25% 的 PG 与透明质酸结合。髓核的 PG 比关节软骨中的要小，后者透明质酸小链上含 8～18 个 PG。

水与 PG 形成凝胶。椎间盘中央部分的 PG 浓度是其周围的四倍，水化量是其 2 倍。

胶原蛋白占髓核的 15%～20%，分散在 PG 中，并为 PG 提供支持。水占纤维环的 60%～70%，胶原占纤维环干重的 50%～60%，是在外周含量的 2 倍（表 14-1）。胶原纤维之间的空间被 PG 填充，形成了一个精细的网络，在它们之间有非常细（30～100Å）的孔存在。椎间盘在压力下会非常缓慢地丢失液体。

软骨细胞位于髓核中靠近椎体终板的位置，并为髓核提供 PG 和 2 型胶原蛋白。

三、蛋白水解酶 [17]

蛋白水解酶是基质金属蛋白酶（matrix metalloproteinase, MMP），包括胶原酶（MMP 1）、明胶酶（MMP 2）和基质溶菌素（MMP 3）等。

胶原酶可以裂解Ⅱ型胶原，而基质溶菌素则对Ⅱ型胶原和 PG 最具破坏性。

在正常条件下，酶的作用允许椎间盘新成分的添加。

在清除椎间盘基质中被损害的成分的同时，软骨细胞可以合成胶原蛋白和 PG，以形成新的基质，并保留水分。蛋白水解酶受激活剂（如纤溶酶）和抑制剂（如 MMP 组织抑制剂）的调控。这种合成和破坏之间的微妙平衡决定了基质的状态。

椎间盘的溶胀压力随 PG 的水平下降而减低。水分则随着年龄的增长和退变而降低。在活动时椎间盘承受的生理压力为 6～10 个大气压。老化的椎间盘的水化会降低。负荷增加时椎间盘失水更多。当孔隙较大且溶胀压力较低时，水分流失

表 14-1 椎间盘各种组成的化学成分（引自 Maroudas [8]）

参　数	外部环	内部环	核
水化物（mg H₂O）mg 干重	1～2	2～3	3～4
GAG 浓度（CS & KS）mg 干重	5～7	10～15	22～30
胶原（干重百分比）	50	25～30	15～25
比例（KS/CS）	0.2～0.3	1.0	1～2

更快。一天工作后，老化或变质的椎间盘水分丢失远远快于年轻人的椎间盘。

椎间盘中心的细胞远离血管，因此缺乏葡萄糖或其他营养。乳酸浓度比血浆高 10 倍。降低至 6 的 pH 可促进蛋白水解酶的作用，并逐渐破坏椎间盘基质，尤其对具有亲水能力的 PG 破坏力更大。

在 78 个大气压（$0.7\sim0.8NM/m^2$）的负载下，对于老化或退化的椎间盘，平衡水合作用为 $1.5\sim2.2g\ H_2O/g$ 干重，而年轻人的椎间盘则为 $3g\ H_2O/g$ 干重（引自 Maroudas[8] 和 Urban[9, 10]）。随着椎间盘水合变差、高度变薄，其生物力学性能减弱。椎间盘的功能恶化会导致其他结构（如小关节）的超负荷，而小关节退变会随椎间盘的功能恶化而进展。

四、椎间盘的血管和神经

通常认为椎间盘是无血管和神经支配的。但实际上，椎间盘的外周是真正的"活跃区域"。

在生长过程中，位于边缘的周围血管为椎间盘提供了一些血管化。

在退化的椎间盘中，通过内镜可以清晰地看到这些新血管生成能使椎间盘通过炎性膜进行渗透，并使椎间盘空虚化。根据 Bogduk[5] 的观点，由脊神经前支的分支与椎旁交感链的灰质交通支吻合所形成的窦椎神经可以直接发出分支或形成 Roofe 神经，分布于硬脊膜，后纵韧带和纤维环。

因此，椎间盘外周的外 1/3 可以有根性和交感性神经的节段性分布。椎间盘破裂可以触发椎间盘新的血管形成和新的神经支配。这是一种由后天性创伤而非退变所导致的椎间盘内破裂症的特征。

神经似乎与长入裂缝中的血管相伴行。

这种椎间盘常会出现症状，且椎间盘造影和压力试验中会诱发出疼痛，裂隙区的热调制射频消融可治疗这种椎间盘内破裂症。

五、椎间盘的作用

椎间盘是一种具有亲水性的液压阻尼器。

在白天的负荷下，水从椎间盘穿过终板离开椎间盘进入椎骨，受试者在白天可能会丢失高达约 2cm 的身高（椎间盘的高度占脊柱高度的 1/4）。

随着年龄的增长，亲水性降低：65 岁后，椎间盘仅含 65% 的水，而儿童则为 90%。身体高度最多可减少 5cm。

骨质疏松导致的压缩与椎间盘压力有关。

髓核和纤维环参与了载荷传递作用，将载荷从一个椎骨传递到另一个椎骨。

椎间盘的负荷转移机制如下。

● 挤压会增加髓核的压力，并放射状地在纤维环上扩散，同时增加了纤维环的张力。椎间盘是一种完美的张拉整体式模型（model of tensegrity），其中压力和拉力保持平衡（图 14-5）。

● 纤维环中的张力会施加到髓核，以防止其径向扩散，因此纤维环张力很重要。髓核压力还会施加到椎骨终板上。

一旦消除了外部施加的力，该预应力系统就会变形并恢复至初始状态。

纤维环和髓核承担负荷。髓核中的径向压力使纤维环处于拉伸状态，而终板上的压力将载荷从一个椎骨传递到另一个椎骨。

这种平衡通过健康椎间盘的完整胶原薄片的最小径向扩张实现。在椎间盘上施加 40 kg 的载荷会产生 1mm 的压缩和 0.5mm 的径向膨胀。强大的纤维环可以抵抗椎间盘的突出趋势（图 14-5）。

没有髓核的椎间盘在短时间的轴向载荷下可以保持相同的容积，但缺点是随着纤维环的变形和水的排出，在长时间的载荷下会变扁。髓核和纤维环的共同作用使椎间盘能够承受负载。而 PG 和水含量的任何变化都不可避免地会改变椎间盘的这一特性。

Nachemson 在椎间盘压力的体内测量研究[18] 显示了椎间盘在不同体位的应力及相关的作用（图 14-6）。

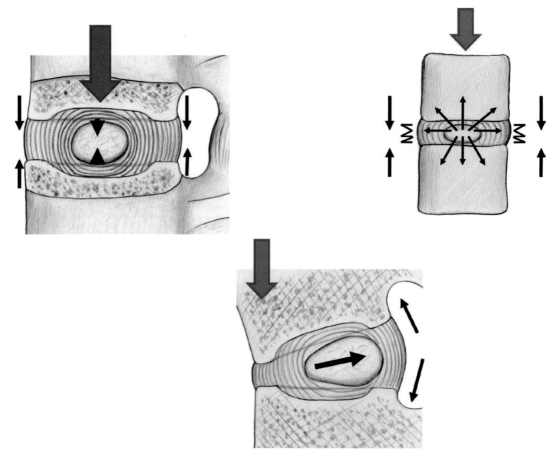

▲ 图 14-5　髓核的压力和纤维环的张力

椎间盘内压力通常是均匀的，但在椎间盘的后部压力会增加（2MPa）。椎间盘内测压结果显示，纤维环裂纹会导致椎间盘内压力降低并随之变得不均匀[19]（图 14-7）。

运动与约束

椎间盘可以使椎体在滑膜性后方关节突关节的引导下，围绕着微动关节（连续、微小活动的关节）进行活动。这种椎间盘 – 小关节的类三脚支架结构组成了 Junghans 椎间运动节段。椎间盘形变可以适应 3 个平面上的所有运动（屈伸、倾斜和旋转）（图 14-8）。

在屈曲伸展运动时，瞬时旋转中心（ICR）位于椎间盘的后方。在伸展时，椎体间的分离会增加椎间盘的高度；且无论纤维的方向如何，纤维环的所有胶原纤维在张力下都会被拉长。由于两足动物的椎间盘处于受压状态，而牵张对椎间

盘的影响主要发生在攀行动物（使用手臂在树枝移动的灵长类动物），因此，关于椎间盘的牵张研究较少，且这些研究的结论与受压状态的也并不一致。

600N 应力可导致椎间盘撕裂，使脊柱的刚度下降至 10～80MPa。椎间盘前方区域比后方更脆弱。施加 9kg 的牵引力可引起腰椎高度平均延长 7.5mm；随着牵引时间的增加，延长可达 9mm。年轻人的延长速度会更快一些。脊柱延长 40% 与脊柱曲率减少有关，延长中 80% 与椎间关节分离有关，每个关节的分离约 0.1mm。

● 在滑动或平移时，纤维环胶原纤维沿运动方向被拉伸。

● 在弯曲伸展或左右倾斜的摆动中，纤维环在移动方向的同侧受到压缩应力，而纤维环对侧则受到拉伸应力，髓核向移动的相反方向位移。椎间盘后方凹陷部分的纤维环较厚，具有更好的

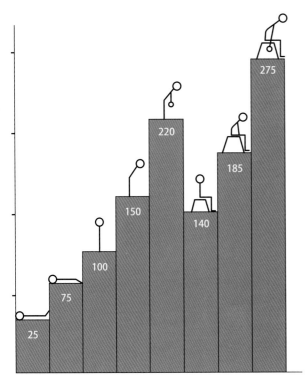

▲ 图 14-6　不同体位对椎间盘的作用（kg）[18]

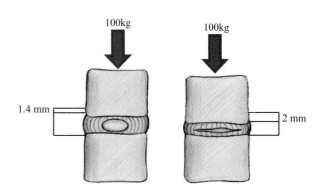

▲ 图 14-7　100kg 负载对健康椎间盘和退化椎间盘的影响

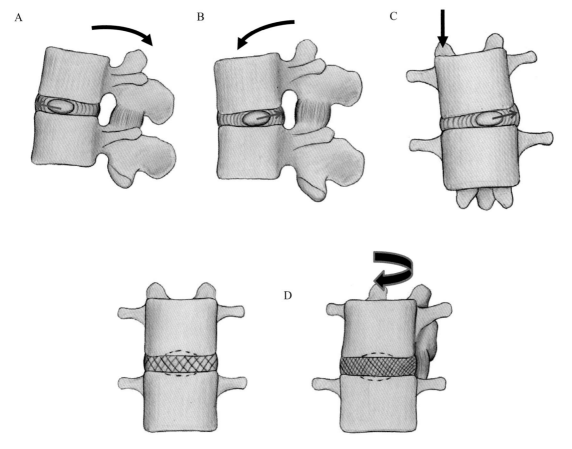

▲ 图 14-8　髓核和纤维环在伸（A）、屈（B）、侧倾（C）和旋转（D）运动中的表现

抗拉伸性，因此该处突出发生率较低。

● 在后伸运动中，腰椎前凸或后伸可缓解椎间盘突出。这种康复性运动（Cyriax，Mc Kenzie，Troisier）可用于治疗腰椎间盘突出症。

● 在扭转或旋转运动中，纤维的张应力增加会导致运动方向上胶原蛋白纤维的紧绷，从而产生椎间盘挤压效应。而纤维环的撕裂常常发生在扭转过程中。

在旋转中，椎间盘的 ICR 和后方小关节的 ICR 并不匹配，因为在旋转对侧的椎间盘上存在一个剪切力，而在旋转同侧则为小关节的分离。

运动由后方小关节引导，并受椎间韧带限制。纤维环也具有韧带特性，会限制活动并稳定关节。纤维环薄片的纤维方向相互交替排列可发挥抗扭转作用。

在轴向压缩应力下，髓核和纤维环传递载荷。在 100kPa 的负载下，髓核损失 8% 的水，纤维环损失 11% 的水。水分的流失会导致电解质增加，并且该电解质浓度的增加可在应力释放后使椎间盘重新水化。

纤维环和髓核内部均匀地承受压缩载荷，并在椎间盘后部（Adams）产生最大的应力。

病理状态下，纤维环可以承受 $3.2 \times 10^7 Nm^2$ 的压力，而松质骨是 $3.4 \times 10^6 Nm^2$ 的压力下就会发生塌陷。因此，终板的损伤常常早于纤维环的损伤。

椎体一般在 3～12kN 之间会发生塌陷，但塌陷与否还取决于松质骨的骨密度，骨质疏松性压缩性骨折的压力小于 1kN。

在每天运动 16h 后，椎间盘的水分丢失占椎间盘液体 10%，尺寸丢失达 2%，并表现出蠕变特性。站立时椎间盘压力为 70kPa，负重 5kg 时则压力会增加到 700kPa。

正常情况下，通过椎板下方的上、下关节突相接触，小关节可承受 40% 的负荷。

六、脊柱不同节段间的差异

● 不同椎骨水平的椎间盘高度并不一致。胸椎的椎间盘高度（1/6）是颈椎和腰椎（1/3）的1/2。因此，胸椎活动度较低。

● 髓核一般位于椎间盘中心的稍后方，但在腰椎则位于椎间盘中心的更后方。

● 在年轻人的颈椎中，经常可见源自于椎间盘中间部分的侧方裂隙（钩椎裂隙），它可使颈椎的钩突活动。Hirsch 研究了这种现象，并描述了在裂隙中的非滑膜性软骨细胞样化生现象。

● 在腰椎，椎间盘的前方高度比后方高，这个现象从 T_{12}/L_1 椎间盘开始，并随着朝向下方的腰骶椎交界区，向前的开口就愈发明显。

这种腰椎方位的变化主要体现为腰椎前凸。因此，表现在冠状面影像上，椎间盘一般会投影到椎板间隙上部，而在靠近腰骶连接处时则投影至椎板间隙相对较低的部位。

椎间盘裂隙和椎间盘突出（图 14-9 和图 14-10）

由于老化及在过大压缩应力或剪切应力的作

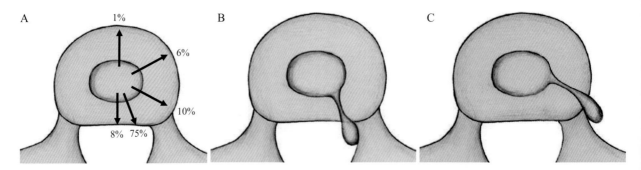

▲ 图 14-9 A. 椎间盘破裂和突出，前方（**1%**）、外侧（**6%**）、椎间孔区（**6%**）和椎间孔外（**4%**）、后外侧（**75%**）、中央型（**8%**）；**B.** 后外侧突出；**C.** 椎间孔外突出

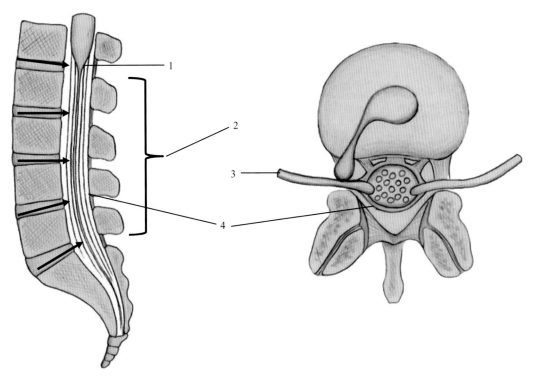

▲ 图 14-10　被突出的椎间盘可能压迫到脊髓圆锥（**1**）、马尾（**2**）、神经根（**3**）、硬膜（**4**）

用下，椎间盘可能会以裂纹的形式撕裂，这些裂纹通常呈放射状，并伴有椎间盘向后突出，突向椎管或椎间孔；其中，椎间盘的中心成分（髓核的突出核）通常可穿过这些裂缝脱出，导致腰椎区域神经根的压迫，最常见的是引起神经根痛（L_3 或 L_4 根为大腿疼痛，L_5 和 S_1 根为坐骨神经痛）。

　　腰椎间盘突出症的病理解剖类型不同，取决于它们突出的程度。

　　● 膨出：椎间盘突出超过相邻椎体的边缘，边缘小于 90°，基部宽。

　　● 脱出：通过纤维环破口椎间盘髓核脱出，并与椎间盘保持连续，底部比顶端窄。

　　● 游离：挤出的椎间盘成分从椎间盘向远处迁移，与椎间盘无直接相连（图 14-11）。

　　在颈椎水平上，有症状的突出椎间盘（根性、髓性压迫）常常发生迁移，穿过韧带且游离。

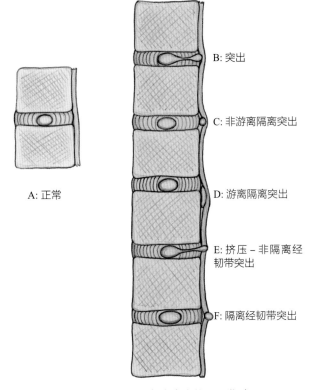

A: 正常

B: 突出

C: 非游离隔离突出

D: 游离隔离突出

E: 挤压 – 非隔离经韧带突出

F: 隔离经韧带突出

▲ 图 14-11　椎间盘突出的不同类型

参考文献

[1] Taylor JR. The development and adult structure of lumbar intervertebral discs. J Man Med. 1980;5:43–7.

[2] Macnab I. Anatomy in backache. Baltimore: Williams & Wilkis; 1977. p. 47.

[3] Coventry MB. Anatomy of the intervertebral disc. Clin Orthop. 1969;67:9–15.

[4] Marchand F. Investigation of the laminate structure of lumbar disc annulus fibrosus. Spine. 1990;15:402–10.

[5] Bogduk N. Clinical and radiological anatomy of the lumbar spine. 5th ed. London: Elsevier; 2005.

[6] Hickey DS, Hukins DWL. Relation between the structure of the annulus fibrosus and the function and failure of the intervertebral disc. Spine. 1980;5:106–16.

[7] Eyring EJ. The biochemistry and physiology of the intervertebral disc. Clin Orthop. 1969;67:16–28.

[8] Maroudas A, Nachemson A, Stockwell R, et al. Some factors involved in the nutrition of the intervertebral disc. J Anat. 1975;120:113–30.

[9] Urban J, Maroudas A. The chemistry of the disc in relation to its physiological function. Clin Rheum Dis. 1980;6:51–76.

[10] Urban J. Fluid and solute transport in the intervertebral disc [Thesis PhD]. University London; 1977.

[11] Holm S, Maroudas A, Urban J. Nutrition of the intervertebral disc: solute transport and metabolism. Connect Tissues Res. 1981;8(2):101–19.

[12] Maroudas A, Urban J. Propriétés biochimiques du disque lombaire normal et pathologique. In: Simon L, editor. lombalgies et Med Ré-éducation. Paris: Masson; 1980.

[13] Johnstone B, Bayliss MT. The large proteoglycans of the human intervertebral disc. Spine. 1995;20:674–84.

[14] Roberts S, Menage J, Urban PG. Biochemical and structural properties of cartilage endplate and its relation to intervertebral disc. Spine. 1989;14:166–74.

[15] Inoue H. Three-dimensional architecture of lumbar intervertebral discs. Spine. 1981;6:138–46.

[16] Eyre D, Muir H. Quantitative analysis of type I and II collagen in human intervertebral discs at various ages. Biochim Biophys Acta. 1977;49:29–42.

[17] Kanemoto M, Hukuda S, Komiya Y. Immunohistochemical study of matrix metalloproteinase 3 and tissue inhibitor of metalloproteinase1 in human intervertebral discs. Spine. 1996;21:18.

[18] Nachemson A. The influence of spinal movements of the lumbar intra-discal pressure and on the tensile stresses in the annulus fibrosus. Acta Orthop Scand. 1963;33:183–207.

[19] Bayliss MT, Johnstone B, Brien O'. Proteoglycan synthesis in the human intervertebral disc variation with age, region and pathology. Spine. 1988;13:972–81.

胸腰椎小关节解剖
Anatomy of the Thoraco-Lumbar Facet Joint

Christian Louis　René Louis　**著**
唐若夫　**译**　解先宽　陈其昕　**校**

第15章

一、胸-腰椎后方关节的形成[1]

在动物中，脊柱的外观非常重要，以至于可以作为单独因素决定脊椎动物的分支，人类是其中进化最好的物种。中轴骨架最初只是简单的脊索，在原始形态基础上，增加了坚固性和灵活性等特性后，成为脊椎。脊椎动物的另一特征是脊索后侧进化并发育成被椎骨包裹的神经管结构。脊柱完整的发育进程包括产前和产后。

即使不进行详细了解，也必须记住的是，胚胎的发育分为原条的形成（第二周结束）、脊索的形成（从第15天开始）和作为脊椎原始组织的神经轴和生骨节的形成（从第三周开始）。首先，软骨前体或膜状椎骨（第四周），形成软骨（第六周），并组成三对软骨化中心，一个将分化成为椎体或中轴骨，另一个成为后弓，最后一个成为肋骨或横突。从第三个月开始预示脊椎骨的三个原始骨化点出现（图15-1）。其中心部位的原始点发育成椎体，两侧的两个原始点成为后弓。

后弓两侧的原始点位于未来关节和横突附着的区域。Schmorl中间软骨位于后弓和椎体的原始点之间。出生后，随着Schmorl中间软骨逐步消失，脊椎继续发育，并在4—8岁，椎体和侧方原始点逐步融合，到7岁时侧方原始点已相互融合。于11—18岁，在上下关节突和椎体的突起中出现了二次骨化中心，它们的融合将持续至21—25岁。

在椎骨发育的所有阶段，后方关节可能存在异常，并通常与其他椎骨或神经的异常相伴行。生骨节分节异常有时仅涉及后方关节（数目和分节异常），但更常见的是发育不全引起的骨化异常（图15-2），尤其是发育异常或位置异常导致小关节的方向、对称性及相应的活动功能障碍。

二、胸腰椎后方关节（TLJ）的形态

（一）胸椎后方关节的形态

在关节突或脊椎关节突之间，脊椎小关节是覆盖有较大斜面软骨（与椎间盘平面平均成角为65°）的关节。胸椎小关节似乎沿着一个球面排列，球的中心位于椎间盘（图15-8）[1]。

Masharawi对240个正常的干燥椎骨进行了形态测量研究[2,3]（图15-4至图15-6）。小关节的大小在各年龄没有差异，男性的尺寸略大于女性。头尾长度和前后宽度呈抛物线状分布，尺寸从 T_1（10.75mm 和 12.75mm）到 T_8（10.34mm 和 9.05mm）逐渐减小，从 T_{12} 开始又逐渐增大（11.45mm 和 9.83mm）。因此，靠近胸椎后凸顶点小关节表面最为薄弱。在胸椎中，小关节在尺寸和方向上的不对称性几乎恒定。从 $T_1 \sim T_{11}$，左侧上关节突关节面的头尾向长度比右侧的长，在 T_2 和 $T_6 \sim T_{10}$ 中，左侧下小关节关节面比右侧大，

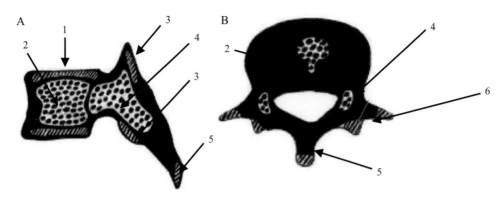

▲ 图 15-1　胚胎学：胸椎（A）和腰椎（B）的初级骨化点和次级骨化点
1.边缘骨骺或椎间盘骨骺；2.内侧原点；3.继发性关节点；4.外侧原点；5.继发性脊柱点；6.乳突继发点 [1]

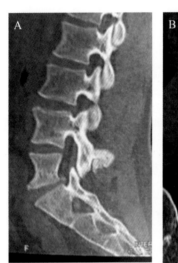 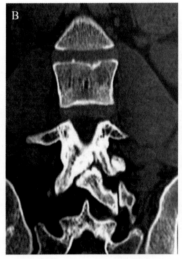 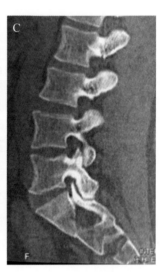

▲ 图 15-2　后方关节发育不全
右侧旁矢状位 CT 扫描（A）显示 L_4L_5 和 L_5S_1 后小关节缺失，只有 L_4S_1 一个关节。正面图像（B）和左侧旁矢状位 CT 图像（C）显示后方关节正常

但在 T_{12} 中则正好相反。在 T_1～T_6 水平右侧关节突的前后向宽度大于左侧，左下小关节的宽度在 T_6～T_8 水平比右侧的宽。在后方视角中，比较每个椎骨在水平面和垂直面上的小关节间距分布情况，可以发现 T_1 和 T_2 的后弓呈倒梯形形状，而从 T_3 到 T_{12} 则变成了矩形。小关节横向角分别代表小关节的上、下关节面与纵轴形成的角度，也存在左右不对称性，其右侧横向角大于左侧横向角。因此，右侧胸椎小关节面比左侧更加垂直和前倾。除了胸腰段，腰椎上下两个小关节面之间的角度基本对称。

T_{11} 和 L_2 之间的胸腰交界处的小关节方向以及力线是多变的，根据对胸椎（球形段）或腰椎（带矢状坡度节段）适应性来确定（图 15-9）。Singer 等 [4] 描述了这些变化（图 15-12）。T_{12} 中 46% 和 T_{11} 中 33% 的病例可以从冠状面方向急剧转变为矢状面方向。同一节段中，两侧小关节之间大于 20° 的不对称现象在 T_{11}～T_{12}（21%）比 T_{12}～L_1（9%）处更为常见。小关节通过纤维关节囊与下列结构结合，在前方由黄韧带增强，后部由后纵韧带增强。关节囊内的滑膜衬里带有褶皱，曾被误认为是解剖学上的小关节内半月板 [5]。

（二）腰椎后方关节形态

关节突关节的上关节突的关节面是凹陷的，

而下关节突的关节面是突起的，它们属于轨迹型关节（一种元件在其自身轴上旋转的关节）（图 15-9）。关节锁定后，朝向前外侧的下关节面与朝向后内侧的上关节面的覆盖软骨相接触。关节线在头尾方向上是垂直的，但在水平面上是具有弧度的，弧线中心位于棘突底部。腰椎关节的方向角在头尾方向有所变化，且在同一节段中两侧也有不同。在 CT 截面上关节间隙的形态差异也很大。对 800 个腰椎后方小关节 CT 切面的研究显示，从 L_1/L_2 到 L_5/S_1 有 5 种不同的形态分型（图 15-3）。靠近 L_1 的小关节角更趋向于矢状面，而靠近 S_1 更趋向于冠状面，在这一水平的小关节间隙角以例图中的 I 形态型占优势。腰骶小关节角的不对称性（或生物向性）很常见，甚至是肯定存在的[1, 3, 6, 7]。Kenesi 和 Lesur[7] 在 L_4/L_5 水平测量了与椎骨中轴平面相交的小关节角平均值，右侧平均角度为 45.7°，极值为 28°～69°；左侧平均则为 51.4°，极值为 30°～74°，表明极值差异较大。在 L_5/S_1 水平，右侧小关节角的平均角度为 47.2°（范围 30°～71°），左侧小关节角的平均角度为 51.5°（范围 30°～78°）。因此，右侧存在着平均 4.3° 小关节角的矢状化[1]。

在 Masharawi 研究中[2, 3]（图 15-4 至图 15-6），腰椎小关节的头尾向长度和前后宽度逐渐增加，至 L_5 达到最大尺寸（在 L_1 分别为 12.5mm 和 10.6mm，L_5 处分别为 15mm 和 14.3mm）。腰椎小关节尺寸也存在一定程度的不对称性。除了在 L_5 外，腰椎右侧上关节突的头尾向长度大于左侧；在 L_1 和 L_3 中，右侧下关节突头尾向长度也大于左侧下关节突。除了 L_1 和 L_4～L_5（左侧

比右侧宽）以外，两侧小关节突前后宽度是对称的。腰椎小关节不对称可能是在胸椎中观察到的小关节不对称的一种代偿性表现。在后面观，比较每个椎骨在水平面和垂直面上的小关节间的距离，与 T_1～T_{12} 不同，L_1～L_5 的后弓具有梯形形状，底面较大，这有利于在腰椎后伸时将小关节面彼此相互扣紧。但在这项研究中除了 L_1 外，他们发现腰椎的横向和纵向关节角是对称的。值得注意的是，该研究终止于 L_5，而不对称现象通常在 L_5/S_1 中发现。从 L_1～L_5 上关节突的纵向角度逐渐增加，而下关节突的纵向角度则逐渐减小，因此从 L_1～L_5 上关节突比下关节突更倾斜。腰椎前凸可能造就了这一现象。

维持小关节完整性的结构包括双层的滑膜关节囊、小关节前方的黄韧带、对后方关节囊加强的后方韧带及远处的韧带。与胸段一样，小关节内不存在关节内半月板[1]。

三、后方关节在脊柱整体稳定性中的作用[1]

根据沿脊柱长轴的直立面还是沿垂直于长轴的水平面的不同考量，稳定性的影响因素是不相同的。实际上，脊椎稳定性是由垂直稳定性和水平稳定性两方面因素共同参与。后方关节充分参与了脊椎的稳定性维持。

（一）垂直稳定性

在垂直方向上，脊柱的稳定性分别体现在脊椎单元和脊柱整体的支撑架构中。

每个胸腰椎的脊椎单元结构均由三个垂直的

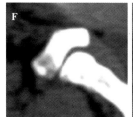 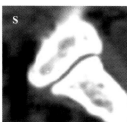 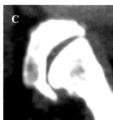 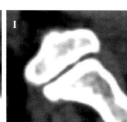 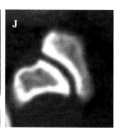

▲ 图 15-3　后方小关节的形态变化
F. F 形态型关节面；S. S 形态型关节面；C. C 形态型关节面；I. I 形态型关节面；J. J 形态型关节面

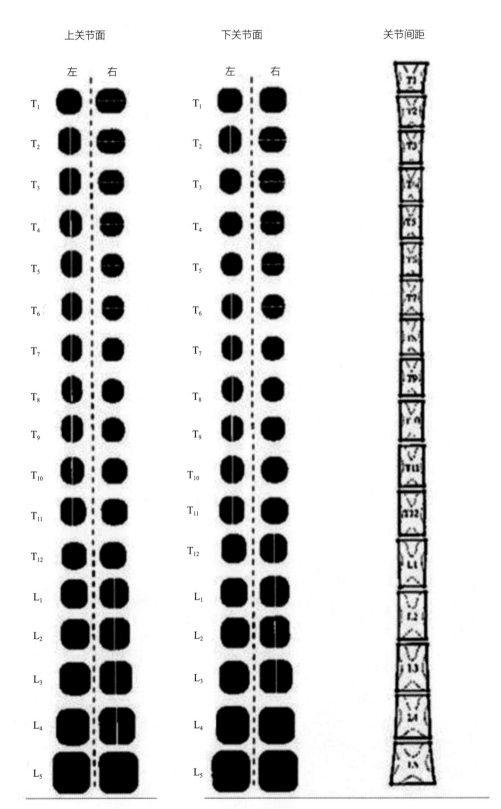

▲ 图 15-4 胸腰椎脊柱上的小关节不对称性和关节间距离的分布

垂直白线（头尾向小关节长度）和水平线（前后小关节宽度）表示两侧最长或最宽的小关节面（对应于小关节的不对称性）

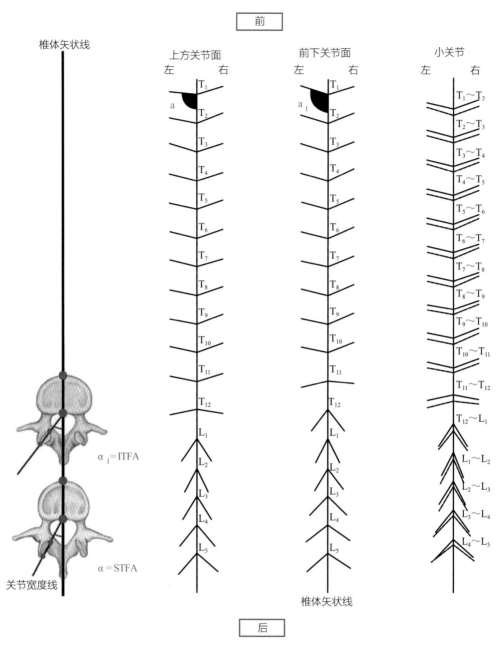

▲ 图 15-5　胸腰椎横切面上小关节角的分布
ITFA 下关节突关节的水平角（α₁），STFA 上关节突关节水平角（α）

微型柱组成：前方是椎体和后方则为两个关节突。三个柱通过下列的水平杆连接起来：两个椎弓根和后面的椎板。胸腰椎的整体结构包含三个垂直柱。前柱最大，呈四边金字塔形，由椎体和椎间盘交替构成，直达骶骨。两个后柱是由一系列呈冠状面排列的关节突构成。整个柱系统由水平杆（椎弓根和椎板）加强，这些横杆将每个椎骨的三柱连在一起。在脊柱发育中三个骨化原始点中已

经可以发现这种三柱结构：中心点发育成前柱，后弓的两个骨化点发育为后柱。从头端到尾端三柱的尺寸越来越大，它们的支撑功能逐渐增强。同理，每个脊椎活动节段关节突的尺寸也从头至尾逐渐增加。如果我们仅考虑后柱关节表面的尺寸，根据 Masharawi [3] 报道显示，T₄ 和 T₁₀ 之间小关节表面尺寸减小，此处，前柱可比后柱传递更大的垂直应力。这可用于解释为何在这一区域

A

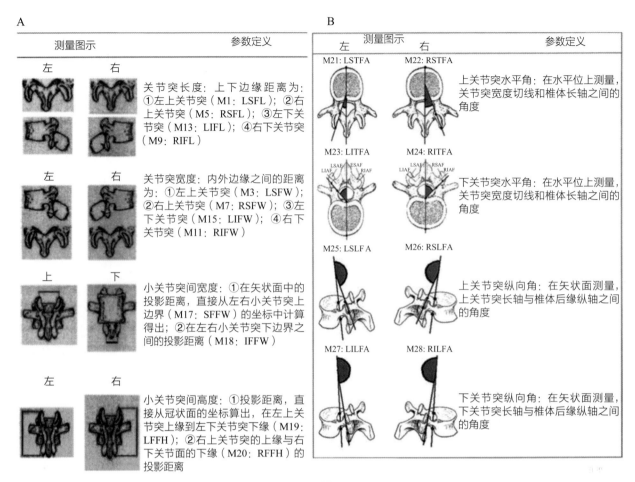

测量图示	参数定义
左　　　　右	关节突长度：上下边缘距离为：①左上关节突（M1: LSFL）；②右上关节突（M5: RSFL）；③左下关节突（M13: LIFL）；④右下关节突（M9: RIFL）
左　　　　右	关节突宽度：内外边缘之间的距离为：①左上关节突（M3: LSFW）；②右上关节突（M7: RSFW）；③左下关节突（M15: LIFW）；④右下关节突（M11: RIFW）
上　　　　下	小关节突间宽度：①在矢状面中的投影距离，直接从左右小关节突上边界（M17: SFFW）的坐标中计算得出；②在左右小关节突下边界之间的投影距离（M18: IFFW）
左　　　　右	小关节突间高度：①投影距离，直接从冠状面的坐标算出，在左上关节突上缘到左下关节突下缘（M19: LFFH）；②右上关节突的上缘与右下关节面的下缘（M20: RFFH）的投影距离

B

测量图示	参数定义
左　　　　右 M21: LSTFA　　M22: RSTFA	上关节突水平角：在水平位上测量，关节突宽度切线和椎体长轴之间的角度
M23: LITFA　　M24: RITFA LSAF ESAF　　LIAF ESAF RSAF LIAF　　RIAF	下关节突水平角：在水平位上测量，关节突宽度切线和椎体长轴之间的角度
M25: LSLF A　　M26: RSLFA	上关节突纵向角：在矢状面测量，上关节突长轴与椎体后缘纵轴之间的角度
M27: LILFA　　M28: RILFA	下关节突纵向角：在矢状面测量，下关节突长轴与椎体后缘纵轴之间的角度

▲ 图 15-6　Masharawi[2, 3] 进行测量的参数定义

脊柱呈现为后凸。因此，具有小关节突的后柱不应仅被视为引导脊柱节段运动的简单关节，还应被视为参与脊柱共同活动的真正的承载结构。

（二）水平稳定性

当脊柱承受垂直于中轴线的应力时，薄弱点位于活动区和小关节区。两个小关节骨-韧带止动器和韧带制动器保障了这些薄弱点的稳定性（图 15-7）。

在屈曲过程中，小关节的方向与水平滑动方向相反，起到屈曲基座的作用。关节囊、黄韧带和位于髓核后方的所有韧带减缓了椎体的极度屈曲。倾斜的小关节面允许滑动，从而导致两个椎骨之间能相互成角，而韧带的弹性极限则阻止了小关节的脱位。

在被动后伸中，位于髓核前方的韧带限制了

这一活动，而小关节关节囊和韧带则基本无限制作用。关节突最后侧的部分及它们之间的棘突相互接触阻止了后伸。

旋转和倾斜运动几乎总是同时发生的。小关节相对于椎间隙平面的倾斜角度在 45°～80°，因此会同时发生摇摆和旋转运动；此时，当右侧下关节突沿着下方的小关节面向上和向前时，左侧下关节突出现下降并后退。实际上，椎间活动单元内的所有结构都参与对旋转和倾斜的限制作用。小关节总是限制这些活动，尤其是在腰椎区域。在胸椎，尽管沿着圆弧方向的小关节面有利于旋转，但肋椎关节大大限制了侧向倾斜和旋转。

四、后方小关节在椎体活动中的作用[1]

（一）屈伸与倾斜旋转（图 15-8）

关节的力学特性取决于每个活动节段中三个

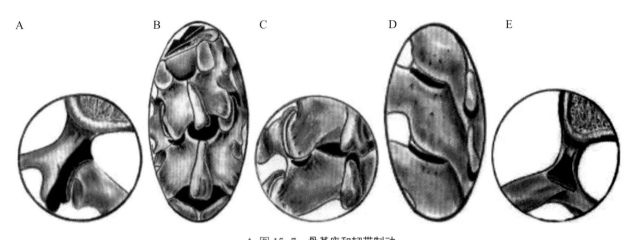

▲ 图 15-7　骨基座和韧带制动

A. 腰椎小关节基座；B. 腰椎侧倾的基座；C. 腰椎后伸的基座；D. 胸椎后伸的基座；E. 胸椎小关节基座[1]

关节（椎间盘和两个关节突关节）的共存性。在胸腰椎中，两种相关性活动具有明显的特征性，即屈曲伸展活动和倾斜旋转活动。单独一个椎间盘可让两个椎骨之间有很大范围的相对运动，而后方的小关节的存在将这些运动限制在每个椎骨特定的区域。

胸椎和腰椎的屈曲、伸展，是围绕一个横轴的圆周运动，这个横轴不在髓核上，而是位于比上终板稍低的部位。小关节软骨可以让小关节围绕同一个轴运动。因此，叠置的椎骨是沿着弧线的运动，小关节呈弧形滑动，而椎间盘则围绕同一中心做钟摆式运动。实际上，该中心不是唯一的，而是在运动过程中变化的，即所谓瞬时旋转中心（ICR）[8]。在腰椎水平，在不同节段的屈伸幅度是不同的，$L_1 \sim L_2$ 的最小值为 11°，$L_4 \sim L_5$ 的最大值为 24°，总屈曲角度为 53°，总的后伸为 30°。在胸椎，每一节段间的幅度没有明显差异，总屈曲幅度为 30°，总后伸幅度为 20°。

至于倾斜旋转，后方小关节面的倾斜排列使得每个侧倾运动都与旋转活动同时发生，反之亦然。

● 在胸椎区域，两种机制相结合可以造成一种动态的协同作用。一方面，关节面的倾斜（相对于水平面 75°～85°）使得在倾斜过程伴随着旋转，抬起的关节面会变得更靠前，而下降的关节面则更加靠后；另一方面，垂直和斜向的肋横突

韧带和横突间韧带可产生不对称的张力，共同导致了旋转和倾斜同步现象。侧方倾斜也会导致后伸的分量。这种可以导致脊柱侧方弯曲、侧倾、旋转和后伸的机制可能与椎骨生长过程中的进行性楔形变相关。胸椎可围绕水平面的旋转轴做圆弧形活动，旋转轴心位于下终板的中心。每个节段的倾斜-旋转幅度＜8°，不同节段间差异很小。

● 在腰椎水平，虽然可以进行侧倾活动，但这一活动的角度被双侧上小关节突的纵向轨道的斜坡所限制。对旋转活动来说也存在一些限制。这是由于小关节在水平面上，以一内接角形结构排列，而小关节面位于向后开口的抛物线上，两弧线的差异导致了旋转活动的受限；另外，旋转活动的旋转轴位于棘突上，因此旋转可受到椎间盘的限制，后者在旋转时必须在横向剪切作用下进行摆动运动。每个运动节段的倾斜-旋转幅度＜5°，不同节段间差异很小。

尽管它们的旋转中心不同，但在腰椎水平上，屈曲伸展和倾斜旋转运动通常会涉及日常生活中的姿势。为了实现这两种截然不同的运动，小关节面必须增大曲率，并减小滑槽的坡度（图 15-9）。这种方向设置可能会最大限度地限制了旋转活动。但在腰骶区，关节面的曲率则较为平坦，因此，对于旋转限制就比上腰椎相对小。

在活动节段，需要建立屈伸和倾斜旋转两种活动的公共旋转中心。因此，小关节似乎是放置

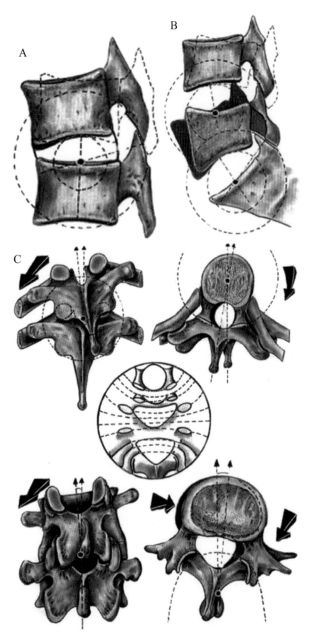

▲ 图 15-8 旋转中心

A. T_8T_9 屈伸运动的旋转中心；B. $L_4L_5S_1$ 的屈伸运动的旋转中心；C. 腰椎和胸椎的侧倾和旋转运动中心，以及小关节突的方向改变[1]

在一个球形圆周上（图 15-9）。

（二）小关节面的不对称

理想情况下，同一活动节段的关节应在形状、大小和方向上对称，以保证运动的协调。

正如许多作者[6, 7] 所提到的，Masharawi[2, 3] 的最新研究已证实，小关节左右和上下的不对称

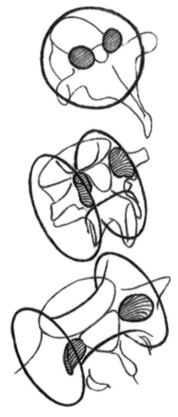

▲ 图 15-9　小关节突的容积表示法

各活动节段小关节突类似于一个几何容积节段，不同节段的几何形态有所不同[1]

在整个脊柱都是很常见的。尽管椎间盘和韧带对此具有很强的适应能力，但这些不对称的小关节可能比绝对对称的关节更容易发生退行性改变。

五、后方关节神经支配

后方关节的神经支配丰富且有多支神经参与。这些小关节受脊神经的背内侧支支配，外侧部分则由神经的外侧前支和深支支配（图 15-10）。因此，在不破坏关节或不解剖背侧神经初级分支的情况下很难达到完全去神经支配的目的。在透视下通过微创的热凝或冷冻只能达到部分去神经目的[9-11]。

六、腰部后方关节最常见的病理状态

本章主要关注存在于腰椎脊椎后方关节的病理状态。

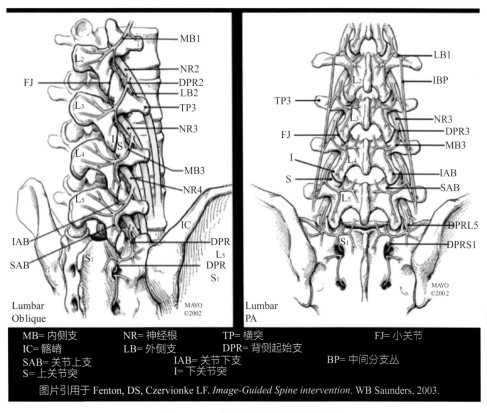

MB= 内侧支　　　　NR= 神经根　　　　TP= 横突　　　　FJ= 小关节
IC= 髂嵴　　　　　LB= 外侧支　　　　DPR= 背侧起始支
SAB= 关节上支　　　　　　IAB= 关节下支　　　　BP= 中间分支丛
S= 上关节突　　　　　　I= 下关节突

图片引用于 Fenton, DS, Czervionke LF. *Image-Guided Spine intervention*. WB Saunders, 2003.

▲ 图 15-10　腰椎后方小关节神经支配

腰椎小关节在矢状面的方向可保护椎间盘免受扭转和剪切应力的损伤[12]。

在一个完整的活动节段，纤维环的最外层纤维对阻止异常运动起着主要作用[13]。它们主要由含 I 型胶原纤维组成的同心薄片构成，而髓核由疏松网格化弹性蛋白纤维和 II 型胶原并浸润在蛋白聚糖凝胶中构成[13]。这种基本结构使椎间盘具有韧带（抗张力和抗扭力）和关节软骨（抗压强度和剪切强度）的力学特性。Haefeli 等[14] 描述了在生理状态下椎间盘退变期间发生的宏观变化的顺序。他的研究观察表明，椎间盘退变开始于髓核，并随着纤维环的变化和无序而进展，从而形成一系列裂纹和髓核囊变。Butler 等[15] 证实了由 Vernon-Roberts[16] 和 Bywaters[17] 提出的假说，椎间盘退变发生在小关节骨关节炎之前。但是，与此理论相反，在没有椎间盘退变的情况下，依然可以存在小关节病。对这种情况应考虑其他病因，例如特殊的小关节病，具有高旋转分量的活动（如高尔夫），以及一些可导致后方应力增加

的腰椎形态，如 Roussouly 的 IV 型腰椎前凸（高负重椎体）[18]。

椎间盘退变伴随着椎间盘机械性能的丧失，椎间盘高度的降低导致相应节段后方关节[1, 19, 20]应力极度增大，后方关节囊[21] 增厚，关节变窄和骨赘形成。Grogan[22] 提出了后方关节退变的各个阶段。他对磁共振成像（MRI）上四个阶段的软骨退变和软骨下硬化的表现进行区分。关节囊增厚和骨赘形成是退变的活动节段再稳定的过程[21, 23]。关节软骨变性确实引起该节段多个方向活动的增加[23]，导致骨赘的形成[24]，从而使得小关节再稳定[23, 25]。但是，在某些情况下，如在退行性腰椎滑脱（spondylolisthesis, SPLD）中，小关节骨赘的出现也可能提示节段性不稳定。1950年，Macnab 在关于 SPLD 的最早描述中[26] 介绍，SPLD 是指没有峡部裂的情况下近侧椎体相对于尾端的滑脱，常见于更年期女性 L_4L_5 水平。小关节的关节炎重塑可以限制节段性不稳定引起的滑脱。在滑脱出现之前，当 MRI 上小关节间隙

变宽（>1.5mm），就可以考虑 SPLD[27]。这种重塑的病因一般是多因素性的。骨质疏松症（绝经后）引起的骨量减少可以导致在后柱水平机械应力过大，关节面的过早磨损，Roussouly 分类 I 型和 IV 型的前凸就是这种情况[18]。腰椎小关节方向的过度矢状化也通常被认为是诱因之一[28-30]。Kim[30] 认为，小关节角度大于 78° 的患者发生 SPLD 的可能性是低于这个角度患者的 2.5 倍。小关节角的过度矢状化表现为在后前位 X 线片上可见异常的关节线[30-32]（图 15-11）。

Brailsford[33] 在 1928 年将小关节不对称性或"小关节向性"（facet tropism）定义为同一运动节段的两个小关节面之间的角度不对称，其中一个比另一个更接近矢状面（图 15-11 和图 15-12）。生理学[1-3, 6, 7]上，这种不对称性是椎间盘退变的基础[34]，并促进症状性椎间盘突出症的发生[28]。根据 Hirokazu[6] 的观点，小关节不对称的存在会使椎间盘突出的发生年龄提早。Farfan 和 Sullivan[35, 36] 发现在关节面接近矢状面的一侧的椎间盘突出频率更高。小关节的矢状位走向（通常在右侧更为明显）似乎促进了腰骶部椎间盘突出的发生[7]。根据 Loback 等[37] 的观点，这种不对称更容易导致椎间盘后外侧突出的发生，而不像在小关节更对称的情况下容易发生内侧的椎间盘突出。然而与此相反，Hagg[38] 认为不对称性并不会增加椎间盘病变的风险。Boden[28] 认为小关节的不对称也并不促进 SPLD 的发生。

后方小关节的退变还可引起滑膜囊肿的形成，这可能导致腰痛、神经根痛、根性跛行甚至马尾综合征。在 60%～89% 的病例中，囊肿与

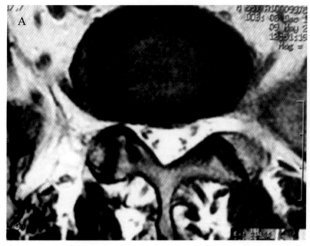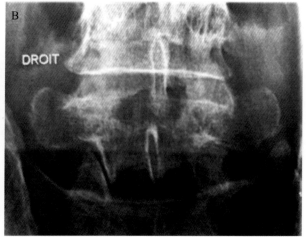

▲ 图 15-11　小关节突不对称的示例

A. L₅S₁ 的水平 MRI 横截面，右侧偏矢状和左侧斜行关节突；B. 正面 X 线在右侧显示清晰可见的线，提示关节面矢状化程度高

节 段	左侧关节角度	右侧关节角度
T₁₀～T₁₁	101.5°（101.1°～102.9°）	103.1°（101.7°～104.6°）
T₁₁～T₁₂	69.0°（64.9°～73.1°）	71.2°（67.1°～75.3°）
T₁₂～L₁	31.3°（29.1°～33.6°）	33.0°（30.9°～35.2°）
L₁～L₂	24.6°（23.1°～25.9°）	26.5°（25.2°～27.8°）

▲ 图 15-12　胸腰交界处小关节突的角度变化[4]

SPLD 相关[39]。囊肿更常见于 L_4/L_5 水平（L_5/S_1 ＞L_3/L_4＞L_2/L_3），且女性更常见[40]。

后方小关节的退变可能发生在胸腰交界区（TLJ），导致一种为风湿病学家所熟知而外科医生并不熟悉的疾病，TLJ 综合征（或称 Maigne 梅涅综合征）[41]。这种综合征表现为腰痛、髋部或大腿外侧疼痛、假性内脏性腹痛，甚至耻骨痛。疼痛区域与相应的脊神经（T_{12} 和 L_1）的前支（假性内脏性腹痛和耻骨疼痛）、后支（腰背和臀部疼痛）和皮肤外侧穿支（假性股骨转子疼痛）的分布相吻合。

参考文献

[1] Louis R. Chirurgie du spine: anatomie chirurgicale et voies d'abord. Germany: Springer-Verlag; 1982, 1993.

[2] Youssef M, Rothschild B, Dar G, Peleg S, Robinson D, Been E, Hershkovitz I. Facet orientation in the thoracolumbar spine. Three-dimensional anatomic and biomechanical analysis. Spine. 2004;29(16):1755–63.

[3] Youssef M, Rothschild B, Salame K, Dar G, Peleg S, Hershkovitz I. Facet tropism and interfacet shape in the thoracolumbar vertebrae characterization and biomechanical interpretation. Spine. 2005;30(11):E281–92.

[4] Singer RP, Breidahl PD, Day RE. Variations in zygapophyseal joint orientation and levels of transition at the thoracolumbar junction. Preliminary survey using computed tomography. Anat Clin. 1988;10(4):291–6.

[5] Louis R. Spinal stability as defined by the three-column spine concept. Anat Clin. 1985;7:33–42.

[6] Hirokazu I, Matsui H, Osada R, Ohshima H, Tsuji H. Facet joint asymmetry as a radiologic feature of lumbar intervertebral disc herniation in children and adolescents. Spine. 1997;22(17):2001–4.

[7] Kenesi C, Lesur E. Possible role in pathology of the intervertebral disc. Anat Clin. 1985;7:143–8.

[8] Gonon GP. Etude biomécanique de la colonne dorsolombaire de D10 à S1 [Thèse médecine]. Lyon; 1975.

[9] Manchikanti L, et al. Prevalence of lumbar facet joint pain in chronic low back pain. Pain Physician. 1999;2(3):59–64.

[10] Manchikanti L, Singh V. Review of chronic low back pain of facet joint origin. Pain Physician. 2002;5(1):83–101.

[11] Manchikanti L, et al. Contribution of facet joints to chronic low back pain in postlumbar laminectomy syndrome: a controlled comparative prevalence evaluation. Pain Physician. 2001;4(2):175–80.

[12] White AA, Panjabi MM. Clinical biomechanics of the spine. 2nd ed. Philadelphia: Lippincott; 1990.

[13] Wong DA, Transfeldt E. Macnab's Backache. 4th ed. Lippincott Williams & Wilkins: Philapelphia; 2007.

[14] Haefeli M. The course of macroscopic degeneration in the human lumbar intervertebral disc. Spine. 2006;31(14):1522–31.

[15] Butler D, Trafimow JH, Anderson GBJ, Mc Neill TW, Huckman MS. Discs degenerate before facets. Spine. 1990;15:111–3.

[16] Vernon-Roberts B, Pirie CJ. Degenerative changes in the intervertebral discs of the lumbar spine and their sequelae. Rheumatol Rehabil. 1977;16:13–21.

[17] Bywaters EGC. The pathological anatomy of idiopathic low back pain. In: White AA, Gordon S, editors. Idiopathic low back pain. St. Louis: Mosby; 1982. p. 144–75.

[18] Roussouly P. Influence de l'organisation morphologique sagittale de l'ensemble spine-pelvis sur l'évolution des pathologies dégénératives rachidiennes: Alternatives à l'arthrodèse lombaire et lombosacrée. In: Cahiers d'enseignement de la SOFCOT. Paris: Elsevier Masson SAS; 2007. p. 27–35.

[19] Nachemson A. Lumbar intradiscal pressure. Acta Orthop Scand. 1960;43(suppl):1–104.

[20] Yang KH, King AI. Mechanism of facet load transmission as a hypothesis for low back pain. Spine. 1984;9:557–65.

[21] Tanno I, et al. Morphometry of the lumbar zygapophyseal facet capsule and cartilage with spécial reference to dégénérative osteoarthritic changes: an anatomical study using fresh cadavers of elderly Japanese and Korean subjects. J Orthop Sci. 2004;9: 468–77.

[22] Grogan J, Nowicki BH, Schmidt TA, et al. Lumbar facet joint tropism does not accelerate degeneration of facet joints. Am J Neuroradiol. 1997;18:1325–9.

[23] Fujiwara A, Lim TH, An HS, et al. The effect of disc degeneration and facet joint osteoarthritis on the segmental flexibility of the lumbar spine. Spine. 2000;25(23):3036–44.

[24] Tischer T, et al. Detailed pathological changes of human lumbar facet joints L1-L5 in elderly individuals. Eur Spine J. 2006;15:308–15.

[25] Twomey LT, et al. Age changes in the lumbar articular triad. Aust J Physiother. 1985;31:106–12.

[26] Macnab I. Spondylolisthesis with an intact neural arch. The so-called pseudospondilolisthesis. J Bone Joint Surg Br. 1950;32:325–33.

[27] Chaput C, Padon D, et al. The significance of increased fluid signal on magnetic resonance imaging in lumbar facets in relationship to degenerative spondylolisthesis. Spine. 2007;32(17):1883–7.

[28] Boden SD, Riew DK, et al. Orientation of the lumbar facet joints: association with degenerative disc disease. J Bone Joint Surg Am. 1996;78-A:403–11.

[29] Grobler LJ, Robertson PA, Novotny JE, Pope MH. Etiology of spondilolisthesis. Assessment of the rôle played by lumbar facet joint morphology. Spine. 1993;18(1):80–91.

[30] Kim NH, Lee JW. The relationship between isthmic and degenerative spondilolisthesis and the configuration of the lamina and facet joint. Eur Spine J. 1995;4(3):139–44.

[31] Nagaosa Y, Kikuchi S, Hasue M, Sato S. Pathoanatomic mechanisms of degenerative spondylolisthesis. A radiographic study. Spine. 1998;23(13):1447–51.

[32] Sato K, Wakamatsu E, Yoshizumi A, Watanabe N, Irei O. The configuration of the laminae and facet joints in degenerative spondylolisthesis. A clinicoradiologic study. Spine. 1989; 14(11): 1265–71.

[33] Brailsford JF. Deformities of the lumbosacral region of the spine. Br J Surg. 1928;16:562–627.

[34] Noren R, Trafimow J, Andersson GBJ, Huckman MS. The role of facet joint tropism and facet angle in disc degeneration. Spine. 1991;16:530–2.

[35] Farfan HF, Sullivan JD. The relation of facet orientation to intervertebral disc failure. Can J Surg. 1967;10:179.

[36] Farfan HF, Huberdeau RM, Dubow HI. Lumbar intervertebral disc degeneration: the influence of geometric features on the pattern of disc degeneration: a post mortem study. J Bone Joint Surg Am. 1972;54:492–510.

[37] Loback D, Young-Hing K, Cassidy JD, Tchang S. The relationship between facet orientation and lumbar disc herniation: the role of torsion in intervertebral disc failure. Orthop Trans. 1985;9:560.

[38] Hagg O, Wallner A. Facet joint asymmetry and protrusion of the intervertebral disc. Spine. 1990;15:356–9.

[39] Vital JM. Processus de dégénérescence lombaire: alternatives à l'arthrodèse lombaire et lombosacrée. In: Duparc J, editor. Cahiers d'enseignement de la SOFCOT N°96. Paris: Elsevier Masson; 2007. p. 1–7.

[40] Epstein NE. Lumbar cysts: a review of diagnosis, surgical management, and outcome assessment. J spinal Disord Tech. 2004;17(4):321–5.

[41] Maigne R. Le syndrome de la charnière dorsolombaire. Une source d'erreur de diagnostic. Maitrise Orthopédique. Janv 1998;70. maitrise. orthopedique.com.

脊柱韧带
The Spinal Ligaments

Jean Marc Vital 著

唐若夫 译　　解先宽　陈其昕 校

韧带的主要作用是限制脊柱的运动。我们可以认为，椎间盘是最强大的椎间韧带，其中纤维环及韧带，尤其是后方外周部分的韧带（被认为是完整的韧带结构），构成了 Denis 在创伤学中描述的中柱韧带结构，脊柱的中柱还包括了椎体后壁和椎间盘的后 1/3[1]（图 16-1）。

某些韧带 [包括后纵韧带（PLL），黄韧带（ligamentum flavum）] 对椎管具有保护功能，从而对其中的神经起到保护作用。

图 16-2 是脊椎韧带的示意图。有些韧带是长纵形的，从头延伸到骶骨，如腹侧（前）和背侧（后）纵韧带（ALL 和 PLL）以及棘上韧带。其他韧带为节段性分布，将相邻的后弓相互连接：它们在水平面上相互连续，从后向前分别为棘间韧带和黄韧带，位于椎板之间，向外延伸至关节囊。我们可以看到，分布在不同脊柱节段（尤其是在颅颈交界处的水平）的韧带存在差异，并且在某些部位还存在一些特殊的韧带（稳定神经根或周围神经，特别是在腰椎区域）。

一、枕下区域的韧带

十字韧带的一部分横韧带，以及齿突尖和翼状韧带构成了一套复杂的韧带系统，可以稳定 C_1 前弓后的齿状突（peg）。

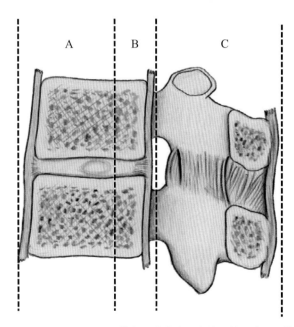

▲ 图 16-1　根据 Denis[1] 创伤学中介绍出的三柱理论，即前柱（A）、中柱（B，包括后方纤维环）和后柱（C）

在严格的矢状切面上（图 16-3），分别为 ALL 和 PLL：前者止点位于枕骨基底突的颅外表面，后者止点位于枕骨基底突的颅内表面。这两种韧带延伸到骶骨和第一尾椎骨。PLL 随着脊椎水平而有所变化，将在后面进行讨论。

在颈椎不存在棘上韧带，而由颈后韧带或颈项韧带（nuchal septum）替代[2]（图 16-4）。这种强大的矢状韧带起于枕外隆突（或枕外突出）和枕外线上，并且止于 C_7 的棘突下方。它分隔后方肌群，由垂直的枕骨纤维和来自棘突的纤维组成，

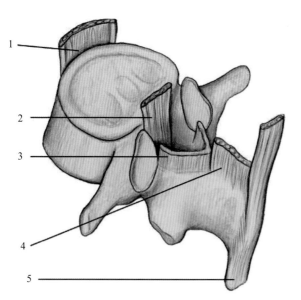

▲ 图 16-2　脊柱韧带的示意图

1. 前纵韧带（ALL）；2. 后纵韧带（PLL）；3. 黄韧带；4. 棘突间韧带；5. 棘上韧带；3、4 和 5 在水平面是连续的，但在垂直平面中却不连续，1、2 和 5 则是连续的

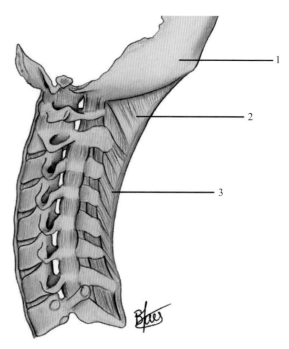

▲ 图 16-4　颈项中隔

1. 枕骨外隆起（枕外隆凸尖）；2. 枕部纤维状纤维；3. 棘纤维状纤维

并向后下方向倾斜。在近期的研究中，Mercer[3] 把颈项韧带分成两部分，分别为由上部斜方肌、头夹肌和菱形肌腱膜形成的致密纤维，以及正中矢状隔组成。他认为，前者从枕外隆突延伸至 C_7 的棘突。后者则从矢状缝的深面延伸至棘突间韧带，以及较靠前的寰枢膜和寰枕膜（图 16-5）。

关节囊和黄韧带仅存在于 $C_2 \sim C_3$ 处。在其高位，即 $O-C_1$，为背侧寰枕膜 / 韧带（如 Tubbs[4] 所述），而在 $C_1 \sim C_2$，则为背侧寰枢膜 / 韧带，有 Arnold 神经穿过（又称第二颈神经背支）。

在 C_2 的齿状突和 C_1 的前弓周围，有许多小韧带。

在严格的正中面上从前到后的结构包括（图 16-3）以下几个部分。

● 颅底基底突和 C_1 前弓之间的腹侧寰枕韧带（也称为寰枕前膜）。

● C_1 的前弓和 C_2 的前表面之间的腹侧寰枢韧带。

● 内侧翼状韧带或齿突尖韧带。

● 颅底基底突间的枕横韧带和跨越齿状突

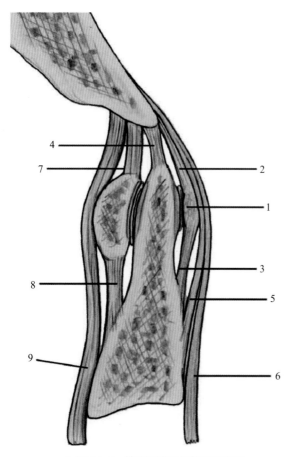

▲ 图 16-3　枕下区域的矢状面示意图

1. 横韧带；2. 枕横韧带；3. 枢横韧带；4. O-C_1 正中韧带（齿突尖韧带）；5. O-C_2 韧带；6. PLL；7. O-C_1 腹侧韧带；8. $C_1 \sim C_2$ 腹侧韧带；9. ALL。1、2 和 3 为 C_1 的十字韧带

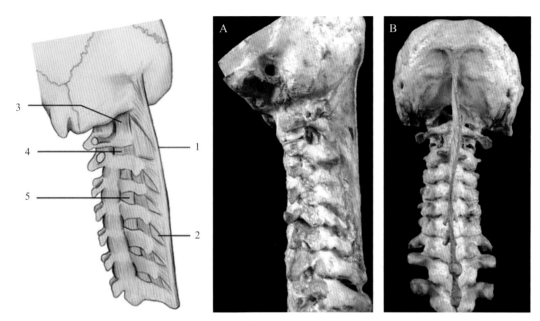

▲ 图 16-5　A. 颈项中隔（左后外侧视图）（根据 Mercer [3] 描述），可见背正中缝（1）、颈韧带的节段（2）、O-C₁ 后膜（3）、C₁-C₂ 后膜（4）、黄韧带（5）。B. 颈项中隔解剖，其中左侧为侧方视图，右侧为后视图（图片由 Anatomy Conservatory of Montpellier，Pr F. Bonnel 提供）

后方的横韧带，以后我们将对后者进行更详细的描述。

● 枢横韧带起于横韧带的下缘，并与齿状突底部的后表面相连。

● 其中，最后的两种韧带是纵向束结构，它们与横韧带一起形成了横跨在齿状突后方的韧带（寰椎十字韧带）。

● 再后是枕颈韧带，位于这些纵束和 PLL 之间。

● 覆膜（后膜）是最后部的结构，位于硬脊膜的正前方 [4]。它由 3 层（表层、中层和深层）组成，在颅底斜坡和 C₂ 椎体之间，平均长度为 6mm，宽度为 3mm，厚度为 1mm。该膜向下颈椎延伸，并构成 PLL 的后层（后面将进行讨论）。

图 16-6 显示了在严格的矢状切面上看不到的椎旁结构，具体包括以下几个部分。

● 外侧寰枕韧带，对 O-C₁ 关节囊的外侧部分起增强作用。Tubbs [5] 研究了 20 个解剖标本，发现了一致的结果。该作者认为，这些左侧和右侧韧带能减少 O-C₁ 关节的侧向屈曲和旋转，并且在稳定颅颈关节中起着至关重要的作用。

● 外侧枕齿韧带，起于枕骨的侧块，并终止于齿状突的顶点，或在其略下方，根据 Osmotherly [6] 的描述，这些翼状韧带终止于齿突尖韧带外侧（图 16-7）[7]。

● 横韧带，起于寰椎侧块内侧。在齿状突背侧的表面留下压迹，并汇集纵向纤维（顶部为枕横韧带，底部为横枢韧带）以形成十字韧带。横韧带撕裂是一种在过度屈曲运动中常见的创伤，有时会导致脊髓受压（图 16-7）。Tubbs [4] 最近描述了枕横韧带，位于枕骨髁之间、横韧带上方（图 16-8），出现率约 70%。

● Barkow 韧带，水平状位于枕骨髁之间，穿过翼状韧带和齿状突尖部前方。该韧带增强了寰枢关节水平横韧带的稳定作用。

● 外侧枕枢韧带（图 16-6C）构成了在矢状切面上已有描述的正中枕齿韧带的侧缘。

二、下颈椎区域的韧带

在严重的颈椎扭伤中，除 ALL 以外的所有韧带都将破裂，包括椎间盘的后部纤维环。

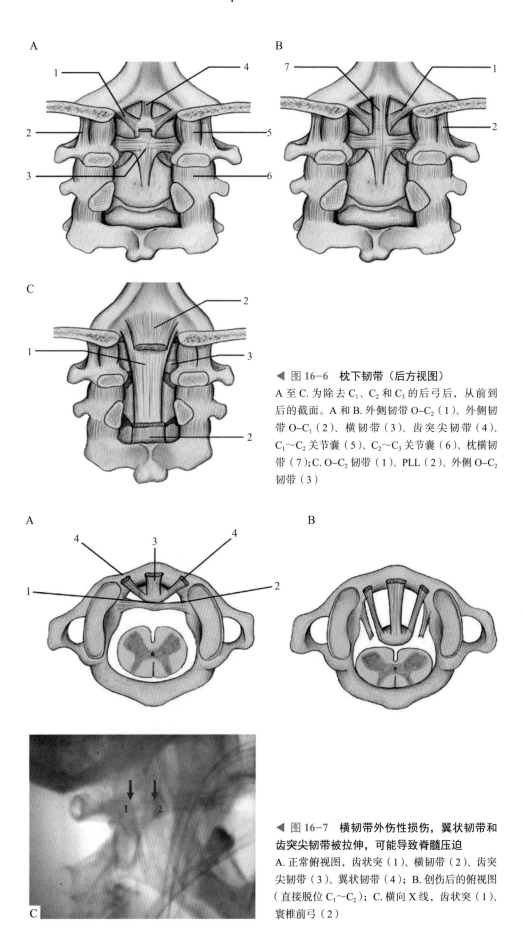

◀ 图 16-6　枕下韧带（后方视图）

A 至 C. 为除去 C_1、C_2 和 C_3 的后弓后，从前到后的截面。A 和 B. 外侧韧带 O-C_2（1）、外侧韧带 O-C_1（2）、横韧带（3）、齿突尖韧带（4）、C_1~C_2 关节囊（5）、C_2~C_3 关节囊（6）、枕横韧带（7）；C. O-C_2 韧带（1）、PLL（2）、外侧 O-C_2韧带（3）

◀ 图 16-7　横韧带外伤性损伤，翼状韧带和齿突尖韧带被拉伸，可能导致脊髓压迫

A. 正常俯视图，齿状突（1）、横韧带（2）、齿突尖韧带（3）、翼状韧带（4）；B. 创伤后的俯视图（直接脱位 C_1~C_2）；C. 横向 X 线，齿状突（1）、寰椎前弓（2）

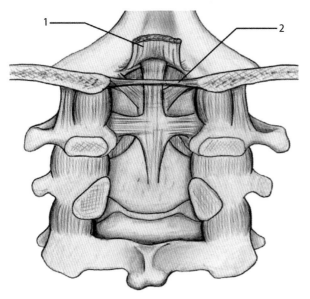

▲ 图 16-8 根据 **Tubbs**[4] 描述的枕骨下韧带（后视图）

1. 覆膜；2. 枕横韧带

图 16-9 包括颈椎侧位、矢状截面和颅侧横断面视图。我们从前到后进行描述。

● ALL，附着在椎间盘和椎体上。

● 横突间韧带，与椎动脉关系紧密。

● PLL（图 16-10）是由两束组成。深层束，较厚并融合到每个椎骨的后表面；浅层束，较薄，是覆膜的延伸。在这两个束之间有前静脉丛。深层从 C_3 到 C_7 较窄（图 16-11）。

● 黄韧带（黄韧带），是位于椎板之间的关节囊向后方和内侧的延伸。

● 棘突间韧带，韧带纤维呈现为向后、下稍微倾斜。

● 棘上韧带，起自棘突尖端；在这个水平上仍然有厚厚的纤维性颈项韧带，将左右后部肌群

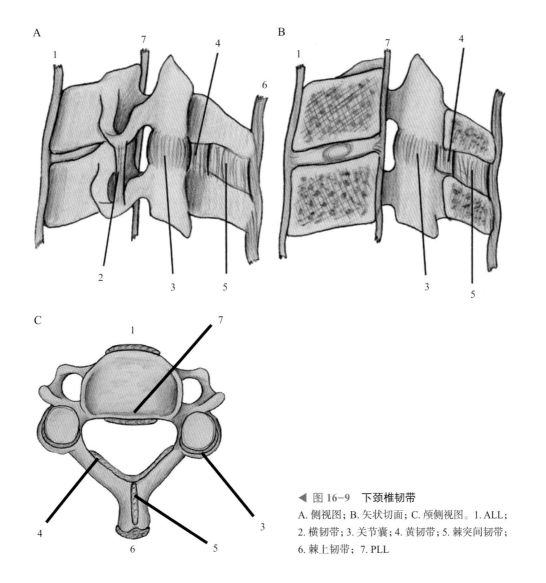

◀ 图 16-9 下颈椎韧带

A. 侧视图；B. 矢状切面；C. 颅侧视图。1. ALL；
2. 横韧带；3. 关节囊；4. 黄韧带；5. 棘突间韧带；
6. 棘上韧带；7. PLL

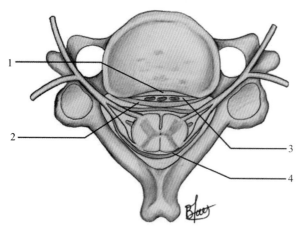

▲ 图 16-10 颈椎区域的 PLL

1. 深层；2. 表层（覆膜）；3. 静脉丛；4. 硬脊膜

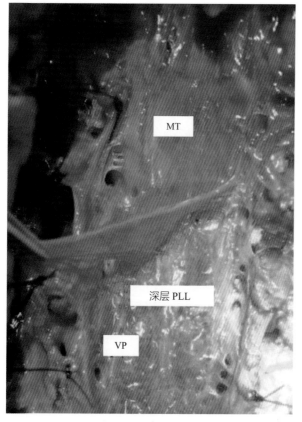

▲ 图 16-11 PLL 在颈椎区域的后方视图，其中有深层和浅层

MT. 覆膜；VP. 静脉丛

分开。Johnson [8] 在 8 具尸体使用塑化技术，发现项韧带是由斜方肌、夹头肌、菱形肌及锯肌的后、上部分的腱膜形成。

可将椎间盘复合体（具有 PLL、ALL 及横突间韧带）韧带系统与包括所有其他韧带的后弓韧带系统通过图 16-9C 中的横线分隔开来。在过度屈曲情况下，严重的颈部扭伤表现为所有描述的韧带（包括椎间盘后纤维环，但不包括 ALL）的破裂，我们将后续讨论（图 16-12）。

在下颈椎和腰椎水平处有脊柱外韧带，这些韧带将脊神经与邻近的结构连接在一起，特别是横突孔：Kraan [9] 对其进行了很好的描述，不同节段的神经根会有不同。

三、胸椎区域的韧带

有一组特殊的韧带将肋骨锚定在椎体上。

胸廓的存在使胸椎区域保持稳定，也使肋骨保持稳定。一些韧带与颈椎区域的类似，如 PLL、ALL、关节囊、黄韧带，棘突间和棘突上韧带在这里也很明显（图 16-13）。

Johnson [10] 通过塑化技术在两个成年尸体上的研究显示，上胸椎区的棘上韧带由斜方肌、菱形肌和颈夹肌的纤维构成，而在下胸椎区则由胸腰筋膜的纤维构成。

此区域的不同之处在于肋骨和椎骨之间的韧带（图 16-14）。肋骨的头部有两个小关节面，位于椎间盘的后侧和外侧。放射状韧带具有一个头侧束位于上位椎体上，一个水平的中间束增强了纤维环，一个尾侧束位于下位椎体上。

上肋椎韧带，位于横突的下边缘和下方肋骨颈的内侧之间。

横突间韧带，位于上肋椎韧带的后方，垂直走行连接两个横突。

肋横突外侧韧带，分布在横突顶部和肋结节之间。Ibrahim [11] 在相关研究中，描述了它分别由上方和后方肋横突束组成。

四、腰椎区域的韧带

图 16-15 和图 16-16 显示，此处的韧带与颈椎和胸椎区域的相似。图 16-13 显示棘突间韧带的纤维向前下方方向倾斜，限制了腰椎的屈曲活动。

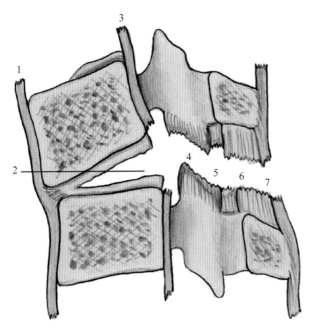

▲ 图 16-12　严重颈部扭伤的韧带损伤

1. ALL 完好；2. 后环破裂；3. PLL 破裂；4. 关节囊破裂；5. 黄韧带断裂；6. 棘突间韧带断裂；7. 棘上韧带断裂

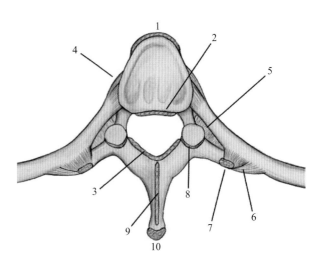

▲ 图 16-13　胸椎区域的韧带（颅骨侧视图）

1. ALL；2. PLL；3. 黄韧带；4. 肋椎放射状韧带；5. 肋上韧带；6. 肋椎外侧韧带；7. 横韧带；8. 关节囊；9. 棘突间韧带；10. 棘上韧带

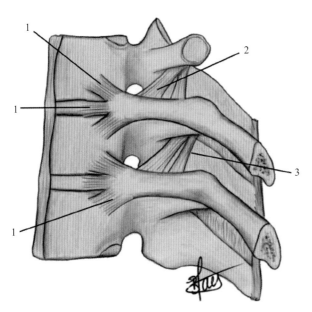

▲ 图 16-14　肋椎韧带（左侧视图）

1. 放射状韧带；2. 上肋椎韧带；3. 横突间韧带

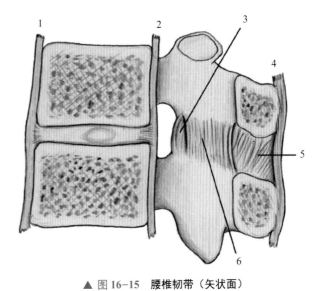

▲ 图 16-15　腰椎韧带（矢状面）

1. ALL；2. PLL；3. 关节囊；4. 棘上韧带；5. 棘突间韧带；6. 黄韧带

　　Johnson[10] 认为，腰部棘间和脊上韧带被胸腰筋膜、背最长肌和多裂肌所增强。PLL 较为特殊，因为它与纤维环和硬膜外前静脉丛关系紧密。根据图 16-15 显示，该韧带在椎体处较窄，而在椎间盘处较宽，具有典型的扇形外观。由于存在有静脉丛，它与椎间盘附着紧密，而与椎体则附着较松散。Oshima[12] 指出，在上、下腰椎水平 PLL 与椎间盘附着程度不同。上腰椎水平上的附着较松散，这解释了上腰椎中央型椎间盘突出的发生频率较高，而在下腰椎水平上则附着更紧密，这

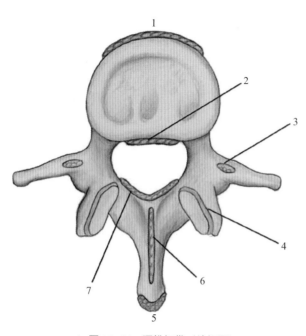

▲ 图 16-16 腰椎韧带（俯视图）

1. ALL；2. PLL；3. 横突间韧带；4. 关节囊；5. 棘上韧带；6. 棘突间韧带；7. 黄韧带

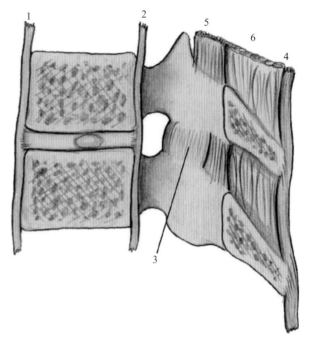

▲ 图 16-17 矢状截面图，显示了 ALL 和 PLL 之间的关系

1. 前纵韧带；2. 椎体和椎间盘；3. 关节囊；4. 棘上韧带；5. 黄韧带；6. 棘突间韧带

就导致此处椎间盘以向后外侧方突出为主。

矢状切面（图 16-17）显示该韧带附着在椎间盘的周围，由此构成了中央椎间盘突出的自然屏障；另一方面，它与椎体的粘连较差，且在椎体的后表面和韧带之间存在着硬膜外前静脉丛。Wiltse[13] 对此韧带做了更详细的描述，分为两束。一束为浅层，位于正中，相当于经典的 PLL。另一束为深层（或硬膜外膜），似乎相当于骨膜。

静脉丛位于这两束之间（图 16-18）。

Loughenbury[14] 在最近的出版物中，又另增加了一层膜结构，将该韧带描述为三个束。

最近，Ansari[15] 进行了 Meta 分析，认为硬膜外膜或硬膜外周膜解剖结构类似于腹膜或胸膜结构。

与 PLL 不同，ALL 附着在椎体上，而很少附着在椎间盘上，尤其是在椎骨终板附近。

黄韧带（或椎板间韧带）封闭了椎管后方的椎板间空隙，起自下位椎板头侧缘的下方，止于上位椎板腹侧面的中间区域（图 16-19A），在外侧它与关节囊相融合（图 16-19B 和图 16-20）。

该韧带在脊柱中具有最高的弹性蛋白 / 胶原

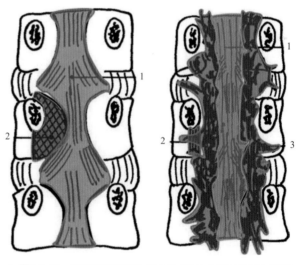

▲ 图 16-18 腰椎区域的 PLL 的 2 层（后弓去除后的后方视图）

1. 表层；2. 深层（硬膜外膜）；3. 前外侧静脉丛（根据 Wiltse[13] 描述）

蛋白比。它的平均厚度为 3mm（从颈椎水平的 1.5mm 到下腰椎水平的 6mm）。

Olszewski[16] 研究了 6 个新鲜的腰椎标本，证实该韧带有两层，浅层比深层厚。

在腰椎区域还有一些较为特殊的韧带，已有学者进行的研究表明它们可能参与了腰椎退行性变。

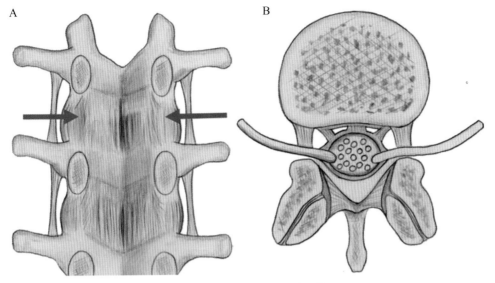

▲ 图 16-19　腰椎区域的黄韧带
A. 前方视图，箭指示为韧带的横向延伸；B. 水平截面，展示了黄韧带与关节囊之间的连续性

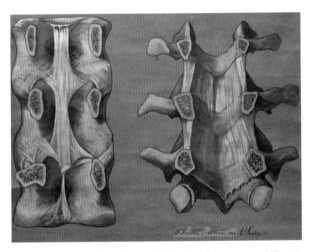

▲ 图 16-20　腰椎后纵韧带后方视图（左）及黄韧带前方视图（右）（图片由 Anatomy Conservatory of Montpellier 提供）

Hofmann [17]（图 16-21）描述了一种纤维结构，将硬脊膜的中部固定在 PLL（Hofmann 内侧韧带）的内侧部分。将神经根外硬膜的前表面固定在椎体（Hofmann 外侧韧带）上，并在外侧椎间孔中将其固定在下面的椎弓根（外侧根性韧带）上。Wadhwani [18] 在对 18 具尸体的解剖研究中，在颈椎中未能发现这些 Hofmann 结构，在 C_7 和 L_4 之间能发现这些韧带结构，并描述了它们的大小和方向。Yaszemski [19] 研究了 5 具尸体，将这些神经根周围结构描述为"剥离膜"或"神经根

纤维血管膜"。它们被认为是限制神经根活动的精细结构。Solaroglu [20] 描述了一种韧带，该韧带在 14 次解剖中发现了 10 次（71%），位于黄韧带的深部和 L_5 根（ATA 韧带，需关注其末端附着的韧带）之间。它的存在会增加椎间盘或小关节减压手术后硬脊膜撕裂的风险。

在胸椎和腰椎存在着椎间孔韧带（图 16-22），起分隔作用，将在椎间孔上部的脊神经和脊神经节及下部周围的血管（尤其是静脉）分开 [23]。这些韧带减少了神经结构周围的空间，但也在运动过程中保护了它们 [24]。最经典最早的描述是 Golub 和 Silverman 的报道。他们在 10 具尸体上，描述了体横上韧带，从前到后延伸，从上位的椎体后下角到横突下缘；体横下韧带，从后向前延伸，从横突到下位的椎骨和椎间盘的后下角；最后，还有真正的横孔韧带，在椎间孔的上部、中部和下部的水平走行。应该注意的是，这些韧带在 $L_1 \sim L_2$，$L_3 \sim L_4$ 和 $L_5 \sim S_1$ 中更常见，而在 $L_4 \sim L_5$ 中的出现频率比 $L_1 \sim L_2$ 中的频率低 2/3。最近，Amonoo-Kuofi [21, 22] 描述了相同走行的韧带，发现在椎间孔的顶部这一韧带会更加致密。最后，在脊髓神经节周围还有纤维血管束缚，使其无法移动。Grimes [25] 对 12 具尸体的研

究证实了上、中、下横孔韧带的存在，这些韧带从上腰椎到下腰椎逐渐增厚，并再次限制了神经结构的运动。

以下是脊柱外韧带。

● 横突间韧带，表现为薄膜，或较厚的条带，或更复杂的结构，后者会发出一小束与椎体连接，而另一小束则连接至关节突[26]。

● 乳突副韧带，被 Bogduk[27] 所描述，在上关节突的上结节（乳突）和下方副突之间，其与骨结构一起构成了骨 – 韧带管，其内容纳脊神经背支的内侧支（图 16-23），在 10% 的病例中该韧带会钙化。

● Mac Nab 横体或体横韧带，位于 L_5 横突和椎体之间[28]；它可以减少 $L_5 \sim S_1$ 孔上部的空间，并可造成 L_5 根的椎间孔外侧的受压（图 16-24）。

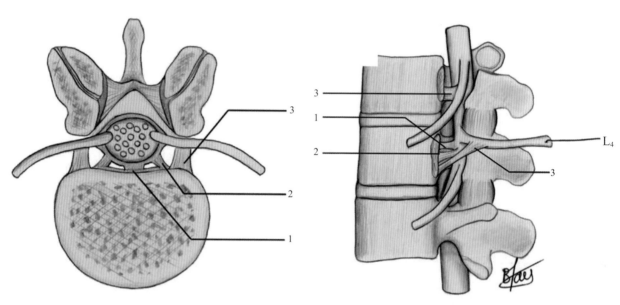

▲ 图 16-21　稳定神经根的韧带（L_4 根向后缩回）
1. Hofmann 内侧韧带；2. Hofmann 外侧韧带；3. 外侧根韧带

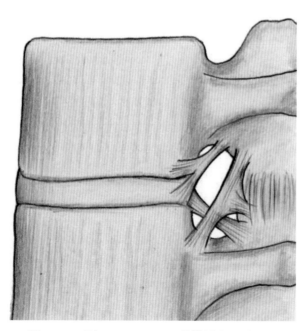

▲ 图 16-22　根据 Amonoo-Kuofi[21, 22] 描述的椎间孔韧带

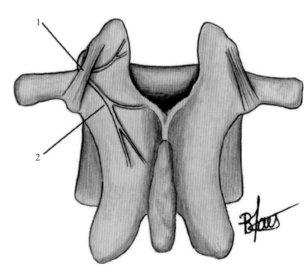

▲ 图 16-23　乳突副韧带（1）和脊髓神经背支内侧支（2）

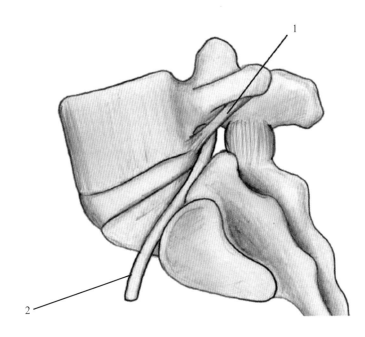

◀ 图 16-24 体横韧带右侧观
1. 体横韧带；2. L$_5$ 神经根

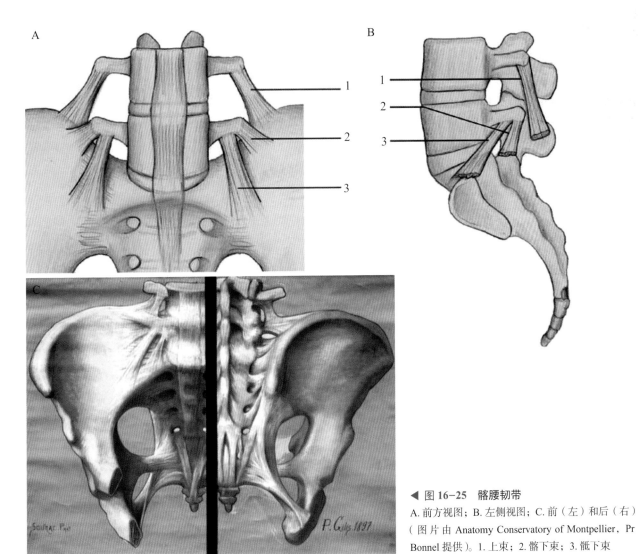

◀ 图 16-25 髂腰韧带
A. 前方视图；B. 左侧视图；C. 前（左）和后（右）
（图片由 Anatomy Conservatory of Montpellier, Pr
Bonnel 提供）。1. 上束；2. 髂下束；3. 骶下束

● 髂腰韧带，包含 3 个束[29, 30]（图 16-25）。

➤ 上束，位于 L_4 横突的尖端和髂骨之间；该束在额面向下和向外倾斜，且韧带排列与冠状面平行。

➤ 下髂束，位于 L_5 横突的外侧部分和髂骨之间。

➤ 下骶束或腰骶韧带，起自横突较内侧部分，并终止在骶髂关节的前表面。后两个束在冠状平面上具有相同的向下和向外的倾斜方向。在矢状面中，它们是向前和向下的。它们将第 5 腰椎牢固地固定在骨盆带上，并保护第 5 腰椎和骶骨（L_5～S_1）之间的活动节段（并因此保护椎间盘），这比上束对 L_4～L_5 的保护效果更好，因此这两束韧带更容易受腰椎退变的影响。Pool-Goudzwaard[31] 对髂腰韧带的后两个束进行了详细描述。Amonoo-Kuofi[22] 和 Transfeldt[32] 则对腰骶韧带进行了描述。

髂腰韧带所有的束对冠状平面上的侧倾有限制作用，而上束还限制腰骶区矢状面上的屈曲，而两个下束则还限制腰骶区的伸展。

五、骶骨区域韧带

● 骶髂关节韧带

它们将在有关此关节的其他章节中进行描述。

● 骶尾韧带

它们可以稳定骶尾关节，这是一种微动关节（半关节）。有前、后和外侧韧带（图 16-26）。

六、脊柱病理状态的韧带

（一）创伤

在创伤学中，因撕裂导致严重韧带损伤的概念与所谓的持续不稳定性有关，因为韧带（包括椎间盘）具有随时间的推移难以愈合或难以恢复强度的特性。

这种源自严重韧带损伤的不稳定将会持续存在，这一概念已成为脊柱损伤分类的基础，尤其是 Magerl 的分类。在 Magerl 分类中，A 型损伤为单纯压缩，没有韧带损伤；相反，B 型为压缩伴后部牵张性损伤，即在相应水平后弓之间的韧带损伤；由于这种损伤具有持续的不稳定性，与 A 型损伤相比，更适合采取手术治疗。Vaccaro[33] 最近提出了胸腰椎骨折的分类方法，并采用 CT 和 MRI 将这些公认的韧带损伤揉入了他的分类体系中。

我们在此还讨论两种典型的、需进行外科手术的单纯韧带损伤。

● 孤立性横韧带损伤，实际上是包括横韧带，翼状韧带甚至可能是 Tubb 描述的辅助结构等更为复杂的韧带损伤[5]；常需通过 C_1～C_2 后方

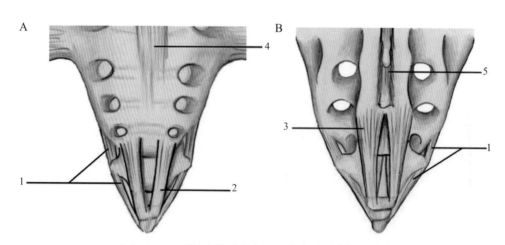

▲ 图 16-26 骶尾韧带的前方视图（A）和后方视图（B）
1. 骶尾韧带外侧；2. 骶尾韧带腹侧；3. 骶尾韧带背侧；4. ALL 止点；5. 棘上韧带

关节融合进行治疗。

● 联合屈曲损伤机制的严重的颈部扭伤（图16-27），所有椎间的韧带从后到前破裂，包括项韧带、棘突间韧带、关节囊、黄韧带、PLL 和后纤维环。

这些损伤需要手术治疗，在动态 Bending 图像上比在 MRI 上更容易识别。从前路进行的手术将探查到椎间盘的破裂，然后进行植骨和钢板固定术。

（二）退变病理学

1. 颈椎水平

● 软性椎间盘突出是一种特殊的情况，在80% 的情况下，表现为后外侧的髓核碎片突出，该碎片将穿过 PLL，并穿过作为覆膜延伸部的后层。只有在这些韧带的深层和外侧才能找到突出物。

● PLL，主要在其中间和前方增厚的部分，可以发生后纵韧带骨化。在亚洲人中，这种现象比白种人更为常见。可能存在的主要病因包括糖尿病、肥胖症和甲状旁腺功能亢进。这些所谓的OPLL 病变（后纵韧带骨化）可引起脊髓病，并且总是与硬脊膜粘连。

2. 胸椎水平

软性椎间盘突出症，尤其是伴有钙化者，需要进行前路手术。众所周知，椎间盘的位置恰好在肋骨头水平，因此需切除肋骨头才能解剖出所有相关的韧带，特别是放射状韧带。

3. 腰椎水平

● PLL 的解剖结构解释了各类椎间盘突出的发生频度，包括后外侧突出、椎间盘凹陷，以及椎间盘突出至韧带前导致的椎管狭窄（所谓的狭窄突出）。在 OPLL 或 Forestier 病（弥漫性特发性骨肥大）的情况下，该韧带还可能同时在颈椎水平出现钙化或骨化。

● 黄韧带是椎板间入路时常需切除的韧带，尤其对椎间盘突出症患者。它也可因增厚和椎间伸缩时发生折叠而导致神经压迫。黄韧带中有时也可有羟基磷灰石的沉积。在减压过程中完全切除黄韧带时，必须记住，它起自下位椎板的上缘，并在达上位椎板前表面，切除缘最好能到达这个部位。

● Hofmann 韧带作为在颈椎区域或腰椎区域（特别是在 $L_5 \sim S_1$ 处）的横行韧带，是限制神经根活动的韧带，在粘连的情况下可能出现硬脊膜

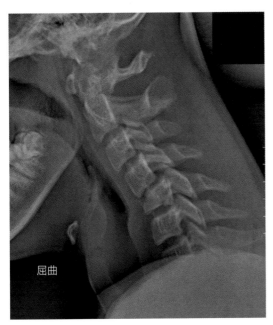
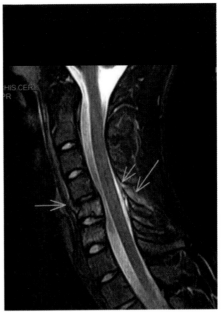

屈曲

▲ 图 16-27　动态 X 线和 MRI 图像提示严重的 $C_7 \sim T_1$ 扭伤；所有后方韧带和椎间盘均破裂

的撕裂。

椎间孔的韧带较多，限制了脊神经节的活动，且容易导致神经节的压迫。

4. 肿瘤病理学

特别应注意的是，在脊柱转移瘤中，静脉丛（转移扩散所必需的元素）与 PLL 相连，尤其是在韧带的深层束和浅层束中。正中 Hofmann 韧带的存在常常可以解释肿瘤扩散中的所谓"帷幕

征"，背侧纵行韧带的浅层结构是硬脊膜和被侵犯椎体之间的最后一个屏障（图 16-28）。

5. 脊柱畸形

Scheuermann 后凸畸形伴随着椎骨终板的损伤，还常伴有前纵韧带的增厚和挛缩，在某些学者的观点中，这一畸形的手术治疗必须切断前纵韧带。但目前这种观点已被摈弃，取而代之的是采用 Ponte 截骨术进行单纯后路矫正。

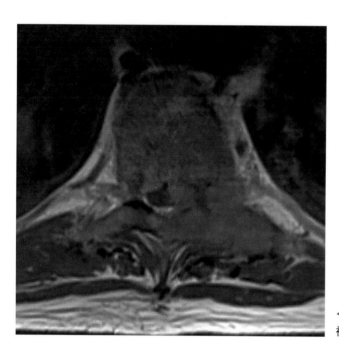

◀ 图 16-28　椎体转移瘤包裹硬膜外膜呈现的"帷幕征"，被中线坚韧的 **Hofmann** 韧带阻挡，从而防止肿瘤突破中线

参考文献

[1] Denis F. The column spine and significance in the classification of acute thoracolumbar injuries. Spine. 1983;8:817–31.

[2] Paturet G. Traité d'anatomie Humaine. Tome 1, Ostéologie – Arthrologie – Myologie. Paris: Masson; 1951.

[3] Mercer SR, Bogduk N. Clinical anatomy of ligamentum nuchae. Clin Anat. 2003;16:484–93.

[4] Tubbs RS, Hallock JD, Radcliff V, Naftel RP, Mortazavi M, Shoja MM, Loukas M, Cohen-Gadol AA. Ligaments of the craniocervical junction. J Neurosurg Spine. 2011;14:697–709.

[5] Tubbs RS, Stetler W, Shoja MM, Loukas M, Han-Sasuta A, Liechty P, Acakpo-Satchivi L, Wellons JC, Blount JP, Salter EG, Oakes WJ. The lateral atlan-to-ocipital ligament. Surg Radio Anat. 2007;29:219–3.

[6] Osmotherly PG, Rivett DA, Mercer SR. Revisiting the clinical anatomy of the alar ligaments. Eur Spine J. 2013;22:60–4.

[7] White A, Panjabi M. Clinical biomechanics of spine. Philadelphie: Lippincott; 1978.

[8] Johnson GM, Zhang M, Jones DG. The fine connective tissue architecture of the human ligamentum nuchae. Spine. 2000;25:5–9.

[9] Kraan GA, Smith TH, Hoogland PV. Extraforaminal ligaments of the cervical spinal nerves in humans. Spine J. 2011;11:1128–34.

[10] Johnson GM, Zhang M. Regional differences within the human supraspinous and interspinous. ligaments: a sheet plastination study. Eur Spine J. 2002;11:382–8.

[11] Ibrahim AF, Darwish HH. The costotransverse ligaments in human. Clin Anat. 2005;18:340–5.

[12] Ohshima H, Hirano N, Osada R, Matsui H, Tsuji H. Morphologic variation of lumbar posterior longitudinal ligament and the modality of disc herniation. Spine. 1993;18:2408–11.

[13] Wiltse LL, Fonseca AS, Amster J, Dimartino P, Ravessoud FA. Relationship of the dura, Hofmann's ligament, Batson's plexus and fibrovascular membrane lyring on the deep of the posterior longitudinal ligament. Spine. 1993;18:1030–43.

[14] Loughenbury P, Wadhwani S, Soames R. The posterior longitudinal ligament and peridural (epidural) membrane. Clin Anat. 2006;19:487–92.

[15] Ansari S, Heavner JE, Mcconnel JE, Azari H, Bosscher HA. The peridural membrane of the spinal canal. A critical review. Pain Pract. 2012;12:315–25.

[16] Olszewski AD, Yaszemski MJ, White AA. The anatomy of the

human lumbar ligamentum flavum. New observations and their surgical important. Spine. 1996;21:2307–12.

[17] Hofmann M. Die befestigung der duramater in wirbelkanal. Arch F Anat Physio. 1898:403.

[18] Wadhwani S, Loughenbury P, Soames R. The anterior dural (Hoffman) ligaments. Spine. 2004;29:623–7.

[19] Yaszemski MJ, White AA. The dissectomy membrane (nerve root fibrovascular membrane): its anatomic description and its surgical importance. J Spinal Disord. 1994;7:230–5.

[20] Solaroglu I, Okutan O, Beskonakli E. The ATA and its surgical importance. Spine. 2011;36:1268–972.

[21] Amonoo-Kuofi MS, El Badawi MG, Fatani JA. Ligaments associted with lumbar intervertebral foramina 1 L1 to L4. J Anat. 1988;156:177–83.

[22] Amonoo-Kuofi MS, El Badawi MG, Fatani JA, Butt MM. Ligaments associted with lumbar inter-vertebral foramina 2 the fifth lumbar level. J Anat. 1988;159:1–10.

[23] Akdemir G. Thoracic and lumbar intraforaminal ligaments. J Neurosurg Spine. 2010;13:351–5.

[24] Nowicki BH, Haughton VM. Ligaments of the lumbar neural foramina: a sectionnal antomy study. Clin Anat. 1992;5:126–35.

[25] Grimes PF, Massie JB, Garfin SR. Anatomic and biochamical analysis of the lower lumbar forminal ligaments. Spine. 2000;25:2009–14.

[26] Behrsin JF, Brigg CA. Ligaments of the lumbar spine: a review. Surg Radio Anat. 1988;10:211–9.

[27] Bogduk N. The lumbar mamillo accessory ligament: its anatomical and neurosurgical significance. Spine. 1982;6:162–7.

[28] Mac Nab I, Mac Culloch J. Bach ache (2e édition). Baltimore: William and Wilkins; 1990.

[29] Kapandji IA. Physiologie articulaire. 3. Tronc et rachis. Paris: Maloine; 1994.

[30] Martinez C. Le Rachis, Cahier d'Anatomie Vivante. Paris: Masson; 1982.

[31] Pool-Goudzwaard AL, Kleinrensink GJ, Snijders CJ, Entius C. The sacroiliac part of the iliolumbar ligaments. J Anat. 2001;199:457–63.

[32] Transfeldt EE, Roberston D, Bradford DS. Ligaments of the lumbosacral spine and their role in possible extra-foraminal spinal nerve entrapment and tethering. J Spinal Disord. 1993;6:507–12.

[33] Patel AA, Vaccaro AR. Thoracolumbar spine trauma classification. J Am Acad Orthop Surg. 2010;18:63–71.

第17章 骶髂关节
Sacroiliac Joints

B. Lavignolle 著

唐若夫 译　　解先宽　陈其昕 校

一、骨盆带的描述性和功能性解剖学

作为腰椎和下肢之间的过渡区域，骨盆带保留了其原始特征，作用是保持稳定，并负责身体重量应力的传导。与肩胛带不同，它与尾端脊柱及其腹侧结构具有非常牢固的连接，在此处形成腹腔内脏的吊床样结构。

骨盆带形成了一个由3块骨组成的环。一个后方的骶骨，两个外侧的髂骨或前外侧的髋骨。髋骨由3个部分连接而成，即髂骨、耻骨和坐骨；在12岁左右，Y形软骨骨化后，3个部分融合到了一起。3块骨通过3个关节相互连接：后方双侧的骶髂关节和前方的耻骨联合（图17-1）。

（一）耻骨联合

耻骨联合连接两个耻骨，并构成微动型的纤维软骨关节。关节表面为卵圆形，平均为32mm×12mm，长斜轴向前、上倾斜40°。楔形纤维软骨盘在前下方填充了较大的关节间隙。

在4个面上均有韧带附着，即前、后、上和下（或弓形）。

耻骨联合活动度（引自 Walheim[1]）非常小，男性的头尾向移位为1mm，女性为1.6mm；前后为0.5mm（男性）和0.9mm（女性）；矢状位平移＜1mm，矢状位前后旋转＜1.5°。

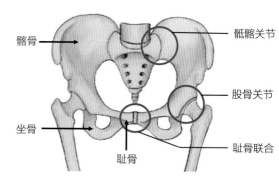

▲ 图17-1　骨盆带的大体排列

髂骨　　骶髂关节
股骨关节
坐骨　　耻骨联合
耻骨

在分娩和运动（足球）过程中会有一些小的活动，会引起疼痛（耻骨痛）和关节病。

在严重的骨盆创伤中，可能会发生耻骨联合破坏，有时会由于骨盆带的破裂而合并发生骨折或脱位导致骶髂关节不稳（引自 Sénégas[2]）。

（二）骶髂关节

骶髂关节是关节前部的滑膜关节与关节后方的骨间韧带连接所构成的联合性关节。骨间韧带的体积与前方关节表面的大小几乎相同，无明显的性别差异（引自 Klein[3]）（图17-2）。

骶骨软骨的厚度是髂骨软骨的3倍，分别为2.5mm和1mm（引自 Bogduk[4]）。

骶髂关节中，近端2节，髋骨以凸面与骶骨的凹面相连接（引自 Farabeuf[5] 和 Weils[6]）。但在远端三节这一形态关系则正好相反。

髋骨和骶骨的关节面呈新月形，后方凹陷处

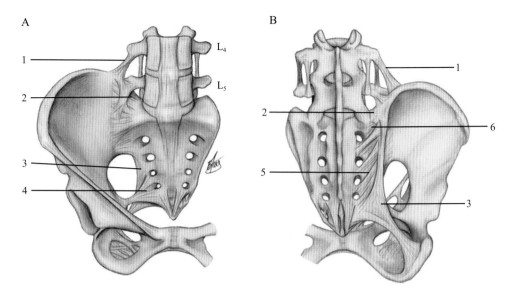

▲ 图 17-2　骶髂关节腹侧韧带（**A**）和背侧韧带（**B**）视图
1. 髂腰韧带；2. 骶髂上韧带；3. 骶结节韧带；4. 骶棘韧带；5. 骶髂后浅韧带；6. 骶髂深韧带

的曲率中心对应于髂骨结节和骶后孔。

关节表面可以表述为长 L 形，长臂为主柱，呈水平状，为 5.4cm±0.5cm，短臂则呈垂直状，为 2.9cm±0.6cm（引自 Klein [3]），两者形成向后的开口角，为 110°±11°（图 17-3）。

关节面与矢状面存在向前外侧倾角 12°～20°（方位角），底部则与横断面构成倾斜角，为 75°～85°（倾斜度）。关节面这两个不同的倾斜方向有利于骶骨各关节面的相互分隔，并增加非同轴骶髂关节的稳定性。这也允许两个带有螺旋形斜轴的髋骨进行不对称运动。骶髂关节一般超过 3 个骶骨节段（S_1～S_3）。

典型的神经支配，后方来自于 L_4～S_3 的后支，前方来自于 L_2～S_2 前支（引自 Klein [3]）。然而，也有研究认为神经支配来自于 S_1 和 S_2 的背侧分支（引自 Bogduk [4]）。

随着年龄的增长，关节面可发生侵蚀和软骨纤维化，并且厚度减小。关节包膜和滑膜变得更厚，50 岁以后纤维性结构增多更加明显（引自 Bogduk [4]）。骶骨软骨厚度减少 1mm，髂骨减少 0.5mm，即降至原厚度的 50%，并且导致活动受限。该关节的强直是强直性脊柱炎的最早征象之一。

（三）骶尾关节

骶尾关节是微动性关节，腹侧和背侧存在骨间韧带和骶尾韧带，这是类人灵长类动物的尾巴残留。坐位和在盆底肌收缩时，可有屈曲活动，达 15°（引自 Maigne [7]）。

该关节在骨盆带中没有任何作用，但是可因过度活动（创伤或产后）而导致尾骨痛。

二、生物力学

（一）静态：骨盆带具有高度的稳定性

1. 冠状面的稳定性

骨盆呈弓形，其顶点为骶骨，其作用是作为两个髋骨之间的楔子。体重通过骶髂关节向髋骨至髋关节然后传递到下肢，地面反作用力传递到耻骨联合。骨间韧带及外展肌的力量都非常强大（引自 Klein [3]）。

2. 横断面的稳定性

骨盆像胡桃夹子的两臂之间的坚果一样，被夹持在两侧髋关节之间。在股骨头的应力作用下，后骶髂韧带能作为二级杠杆或三级杠杆确保阻尼系统的力量（图 17-4 和图 17-5）。在骨盆转子肌群中的外旋肌的作用下，尤其是梨状肌作用

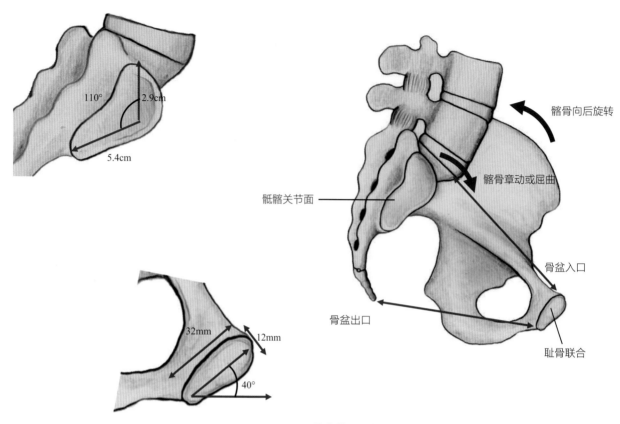

▲ 图 17-3 骨盆带的关节

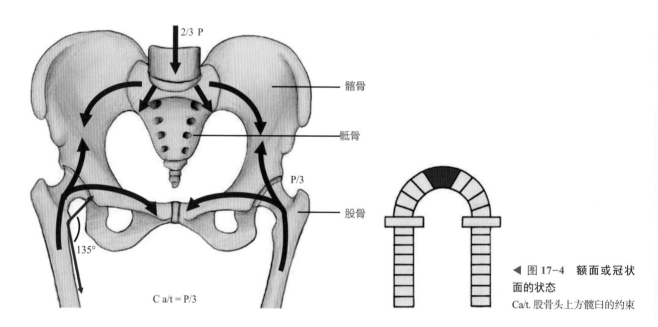

◀ 图 17-4 额面或冠状面的状态
Ca/t. 股骨头上方髋臼的约束

下，这种平衡相当于扭力杆平衡。

在矢状面上，这种平衡并不稳定（图 17-6）。腰椎骨盆楔子（引自 Klein [3]）连接了腰骶交界区，骨盆和髋部。阻尼系统进化涉及与人类直立进化，相关的结构如下。

● 杠杆：骶骨和两个髋骨。

● 关节链接：骶髂关节、耻骨联合和髋股关节，形成闭合的动力链。一个关节的运动必然导致另一关节的运动。其中，骶骨不能自由移动。

● 骶骨的章动（一种在旋转轴内的振动活动）

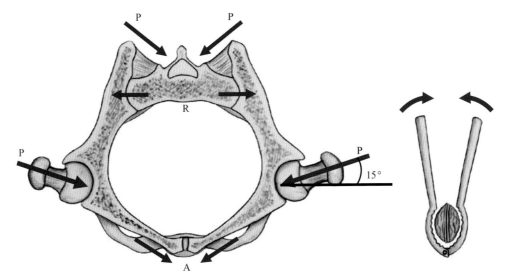

▲ 图 17-5　在水平或横向平面上的静力
A. 支撑；R. 骶骨阻力；P. 韧带张力和股骨头压力

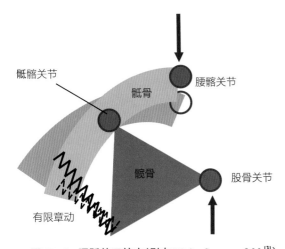

▲ 图 17-6　腰骶剪刀效应（引自 Klein, Sommerfeld [3]）

的被动限制依靠强大的骶棘韧带和骶结节韧带起作用；主动限制则依靠髂肌、屈髋肌（股直肌、阔筋膜张肌、缝匠肌）、梨状肌和盆底肌。

● 腰大肌：从章动控制的角度出发，诱发腰椎和腰骶交界处的屈曲（引自 Sturesson [8]）。

（二）骶髂关节运动

1. 经典研究

在 Vesalius 之前，没有关于骶髂关节相关运动的描述。

● Zaglas [9] 在针对 S_2 横轴的骨盆上下边缘髂骨的变化中，描述了骶骨的一种旋转运动（图

17-7）。

特别是在仰卧分娩时，可以看到骶骨一定程度的章动，髂骨翼向内侧倾斜会导致大骨盆直径的减小，而坐骨的分离伴随的骨盆出口会增加，增加值约 < 1～2.5cm，以有利于胎头的娩出。

该运动是通过大腿屈曲外展，及腰部屈曲或后凸导致髂骨后倾（Deviraigne-Descomps 姿势）实现的。

骶髂关节的活动也存在于行走和跑步过程中，在年轻患者中，它可能是不对称的，且会波动的。

● Duncan [10]、Farabeuf [5] 和 Gray [11] 在关节表面形态分析中确定了在骨间韧带水平的骶髂关节旋转活动的旋转轴。

● Bonnaire [12] 描述了旋转轴的轴心，其位于 Bonnaire 结节平面的关节面两臂的交点上。

● Weisl [6] 通过二维分析，描述了旋转轴位于内盆骶髂关节的前方和耻骨联合的后方。后续研究还确定了骶骨沿水平轴存在位移（图 17-8）。

2. 最近的研究

● Colachis [13] 使用 Kirschner 线在 12 名志愿者中测量了髂后上棘的活动度。髂后上棘的最大

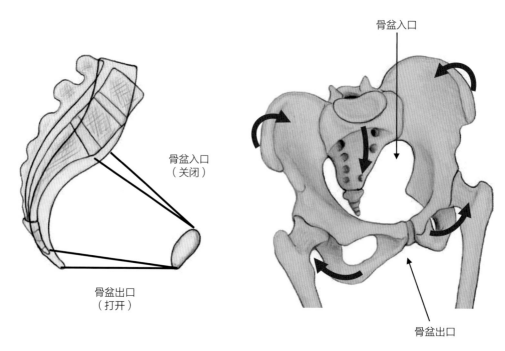

▲ 图 17-7　骶骨章动过程中髋骨的旋转，髂骨翼内旋（闭合）坐骨张开（开口）

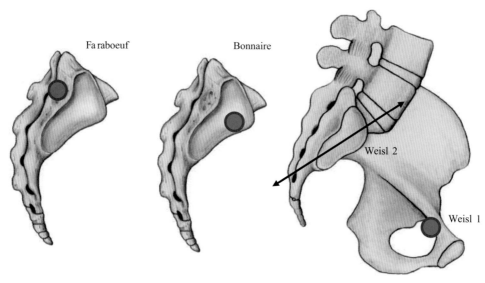

▲ 图 17-8　经典研究中的旋转中心

活动幅度平均为 5mm。

● Egund [14] 使用放射立体摄影术，采用 Selvik [15] 所述的研究方法，在局部麻醉下，在包括 2 名下腰痛患者在内的 6 例受试者中，将直径为 0.8mm 的钽球植入两侧髋骨和骶骨中。7 个位置的分析显示，在仰卧或单足站立时，矢状面中，骶骨的最大运动幅度为 1°～2°。在关节面之间存在章动和反章动，平均滑动约为 2mm。

● Lavignolle [16, 17] 对年龄超过 40 岁的两性新鲜尸体进行了初步研究（1978 年），以确定柔韧性矩阵系数和瞬时旋转中心（ICR）的位置。通过模拟肌肉活动的应力和力矩，使骨盆产生前倾和后倾运动，研究骨盆的活动情况。采用比较器和激光光学系统测量相应的位移，包括旋转和平移（图 17-9 和图 17-10）。Frigerio [18] 在一项相同的解剖研究中证实了骨盆的可活动性。

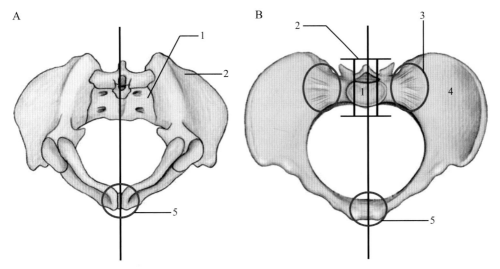

▲ 图 17-9 新鲜尸体骨盆研究的下方视图（**A**）和上方视图（**B**）

1. 骶骨；2. 骶骨的固定；3. 骶髂关节；4. 髂骨；5. 耻骨联合

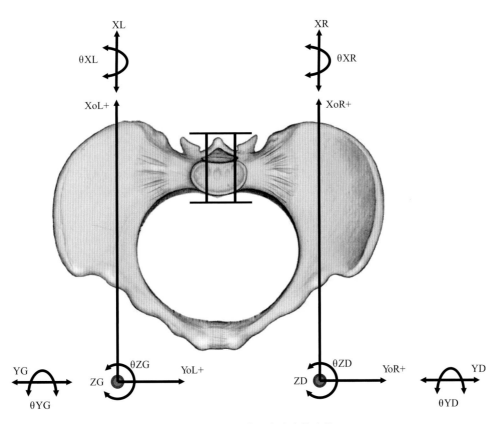

▲ 图 17-10 骨盆和自由度的建模

　　每个髂骨具有 6 个自由度，包括 3 个旋转和 3 个平移。研究发现骶髂关节的瞬时旋转中心在矢状面上的部位位于骶髂关节前方的颅尾线上，这证实了 Weisl 的分析。

　　在 25 位 16—25 岁的志愿者中进行的三维运动学研究中，研究了骨盆不对称运动中髂骨相对于骶骨的运动，发现当右髋屈曲 60° 和左髋伸展 15° 这种模拟步行活动中，这种相对运动存在很

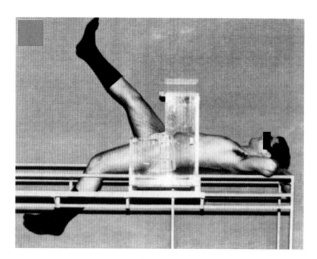

▲ 图 17-11 骨盆不对称运动，放射立体摄影术中的右髋屈曲位和左髋后伸

大的差异（图 17-11 和图 17-12）。

数据处理是通过计算机程序完成的，该程序设计用于研究相对位移并定义骶髂关节螺旋轴的位置和方向，以及围绕这些轴的旋转和平移的方向和幅度。考虑到活动幅度较小，需要进行统计研究以获取这些点在正交射线照片上投影的坐标数据，当其显著性水平为 0.1，误差为 ±0.1mm，且每个点必须有 10 个坐标数据时才能获得令人满意的置信度。

研究目标包括以下几个方面。

① 研究每块骨骼相对于绝对基准的运动参数，每个骨盆骨相对于另一块骨骼的相对位移参数以及相对于骶骨的相对位移参数。

② 定义骶髂关节轴的位置和方向，以及这些轴上的旋转和平移的方向和幅度。

第一步是根据拉格朗日乘数法在绝对坐标系中进行点坐标的空间重构，以确保注册不发生形变。

一旦这一步被确认，一个由两条切割线组成并由 Plükériennes 数据标识的数据存储库被分配给实体骨骼。最后一个阶段是根据 Dimnet [19] 的

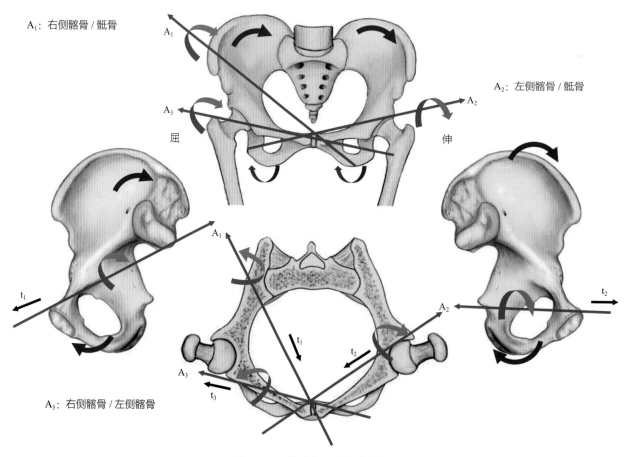

▲ 图 17-12 非对称运动的瞬时旋转轴

描述，对螺旋轴的位移和特点进行建模。

我们的研究结论如下。

● 旋转轴是倾斜的，并且轴的位置随着研究对象而变化，但是位置总是在骶髂关节的前下方和耻骨联合的后方。

● 旋转幅度存在个体差异，在关节过度松弛的青少年中更为明显，与其他髋骨相比，骶髂关节平均旋转约 8°（6°~10°），其中，关节活动只占 50%，另一半为约 4°（±2°）的骶骨章动。髋骨相对于其他骨骼的平移为 4mm（沿轴平移为 ±1.8mm）。

这些活动幅度类似于 Decupere[20] 和 Smidt[21] 对髂骨旋转的研究结果，尽管他们的结果误差较大。

通过射线照相获取骨标志物上的数据无疑会导致对活动度的高估，但是倾斜轴的定位是可靠的。Jacob[22] 通过植入金属针形标记的研究得到的结果是围绕横断面加侧方螺旋轴的活动度为 8.4°。

这些数值在老年人中更低。Sturesson[8] 报道了一组较低的数值，45 岁以上人群在躯干屈伸的对称运动中存在 2.5° 旋转和 0.7mm 平移。这些运动通过分析植入体内且非常靠近关节部位钽珠的运动所得，忽略了骨的体积和骨盆带的杠杆作用。但另一个极端的结果是，Tulberg[23] 在一项立体研究中并没有发现任何的活动度。

三、结论

鉴于体内研究的对象数量少，捕获数据需要大量时间及三维计算机进一步分析，尚未能够建立完整的骶髂关节活动的影像动态模型。骶髂关节的活动度非常小，为 2°~4°，主要在分娩时体现。

在行走和奔跑过程中骶髂关节具有在约束条件下传递载荷的作用。在单足支撑过程中，它还具有自锁稳定和解锁功能，对其承载能力发挥重要的作用。

参考文献

[1] Walheim GG. Mobility of the pubic symphysis. Acta Orthop Scand. 1984;55(2):203–8.

[2] Senegas J, Viale B. Les fractures de la ceinture pelvienne. J Trauma. 1980;1:27–39.

[3] Klein P, Sommerfeld P. Biomécanique des membres inférieurs, vol. 437. Paris: Elsevier Édit; 2008.

[4] Bogduk N. Anatomie clinique du rachis lombal et sacré, vol. 340. Paris: Elsevier Édit; 2005.

[5] Farabeuf LH. Sur l'anatomie et la physiologie des articulations sacro-iliaques avant et après symphysiotomie. Ann Gynecol Obstet. 1894;4:407–20.

[6] Weisl H. The movement of the sacro-iliac. Acta Anat. 1955;23(1):80–91.

[7] Maigne JY, Molinie V, Fautrel B. Anatomie des disques sacro et intercoccygiens. Rev Med Orthop. 1992;28:34–5.

[8] Sturesson B, Selvik G. Uden: movements of the sacro-iliac joints. A roentgen stereophotogrammetric analysis. Spine. 1989;14(2):162–5.

[9] Gairdner W, Barlow J. Mechanism of the pelvis articulations. Month J Med Sci. 1851;21:289.

[10] Duncan JM. The behaviour of the pelvic articulations in the mechanism of parturition. J Med Sci. 1864;18:60–9.

[11] Gray H. Sacro-iliac joint pain. Mobility and axes of rotation. Int Clin. 1938;2:54.

[12] Bonnaire E, Bue V. De la mobilité des articulations pelviennes. Ann Gynecol Obstet. 1899;52:296.

[13] Colachis SC, Warden RE, Bechtol GO, et al. Movement of the sacro-iliac joint in the adult male; a preliminary report. Arch Phys Med Rehabil. 1963;44:490–8.

[14] Egund N, Olsson TH, Selvik GA. Movements of the sacroiliac joints demonstrated with Roentgen stereophotogrammetry. Acta Radiol Diagn. 1978;19(5):833–46.

[15] Selvik GA. A roentgen stereophotogrammetric method for the study of kinematics of the skeletal system (Thesis PhD). AV Centralen Lund; 1974.

[16] Lavignolle B, Vital JM, Toson B, et al. An approach to the functional anatomy of the sacroiliac joints in vivo. Anat Clin. 1983;5:169–76.

[17] Lavignolle B, Toson B, Morlier P. Biomécanique des articulations sacro-iliaques et, Pathologie du sortif. In: Simon L, et al., editors. Rachis et sport. Paris: Masson; 1995. p. 380.

[18] Frigerio NA, Stowe RR, Howe JW. Movement of the sacro-iliac joint. Clin Orthop. 1974;100:370–7.

[19] Dimnet J. Contribution à l'étude biomécanique des articulations par utilisation des procédés radiographiques [Thèse doctorates Sciences]. n° 7823, Université de Lyon, France; 1978.

[20] Decupere Y. Evaluation de la mobilité des articulations sacro-iliaques à l'aide d'un digitaliseur tridimensionnel Metrecom. In: Klein P, editor. Mémoire Réadaptation. Bruxelles: Université libre de Bruxelles; 2000.

[21] Smidt GL, Cade MC. Sacro iliac kinematic. Spine. 1995;20(9):1047–54.

[22] Jacob H, Kissling R. The mobility of the sacroiliac joints in healthy volunteers between 20 and 50 years of age. Clin Biomech. 1995;10:352–61.

[23] Tulberg T. Manipulation does not alter the position of the sacro-iliac joint. Spine. 1998;23:1124–9.

第 18 章

正常和病理状态的脊柱肌肉

The Normal and Pathological Spinal Muscle

Jean Marc Vital 著

周校澎 译　陈维善　陈其昕 校

一、概述

我们在本章中使用简洁的语言描述各种脊柱的肌肉，它们的作用，以及它们在各种疾病中的病变情况，以此展现脊柱的"应用"解剖。

我们通常认为脊柱肌肉具有稳定（或张力调整）和活动脊柱的功能。它们可以被分为 3 个组群，即前组、外侧组及后组肌肉群。根据马丁内斯的理论[1]，我们也可以将它们分为固有肌和非固有肌两组肌肉群。前者起于并终止于脊柱，主要位于深部；后者的起点及部分情况下的止点，常与脊柱有一定距离。因此，与主要发挥稳定脊柱作用的固有肌肉群相反，它们一般是长而有力的浅层肌肉，并在脊柱活动中发挥重要作用。

二、正常的解剖结构

我们人为地将脊柱肌肉分别描述为颈部肌群和胸腰部肌群，并分别描述参与稳定脊柱作用的胸隔膜、盆隔膜、盆底肌及肌肉腱膜。

三、颈部肌群

它们可以按图被分为四组（图 18-1）[1]。

● 类似于短的桥梁斜拉索的深部肌肉，位于脊柱附近（颈长肌、横突间肌、棘横肌）。

● 两条长而有力的肌肉，即胸锁乳突肌和斜方肌。两条长驻肌，即舌骨上肌和舌骨下肌。

● 上颈椎的中间肌以及位于颅颈连接处前后方的小肌肉。

● 下颈椎的中间肌以及投向肩胛带或第一对肋骨的肌肉。

四、深部肌肉

深部肌肉为单纯的固有肌。

（一）颈长肌

颈长肌是下颈椎的前内侧肌肉。

它直接位于椎前，并分成三束（图 18-2）。

● 旁正中纵深束，从 C_2 椎体延伸到 T_3 椎体。

● 上行的上斜肌束，从 $C_3 \sim C_6$ 椎体横突延伸到寰椎前结节。

● 下行的下斜肌束，从 $C_4 \sim C_7$ 椎体横突延伸到 T_2 和 T_3 的椎体。

这三束形成一个菱形结构，覆盖了下颈椎的椎体和椎间盘区域。颈长肌是对抗颈椎前凸的屈肌。此外，它还具有稳定颈椎的功能，我们在下文中还将谈到它。

（二）横突间肌

横突间肌是贯穿整个脊柱的肌肉，被认为是侧方的固有肌。

（三）棘横肌

棘横肌沿脊柱全长延伸。它是后方的固有

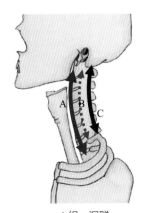

1组：深群
A. 颈长肌
B. 横突间肌
C. 棘横肌

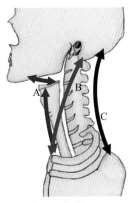

2组：周边群
A. 舌骨上肌和舌骨下肌
B. 胸锁乳突肌
C. 斜方肌

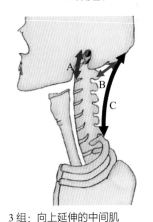

3组：向上延伸的中间肌
A. 头长肌、头前直肌、头外侧直肌
B. 枕骨下三角的肌肉
C. 头半棘肌、头最长肌、头夹肌

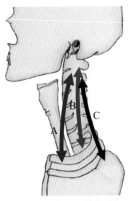

4组：向下延伸的中间肌
A. 斜角肌
B. 颈最长肌和颈髂肋肌
C. 颈夹肌和肩胛提肌

▲ 图 18-1　四组颈部肌群[1]

肌，分为三束，即半棘束（半棘肌）、长束（多裂肌）和短束（回旋肌）。

五、周边肌肉

它们全都为非固有肌。

舌骨上肌和舌骨下肌为前方非固有肌。

下颌舌骨肌是唯一的舌骨上肌。而舌骨下肌则有四条，即甲状舌骨肌、胸骨舌骨肌、胸骨甲状肌和肩胛舌骨肌。所有这些肌肉主要在发声中起作用，且在颈部活动中具有对抗阻力，协同屈颈的作用。泊松[2]最近通过对橄榄球运动员肌电图的研究表明，用于保护牙齿的颊侧保护系统也具有增加颈部屈肌肌力的作用，由此可推断，舌骨上下肌群具有对颈椎的保护作用（图 18-3）。

（一）胸锁乳突肌

胸锁乳突肌包括起源于锁骨和胸骨柄的肌束。它终止于乳突水平和枕骨上线水平的颅侧。该肌肉构成一条大的肌肉带，斜向下并向前延伸，并包含三条肌束：一条深层的锁骨乳突肌和两条浅层的肌束，包括：①锁骨枕骨肌，是位于后方的浅层肌，向前覆盖锁骨乳突肌；②胸骨乳突肌，为前方的浅层肌，以真正的肌腱附着在胸骨柄上（图 18-4）。该肌肉受副神经（第Ⅺ对脑神经）支配，根据颈椎是否处于屈曲锁定状态，特别是根据颈长肌锁定的颈椎屈曲状态，在矢状面上发挥不同作用。双侧胸锁乳突肌的收缩在屈曲锁定时会引起颈椎屈曲，而在屈曲非锁定时则

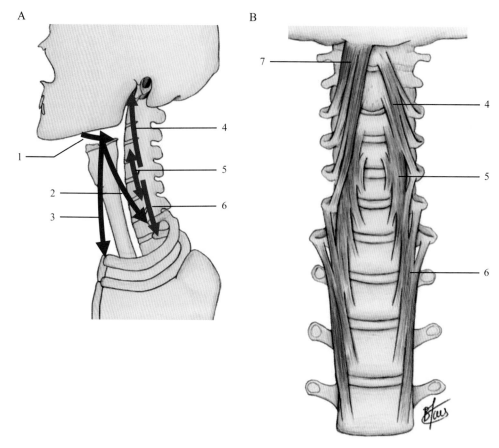

▲ 图 18-2　颈长肌和舌骨上下肌的左侧位图（**A**）和前位图（**B**）

1. 下颌舌骨肌；2. 肩胛舌骨肌；3. 甲状舌骨肌、胸骨舌骨肌、胸骨甲状肌；4. 颈长肌上斜肌束；5. 颈长肌深束；6. 颈长肌下斜肌束；7. 头长肌

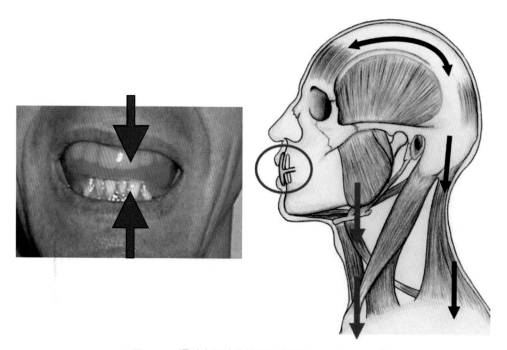

▲ 图 18-3　通过夹紧护齿槽激活舌骨上和舌骨下肌肉 [2]

会引起颈椎过度伸展[1]。在单侧收缩中，胸锁乳突肌引起头部向同侧倾斜和向对侧旋转：这是在先天性肌性斜颈中该肌肉挛缩而出现的常见姿势（图 18-5）。

（二）斜方肌

斜方肌属于同时分布于颈部和胸部的肌肉，

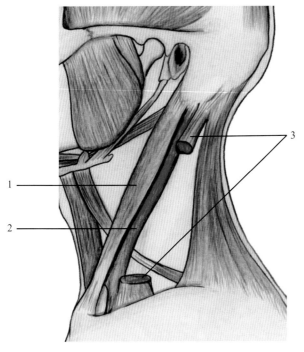

▲ 图 18-4　胸锁乳突肌解剖（左侧）
1. 浅层的胸骨乳突肌；2. 深层的锁骨乳突肌；3. 锁骨枕骨肌

因为它的上端连接枕外隆凸，下端连接椎体棘突（下至 T_{11}），最终止于肩胛带，其中锁骨束止于锁骨外侧 1/3 处，肩峰束止于肩峰，脊束则止于肩胛骨的脊柱侧。该肌肉由副神经（第 XI 对脑神经）和颈丛（C_2 和 C_3）支配。它是头部矢状面稳定的重要结构，当斜方肌收缩时它又能起到伸展头部的作用。与胸锁乳突肌一样，其单侧收缩会引起头部向同侧倾斜和对侧旋转（图 18-6）。

六、向上延伸的中间肌肉

这些是固有肌，近端固定于头骨的基部，远端固定于上颈椎。

三条枕下前肌（图 18-7）[3] 如下。

● 头长肌位于枕骨基底区和 C_3～C_6 横突前结节之间。

● 头前直肌位于枕骨大孔的前缘与寰椎侧块之间。

● 头外侧直肌与前一条肌肉平行，止于枕骨颈突。

● 这三条肌肉是屈肌和同侧旋转肌。

四条枕下后肌（图 18-8）如下。

● 头后大直肌位于枕下项线与枢椎棘突轴之间。它参与头部伸展和倾斜，但没有真正的旋转功能。

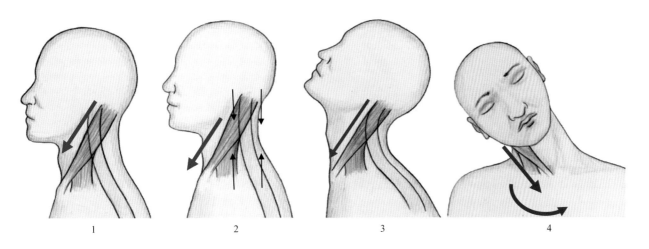

▲ 图 18-5　胸锁乳突肌的活动
1. 肌肉的整体方向；2. 使锁定的颈椎屈曲；3. 使非锁定的颈椎伸展；4. 同侧倾斜和对侧旋转

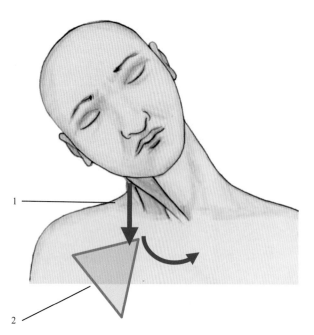

▲ 图 18-6　斜方肌在倾斜旋转中的作用

1. 斜方肌；2. 肩胛骨

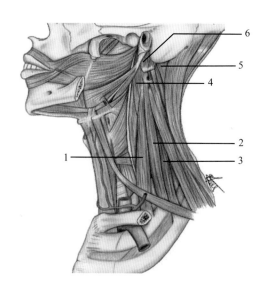

▲ 图 18-7　枕下前肌和斜角肌

1. 前斜角肌；2. 中斜角肌；3. 后斜角肌；4. 头长肌；5. 头外侧直肌；
6. 头前直肌

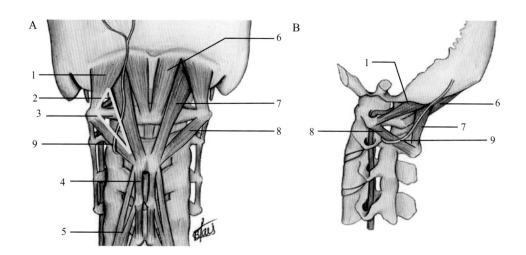

▲ 图 18-8　枕后肌群的后位图（**A**）和左侧位图（**B**）

1. 头上斜肌；2. 椎动脉；3. 枕下三角；4. 棘间肌；5. 棘横肌；6. 头后小直肌；7. 头后大直肌；8. 头下斜肌；9. Arnold 枕大神经

● 头后小直肌多位于内侧，位于枕下项线和寰椎后环之间，属于伸肌。

● 头下斜肌，位于寰椎横突和枢椎的棘突之间。根据 Kapandji[3] 的理论，该肌可与对侧的头下斜肌一起作为一对缰绳作用于寰椎（图 18-9），控制寰椎的同侧旋转。

下列三条肌肉位于头骨和脊柱之间，位于前

述的枕下后肌和斜方肌之间。

● 头半棘肌从上项线延伸至 $C_3 \sim T_5$ 的横突（图 18-10）。

● 头最长肌从乳突延伸至 $C_3 \sim T_1$ 的横突。

这两条肌肉是单纯的伸肌，且头最长肌带有部分使颈椎倾斜的功能。

● 头夹肌起始于乳突和上项线，并终止于颈椎棘突。它是一条强大的伸肌和同侧旋转肌，它与对侧的胸锁乳突肌在运动中具有协同作用。

七、向下延伸的中间肌肉

准确地说它们是非固有肌，近端固定于颈椎，远端固定于胸椎，肋骨或肩胛骨上。

（一）斜角肌

共有 3 束（图 18-7）。

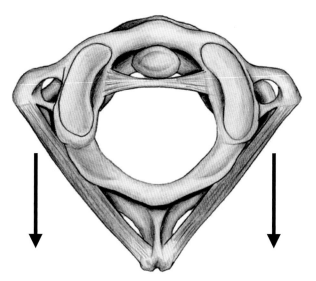

▲ 图 18-9　头下斜肌对 $C_1 \sim C_2$ 的稳定作用

● 前斜角肌从 C_3 至 C_6 横突的横突前结节延伸到第一肋骨的上表面。

● 中斜角肌从 C_2 至 C_7 横突沟的边缘开始延伸，并终止于锁骨下动脉后方的第一肋骨上表面。

● 后斜角肌从 C_4 至 C_6 的横突后结节延伸至第二肋骨。

这些肌肉除了具有参与呼吸外，还是屈肌，控制颈椎同侧倾斜与向对侧的旋转。

（二）颈最长肌

它从最下 4 个颈椎的横突延伸到最上 5 个胸椎的横突，是一块强大的伸肌。

（三）颈髂肋肌（图 18-10）

它与前面的肌肉几乎有相同的起点，但位于更外侧，并终止于第一对肋骨的后弓。

（四）外棘肌

它在 C_2 至 C_7 的棘突之间延伸，并参与 C_2 棘突周围肌肉的星状结构的形成。我们在图 18-8 中仅显示了它的颅骨端。

（五）颈夹肌

它从 C_1 至 C_3 的横突延伸到上 5 个胸椎的棘

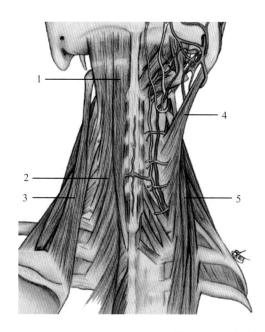

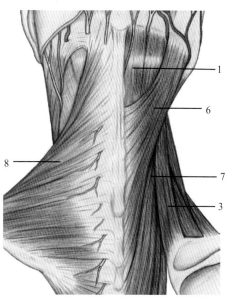

▲ 图 18-10　从颈部到头部后方的肌肉

1. 头半棘肌（大复合体）；2. 头半棘肌（小复合体）；3. 肩胛提肌；4. 头最长肌；5. 颈髂肋肌；6. 头夹肌；7. 棘横肌；8. 斜方肌

突，是直接伸肌。

（六）肩胛提肌

它被固定于上 4 个颈椎横突的尖端，并曲折行走后连接于肩胛骨的内侧上角。肩胛骨固定后会引起颈椎向同侧伸展和倾斜。

八、胸腰部肌群

胸腰部肌群可以被简单分为三群（图 18-11）。

● 后组或背组，向下延伸至腰骶交界区。

● 外侧组，由腰大肌和腰方肌组成。

● 前组或腹组，由腹壁肌群构成。

像大腿肌肉包裹股骨以实现具有保护功能的复合束一样，后组和外侧组的肌肉将脊柱包裹起来，我们将在功能解剖章节（第 30 章）中再讨论这一问题（图 18-12）。

九、后组肌群

（一）深层

深层肌群（图 18-13）由棘突间肌和横突间肌组成，这些节段肌分别位于棘突之间和横突之间。

根据 Trolard 的观察，棘横肌，同样也存在于颈椎中，位于胸腰椎的横突尖端与四个相邻椎体的棘突或椎板之间。因此，它们类似于肌肉的

椽子（像屋顶的支撑物一般），通常称为多裂肌。在更外侧及浅表部位，我们还发现了胸椎的外棘肌和半棘肌。后者只在胸椎存在，位于胸椎横突和下颈椎棘突之间。

胸棘肌也存在于颈部。它更表浅，且从胸椎棘突的侧表面延伸到上腰椎区域，并在该区域中与多裂肌非常靠近。

从头最长肌和颈最长肌延伸的胸最长肌与髂肋肌一起共同向下伸展，并构成腰骶团块。胸最长肌附着于腰椎的副突、胸椎的横突及肋骨的后弓。

髂肋肌附着于肋骨后弓和髂嵴。

对于这些深层的后组肌群，我们可以得出以下 3 点观察结果。

● 根据 Kapandji[3] 的说法，L_3 位于矢状面水平线上腰椎前凸顶点，由于向上方连接最长肌和半棘肌，向下方连接多裂肌，因此是肌肉真正的中继点（图 18-14）。这种肌肉分布形式可以让人联想起 C_2 后弓周围连接的肌群。

● 从功能上讲，这些后部深层肌肉是伸肌，它们由 1 型纤维（慢）和 2 型纤维（快）的组成，具有稳定脊柱的功能。Jorgensen[4] 和 Bagnall[5] 证明，这些肌肉中的慢纤维比浅表的后部肌群更为丰富。有趣的是，在退化（或自然衰老）过程中，这些深层后部肌群先退化并被脂肪所替代，并从尾部向头部，从腰骶交界区向上腰椎进展。

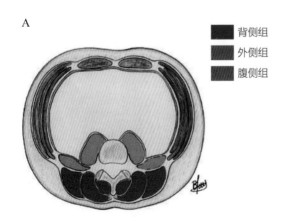

A

■ 背侧组
■ 外侧组
■ 腹侧组

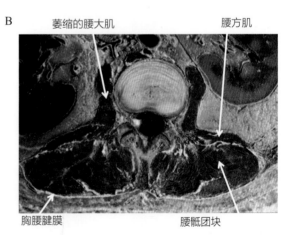

B

萎缩的腰大肌　　　　　腰方肌

胸腰腱膜　　　　　腰骶团块

▲ 图 18-11　**A.** 三组胸腰肌，即背侧组、外侧组和腹侧组。**B.** 在腰椎水平胸腰部后方肌群，注意腰大肌和椎旁肌肉之间表面的不同

图片由 Conservatory of Anatomy，Montpellier—Pr F. Bonnel 提供

● 最后，髂肋肌、最长肌和多裂肌虽然在尾侧构成腰骶团块，但其中仍被含脂肪组织的裂面分开。多裂肌与最长肌的间隙可以很容易地用手指分开，通过此间隙，我们可以轻松地到达关节突或横突（经典的 Wiltse 入路 [6]）（图 18-15）。

（二）中间层

由上、下后锯肌组成（图 18-16）。上后锯肌位于最后两节颈椎和前两节胸椎的棘突与第一肋之间。

下后锯肌固定于最后一节胸椎和第一节腰椎的棘突，并终止于最下四条肋骨的下缘。这两条肌肉在吸气中发挥作用。

（三）浅层

由斜方肌、菱形肌、背阔肌组成，它们是脊柱和肩胛带的连动肌。

十、侧组肌群

侧组肌群只位于腰椎部位（图 18-17）。

● 髂腰肌由三条肌肉（腰大肌 / 腰小肌和髂肌）组成。它由股神经支配，并具有屈曲外旋髋部的作用。它对脊柱的作用如下述讨论。它的收缩引起腰椎同侧倾斜和向对侧旋转（图 18-18）。在矢状面上，如 Kapandji[3] 的图所示，当腰骶部处于屈曲状态时，它是维持腰椎前凸的协同肌（图 18-19）。

● 腰方肌位于在后方的腹横筋膜和前部的髂腰肌之间的肋脊角处。其后束从髂嵴延伸到腰椎横突尖端，有上、下斜向纤维；其前束则位于第十二肋骨下缘和腰椎横突之间。像髂腰肌一样，

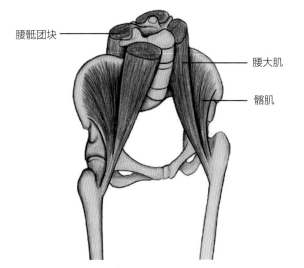

腰骶团块
腰大肌
髂肌

▲ 图 18-12　复合脊柱束

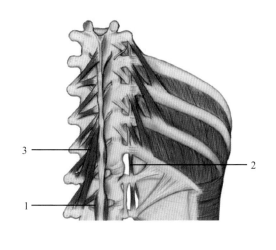

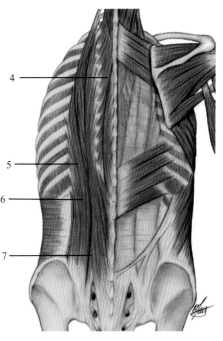

3
1
2
4
5
6
7

▲ 图 18-13　后部深层肌肉
1. 棘突间肌；2. 横突间肌；3. 棘横肌（多裂肌）；4. 胸半棘肌；5. 髂肋肌；6. 最长肌；7. 腰骶团块

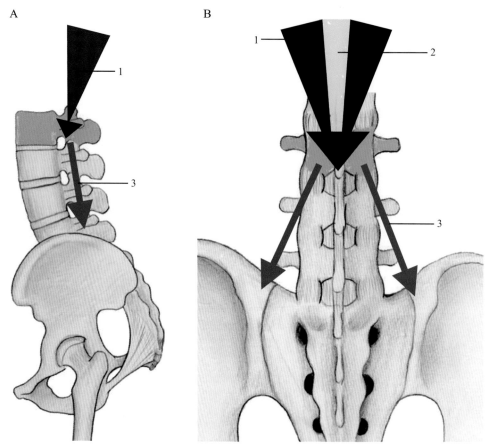

▲ 图 18-14　肌肉的同轴末端在 L_3 棘突上的呈星状

A. 左侧位；B. 后侧位。1. 最长肌；2. 胸半棘肌；3. 多裂肌

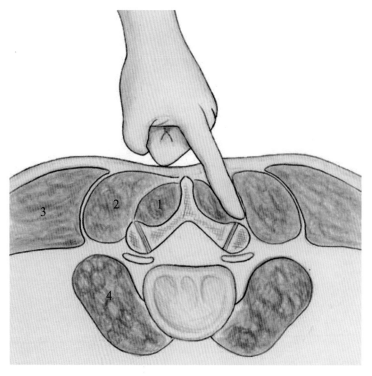

◀ 图 18-15　多裂肌与最长肌
之间的 Wiltse 入路 [6]

1. 多裂肌；2. 最长肌；3. 髂肋肌；
4. 腰大肌

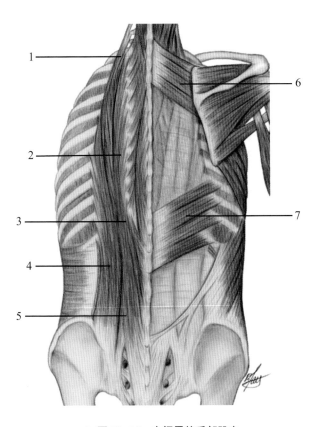

▲ 图 18-16　中间层的后部肌肉

1. 颈髂肋肌；2. 胸髂肋肌；3. 腰髂肋肌；4. 最长肌；5. 腰骶团块；6. 上后锯肌；7. 下后锯肌

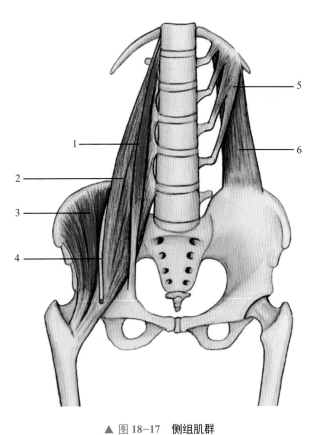

▲ 图 18-17　侧组肌群

1. 腰小肌；2. 腰大肌；3. 髂肌；4. 股神经；5. 腰方肌前束；6. 腰方肌后束

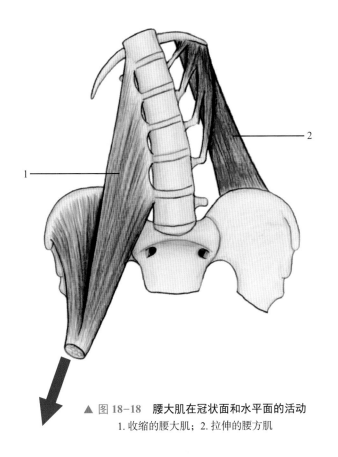

▲ 图 18-18　腰大肌在冠状面和水平面的活动

1. 收缩的腰大肌；2. 拉伸的腰方肌

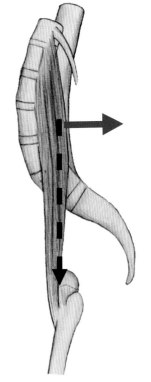

▲ 图 18-19　腰大肌在矢状面的前凸活动

该肌肉协调腰椎同侧倾斜和轻度的向对侧旋转。

十一、前组肌群（图18-20）

由腹壁肌肉组成，包括腹直肌和腹壁外侧肌肉。

● 腹直肌垂直走行，并被白线对称分开。它固定在第五和第六肋骨的前弓，第七肋骨的软骨端和剑突上。沿其路径，终止于耻骨联合处，具有多腹肌的横行腱划特性。

● 腹横肌是最深的外侧肌。它起于外侧肋软骨上，并可另通过后腱膜附着于腰椎横突。肌纤维是横向的，并延伸为前腱膜，最后终止于腹股沟韧带。

● 腹内斜肌位于中层。它起于髂嵴，其斜纤维斜向上，终止于浮肋和附近的连接胸骨的肋软骨上。在前方，这些斜纤维构成了腹内斜肌的腱膜。

● 腹外斜肌是最浅的腹壁外侧肌肉。它通过指状突起始于下位7个或8个肋骨的侧弓上，并斜向前下走行，连接髂嵴和腹直肌鞘。图18-21展示了腹直肌和腹外侧肌纤维的走向。图18-22显示了这些腹肌在中线上的止点。

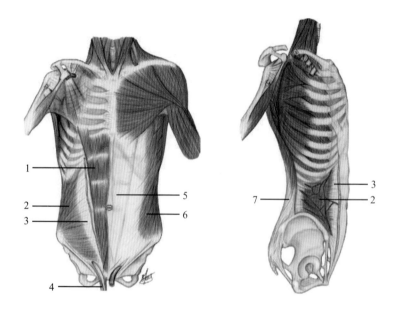

◀ 图 18-20　腹部肌肉
1. 腹直肌；2. 腹横肌（腹内斜肌和腹外斜肌已被去除）；3. 腹横肌的前筋膜；4. 提睾肌；5. 腹直肌后筋膜；6. 腹外斜肌；7. 腰骶团块

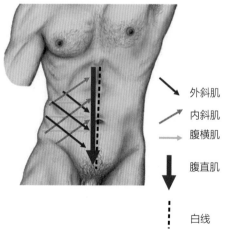

▲ 图 18-21　在前视图上腹肌的轮廓

外斜肌
内斜肌
腹横肌
腹直肌
白线

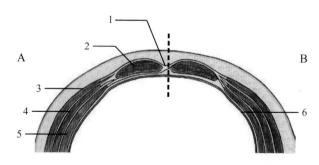

▲ 图 18-22　横截面显示了腹部肌肉的排列
A. 脐上平面；B. 脐下平面。1. 白线；2. 腹直肌；3. 腹外斜肌；4. 腹内斜肌；5. 腹横肌；6. 腹横筋膜

其他肌肉可间接作用于脊柱，但对其生理也有重要的作用。

● 胸隔膜和盆膈膜（肛提肌）及上述腹肌共同限制了腹腔，这些肌肉的收缩可导致腹腔压力增加，从而形成前气柱（图 18-23）。

● 从骨盆连接到股骨的肌肉（图 18-24）可能会改变骨盆带的位置，而骨盆带则可被视为一个椎体。

阔筋膜张肌、股直肌和髂腰肌（图中未显示）

使骨盆前倾。相反，臀大肌、内收肌和股后肌群可能导致骨盆向后倾斜，这通常可作为前向不平衡时的一种代偿，特别是在行走时这一代偿会更明显。目前已经证明智人的臀大肌起点与黑猩猩的臀大肌起点相比存在明显的差异，这种差异能使前者保持在一个正常的站立位上，而后者则难以保持站立位（图 18-25）。腰椎前凸的丧失会减少伸肌的杠杆力臂长度，从而减弱这种作用（图 18-26）。

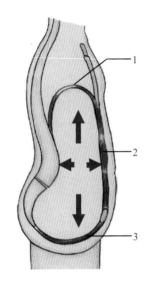

▲ 图 18-23　参与构成脊柱前方气动支持结构的肌肉
1. 胸隔膜；2. 腹壁肌肉；3. 盆膈膜

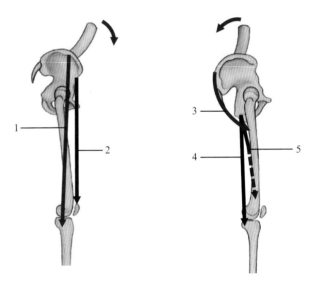

▲ 图 18-24　作用于骨盆位置的骨盆下肢肌肉
1 和 2 可引起前倾，3、4 和 5 可引起后倾。1. 阔筋膜张肌；2. 股直肌；3. 臀大肌；4. 坐骨胫骨肌；5. 大收肌

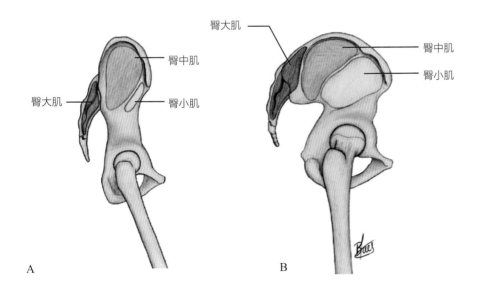

◀ 图 18-25　三块臀肌附着点的比较，黑猩猩（A）及人类（B）

前向矢状位失平衡伴腰大肌挛缩和伸肌功能不全（髂肋肌、最长肌、多裂肌和臀大肌），可能不会在静态轮廓图像上显现出来，如 EOS 或全脊柱侧位 X 线片。但在行走时会表现得非常明显，特别是当臀大肌不能保持骶骨垂直或骨盆后倾时（引自 Lee [7]）（图 18-27）。

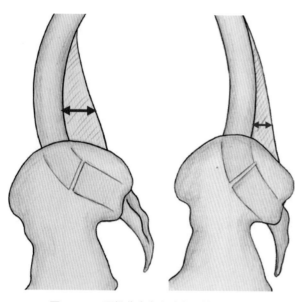

▲ 图 18-26　腰椎曲度变直减少了伸肌的杠杆臂

（一）腱膜

以下将以图像形式展示颈椎和胸腰椎的横断面研究成果。

三层颈前腱膜（图 18-28）如下。

● 浅层腱膜（浅筋膜）：包裹胸锁乳突肌。

● 中间腱膜（气管前筋膜）：包裹着肩胛舌骨肌，是下颈椎前入路的良好标志。

● 深部腱膜（椎前筋膜）：位于颈长肌和颈椎前方。

（二）胸腰椎腱膜

图 18-29 显示了该区域的肌肉排列，值得注意的是，后部肌肉的腱膜和腹肌的腱膜之间具有完美的连续性 [3]。

● 在前侧，我们可以看到白线。在脐上腹直肌腱膜的两侧是腹内斜肌的两个叶状结构。在深层，腹横筋膜非常牢固地附着在腹膜上。

● 在后侧（图 18-30），我们发现了 Bogduk [8] 所描述的胸腰筋膜，它如同不可拉伸的包膜承受着后部肌肉收缩所造成的张力，从而形成了另一

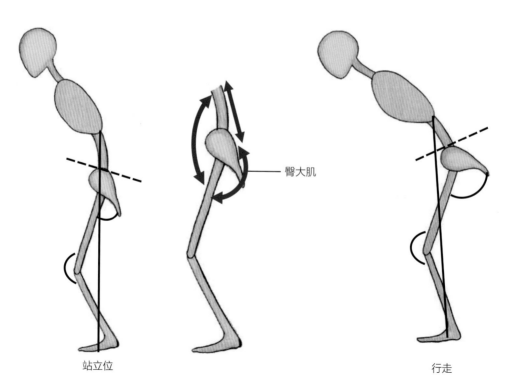

臀大肌

站立位　　　　　　　　　　　　行走

▲ 图 18-27　不能稳定骨盆在后倾位，特别是行走时臀大肌功能不全时更明显。站立位时前倾不平衡，行走时加重

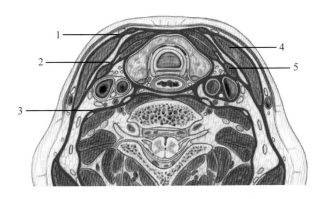

▲ 图 18-28 颈前筋膜
1. 浅腱膜（浅筋膜）；2. 中间腱膜（气管前筋膜）；3. 深腱膜（椎前筋膜）；4. 胸锁乳突肌；5. 肩胛舌骨肌

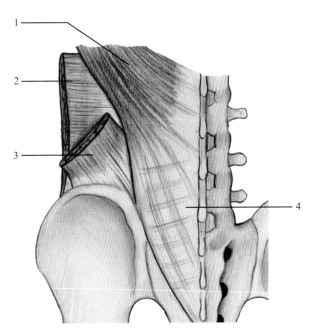

▲ 图 18-30 胸腰筋膜
引自 Bogduk[8]。1. 背长肌；2. 腹横肌；3. 腹内斜肌；4. 胸腰筋膜

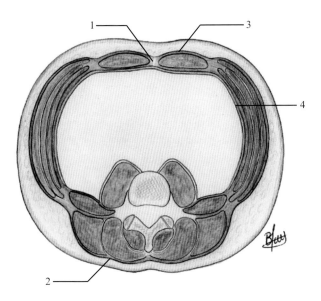

▲ 图 18-29 横截面上躯体的肌肉和腱膜
1. 白线；2. 胸腰筋膜；3. 腹直肌筋膜；4. 腹横筋膜

个后部的脊柱支撑系统。根据 Bogduk 的研究，该结构可分为三层。表层由中下部背阔肌的伸展纤维构成。中间层由来源于上、下后锯肌中间腱膜的横行纤维形成。深层则由源自髂肋腱膜和最长肌组成。这些纤维在棘突中线附近以几乎垂直方向相交编织，从而形成一厚实的串珠状的三角形整块结构。

十二、功能

如前所述，脊椎肌肉具有双重功能，即稳定功能和动力功能。

（一）稳定作用

在起稳定脊柱作用时，肌肉的行为就像主动阻尼器，而不是像椎间盘和关节突关节那样的被动阻尼器。

● 腹侧肌（在颈椎水平的斜角肌和颈长肌，在胸椎水平的肋间肌和胸肌、腰骶团块、臀肌和股后肌群具有收紧或收缩效应，可纠正脊椎的自然曲度）（图 18-31）。

● 腹部气柱支撑由腹肌及腹腔周围的胸隔膜和盆膈膜的收缩提供。Morris[9] 已证明，这种腹部气柱的存在可缓减脊柱近 1/3 的应力，特别是在举重时（图 18-32）。

构成腰骶团块的肌肉（髂肋肌、最长肌和多裂肌）、被覆不能伸展的胸腰部腱膜与脊柱一起共同构建了复合梁结构（引自 Blaimont[10]）（图 18-33）。复合梁是指由两种或多种不同材料组成的梁结构，不同的材料组合在一起，且彼此间不会相互滑动。这些材料可根据其弹性模量相互分担应力，因此肌肉可以释放施加在骨骼上的应力。这一现象可以说明在腰椎后路手术中需进行

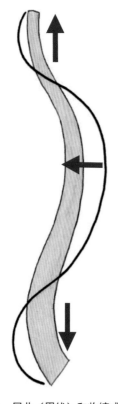

▲ 图 18-31 屈曲（黑线）和收缩或伸展的表现

胸腰椎筋膜修复，并重建其棘突止点的重要性
（图 18-34 ）。

（二）动力作用

脊柱有两个主要的运动，即屈曲伸展和倾斜旋转。

● 在屈伸运动中，无论哪一脊柱水平，重力线前面的肌肉都是屈肌，而后面的肌肉则是伸肌。

● 倾斜 - 旋转运动由与重力轴相交的肌肉控制，如胸锁乳突肌、斜方肌、颈椎区域的斜角肌、腰部区域的腰方肌和髂腰肌。所有这些肌肉在同侧均引起倾斜，而在对侧则引起旋转。

十三、组织生理学

自 1678 年以来，Lorenzi 在动物中将白色肌肉纤维与红色纤维区分开。Ranvier 在 1874 年发现了快速收缩的白色纤维与缓慢收缩的红色纤维间的不同。1950—1960 年，Dubowitz-Pearse 和

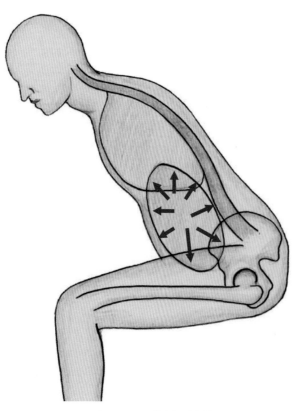

▲ 图 18-32 前腹气动支持

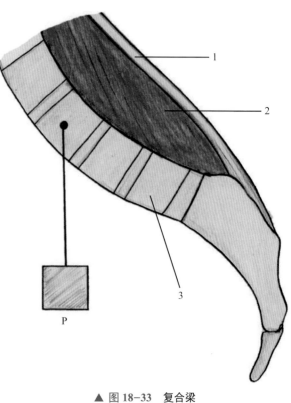

▲ 图 18-33 复合梁
1. 胸腰腱膜；2. 腰骶团块；3. 腰椎

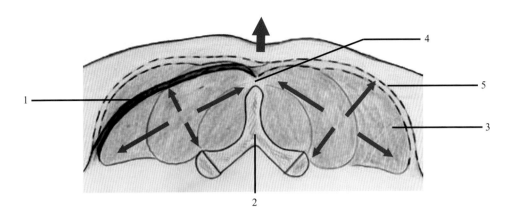

▲ 图 18-34　不可伸展的胸腰腱膜下的腰骶团块的收缩对脊柱有保护作用（水平视图）
1. 完整的胸腰腱膜；2. 后弓；3. 椎旁肌肉的收缩；4. 棘上韧带；5. 胸腰腱膜的放松

Kengel 开发了组织酶学，可以识别不同类型的肌肉纤维。

不同类型的肌肉纤维如下。

● Ⅰ型（慢速收缩，氧化性）纤维是红色的，具有较高的毛细管密度。它们进行有氧代谢并且富含氧化酶（SDH，NADH），但却缺乏糖酵解酶。在电子显微镜下，该纤维富含线粒体，且 Z 带条纹很宽（760Å）。从生理学水平上看，这些Ⅰ型纤维可提供缓慢而持续的收缩，并且耐疲劳。它们主要存在于耐力和抗重力肌肉中。它们产生的力量低于Ⅱ型纤维。控制这些纤维的运动神经元很小，且传导很慢。

● Ⅱb型（快速收缩，糖酵解性或快疲劳）纤维是白色的，尺寸小且毛细血管密度低。它们进行无氧代谢，氧化酶缺乏但糖酵解酶丰富。在电子显微镜下，该纤维线粒体含量低，Z 带条纹较窄（320Å）。在生理水平上，这些纤维提供快速收缩，但不耐疲劳。它们在瞬变性肌肉中数量较多（如在短跑运动员中），并受大型运动神经元的支配。

● Ⅱa型（快速收缩，氧化糖酵解或快耐力）纤维是富含氧化酶和糖酵解酶的中间纤维。它们提供较少的快速收缩，但更耐疲劳。

● Ⅱc型纤维含量极低（＜1%），是胚胎源性的，可以在再生的肌肉中看到。所有这些数据汇总在表格中（图 18-35）。

（一）不同脊柱层面的肌肉分布

Ⅰ和Ⅱ型纤维的比例分布随每条肌肉的兴奋性或相位作用不同而变化。在椎旁肌肉中，人们可能会认为Ⅰ、Ⅱa 和Ⅱb 型纤维具有相等的分布。实际上，在胸椎水平，70% 是Ⅰ型纤维，而在腰椎水平Ⅰ型纤维的比例是 60%（引自 Slager[11]）。

换一个角度来看，每一种肌肉的Ⅰ型纤维的百分比也是可变的（引自 Jorgensen[4]）。

● 多裂肌：50.7%～57.4%。

● 最长肌：65.2%～73.4%。

● 髂肋肌：52.4%～57.7%。

根据 Jorgensen[4] 和 Bagnall[5] 的观点，在前后方向上，深层中的Ⅰ型纤维要多于表层。最后，Bagnall[5] 在 19 例患者中证明了左右两侧Ⅰ型纤维分布也存在着差异，这就使得问题更加复杂化。

（二）肌肉纤维形态和功能的变异

自然的衰老过程会导致肌肉量的减少（肌少症）。50 岁时，久坐的受试者失去了 10% 的肌肉量，而到 80 岁时丧失的肌肉量可达到 50%。换句话说，Buckwalter[12] 认为，我们每十年就会损失剩余肌肉量的 10%。对于某些人来说，Ⅰ型和Ⅱ型纤维的量将会均匀减少。而对于另一些人群，Ⅱ型纤维的量会优先减少。肌纤维的变性可伴有氧化（和整体酶促）活性降低。传统

	Ⅰ型	Ⅱa 型	Ⅱb 型
颜色	红色	中间	白色
毛细血管密度	高	高	低
代谢	需氧	需氧和厌氧	厌氧
氧化酶	丰富	丰富	缺乏
糖酵解酶	缺乏	丰富	丰富
Anglo-saxon 值	缓慢收缩氧化	快速收缩氧化 / 糖酵解	快速收缩糖酵解
线粒体	+++	++	+
Z 带	中间	宽	窄
动作	强直	相位	相位
力	持久		抵抗
收缩	慢	快抵抗	快疲劳
易疲劳性	晚	晚	早
运动神经元	小		大

▲ 图 18-35　Ⅰ型、Ⅱa 型和Ⅱb 型纤维的特征

上，对存在有靶细胞或参差不齐的红色纤维的病损认为是一种神经源性变性。脂肪变性则是另一种典型的变性，尤其是椎旁肌肉（多裂肌）深部，Hadar[13] 描述了这种变性的 3 个阶段（图 18-36）。

在运动过程中，首先是Ⅰ型纤维的反常募集，其运动神经元较小，其次是Ⅱa 型和Ⅱb 型纤维的募集。尽管有些人认为肌纤维不会通过训练而改变，但许多人认为耐力运动（如马拉松）先会募集并增加Ⅰ型纤维的数量，而在高强度运动中（如短跑），则会出现Ⅱ型纤维先募集和后增加的现象。MacDougall 估计，在重负荷下工作会使Ⅱ型纤维增加 33%，Ⅰ型纤维增加 23%。常规地说，肌肉"膨大"的出现是Ⅱ型纤维的肥大。在由于训练导致的改变中，究竟是纤维的数量还是尺寸发生了改变，我们认为后者显得更为可能。

电刺激会募集快纤维，尤其是在低频刺激时。

固定 4 周则会导致肌肉力量损失 30%～50%。Ⅰ型和Ⅱ型纤维，尤其是Ⅰ型纤维，因为在抗重力肌肉中占主导地位，会出现萎缩。

十四、脊柱病理学中的椎旁肌肉

本章将主要概述 1994 年在南特由法国脊柱侧弯研究小组（GES）所做的报告[14]，解剖病理学家 Coquet 进行了该项研究，对 33 例各种脊柱疾病患者肌肉的形态学、组织酶学和超微结构方面进行了分析。

对以下四种疾病类型进行比较研究，分析形态学、组织酶学和超微结构等结果。

● 腰椎不稳伴慢性下腰痛，有外科手术适应证（弹性或刚性关节固定术或椎间盘切除术）。在进行标准解剖病理学检查的同时，对受试者进行了肌肉等长试验。

● 关节源性脊柱后凸畸形，伴有严重的进行性腰椎退变。

● 特发性脊柱侧弯（有先前肌肉组织学和肌

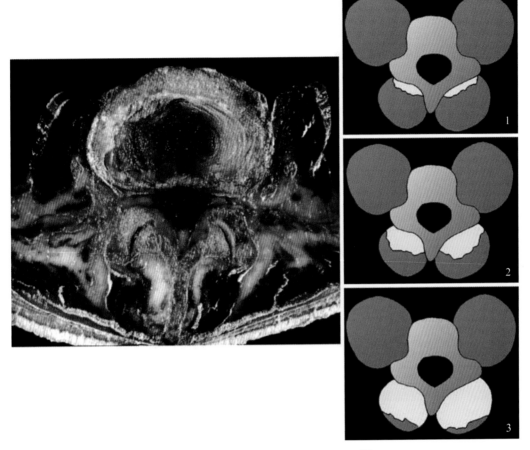

▲ 图 18-36　**Hadar 脂肪变性的 3 个阶段** [13]

电图的记录）。

● 脊柱后路手术后肌肉的医源性效应。

技术提醒：在所有情况下，通过外科手术，获取椎旁肌肉（多裂肌、最长肌，或更少见的髂肋肌）邻近的肌肉标本。样本取样时必须小心，不使用电刀，并且不要损坏肌肉块，对于组织酶学研究，肌肉块的长度必须大于 10mm（平行于纤维的长轴），宽度为 4～5mm，用于电子显微镜观察的样本必须长 2mm，并浸润于戊二醛。这些样本必须尽快地发送到实验室，并在异戊烷中通过液氮冷却至 –160°。这几个基本细节可避免人为误差。样本进行了三种类型的检查，具有特定染色的光学显微镜可提供 5%～20% 的诊断 [15]，组织酶学对约 80% 的病例有指导意义，电子显微镜可以补充关于肌细胞和间质组织成分的信息。

（一）基本病变，病变分组

下面就这一系列检查进行具体描述。

1. 肌肉纤维的基本病变

这些病变的异常特征如下（图 18-37）。

● 靶向细胞（最常称为神经源性病变）。

● 靶标核（伪核纤维，肌纤维的中央核），可见于组织酶学的氧化制备样本中。

● 粗糙的红色纤维（RRF），可见于通过改良的 Gomori 三色染色的标本中，并通过超微结构观察证实，这些 RRF 可见于某些肌病、肌肉缺血和老年人中。

● 脂质超载，在冰冻切片中采用黑色苏丹红染色 [非荧光，相对热稳定的溶媒色素（脂溶性染料）显色染料] 可突出显示该病理改变。

● 纤维脂肪沉积，可在常规石蜡切片上显示。

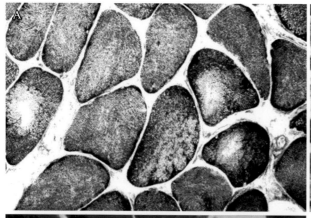
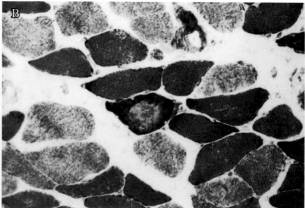
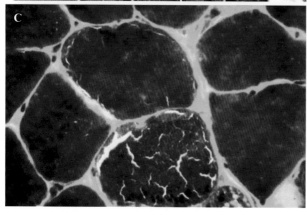

◀ 图 18-37　基本的组织学病变
A. 神经源性病变的靶细胞；B. 肌源性病变的靶标核或假性囊肿；
C. 肌源性病变的粗糙红色纤维（RRF）

2. 病变分组

● 神经源性病变，因为受影响的是运动单位，肌纤维群组化受累现象明显（聚集现象）。

● 肌源性病变，具有不规则纤维累及和多样化拓扑结构特征。

● 肌肉萎缩，等同于严重的肌源性病变，伴有严重的肌肉坏死和纤维变性。

（二）腰椎不稳定导致慢性下腰痛

对 12 例因腰椎不稳进行手术（椎间盘切除术或关节固定术）的患者进行了肌肉采样。两次结果没有明显误差。最典型的病变是肌萎缩，相对于 Ⅱ 型纤维数量的减少，Ⅰ 型纤维的主导性及靶标核和 RRF 的存在等病变更为明显。在平均 40 岁的受试者中，样本中存在（3%）RRF 即可表明是有意义的。Laroche[16] 描述了椎旁肌肉的退行性肌病，发现纤维化症常常非常明显，这一结果与 CT（引自 Hadar[13]）或 MRI（引自 Parkkola[17]）扫描发现的脂肪变性图像非常相似。

Anderson[18] 在最近的一项研究中，发现伴随靶标核的存在，Ⅱ 型纤维直径也明显减小。他们对腰椎术者康复后的复检发现：组织学指标逐渐改善，证明病变是可逆的。Rantanen[19] 在 18 例椎间盘切除术患者的样本中发现 Ⅱ 型纤维减少。5 年后，也发现这种肌纤维不平衡消失了，同时脂肪沉积也明显减少。同样，Larsson[20] 在颈痛病例的斜方肌中发现 RRF 的比例是 8/11，而在正常受试者中则只有 40%。最后，所有这些组织学研究都发现，在腰椎不稳的早期，存在 Ⅱ 型快速肌纤维萎缩，而在后期，则出现大量的纤维脂肪化和 RRF。失去快速肌纤维潜能的受试者，会在某种程度上失去了对不适当或错误运动的适应能力。伸肌的这种缺陷已通过等距和等速力学研究得到证实。

（三）关节源性脊柱后凸

这是退行性腰椎疾病的一种主要类型，主要见于 60 岁左右并经常处于屈曲位工作的患者，他们的腰椎前凸丢失，但不伴严重的退行性脊柱侧弯。躯干的弯曲通常会因行走而加重，并需要借助拐杖以获得支撑。在影像上，这些患者有严重的腰椎退变的迹象，下腰椎椎间盘前部变窄（因此腰椎前凸的丧失非常严重），小关节和椎板的肥大限制了脊柱的伸展。在腰骶关节附近，CT/ 分层密度测量和 MRI 图像中的肌肉脂肪变性很明显（在 Hadar 分类中为 2 期或 3 期），并且具有向上延伸至胸腰段的特点（图 18–38）。对于这种情况，已提出了许多种名称，既往躯干前屈症的名称（躯干倾斜）具有癔症的隐喻（在第一次世界大战期间被描述过）。近来，Rénier[21] 已提出可复性脊柱后凸伴肌病，以替代既往的术语。

我们则更喜欢称其为退行性或关节源性脊柱后凸，因为在接受手术矫正的 5 例患者中，在腰椎不稳组中观察到了明显的组织病理学特征，即 Ⅱ 型纤维几乎完全消失，严重的纤维化症影响了腰椎，特别是胸腰椎肌肉，靶标核和 RRF 异常存在。在参考书目中，Takemitsu[22] 根据腰椎后凸和骨盆后倾的情况，描述了 105 例患者，并归纳了 5 个阶段的影像学特征。该系列中，主要共同影响因素是长期弯腰工作，如在稻田里工作，因此排除了伸肌的过度使用，也排除了长时间的肌紧张。目前尚未对此进行组织学研究。Laroche[16] 描述了 14 例临床患者，这些病例中的肌肉样本显示有靶标核的存在及线粒体的异常分布。Revel[23]

提出一种神经源性假说，认为后方运动分支的压迫是导致本病的主要因素，从而更符合骨关节炎神经性压迫学说的框架。

Hilliquin[24] 对炎性病变进行了描述，并论述了肌炎及其对抗炎治疗的反应。Styf[25] 提出了肌筋膜综合征的假说。Simmons[26] 研究了强直性脊柱炎的椎旁肌，这些肌肉一般认为并不发挥收缩功能，结果显示 Ⅰ 型和 Ⅱ 型纤维萎缩及靶标核的存在。基于回顾这一研究，我们的设想[27] 是，肌肉缺乏使用可能导致脊柱退变，并随着肌肉萎缩不断推进脊柱畸形的进展。

（四）特发性脊柱侧弯

对 7 例脊柱后路固定手术患者进行了采样。研究包括青少年脊柱侧弯、重度胸椎侧弯和超过 100° 的婴儿型侧弯。以相当常规的研究方式，几乎没有发现侧弯的凹侧和凸侧存在差异，仅仅在腰椎不稳区中发现了一些肌肉未起作用的病变迹象，即 Ⅱ 型纤维萎缩，Ⅰ 型纤维占优势。在婴儿型脊柱侧弯，病理征象则显示存在着严重的神经源性的纤维脂肪变性，似乎提示肌肉变性与肋间神经在肋骨之间严重受压，从而无法传递神经冲动有密切关系。

特发性脊柱侧弯可能是研究最多的一种疾病，其结果也有很大的不一致性。Bylund[28] 研究了 16 例特发性脊柱侧弯和 7 例先天性脊柱侧

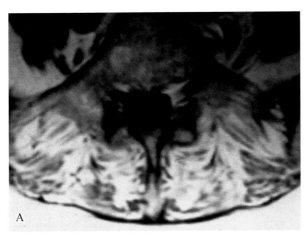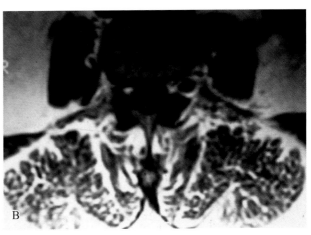

▲ 图 18–38　腰骶区 Hadar 3 期（A）和胸腰椎区 Hadar 2 期（B）关节性脊柱后凸的 MRI 表现

弯。他发现在特发性脊柱侧弯中，Ⅰ型纤维在凸侧增加，而在凹侧减少。在先天性脊柱侧弯也有相同的发现，这表明无论原因如何，肌肉的病变只是脊柱不对称的结果。Zetterberg[29] 也发现凸侧的Ⅰ型纤维增加。Slager[11] 研究了 19 例非特发性脊柱侧弯患者，指出在过度训练的肌肉中，Ⅰ型纤维在凸侧占优势。Yarom[30] 在 45 例施行手术的特发性脊柱侧弯患者中发现Ⅰ型纤维在凹侧明显萎缩。同时还发现这些患者的三角肌和股四头肌也存在异常，提示可能存在全身性神经肌肉疾病。Sangal[31] 在患儿的臀大肌上也发现了同样的异常。Chan[32] 在 STIRMRI 研究中发现，凹侧顶椎区的脂肪性高信号增加，且与 Cobb 角和曲线的变化成正比。同样，在我们在研究中也发现了凹侧处肌肉的脂肪变性（图 18-39）。

（五）后路脊柱融合术后的肌肉完整性

我们报道了一例 25 岁女性患者，因创伤性脊柱后凸畸形接受手术，最初的骨折并未诱发神经功能障碍。患者了进行 Dove 框架内固定，并在 16 个月后拆除了固定材料，我们比较了植骨区附近的胸椎肌肉和内植物下方的腰椎肌肉。在脊柱融合区中，存在典型的神经源性变性迹象，以及组织酶学和线粒体异常的现象。在此，我们可以断定这些病变是后入路的结果（即将肌肉从正中线到横突进行解剖剥离）。Kawaguchi[33] 研究

了脊柱持续撑开对大鼠肌肉发育的影响，发现有时可存在一些不可挽回的肌肉伤害，且与撑开长度有关。微创手术则能减少直接创伤、血供阻断和去神经支配等不良效应。最近，Gille[34] 通过 MRI 对后方腰椎肌肉进行研究，分别评估了轴向截面积（与力成正比）和收缩分力（也与力成正比）。研究结果显示，后路脊柱融合术后，融合区下方的收缩分力下降比融合区上方的下降更严重，这可能与解剖分离减少了后方神经下行传导功能有关[35]。但使用箭毒（肌肉松弛剂）并不会消除这种不利的影响[36]。

总而言之，基于这些与脊柱疾病有关的主要组织学发现，我们得出以下结论。

● 在腰－神经根痛中，Ⅱ型快速纤维持续萎缩，意味着缺乏使用或训练缺失，可导致一定程度的肌肉反应性的丧失。

● 肌肉变性征象增加了伴随的线粒体功能损害，使脊柱疾病进展成为更高级的形式，如关节源性脊柱后凸畸形。

● 特发性脊柱侧弯的凸侧肌肉可伴发Ⅱ型纤维的损害，而凹侧则是准正常侧，除非在严重的婴儿型脊柱侧弯病例，可在凹侧出现神经源性肌肉病变。

● 最后，脊柱的手术解剖可使固定附近区和固定覆盖区的肌肉出现可预见的不良后果。

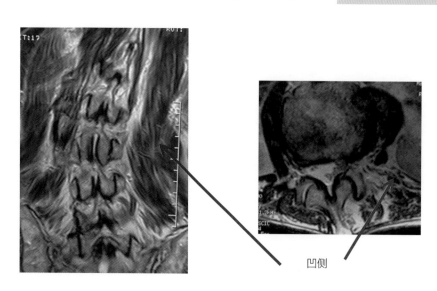

凹侧

◀ 图 18-39 成人脊柱侧弯的 MRI
表现为凹侧处脂肪变性

参考文献

[1] Martinez C. Le Rachis, Cahier d'Anatomie Vivante. Paris: Masson; 1982.

[2] Poisson P. Protection intrabuccale: epidémiologie – evaluation biomécanique et physiologique [Thèse d'Université, mention Sciences Biologiques et Médicales, option Sciences Odontologiques]. Ecole Doctorale, Université Victor Segalen Bordeaux II; 2005; n° 1247.

[3] Kapandji IA. Physiologie articulaire 3. Tronc et Rachis. Paris: Maloine; 1994.

[4] Jorgensen K, Mag C, Nicholaïsen T, Kato M. Muscle fiber distribution, capillary density and enzymatic activities in the lumbar paravertebral muscles of young men: significance for isometric endurance. Spine. 1993;18:1439–50.

[5] Bagnall KM, Ford DM, McFadden KD, et al. The histochemical composition of human vertebral muscle. Spine. 1984;9:470–3.

[6] Wiltse LL, Spencer CW. New uses and refinements of the paraspinal approach to the lumbar spine. Spine. 1988;13:696–706.

[7] Lee CS, Lee CK, Kim YT, Hong YM, Yoo JH. Dynamic sagittal imbalance of the spine in degenerative flat back. Significance of pelvic tilt in surgical treatment. Spine. 2001;26:2029–35.

[8] Bogduk N. The applied anatomy of the thoracolumbar fascia. Spine. 1984;9:165–70.

[9] Morris JM. Biomechanic of the spine. Arch Surg. 1975;107:418–24.

[10] Blaimont P, Alameh M. Biomécanique de l'arthrodèse lombaire. Acta Orthop Belg. 1981;47:605–18.

[11] Slager UT, Hsu JD, Swank SM. Pathology and morphometry of the paraspinous muscles in nonidiopathic scoliosis. J Pediatr Orthop. 1987;7:301–4.

[12] Buckwalter JA, Golberg VM, Booth, et al. Current concepts review: soft tissue aging and musculoskeletal function. J Bone Joint Surg. 1993;75A:1533.

[13] Hadar H, Godoth M, Heifetz M. Fatty replacement of lower paraspinal muscles normal and neuromuscular disorders. AJR Am J Roentgenol. 1983;141:895–8.

[14] Vital JM, Coquet M, Cernier A, Pointillart V, Sénégas J. Les muscles paravertébraux en pathologie rachidienne: aspects morphologiques, histo-enzymologiques et ultrastructuraux. Communication au G.E.S. de Nantes. 1994.

[15] Fardeau M, Tome FMS, Coquet M. Rôle diagnostic de la microscopie électronique en pathologie musculaire. Arch Anat Cytol Pathol. 1982;30:155–9.

[16] Laroche M, Delisle MB, Mazières B, Rascol A, Cantagrel A, Arlet PH, Arlet J. Myopathie tardive localisée aux muscles spinaux: une cause de cyphose lombaire acquise. Rev Rhum Mal Ostéo-Artic. 1991;58:829–39.

[17] Parkkola R, Rytokoski U, Kormano M. Magnetic renonance imaging of the discs and trunk muscles in patients with chronic low back pain and healthy control subjects. Spine. 1993;18:830–6.

[18] Anderson GB. Evaluation of muscle function. In: Frymoyer JW, editor. The adult spine: principles and practice. New York: Raven Press; 1991.

[19] Rantanen J, Hurme M, Falck B, et al. The lumbar multifidus muscle five years after surgery for a lumbar intervertebral disc herniation. Spine. 1993;18:568–74.

[20] Larsson B, Libellius R, Ohlsson K. Trapezius muscle changes unrelated to static work load. Clinical and morphologic controlled studies of 22 woman with and without neck pain. Acta Orthop Scand. 1992;63:203–6.

[21] Rénier JC. Cyphose réductible, camptocormie, proclinorachie. Rev Rhum Mal Ostéo-Artic. 1993;60:943.

[22] Takemitsu Y, Harada Y, Iwahara T, Miyamoto M, Miyatake Y. Lumbar degenerative kyphosis: clinical, radiological and epidemiological studies. Spine. 1988;13:1317–26.

[23] Revel M, Mayoux-Benhamou A. La cyphose acquise réductible du sujet âgé. In: Simon L, editor. Le Rachis Vieillissant. Paris: Masson; 1992.

[24] Hilliquin P, Menkes CJ, Laoussadi S, et al. Camptocormie du sujet âgé: une nouvelle entité par atteinte des muscles paravertébraux. Rev Rhum Mal Ostéo-Artic. 1992;19:169–75.

[25] Styf F, Lysell E. Chronic compartment syndrom in the erector spinae muscle. Spine. 1987;13:680–2.

[26] Simmons EH, Graziano GP, Heffner R. Muscle disease as a cause of kyphotic deformity in ankylosing spondylitis. Spine. 1991;16(s):351–60.

[27] Vital JM, Sénégas J, Pointillart V. Cyphoses dégénératives lombaires. In: Le Rachis Vieillissant, Simon L. éditeur. Paris: Masson; 1992.

[28] Bylund P, Jansson F, Dahlberg E, Eriksson E. Muscle fiber type in thoracic erector spinae muscles. Fibers types in idiopathic and other forms of scoliosis. Clin Orthop Relat Res. 1987;(214):222–8.

[29] Zetterberg C, Anisson A, Grimby G. Morphology of the paravertebral muscles in adolescent idiopathic scoliosis. Spine. 1983;8:457–64.

[30] Yarom R, Robin GC. Studies on spinal and peripheral muscles from patients with scoliosis. Spine. 1979;4:12–21.

[31] Sangal V, Shah A, Flanagan N, Schaefer M, Kane W, Subizami V, Singh H. Morphologic and morphometric studies of muscle in idiopathic scoliosis. Acta Orthop Scand. 1979;50:759–69.

[32] Chan YL, Cheng JC, Guo X, King AD, Griffith JF, Metreweli C. MRI evaluation of multifidus muscles in adolescent idiopathic scoliosis. Pediatr Radiol. 1999;12:61–7.

[33] Kawaguchi Y, Matsui H, Tsuji H. Back muscle injury after posterior lumbar spine surgery: histology and histochemical analysis in rats. Spine. 1994;19:2590–7.

[34] Gille O, De Sèze MP, Guérin P, Jolivet E, Vital JM, Skalli W. Reliability of magnetic resonance imaging measurements of the cross-sectional area of the muscle contractile and non-contractile components. Surg Radiol Anat. 2011;33:735–41.

[35] Gille O, Jolivet E, Dousset V, Degryse C, Obeid I, Vital JM, Skalli W. Erector spinae muscle changes on magnetic resonance imaging following lumbar surgery through a posterior approach. Spine. 2007;32:1236–41.

[36] Gille O, Obeid I, Degryse C, Guérin P, Skalli W, Vital JM. The use of curare during anesthesia to prevent iatrogenic muscle damage caused by lumbar spinal surgery through a posterior approach. Spine. 2007;32:402–5.

第19章

腰椎后方肌肉形态：腰骶畸形与椎间孔外侧入路（ELIF）的研究

Configuration of the Posterior Lumbar Muscles: Study of Lumbosacral Malformations and the Extraforaminal Approach (ELIF)

D. Recoules-Arche　T. Somon　著

周校澎　译　陈维善　陈其昕　校

一、目标

研究腰椎后方三条肌肉（多裂肌、腰最长肌和腰髂肋肌）的形状与椎体水平之间的相关性，并将其应用于腰骶畸形的研究和指导椎间孔外侧入路（ELIF）。

二、背景

腰椎的椎间孔外侧入路[1,2]可用来治疗极外侧的椎间盘突出或借助融合器行椎间融合术（ELIF）。该入路是通过三条腰椎后方肌群[多裂肌、腰最长肌（L）和腰髂肋肌（IC）]之间的自然间隙进行的。这些肌肉的形状随腰椎的水平而有变化。为了帮助外科医生采用这种肌间入路，我们在各个层面上建立了这些肌肉形状与椎间盘的内在关联，从而在正常的腰椎和腰骶畸形的脊柱中发现这种不同平面的腰椎 – 肌肉形态关系模式。

尽管有许多经典的骨性标记，但由于腰骶畸形，这些骨结构可能会变得模棱两可，且不易于描述[3-5]。从遗传起源来看，脊椎分节涵盖了肌肉结构和骨结构。每个平面的腰椎后方肌肉都应有其自身的形状，该形状随每个椎体的水平而变化。每部分肌肉都隶属于其相应的椎体节段。通过这项全面的研究也可以帮助了解这些畸形。

三、解剖学[6]

每块腰椎都为多裂肌提供 5 个附着点。多裂肌每束都跨越至下一节段椎体。多裂肌肌腹一直位于椎板的后面，直至乳突。最远端则在靠近骶骨翼和髂骨内侧之间的通道上，连接骶骨的乳突。后方椎板的长度从 L_1 到 S_1 逐渐增加。因此 S_1 节段多裂肌肌腹明显大于 L_1 节段。

最长肌和髂肋肌（腰椎部分）在每个节段都有一条分束。每条分束都附着于横突。肌腹部跨越髂嵴和髂后上棘。因此，它们的肌腹部在腰椎中段水平最大，随着向髂嵴方向行走逐步减小，最后形成肌腱膜，并附着在髂棘上。

必须注意的是，这些肌肉的形状反转现象。其中，髂肋肌和最长肌（腰椎部分）在近端处较大，而多裂肌则在 L_5S_1 节段较大。

四、患者与方法

两位经验丰富的脊柱专家，一位神经放射科医生和一位神经外科医生对 90 名患者的腰椎进行了分析。每位专家的分析结果也进行了重复验证。本研究使用搭载专用软件的 X 线和 CT 扫描设备（图 19-1）。在研究的 90 例腰椎病患者中，有 59 例的骨性结构解剖正常，31 例确定患有腰骶畸形。把骨盆椎体的上方椎间盘称为"自由或

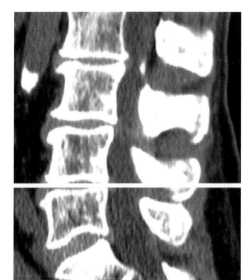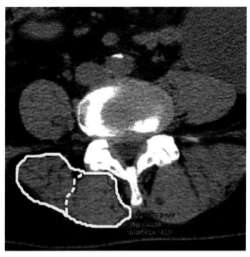

▲ 图 19-1　L_4L_5 侧面和水平面的 CT 扫描视图
在水平横截面上多裂肌及后侧三块肌肉（M+L+IC）的表面测量

功能性椎间盘"。第一个"自由椎间盘"通常是 $L_5 \sim S_1$ 椎间盘。上面的椎间盘（称为第二、第三和第四椎间盘）通常是 $L_4 \sim L_5$、$L_3 \sim L_4$ 和 $L_2 \sim L_3$ 椎间盘（表 19-1）。

相反，当一个椎体与骨盆有完全或部分连接时，连接处的椎间盘则称为假性或无功能的椎间盘。通常是 S_1S_2 椎间盘。

在穿过下终板后部的水平横截面上，对最后四个"自由椎间盘"（必要时也包括"无功能椎间盘"）后部肌肉的表面积进行了测量。

这些水平横截面是从 CT 扫描过程中获取的原始资料，因此不是沿椎间盘轴的横截面。

由于椎间盘轴随腰椎前凸而变化，其横截面会相互重叠，因此，该截面只能代表肌肉的移动表面；相反，根据定义，水平横截面与肌肉平行，可以代表肌肉的特定表面。

本研究测量了两个肌肉的表面积：多裂肌（multifidus，MS）表面和三块肌肉的整体表面（global surface，GS）（M+L+IC）。并计算了这两个肌肉表面积的比率（MS / GS）。

基于下列经典数据，并对研究的脊椎进行命名。

● 5 个自由腰椎。

● L_3 横突比其他椎体更长、更大、更水平。

● 相反，L_4 椎体横突短小，较细，且倾斜向上。

表 19-1　真实平面

		正常腰椎	腰椎骶化腰椎
无功能椎间盘		$S_1 \sim S_2$	$L_5 \sim S_1$
自由椎间盘	第一椎间盘	$L_5 \sim S_1$	$L_4 \sim L_5$
	第二椎间盘	$L_4 \sim L_5$	$L_3 \sim L_4$
	第三椎间盘	$L_3 \sim L_4$	$L_2 \sim L_3$
	第四椎间盘	$L_2 \sim L_3$	

● 在侧位 X 线片上，髂棘线穿过 L_5S_1 椎间盘的后部。

● 骶骨斜坡角（S_1 终板）为 38°（±8°）。

● 腰大肌上方附着点在 $T_{12}L_1$ 椎体水平。

五、结果

结果见表 19-2。

● 正常的腰椎。

● 存在腰骶畸形的腰椎。

六、讨论

在每个节段上，多裂肌的表面积与全部三条肌肉的整体表面积的平均比率非常精确，变异范围非常小。

更精确地说，每个节段的上、下限值都不会与相邻节段的数据重叠。

在 L_3/L_4 节段变异范围最小，这可以通过腰椎前凸得到解释，L_3/L_4 椎间盘通常位于水平面。水平横截面不受脊柱前凸的影响。正如前面所述，横截面几乎与肌肉相垂直，即始终具有相同的角度。

在每个节段上，都可以用此方法描述出该部位最精确的模式。

相反，如果数值与设定的水平不匹配，则可以推断存在畸形。实际节段水平可以根据表 19-1 来确定。

其他作者也研究了腰椎后方肌肉。Fortin 等[7] 描述了一种椎旁肌肉定量测定的方法。Hoh 等[8] 研究了旁正中肌的解剖特征，并将其应用于腰椎椎旁肌入路的分离技术中。

如果我们将用本种方法获得的结果与经典的解剖标志物进行比较，我们会发现所有的经典标志物可能是错误的，只有其中一个例外，即腰大肌的上方附着点。总之，只有通过评估前方的腰大肌和后方的腰椎肌群这些肌肉系统或单体肌肉，才能最精确地标记节段。其中，L_3/L_4 椎间盘或第三个"自由椎间盘"的相应数据是最可靠的（MS/GS 为 34%）。该椎间盘是本项研究的关键。

在本项研究中，我们发现 90 例腰椎中有 31 例腰椎骶骨化病例。

可以分别被描述为以下 2 种腰椎骶骨化。

● 第一种情况（图 19-2）是腰椎有 4 块自由椎体和 1 个附着在骨盆上的椎体。这是明显的腰椎骶骨化，通常在影像学上有很好的描述。我们将这种形式命名为 4FV+1（4 个自由椎体 +1 个融合椎体）。

在每个节段（自由椎间盘的水平和移行椎间盘的轮廓）上的数据与从 L_2/L_3 到 L_5/S_1 的正常腰椎所获得的数据相类似。

在 31 例腰椎骶骨化中有 13 例是此种形式的（4FV+1）。

表 19-2　腰椎各椎间盘水平后方肌肉的表面比率

比例 = $\dfrac{多裂肌}{多裂肌 + 最长肌 + 髂肋肌}$			
		正常腰椎	腰椎骶化
数量		59	31
无功能椎间盘		–	–
自由椎间盘	第 1 椎间盘	95%（80%～100%）	64%（43%～81%）
	第 2 椎间盘	51%（43%～66%）	37%（33%～42%）
	第 3 椎间盘	34%（27%～39%）	20%（15%～27%）
	第 4 椎间盘	18%（15%～21%）	15%（12%～18%）

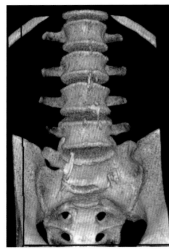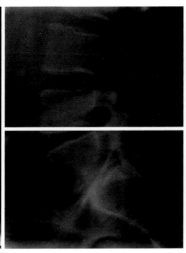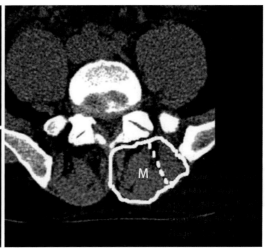

▲ 图 19-2　腰椎骶骨化 4FV+1 形式

CT 扫描三维重建轴向视图 +X 线侧位视图，可见 12 节胸椎、4 节腰椎、1 节移行椎（L_5）

● 其他 18 例患者代表了腰椎骶骨化的第二种形式（图 19-3）。这种形式与第一种 4VF+1 的形式不同，并非显而易见。初见时，以为是 5 个自由腰椎和 1 个移行椎体。因此，我们将此类型命名为 5FV+1。在每个节段上的肌肉表面积比率都与正常相应节段的腰椎所获得的比率明显不同。或者，正如我们所写的，这个比率对特定的某个节段来说是非常精确的。出现差异则提示存在隐藏的畸形。

对于这 18 例腰椎，我们通过 MRI 或冠状面影像片研究了腰大肌的附着，同时还进行了胸椎的计数，获得以下发现。

➢ 肋骨下的第一个自由椎体不是 L_1，而是 T_{12}。

➢ 在腰骶连接处的最后一个自由椎体是 L_4，而不是 L_5。

这种形式（5FV+1）的腰椎骶骨化还具有以下特征。

● 最后一个自由椎体的横突小于倒数第二个自由椎骨。同时，后者椎体常呈现出最长的横突（在正常情况下，这些特征通常分别隶属于小横突的 L_4 和最长横突的 L_3）。

● 从侧位 X 线片看，髂棘线没有穿过最后一个自由椎间盘，而是穿过了无功能椎间盘（正常情况下，这种特征分别属于 L_4/L_5 和 L_5/S_1）。

这种 5FV+1 的腰椎骶骨化形式显然是最难识别的，放射科医生通常会将其描述为正常的腰椎或骶椎腰化。

不过在我们的研究中，几乎没有发现骶椎腰化。这似乎与正常的腰椎没有不同。偶尔会有一个突出的骶骨翼和一条后方的髂棘线。

相反，横突（L_3 大于 L_4），腰大肌附着点以及我们研究的数据与正常腰椎相同。并没有出现一些可被用作标准的特定模式。

Hox 基因编码的转录因子对动物前后体轴的构造至关重要[9, 10]。在发育过程中，hox 基因按时间顺序被激活。表达时间的轻微延迟会导致尾部骶骨的转位。

对于猴子来说[11]，原始猴子（狐猴、长臂猿）具有 7 块或 8 块自由椎体（11 块胸椎、6 块或 7 块自由腰椎和 1 个自由骶椎）。胸部和骨盆之间的腰椎活动度有着非常重要的作用。

相反，大型猴子（大猩猩、黑猩猩）已能站立，这就需要坚固的骨盆架来支撑直立躯干的重量。黑猩猩有 12 块或 13 块胸椎、3 块自由腰椎及 6 块或 7 块融合的骶椎。

智人的腰椎似乎位于这两种形式之间。

腰椎的活动性可能与 1 块自由胸椎的保留或

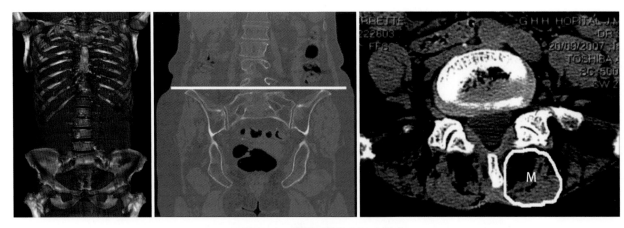

▲ 图 19-3　腰椎骶骨化 5FV+1 形式
CT 扫描三维重建轴向及冠状位视图，可见 11 节胸椎、5 节自由椎（T$_{12}$+4 节腰椎）、1 节移行椎（L$_5$）

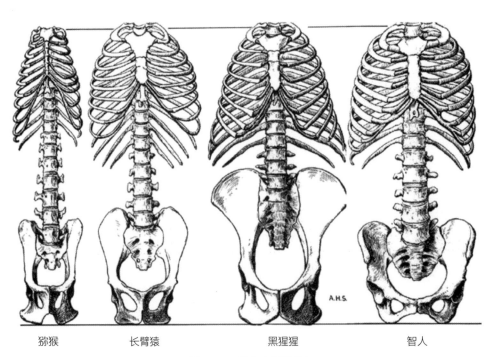

| 猕猴 | 长臂猿 | 黑猩猩 | 智人 |

▲ 图 19-4　猴和人类的骨架

1 块自由骶椎的保留有密切的关系（图 19-4）。

相反，腰椎的不可弯曲性可能与 12 块胸椎在胸部的完全背侧化及骶骨的上升化（包括第五甚至第四腰椎的腰椎骶骨化）等进化有关。

近年来，腰椎椎间融合手术的支持者越来越倾向于偏向外侧的入路。

由于皮肤切口在中线外侧 10cm，椎间孔外侧入路腰椎椎间融合术（ELIF）（图 19-5）以 45° 到达椎间盘。这种入路一般可经多裂肌和腰最长肌之间的间隙进入[1, 2]。如 CT 所描述一样，外科医生能够在肌肉之间分离。这时外科手术的入路已经不是由椎体节段异常产生的模棱两可的骨性结构所确定，而是由椎间孔水平的肌肉群形式确定。

比如，在 L$_4$/L$_5$ 水平，外科医生会在中线内侧和髂嵴外侧之间的中间位置找到多裂肌和腰最长肌之间的平面。

在 L$_3$/L$_4$ 水平，该平面将位于从中线到髂嵴的 1/3 处。

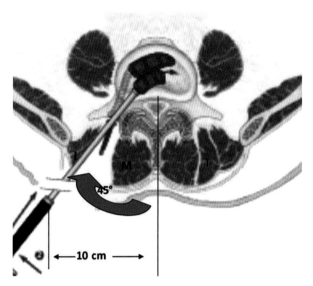

▲ 图 19-5 椎间孔外侧入路腰椎椎间融合术，成 45° 经肌间平面入路

七、结论

受到基因控制，腰椎的每个水平对应的肌肉模式都是特定的。从 CT 的水平横截面测量三块肌肉（M、L 和 IC）表面的图形特性与相应椎体水平相匹配。这将指引临床医生进行腰骶畸形的研究，并指导外科医生进行椎间孔外侧肌间手术。

ELIF 技术可以通过肌间入路在椎间盘中置入两个融合器，证明了该技术遵循了肌肉自身的规律，并可以被称为是一种真正的微创技术。

参考文献

[1] Recoules-Arche D, Alcaix D. Fusion lombaire intersomatique par voie extraforaminale unilatérale (ELIF unilatérale). A propos de 75 cas. Rachis. 2006;2:4.

[2] Recoules-Arche D, Alcaix D. Extraforaminal lumbar interbody fusion (ELIF) 30 degenerative lumbar dislocations. 1 year follow-up. Rachis. 2004;16:197–204.

[3] Mahato NK. Morphometric analysis and identification of characteristic features in sacra bearing accessory articulations with L5 vertebrae. Spine J. 2010;10:616–21.

[4] Konin GP, Walz DM. Lumbosacral transitional vertebrae: classification, imaging findings, and clinical relevance. AJNR Am J Neuroradiol. 2010;31(10):1778–86.

[5] Hughes RJ, Saifuddin A. Imaging of lumbosacral transitional vertebrae. Clin Radiol. 2004;59:984–91.

[6] Bogduk N. Clinical anatomy of the lumbar spine and sacrum.

London: Churchill Livingstone; 1997.

[7] Fortin M, Battie MC. Quantitative paraspinal measurements. Phys Ther. 1992;6:853–64.

[8] Hoh DJ, Wang MY, Rithland SL. Anatomic features of the paramedian muscle – splitting approach to the lumbar spine. Neurosurgery. 2010;66:13–24.

[9] Zákány J, Gérard M, Favier B, et al. Deletion of a HoxD enhancer induces transcriptional heterochrony leading to transposition of the sacrum. EMBO J. 1997;16:4393–402.

[10] Soshmikova N, Duboule D. Epigenetic control of hox genes collinear activation during vertebrate development. Mech Dev. 2009;126:S6–7.

[11] Abitbol MM. Evolution of the sacrum in hominoids. Am J Phys Anthropol. 1987;74:65–81.

第20章

脊柱：肌肉、腱膜和筋膜
Vertebral Column: Muscles, Aponeurosis, and Fascia

F. Bonnel　A. Dimeglio　著

陶轶卿　译　张　桦　李方财　校

脊柱肌肉解剖的复杂性是基于对肌肉－腱膜－肌腱协同作用的认知。1989 年，Zajac[1] 和 Ettema-Huijing[2] 对脊柱肌肉的形态和行为提出了新的概念，即羽状肌的概念和腱膜的功能。1936 年，Winkler[3]（原文为法语）指出，如果我们从这个领域所做的极少的工作来判断，脊柱肌肉的比较研究似乎没有多少研究者感兴趣。复杂的肌肉系统很难进行研究，因此研究者们的描述会多种多样。根据所分析不同物种的整体骨骼形态，比较解剖学证实了脊柱肌肉的概念原理。Gracovetsky[4] 指出，理解脊柱肌肉的功能就是评估它所支撑力量的特性。基于本体论，他认为鱼的脊柱及其周围组织是使其运动的首要"引擎"，并推断脊柱就像是一块"巨型肌肉"。掌握胸腰椎肌肉的内在构造之形态学知识，可以帮助我们以腰痛为背景进行脊柱建模 [5]，以确定导致腰痛的因素及其预防。

2012 年，由 Chrystophy[6] 提出的腰椎模型涉及 238 条肌束和 5 个椎间盘，涉及脊柱体位从垂直中立位到屈曲 50°。

一、历史

由于肌肉的数量和解剖的困难限制了脊柱肌肉的研究。解剖学专著（Dionis [7]、Heister [8]、Spigelius[9]，图 20-1）在大量解剖基础上，展现了研究的困难性和批判性分析。

早在 1685 年，Stenonis[10] 就描述了肌束的几何结构。虽然被简化了，然而清晰的图像显示肌腱处组织逐渐增厚。Borelli[11] 指出，"基于短缩运动，肌肉的长度与它的运动范围成正比"，并提出了 7 种分型，即棱柱形、菱形、圆形、交叉状、羽状、辐射状、螺旋状。Stenonis 提出，对于每种类型的肌肉，肌束的长度是恒定的（图 20-2）。

1892 年，在描述脊柱肌肉时，Trolard 指出横棘肌通常只剩下少量肌束。"尽管它被解剖过很多次，但它仍不能简单被分类，而只能采用由表及里的形态描绘 [12]。"

19 世纪末和 20 世纪，德国解剖学家 Fick[13]、von Lanz 和 Wachsmuth[14] 发表了关于肌肉力量的论文。Fick[13] 指出了肌肉体积和力量之间的关系，并提出了所有的肌束与其最大强度（"生理横截面积"）相关这一重要的概念。

传统的描述是以肌肉－肌腱复合体为基础，它可以分为两部分，包括红色的中央肌肉和腱性末端。尽管在解剖学教科书中，需要修正一些组织学和生理学描述，但迄今仍没有新的进展。为了支持治疗创新，我们从 1985 年开始对羽状肌、腱膜和筋膜的分布进行了大体解剖 [15]。

二、器官发育

在胚胎学中，骨骼肌起源于中胚层，这些细

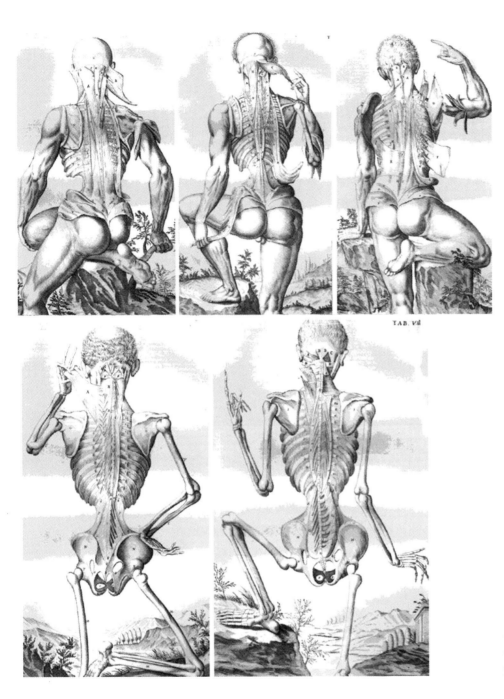

◀ 图 20-1 **Spigelius** 的脊柱肌肉图（1685），注意图中对细节的重视

胞被组织成规则的群体，与体节一起，呈前后分布。在个体发育过程中，存在着几种成肌细胞：有的留在体节区，即躯干肌肉的起始处，有的迁移到肢芽处。中胚层向成肌细胞的分化依赖于四个调控基因：myoD、myogenin、myf5、myf6，加上第五个尚不明确的基因 myd[16]。它们有机地分布在 42~44 个体节中。

有些肌肉（如腹直肌）来源于几个肌节的融合。另有些肌肉则起源自肌节的肌肉前体，在水平面发育为斜方肌、胸锁乳突肌，在冠状面发育为腹外斜肌和腹横肌；还有一些则从原始肌节处起，迁移一段距离发育出斜方肌、背阔肌。在出生前，肌束的数量其实就在增长；一般在 2—16 岁，以规则的速率增长，可达基础数量的 14 倍；有时增长甚至可直至 50 岁。肌束的体积，男性大于女性，长度为 3~10cm，厚度小于 0.1mm（图 20-3 至图 20-5）。

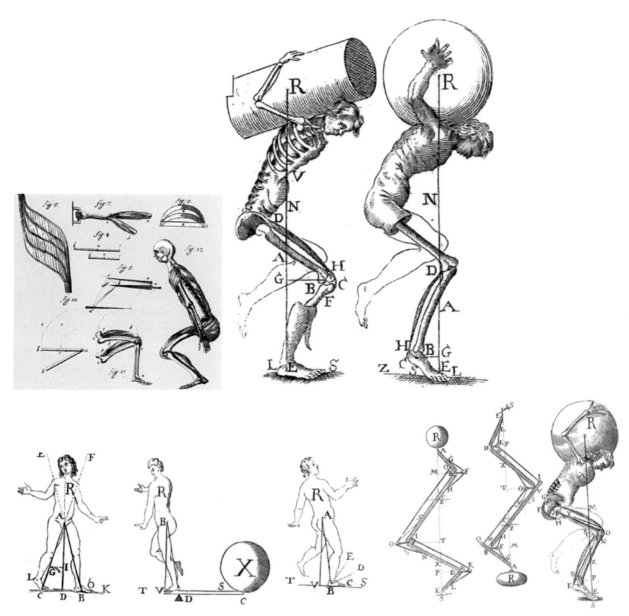

▲ 图 20-2　Stenonis（1685）关于整体负荷累积的脊柱建模，注意图中脊柱和下肢之间的力学连续性

第 5 周，肌管出现；第 8 周（孕囊 30mm），所有的肌肉都表现出成熟的形态，且除纵轴肌外均出现了其排列方向的改变。

三、肌肉的一般语义

曲度：解剖学和生物力学基础

人体脊柱经历了适应双足站立和平卧的双重进化。在整体高度上，它在空间的三个平面上都是不稳定的，它的调节由所有结构通过两种符合基本力学原理的构建来保障，这些构建包括可变曲度和关节三角。曲度的概念由来已久，Fick[13] 提出把髋部和骨盆作为整体考虑，并描述了与其相关的类型曲度的功能序列。一般我们认为生长发育结束时脊柱的形态是稳定的。但此时，如果它是笔直的和刚性的，就很难保持平衡；同样，在面对机械应力时，它的形变（变形）也将会变得不可预测。

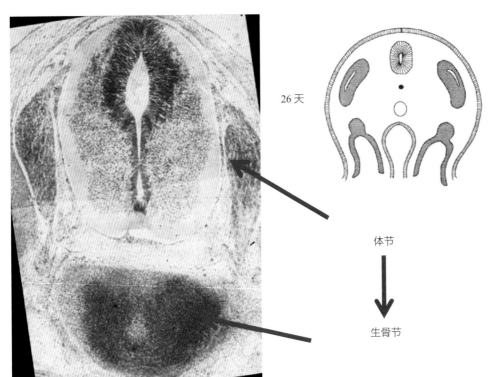

26 天

体节

生骨节

◀ 图 20-3　胎儿体节和
神经管位置的组织学切片

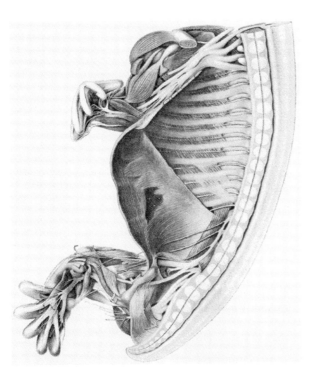

▲ 图 20-4　胚胎 60 天时，所有的肌肉处于最终位置

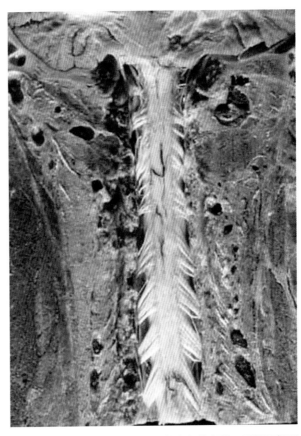

▲ 图 20-5　在同一时期，神经管会保护脊髓，颈椎冠状面
与脊髓的解剖形态关系

为了适应，每个节段都有曲度，以确保既定的形状处于一种预应力状态，并能组织起可精确预测的、反向的对应应力，以避免平衡结构被破坏。

在负重过程中，形变会通过增加曲率而发生。在这种情况下，通过将肌肉止点集中到曲度的凹侧就能更容易抵抗形变。曲度的存在和椎间关节的活动性有助于脊柱在直立位置的稳定性。根据曲度变化调节弹性体法则，脊柱存在的生理曲度可以提供更强的抵抗力。脊柱对压力的抵抗力表示为 N^2+1，其中 N 为曲率数（4×4），1 为中轴线上相同直径椎体的抵抗力。在脊柱具有 4 个曲度的情况下（颈曲、胸曲、腰曲、骶曲），抵抗力是 17；但鉴于骶骨为刚性曲率，不宜将其考虑在内，从而导致曲率数为 3（抵抗力为 3×3+1 = 10）（图 20-6 和图 20-7）。但是，在骨密度、肌肉力量和韧带对强度的影响与曲率数一样大的结构中，建立它们间严格的关系是非常困难的。在运动过程中，相对于那些弯曲的、中性的和被动的椎骨，或称之为"基石"椎骨的结构具有特殊的价值。颈椎的核心椎是 C_5 或 C_6，胸椎和腰椎分别是 T_7 和 L_3；在不同节段之间的运动中，T_1、T_{12} 和 L_5 是过渡椎，它们的活动度不大；其中，第一个和最后一个椎骨（T_1 和 L_5）受到保护，但胸腰椎连接处的 T_{12} 椎不受保护，容易损伤，形成了从 T_{10} 延伸到 L_1 的创伤焦点区域。颈椎前凸与人类特有的胸椎后凸和腰椎前凸相协调。站立姿势仅部分存在于半两足动物（半臂跃动物）中，而在其他灵长目动物中则难以维持。脊柱曲度几乎不存在于婴儿中，只有在躯干直立及行走后才会出现。

保持直立姿势的关键在于进化出一种维持姿势的肌肉张力，尤其是椎旁沟和骨盆带中的肌肉小而持续的收缩。Bergmark[17] 首次报道了肌肉稳定性的生物力学研究，表明相关肌肉同时还具有弹性功能。在一项组织学研究中，Nitz[18] 测定了腰椎肌肉中神经肌梭的数量，其中板间肌和棘间肌中的神经肌梭比例要比多裂肌和半棘肌高得多。

四、肌肉腱膜重要的静态和动态力学

这些节段间的肌肉除了具有机械作用外，还是张力的调节器（图 20-8）。

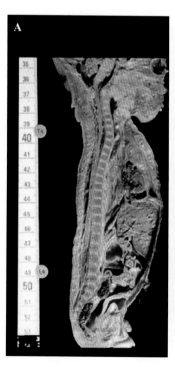
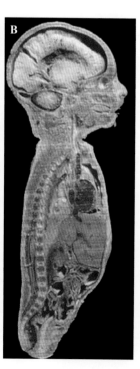
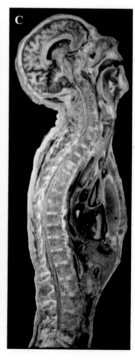

◀ 图 20-6 2 例胎儿（A 和 B）和成年受试者（C）的矢状位切片，显示脊柱曲度形态。从胎儿时期，新生儿到成人，脊柱的曲度逐渐发展

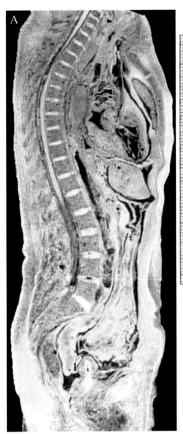

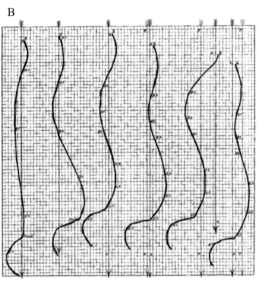

◀ 图 20-7 脊柱曲度矢状面切片
（A），Fick[13] 提出的生理曲度的变
化（B）

　　肌肉及其筋膜通过锥体外系以自动控制模式
提供稳定。每个椎体静态和动态的位置，不仅与
位于椎旁沟深部的节段间短肌有关，其作用于相
邻的椎体；还与具有复杂肌肉附着的脊柱浅层长
肌有关，它们作用于这个脊柱。最重要的是需保
持肌肉的对称性，这就需要严格地调整 3 个肌群
的韧带样牵引力和张力；这 3 个肌群包括椎骨后
方肌群、椎骨斜外侧肌群（在转向时使椎体旋转）
和前方肌群。因此，任何牵引力和张力的不平衡
都可能导致脊椎的偏移（图 20-9 ）。

　　后方肌肉一般可根据其肌束的方向分为不同
的系统，由一些方向相同的肌束构成不同的肌
组；如在腰椎水平的肌组有骶横组（髂肋肌和最
长肌）、脊横组（具有数个长板层状人字形的横
棘肌、长短棘肌）、棘间组（7 对棘突间肌）和横
突间组（7 对横突间肌）。腰外侧肌则在腰椎外侧
形成两个强有力的肌柱（腰方肌和髂腰肌）。前
方肌肉中，一组从腹部直至颈椎水平，平衡后方

的肌肉，包括颈长肌和腹直肌；另一组是从头部
到骨盆连续的浅表肌肉，对维持腰椎姿势发挥重
要的作用，它们包括胸锁乳突肌、胸骨、腹直肌
和 3 组斜肌（由表及里为腹外斜肌、腹内斜肌、
腹横肌）（图 20-10 ）。

五、比较解剖学：曲度和肌肉

　　Winkler[3] 的比较解剖学研究是对曲度概念和
肌肉解剖之间的关系的回应："在比较解剖学领
域中，通过观察比较简单的样本（进化不如人类）
的研究，可以毫不犹豫地推断出我们获得的结果
将是十分有趣的。"胸椎与腰椎的主要不同点之
一是相对于中间椎骨（约在 T_{12} 水平）的棘突背
斜角的不同。其中，胸椎的棘突背斜角向中间椎
倾斜，当它们接近中间椎体时，棘突的高度通常
也会减小。而在腰椎水平，如果从尾端至头端观
察，我们发现大致相同的倾斜特征，即棘突逐渐
向中间椎（也称限制椎，limiting vertebra）倾斜，

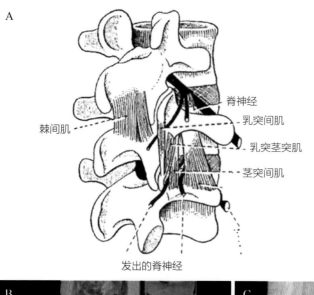

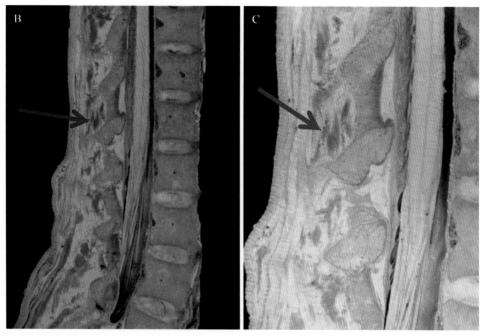

▲ 图 20-8　短肌的示意图 [3]（**A**），以腰椎棘突为中心的矢状面（**B**）和椎板间、棘突间、横突间单羽状肌的特写（**C**）

当接近限制椎时倾斜逐步减少。因此，相对于中间椎，棘突背斜角在胸椎是后倾的，而在腰椎是前倾的。背斜现象在哺乳动物中并不一致，这是由躯干的活动程度所决定，躯干被细分为两部分，即颈胸段（前链）和腰骶段（后链）。四足动物中，髂肋肌被细分为两部分，一个是腰部髂肋肌，另一个是颈胸部髂肋肌。腰部的髂肋肌可能缺失（如食虫动物），而颈胸部的一般总是存在的。一般认为随着脊柱后凸度的增加，肌肉的腰部部分会变得更加平坦且呈腱性。在这一场景

中，食虫动物，由于曲度太大，就没有腰部髂肋肌；而在有蹄类动物，脊柱处于中立位，不存在凹凸面，腰部髂肋肌也是不存在的。在四足动物中，腰部髂肋肌一般较弱，并主要集中在其腰部的起始部；而在颈胸部末端髂肋肌则越来越"强壮而肥厚"。在半直立猿类中，髂肋肌的大小从一端到另一端是一致的。而另一方面，类人猿和人类的腰部髂肋肌就会高度发达且厚实，但头端部分肌肉则逐渐弱化（图 20-11 和图 20-12）。

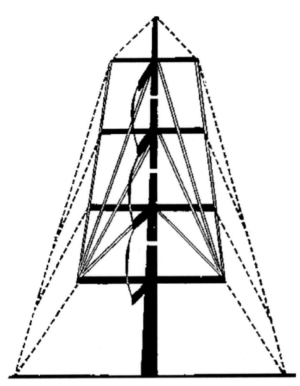

▲ 图 20-9　从最短到最长，根据拉索原理（类似于绳索或缆绳）分布组织肌肉

（一）数量

据推测肌肉的数量约 400 块，比如 Chaussier[19] 认为 368 块，Theile[20] 认为 346 块，Sappey[21] 认为 501 块，分布于躯干 190 块、头颈 63 块、上肢 98 块、下肢 104 块及腹盆系统 46 块。

（二）旧命名法

肌肉的命名是基于单一的原则。在 Sylvius[22] 之前，它们首先是由数字命名的，其次是按照它们的叠加或使用顺序来命名的。Galen[23] 完全是通过形态命名。Vésale [24] 根据肌肉真实或假设的生理学用途进行命名，并纠正了许多错误。

（三）现代命名法

对于 Cruveilhier[25] 来说，肌肉的形状是根据以下方法来确定的。根据它们与一般已知物体的几何形状的相似性，根据它们的对称性或不对称性。根据最新报道，骨骼系统和肌肉系统之间有

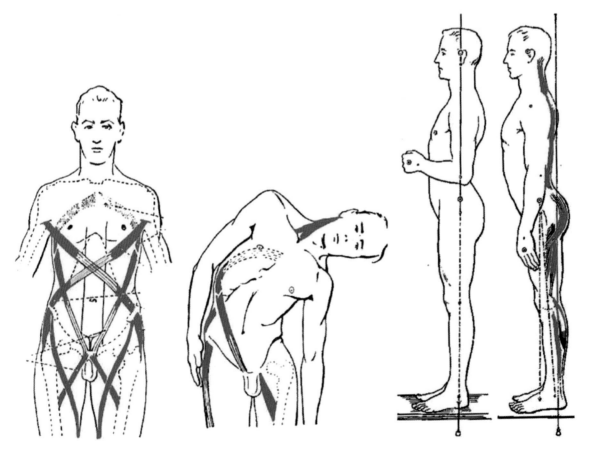

▲ 图 20-10　骨盆、胸腰椎和颈胸椎肌肉的三维功能连续性

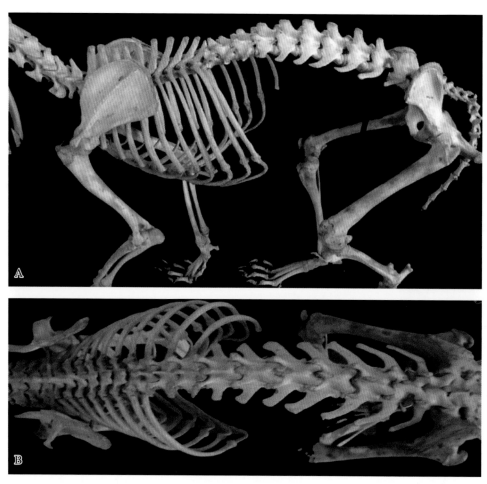

▲ 图 20-11　背斜原理
犬的棘突（A. 侧视）和横突（B. 俯视）排列（图片由 Anatomy museum，Montpellier 提供）

很大的不同。"形态排序命名法在很多方面是可取的，因为它本质上是解剖的，并且在分析肌肉之间的关系及不同区域肌肉之间的关系方面具有优势；从受试者的经济性和准备的便利性的角度来看，它还具有无可争辩的生理学排序上的优势，而这一优势可以用于某些区域的协调命名。他采用了形态分析，并做了一些修改，从而使研究同一主题的所有肌肉系统成为可能。"

20 世纪以来，解剖学家们一直希望使用一种便于理解的拉丁语词汇，也就是解剖学名词（Nomina Anatomica）。自从 1950 年牛津大学采用这种解剖学名词以来，这些词汇得到了承认及合法化，并得到了国际解剖学协会联合会（International Federation of Associations of Anatomist，IFAA）的认可。

（四）肌肉附着

肌肉附着的模式是肌肉的特征之一，可以根据附着模式将肌肉进行分组。扩展型附着模式，其特征为附着肌肉形状多样（直线、弯曲），或可有多个指状突起（肩胛提肌）（图 20-13 至图 20-15）。

单根或双根肌腱型附着模式，其特征是附着肌肉具有 1~2 个肌腱，并有两个或多个肌体。所有这些肌肉 - 腱膜复合体在终止时会聚集在同一根肌腱上。如胸段背最长肌在远端与骶骨嵴之间存在一筋膜层，该筋膜与髂肋肌共同延伸；近端则形成 V 字形止点。其中肋侧止于最后 5 根肋骨上，横向止于 T_{12}~T_7 横突上。反之，骨 - 骨膜型附着模式，则由骨、骨膜和附着肌肉共同构成附着；再由肌体分出若干个独立的肌腱；如背

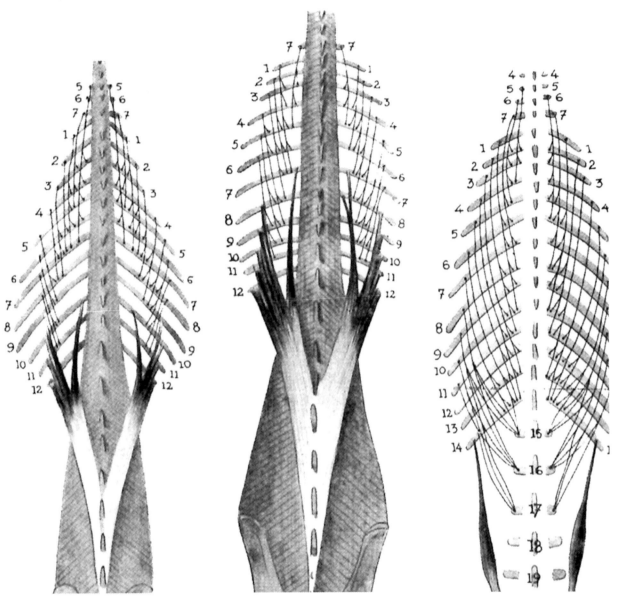

▲ 图 20-12　**Winkler**（1936）解剖了几种动物（欧亚红松鼠、家兔、家猪），脊柱肌肉排列结果表明，肌肉的止点与胸腰椎的背斜原理有关

最长肌髂肋束背侧部分的两束肌腱，它们由第1、2肋骨后弓向第5~11肋骨后弓发出，组成了6条张力带。

（五）形态学内在含义和语义

区分"功能性肌纤维和解剖肌束"有极其重要的价值。新的解剖学方法得益于对解剖结构参数细节的了解，包括整体肌肉长度、解剖束长度、肌纤维长度和羽状角。肌肉的实际长度应定义为肌纤维近端止点与筋膜远端止点之间的距离。所测得的值可根据肌纤维的扭转情况而变化；由500~10000个平行肌原纤维组成的肌纤维，其长度只能通过固定后的显微解剖来确定；肌束则是几条肌纤维的总和，一般包含5~50根肌纤维，它很难通过显微解剖分离。基本上，解剖学上的肌束只是在组织学上的一种定义，并不能代表肌肉的真实功能[26]。肌纤维长短取决于标本固定的方法，因此对所测得的肌节长度很难予以正确的解释。

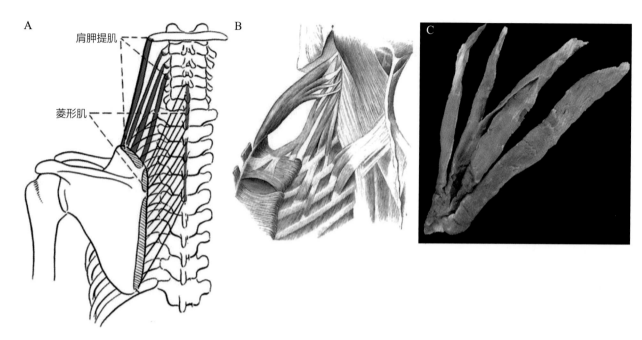

▲ 图 20-13　肩胛提肌指状示意图（**A** 和 **B**）及四股肌肉解剖图（**C**）

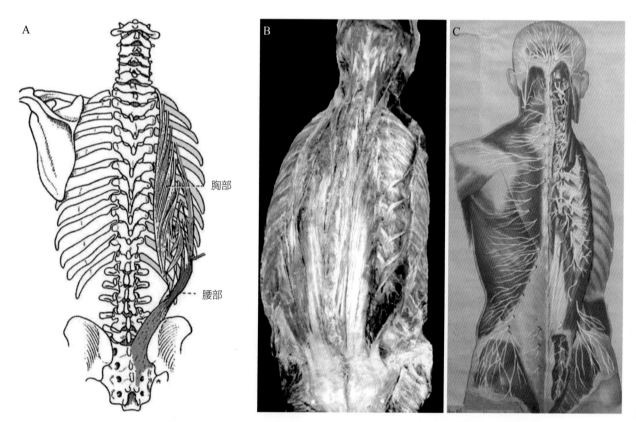

▲ 图 20-14　髂肋肌腰部和胸部的 **Winkler** 示意图（**A**）、人解剖标本（**B**）和代表性的脊神经后支（**C**）
与胸腰腱膜比较，肌束很短。胸腰腱膜占其总长度的 90%，这是反重力肌肉储存能量的原理，可以在任何情况下恢复

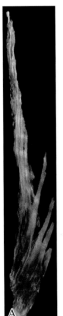
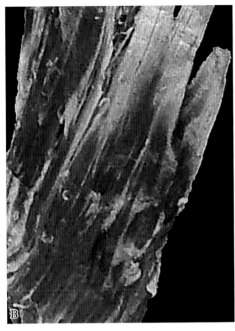

▲ 图 20-15　解剖并移除髂肋肌的胸腰部（A）和特写图（B），肌束在每一个指状区域都伴有腱膜。值得注意的是，与腱膜相比，肌束的长度缩短了

（六）肌节和肌原纤维

肌节是组织学功能单位，肌束是宏观功能单位。肌节聚集在一起构成肌原纤维，进而构成肌束。肌节由肌动蛋白和肌球蛋白组成，相互连接的收缩蛋白排列在一起进行相对滑动。提供它们运动的能量来自于固定在肌球蛋白头部的三磷酸腺苷的水解，然后肌球蛋白就会发生倾斜。这种倾斜牵拉肌动蛋白的 M 带，短缩最多可达 1μm，最终，在肌肉水平可能会发生多达 10cm 的短缩 [27]。

> 每个肌原纤维由 1 万～200 万个肌节串联而成，长 2～3μm，直径 1μm。

肱二头肌的肌束包含超过 10 万个肌节，这些肌节可以平行排列或串联排列，以增加其力量和活动范围。目前，肌肉在生长中或被固定期间的反应性只能通过已知的肌束类型和肌节分布来解释。Huijing[28] 通过实验研究了上述两种场景下大鼠比目鱼肌和腓肠肌的萎缩程度。结果表明，它们的内在结构是不同的。比目鱼肌的肌节平行排列，对环境适应的反应性良好。相反，对于腓肠肌，只有平行的肌节适应了环境。他的结论是，在不同的肌肉适应行为中，若不改变肌束长度，肌束中肌节的排列将发挥相当大的作用（图 20-16 和图 20-17）。

（七）肌联蛋白：肌节的初级弹性保护

肌联蛋白是横纹肌中含量最丰富的"连接"蛋白，占肌原纤维质量的 10%，在肌节成分的组成中起着重要作用，对肌节的生长至关重要。

它参与调控肌节的蛋白组装，并调节与粗大肌球蛋白相关的肌节弹性，并从 Z 盘延伸到 M 带（几乎是肌节的一半，长度可超过 1μm）。当它的长度为 1μm 时，可由约 30000 个氨基酸组成，分子量为 4000kDa，是已知的最大的控制肌节完整性和确保肌节力学稳定性的多肽链。在牵拉过程中，它会产生足够的力量来对抗肌节的拉伸张力，并参与肌原纤维的形成，因此它的降解会削弱肌肉。在其末端，它构成了肌节 Z 和 M 带水平上的信息元素，成为被动伸展的稳定因素之一；同时，还能在伸展过程中发挥真正分子弹簧作用，保护肌节。Friden 和 Lieber[29] 发现当被动拉伸所施加的张力相当于导致疼痛性最大肌肉张力时，会导致肌联蛋白降解。在外力或等张伸长情况下，大鼠比目鱼肌的弹性部分的延展约为大鼠股直肌的一半。这种差异可能源自于存在不同亚型的肌联蛋白以及肌联蛋白可延伸部分长度的不同。因此，根据肌肉类型的不同，其力学性能也有不同。

> 肌联蛋白的基本作用是在过度牵拉时保护肌节，其约束作用对脊柱稳定性至关重要。

肌联蛋白控制收缩过程中的位移，它具有精细的被动张力设置（图 20-18）。

> 当肌节拉伸时，会产生一种力来对抗拉伸时的生理张力。超过这个值会导致肌球蛋白 - 肌动蛋白桥断裂并损伤肌节 [29]。肌节的长度随关节部位的不同而变化。

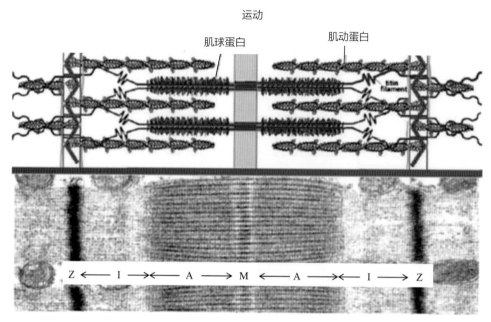

▲ 图 20-16　肌节的结构示意图，它是所有肌肉运动的基本

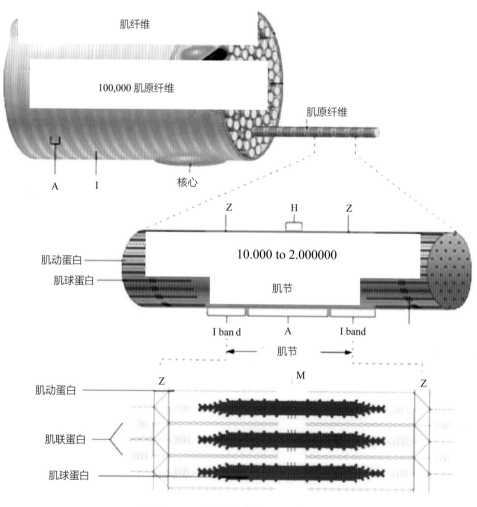

▲ 图 20-17　肌节组成的肌原纤维结构

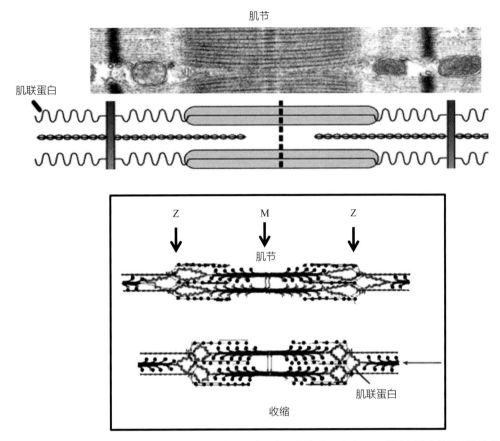

▲ 图 20-18　肌联蛋白示意图，它是肌节过度延伸时的保护因素。在伸展运动中，肌联蛋白通过其伸展特性保护肌节

六、肌肉和腱膜

当肌肉和腱膜模型结合在一起时，就会形成具有有效功能的复杂肌肉组织。长肌肌束的长度不应仅以肌肉的质量来判断，还应包括与其相关的筋膜元素。

正如 Huxley[30] 和 Alexander[31] 所描述的，肌束是肌节的功能性集合。许多肌肉的梭状结构其实只是真实肌束长度的虚假表现。在未进行细致的肌束解剖前，人们观察所给出的印象是，肌束从肌肉的一端延伸到另一端[32]。经过特定的解剖学技术，可以发现肌束呈平行排列，并在三维空间中相互汇聚，以适应其功能；这种肌束的特异性结构已成为构建肌束基本模型的基础[13, 33-35]。人类肌束的平均长度为 4～5cm，最长为 10～15cm。由于肌肉的轴线与组成肌肉的肌束的轴线并不相同，我们必须研究它们各自相对于腱膜和肌腱的排列方向。

肌束和腱膜

肌束和羽状肌的形态学

肌肉中平行的肌束若要形成较大横截面，就需要广泛的非点状的骨附着。但是，由于没有足够的空间容纳过大过厚的肌肉，解决的方法是通过在整个骨骼和筋膜上肌束斜向排列（羽状），并与肌腱连续，后者起到传递的作用。

解剖结果显示，所有标本均存在着一种腱膜，它带有两种类型的肌束，一种附着于腱膜的主轴，另一种根据单羽状或双羽状肌的原理在外侧附着。整体上，肌束附着的排列方式具有三个空间维度（图 20-19）。这一方式有两个功能。第一种是根据肌束的长度，不断地以一定幅度进行旋转运动。第二种是基于持续保持腱膜张力的原则，无论关节的位置如何，肌束都可以保持持久的最大的张力。

对于骨盆的肌肉来说，中央筋膜是重要的，

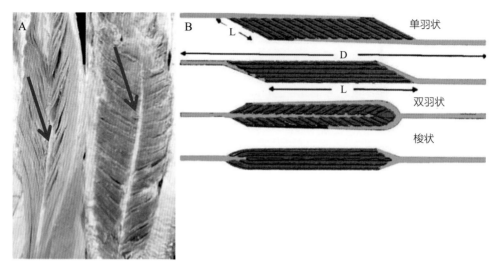

▲ 图20-19　肌束双羽状排列并附着于中央筋膜（白色纤维）（**A**），以及肌束相对于筋膜的不同附着方式示意图（**B**）

所涉及的肌束一般呈单羽状。对于伸肌，腱膜有两个弹性层，其上依附的短肌束属于单羽状反重力肌肉的范畴。在这种情况下，两层筋膜为宽的、扁平的、镜面对称的结构；它们的力量强大，但反应速度不快，且位移有限。对于屈肌，恒定的中央筋膜从起始到终止占据了肌肉总长度的90%～95%。在肌肉的内部，其排列与具有中央筋膜和对称排列的肌束的肌肉排列相似（图20-20）。每块肌肉都有两极，大部分是两条肌腱，一条为起始端，另一条是有特殊的肌束排列的末端，可以预测这些特殊的肌束构造有着无数种变化。

如 Borelli[11] 和 Stenonis[10] 所示，肌束直接或倾斜地植入于腱膜上，就像共同的茎上的羽毛倒钩一样（羽状）。

七、腱膜的基本结构

腱膜是肌肉不可分割的补充成分。肌束沿筋膜轴线或斜线附着，以分散肌肉上的机械应力，避免肌肉收缩时断裂。

小后锯肌常与连续筋膜相连。这种现象存在于哺乳动物（啮齿动物）中，在呼吸中发挥作用（脊肋肌）（图20-21 至图20-23）。

（一）历史性概念错误

Cruveilhier[36] 使用了腱膜（aponeurosis）这个术语，但这个名称的词源表现出了巨大的解

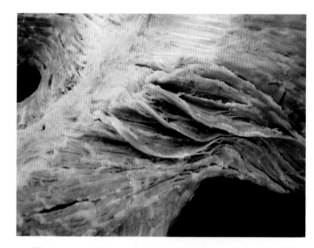

▲ 图20-20　斜方肌肌束附着在颈胸椎棘突水平，呈板层状

剖学错误（aponeurosis，源自希腊语 apo，意为神经元，古人认为白色的部分是神经）。今天，它们被称为筋膜，并延伸到了所有的腱膜，作为宽带状形态结构的专用名称。1847 年，由于Cruveilhier[36] 的观察和反思，提出了非常精确的宏观描述，他认为"腱膜最普遍的特质"如下。

肌束在腱膜的表面和边缘形成（附着）。也在膜性表面或腱膜上终止。腱膜聚集在自身上，构成终腱，离开肉质纤维（肌束）末端或多或少的距离。其结果是：①肌腱收集了可观的表面附着的肌束，以便肌束的力量集中在同一点；②肌束的附着或倾斜角可以代表肌肉轴线与肌腱的关系，即方向。可以想象，这种倾斜度在肌肉作用力的动态关系中具有最大的相关性，必然会导致

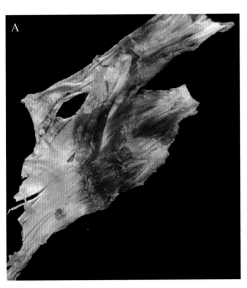
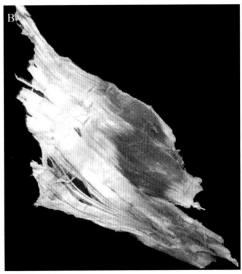

▲ 图 20-21 上锯肌上腱膜（白色纤维）的分布

上锯肌上腱膜旨在约束肌束。它是单羽状肌肉类型，观察腱膜表面（A）和深部（B）的分布，大多数解剖描述只有一个侧面，所以我们难以理解腱膜的基本作用

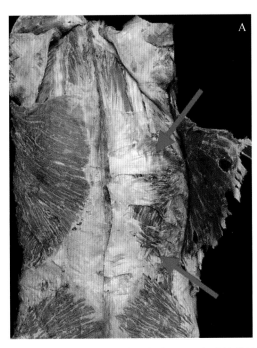
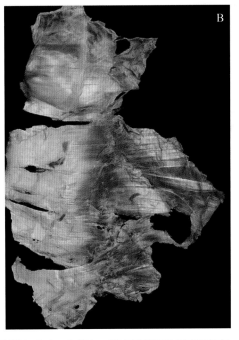

▲ 图 20-22 后上、下锯肌解剖（A）与连续的腱膜相连（B），本例中，肌束沿腱膜长度持续存在

巨大的力量损失。腱膜上，这些肌束的附着或入射角度有很大的变化。可以想象，这种倾斜的排列方式，可导致肌束成倍地增长，以克服肌束附着方向上的不利影响。

早期肌腱的概念是肌肉的深部或表面的膜或腱膜的延伸部分。

（二）腱膜的内在结构：肌内膜和肌周腱膜

肌束的电镜结果显示肌内膜是一种存在个体差异的连续胶原组织。它是分隔肌束的重要部分，或许也构成肌肉的外膜或肌膜网状小叶。肌外膜发出细小的结缔组织间隔称为肌周膜，分为初级束、次级束和三级束。在肌束中，每根肌束被一层菲薄的结缔组织包围，主要由外层（基

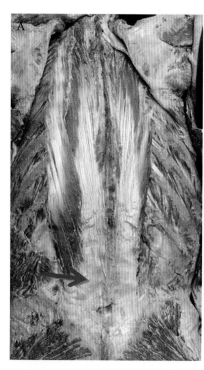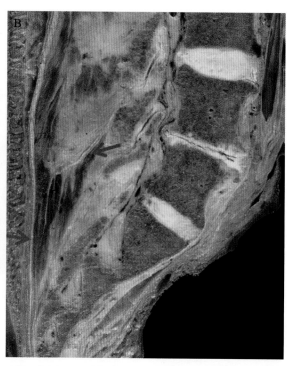

▲ 图 20-23　后视图（A）可见背最长肌和髂肋肌的共同腱膜（箭）；矢状面（B）可见在骶骨的附着处，与肌肉的整体外观相反，肌束很短，符合收缩时最大屈服应力的力学原理

底层）和网状纤维（肌内膜）组成。这些完整的结缔组织可以将肌束的约束传递至筋膜（图 20-24）。

不同的肌束不是随机分组的，而是由一层称为肌外膜的致密结缔组织包围而成的规则束组成，将肌肉限制为一个整体。

1989 年，Ettema 和 Huijing[2] 在生理学水平对肌束和腱膜的内部结构进行了解释和全面的机械合成。对于独立的肌纤维肌膜，因为它可以被拉伸到 140%～150%，肌内膜有利于保持静态弹性功能，并有助于增加肌肉复合体的黏弹性。而整个结缔组织系统则增加了肌肉、肌束和肌腱的顺应性。

由于张力通过腱膜传递到肌内膜，结缔组织的力学性能已成为改变肌肉力学性能的要素之一。它还可以通过跨肌内膜束，在不连续的肌束之间传递应力。与附着在肌束上的胶原纤维的高张力不同，跨层小叶可以承受肌内膜的剪切力。每条肌肉纤维被细胞组成的纤维组织（肌周膜）

包围，并通过其黏附作用，将机械剪切应力渐进性转化为弹性应力。

在某些特定的构型中，肌内筋膜区段可以再分成任意数量的小节段或组合为一个整体（交换律和结合律）（图 20-25 和图 20-26）。如在头颅屈曲时，肌肉的拉伸可能会破坏肌节。为了对抗这种可能发生的情况，肌肉中有多个腱膜来约束并保护它们。此外，根据杠杆臂的长度，肌肉中还存在具有抵抗力的和弹性的腱膜结构，使其具有"二腹"的外观。比如，与筋膜相互交叉的颈半棘肌就具有这些特征 [C3～T5 横突有两束，内侧（T5～T3）、外侧（T3～C3），最后终止于枕颈线]。

（三）腱膜的机制

在腱膜水平，在其被动或主动的运动中会产生不同的延展区（extension zone）[2]。这些张力变化是根据不同结构上产生的轴向应力而改变的，这一点已在肌腱、韧带和腱膜中被观察到。就腱膜而言，在肌肉两端的张力会高于中间部

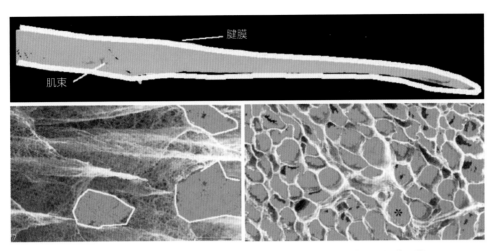

▲ 图 20-24 肌肉中促进应力传递的腱膜组织，此为高倍镜下组织学切片

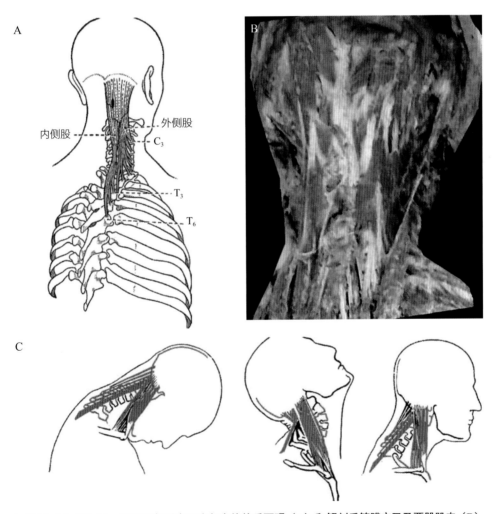

▲ 图 20-25 **Winkler** 所示颈部后方肌肉复合体的后面观（**A**）和解剖后筋膜交叉及两股肌肉（**B**）。
当头前屈运动（**C**），肌肉组成中保护肌节张力的腱膜（**C**）是十分重要的

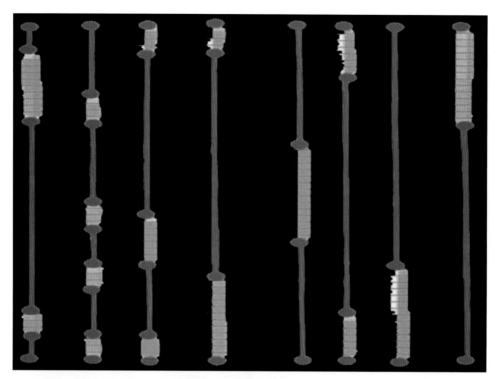

▲ 图 20-26　根据交换律和结合律，在肌肉连续性中腱膜的位置变化，旨在平衡所有肌肉束相同收缩时的应力传递

分，因此它的行为在被动运动和主动运动时也会有所不同。在被动运动中，它在长度方向上形变较大，在宽度方向形变较小。了解其弹性特性对于理解肌束长度或肌节的变化是必不可少的。根据 Hill 概念的模型，肌束与肌肉的长度在变化时是具有差异性的，而这可以归因于肌肉中存在筋膜的弹性顺应性成分，因此需要分别根据组织的收缩结构和弹性结构来创建模型，以模拟肌肉 - 肌腱复合体[2,37]。在腱膜和肌腱之间的连接处这一概念得到了强化，该连接处呈现一种圆锥形结构以分配和协调应力的传导（图 20-27）。

目前对肌肉弹性特性的力学测试主要集中在肌腱结构，而忽略了腱膜的作用[2,37,38]。肌肉收缩和被动伸展时反应模式的对比研究显示，筋膜的特征具有显著的差异。在被动运动中，与肌肉收缩活动所致的长度变化相比较，弱力作用下的筋膜长度变化更明显；差异长度可大于 1.25mm，约占腱膜长度的 6%。而在肌肉的等长收缩中，筋膜的收缩则限制在筋膜总长度的 3.5% 左右；但在同样的肌肉等长收缩中，却可发现存在腱膜

的能量消耗，估计为 2.8μJ。作为一种被动活动单元，这一发现似乎自相矛盾。尽管筋膜是一种被动的运动，但任何结构在位移过程中都会发生密切的细胞变化，并伴随着能量释放的细胞代谢变化，无论其是损耗性变化或是恢复性变化。因此，根据一种更可理解的模型，可以把筋膜比作弹性装置，当被拉伸超出其长度时，就会储存力量（需要消耗能量才能拉伸）；而当拉伸停止后，则会恢复其初始长度，并因此返还在拉伸过程中存储的能量（如射箭和撑竿跳高）（图 20-28）。

当力从最大（最佳长度）减小至等于其被动阻力（初始状态）时，腱膜长度减小 9%，所做功为 4.8μJ。对腰部背最长肌（抗重力肌）的解剖显示，腱膜占其长度的 95%。腱膜占据腰椎的外侧，并在小关节面和髂嵴内侧缘之间附着在髂骨内侧深处粗糙面上。每束的另一端以 V 字形止于腰椎横突的外侧及腰椎副突的内侧人字嵴。

站立时，筋膜的行为就像一根被动的绳索，保持关节平衡而不涉及肌肉收缩，从而显著节省了能量消耗。

运动中，腱膜的长度差异被认为是解释肌肉长度变化差异的一个重要因素。Lieber[27] 认为，在青蛙的被动运动中，腱膜的弹性为 8%，而半腱肌肌腱的弹性为 2%。Huijing[28] 报道，在大鼠腓肠肌收缩时，腓肠肌腱膜具有较大的延伸，而在相同的机械作用下，肌腱的张力则只是

3%～4%；由此提示不同肌肉的腱膜，其顺应性是不相同的。肌肉的延展性取决于腱膜的特性，腱膜是肌肉收缩过程中能量储存和释放的重要因素。被动伸长过程中，若施加力很小的话，所储存的弹性能就会很低（约 0.04μJ）；但当肌肉活动达到一定长度时，即腱膜被拉伸达约 2% 时，则可储存 0.56μJ 的弹性能。对于活动中的肌肉来说，当肌肉收缩力量下降时，施加在腱膜上的力量也减少；同时，腱膜还可释放 3.15μJ 的能量。因此，如果筋膜在肌肉等长收缩过程中能够遵循力 / 长度位移曲线的话，就可以获得 3.15μJ 的重启能量。筋膜的特性是肌肉建模中的一个重要领域。在肌肉建模中，当拉伸幅度小于 10% 时，还必须将筋膜的刚度纳入拉伸范围。能量恢复的缘由目前尚不清楚，可能是依赖于腱膜 - 肌腱连接处的特殊结构。在脊柱后方肌肉结构中，所有上述的这些基本概念都存在着应用，腱膜在其中占据了突出的地位。

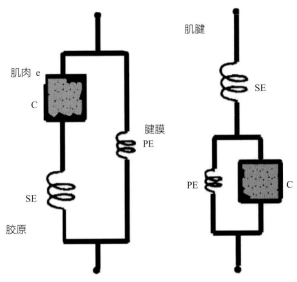

▲ 图 20-27　按照 Hill 原理建立肌肉－腱膜－肌腱复合模型，将收缩肌成分（C）、弹性腱膜成分（PE）和肌腱成分（SE）串联和并联

（四）具有平行肌束的肌肉：仿羽状肌

两个止点间的肌束方向相同且平行，这种结构在力学上是理想的，并且具有最大的效率。这

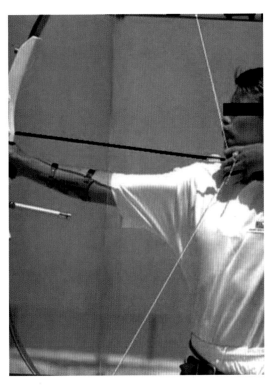

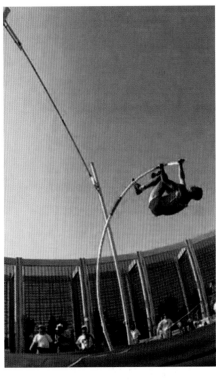

◀ 图 20-28　基于能量恢复的体育活动的展示（射箭、撑杆跳高）

种结构要求所有平行或串联的肌节同时收缩。菱形肌、后锯肌（图 20-29）符合这种解剖结构。

1. 单羽状肌（图 20-30）

单羽状肌呈半羽状或单羽状，其肌束排列在筋膜的一侧，另一侧则保持游离。头长肌的上方宽广且厚，下方狭窄，出现四个腱滑（tendinous slip），从 C_3、C_4、C_5、C_6 横突前结节发出，向上向中线汇聚，止于枕骨基底部的下表面。它通过中间腱膜保持连续性，在头部伸展运动中增强其力量并保护肌节。

2. 双羽状肌

在腱膜延伸很长一段的距离中，肌束在腱膜两侧倾斜排列。单独观察颈最长肌由纺锤状肌束组成，但作为一个整体来看，该肌肉具有双羽状的功能（图 20-31）。它分为三部分：直行肌束从 T_1～T_3 延伸至 C_2～C_4 前部；头-颈部斜束是从 C_3～C_5 横突的前结节发出，终止于寰椎的前结节；颈-胸部斜束是从 C_5～C_7 横突的前结节到 T_1～T_3 椎体的前表面。这种斜形肌束的倒 V 形排列是头-胸力学耦合下保持颈椎旋转稳定性的一

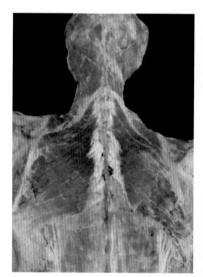
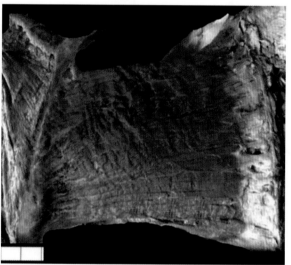

▲ 图 20-29 单羽状菱形肌，肌束方向位于腱膜的轴线上，使其力量增强

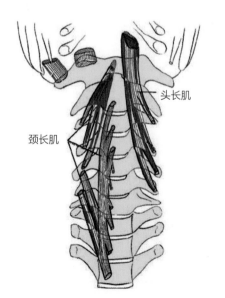

头长肌

颈长肌

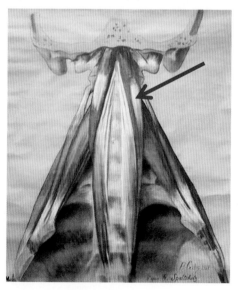

▲ 图 20-30 头部和颈部的肌肉，注意其中间腱膜的存在

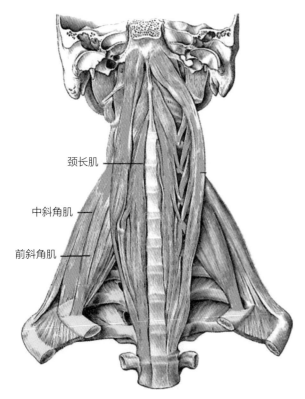

颈长肌

中斜角肌

前斜角肌

▲ 图 20-31 颈部长肌由三种垂直和倾斜的肌束构成一个菱形，具有基于肌肉 - 腱膜肌束的永久三维适应性结构

个要素。

与长短竖脊肌相似，横棘肌（深层的内在背肌）在胸部水平的分布有 23 束。其中的长、短椎板间肌可作为多节段旋转和倾斜的限制装置，作用类似于双羽状肌（图 20-32）。

腰方肌被分成三个亚组，即前束、中间腰肋纤维和后方纤维，在 50% 的受试者中存在变异[39]（图 20-33）。

肌束在腱膜上的附着是肌肉构成的基本要素（图 20-34）。肌束的羽状分布可以增加生理性横截面积（physiological cross sectional area, PCSA），从而增加力量。但如果是肌肉肥厚所导致的肌束羽状角增大，则这种增大的羽状角并不利于力量的发展。而另一方面，随附着在肌腱上的肌束数量增多而增大的羽状角则是有利于增加肌肉体积和力量的（PCSA）[40]。

八、羽状关节角度和肌力

如果所有的肌束都是平行的且长度相同，它

们就必须同时收缩才能产生关节位移，这就限制了关节的活动幅度。事实上，肌束是分布在腱膜全长上的，占据了肌肉复合体总长度的 50%～80%，使它们在关节运动过程中发挥渐进的力学作用，并随着羽状角的变化影响缩短的速度。在相同的肌节长度下，羽状排列的肌肉短缩率比平行排列的肌肉要低。如果要把力学数据和生化数据联系起来，这样的肌肉结构是必不可少的。肌肉到肌腱力量的传递与羽状角相关。羽状角越大，张力就越小，反之，羽状角越小则张力就会越大。

在关节旋转活动中，肌束的排列改变了羽状角，增加了力量[40, 41]。在伸展姿势中，肌束形成封闭的羽状角（羽状角增大），导致肌肉力量减

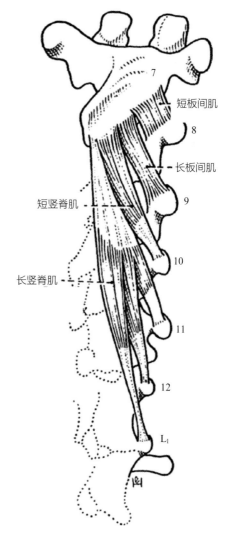

短板间肌

长板间肌

短竖脊肌

长竖脊肌

▲ 图 20-32 横棘肌（**Winkler**）

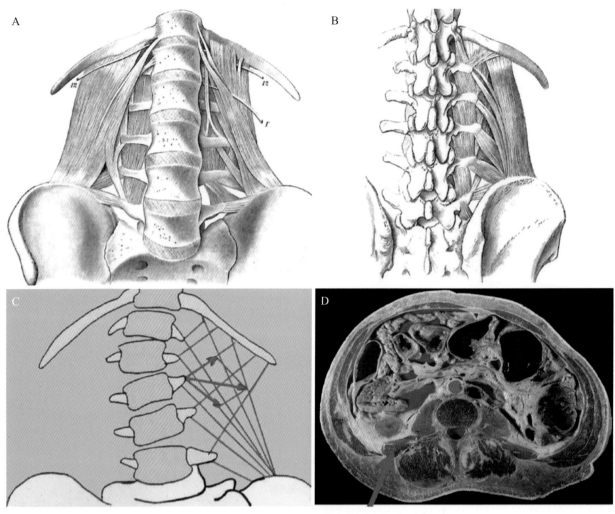

▲ 图 20-33　腰方肌腹侧图和背视图（**A** 和 **B**）及模式图（**C**）。与双羽状肌相似，肌束以 **45°** 附着止点，与腹部前外侧壁的肌肉共同支持腰肋骼的旋转功能。在腰椎水平面（**D**），所有后侧、前侧、前外侧肌肉构成腹腔

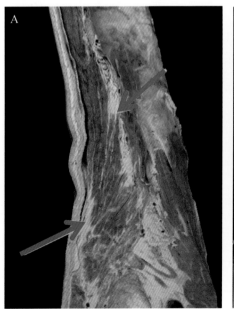

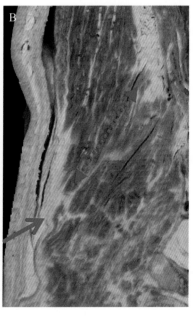

◀ 图 20-34　腱膜的矢状面（**A**）（箭头），背最长肌和髂肋肌的附着点位于骶骨后方。极短的肌束成 **45°** 倾斜，羽状角为 **0°～5°**，近端和远端附着在腱膜上（**B**）。随着腰椎屈伸程度的不同，羽状角也不同。无论其位置变化，筋膜都处于永久张力状态（反重力），旨在保护肌节和恢复能量

少；而在屈曲状态，羽状角减小则力量增加。在所有情况下，腱膜都处于弹性拉伸状态。腰胸部髂肋肌的形态及其倾斜的肌束和所有其他肌肉可以根据"拔河"的原理进行图解。运动员的倾斜度（羽状角）在最佳成绩中的重要作用有助于我们理解这一机制。脊柱前方、侧方、后方肌肉的羽状角均成 0°～15°，腱膜占肌肉总长度的90%～95%（图 20-35 至图 20-38）。

九、肌肉运动与形态

深层肌肉与它们周围的骨骼长度相匹配，而表层肌肉仅在它们的末梢或肌腱部分与骨骼相对应，在附着前滑过骨骼，环绕关节，有力地保证了关节的稳定性。肌肉的力量可能与下列因素有关，包括肌纤维的数量和质量、肌束的组成、所作用的杠杆及作用的位置、肌束与杠杆的角度和肌束相对于肌肉虚拟轴的角度。每个肌束与邻近的肌束不同，可以被认为是一个小的力量，可以想象肌肉中纤维越多，其收缩就越剧烈。纤维的质量和刺激的强度对肌肉收缩力的影响不大，而纤维的数量对此影响很大。只需类比个体在体育活动中的运动能量就能证实这一观点。

（一）形态和整体功能

最长的肌肉是最浅表的，且在几个关节前通过，导致复合或更确切地说是连续的运动，这在增加运动能量的同时简化了运动机制。

对于某些肌肉来说这种可观的长度是有利

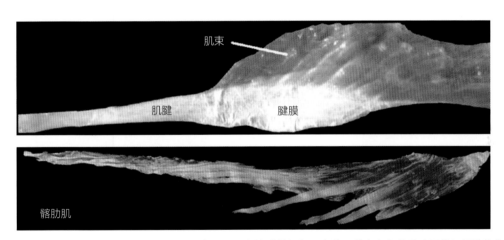

▲ 图 20-35　肌肉－腱膜－肌腱复合体的总体布局，肌束的附着根据可变的羽状角（**A**）以髂肋肌的组织结构为例（**B**）

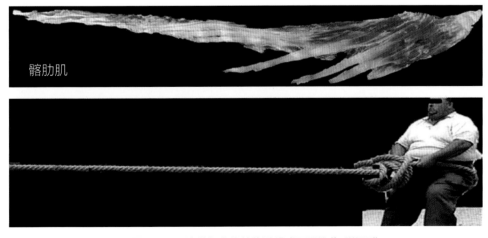

▲ 图 20-36　这种复合体的作用模式可以比作"拔河"
竞技者被赋予了与重量（PCSA）成正比的力量，使另一端的中央腱膜保持了持续性张力

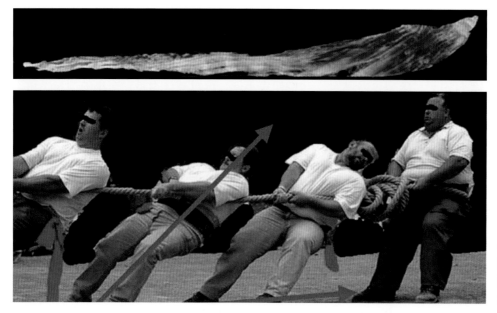

◀ 图 20-37　为了增加牵引力，队友通过他们的位置（羽状角）获得了最大的参与度

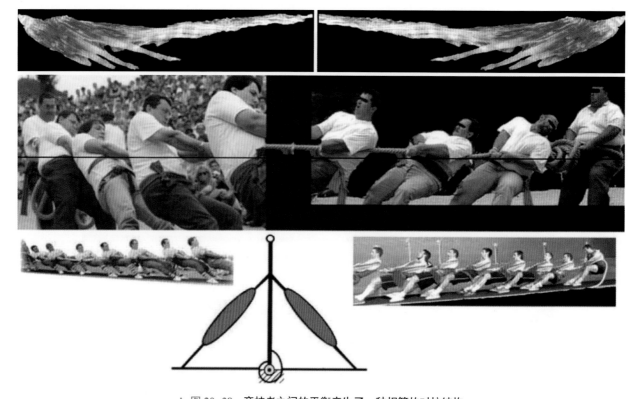

▲ 图 20-38　竞技者之间的平衡产生了一种相等的对抗结构
该结构符合欧拉柱的整体概念（激动肌肉和拮抗肌肉），这种能量返还原理构成了腱膜保持持续张力的基础

的，因为这可以使肌肉附着在活动较少的支撑点上，在躯干上，那些移动骨盆肢体的肌肉在骨盆上获得支点。肩胛骨和骨盆的机制不同，骨盆为下肢所有肌肉提供了固定附着，而在上肢，除肩胛骨外，胸骨、锁骨、脊柱、肋骨等也为上肢肌肉提供固定附着。

在力学条件下，身体各节段的运动可以自发地组合起来，使肌肉－筋膜（腱膜）－肌腱复合体的产能得到充分的优化，使执行既定任务所需的能量消耗达到最小水平。在行走过程中，人们会选择与最小热量消耗相对应的舒适速度，其每步的单位距离约 1m。在一定的参考体系中，肌肉通过肌腱附着到骨骼最佳点上，使其长度尽可能接近其最合理的长度；在这个长度上，肌肉在一开始收缩时就会表现出最高的张力和速度。行走在能量上也是一种相对低廉的活动，因为，双下肢的位移运动依赖于活动部分的重（质）量，可以最佳地利用具有重要价值的惯性现象。

宽阔的肌肉占据了腹腔壁。当这些肌肉从躯干的一部分延伸到躯干的另一部分时（如腰方肌），呈现为四边形，但当它们从躯干延伸到四肢时，则常常呈现为三角形。当几块宽阔的肌肉相互叠加时，它们的肌束就会以相反的方向进行排列，互相呈一定角度的交叉或垂直交叉，这种排列方式会增加腹壁的阻力。如果在腹部不是 3 块宽阔相互交叉的肌肉，而仅仅是一块单独的肌肉，即使在同一方向上有 3 倍的厚度，也无法很好地实现它们的任务（图 20-39）。

如果只考虑肌束的短小以表现短肌特征的话，就会有大量的肌肉配得上这个名字，但这种短肌只是一种人为的定义。凡是有短骨活动的地方（横突间、棘间）都有短肌。椎旁沟的肌肉很短，形态上它们只是一系列依次排列的短肌，但它们在脊柱上呈现出的冗长序列，以至于它们能够模拟长肌的活动（背最长肌：腰 – 胸 – 颈 – 头；髂肋肌：腰 – 胸 – 颈）。Bogduk[42] 的肌肉模型分为腰、胸、髂肋胸和髂肋腰四个部分。但这种类型的系统化建模脱离了解剖学的现实，限制了实验结论的应用。事实上，脊柱和下肢的肌肉 – 腱膜复合体之间也存在很多的功能交互。下肢不等长会引起脊柱弯曲的增加和骨盆倾斜；反过来，脊柱丧失活动能力也会减少骨盆的摆动和行走的速度。脊柱活动受支具或长节段融合的限制，在大步前进的行走中可以发现这种变化。髂腰肌功能丧失会导致腰椎前凸缺乏控制（图 20-40）。

（二）肌肉方向

这是最重要的问题之一。准确地评估肌肉方向的效应是非常困难的，因此必须评估肌束和腱膜之间的羽状角，但这比通常要精确地确定肌肉方向所做的工作要多得多。肌肉的轴线与组成它的肌束的轴线不同，我们必须同时研究肌肉体和肌腱的方向，以及肌束相对于筋膜的方向。有时肌束与腱膜方向一致（如菱形肌），有时肌束会沿腱膜倾斜形成羽状或半羽状、会聚状或放射状肌肉，如背阔肌、斜方肌，或在两个腱膜平面之间呈现倾斜伸展等（图 20-41 和图 20-42）。通常，一块肌肉的不同部分也可具有截然不同的方向，因此，为了了解它的活动，必须按照肌束的方向将其分解成各个部分，如对背最长肌、髂肋肌、斜方肌、前锯肌等肌肉的研究。大型肌肉为这种复杂的排列提供了实例，这些大型肌肉的整

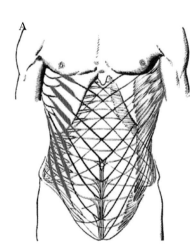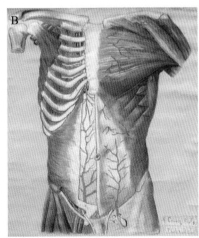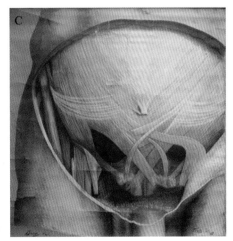

▲ 图 20-39　腹部前外侧区 3 块肌肉示意图（A）、腹壁前视图（B），解剖显示筋膜结构在 3 个空间平面上交叉（C）

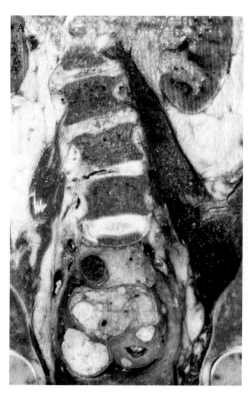

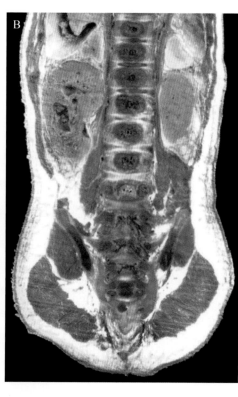

◀ 图 20-40 髂腰肌附着模式及其在腰椎的附着，腰椎前凸的稳定性因素
A. 成人受试者；B. 胎儿

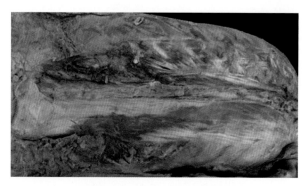

▲ 图 20-41 背最长肌和髂肋肌在胸椎后凸解剖标本中的排列，其腱膜和肌束处于张力状态，改善弯曲活动

体运动效应是所有各部分活动的综合结果。

每块肌肉都有轴线或中线，这样我们可以把肌束的整体效果与之联系起来。肌肉的轴线是有迹可循的；浓缩各个组件的各种姿态，就可以确定它们的行为。有些肌肉呈曲线形方向，但这些肌肉收缩的第一个效果仍是使肌束变直；一旦产生这种效果，你就可以理解这些肌肉的作用也是像直线肌肉一样的。

肌肉的运动方向还必须参照身体的轴线来研究，尤其是参照四肢的轴线，即肌肉运动的杠杆（功能性整体）。有很大一部分肌肉几乎与它们运动的杠杆轴线平行，但在某些状态下它们会偏离这种平行状态。它们附着的方向与杠杆形成明显的角度，有时甚至与杠杆垂直。在这种情况下，肌肉的方向并不是绝对的；它需根据杠杆的情况进而变化，这些杠杆会为肌肉附着提供各种入射角，大部分的入射角会更接近于平行，而非垂直。

（三）肌肉扭转

肌肉的力学途径离不开腱膜和肌腱的研究，它们参与了力量的传输、调节以及关节位移。目前已有几种涉及肌肉 – 腱膜 – 肌腱复合体功能构架的模型。Rouviere[43] 表示，在某些肌群中，肉眼解剖意义上的肌束（与功能肌纤维相区别）呈螺旋状聚集在一起（头夹肌、颈夹肌）。其中，头夹肌起于项韧带的尾侧、C_7 至 T_3 棘突以及棘间和棘上韧带，终止于枕颈线下缘外侧端和乳突外侧表面；颈夹肌则起于 $C_1 \sim C_5$ 的横突，止于 $T_3 \sim T_5$ 的棘突，并绕过头夹肌的外表面（图 20-43）。

颈最长肌的小复合体（从 $C_4 \sim T_4$ 横突发出，

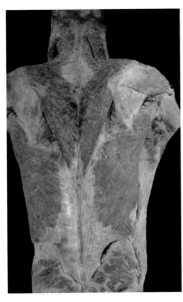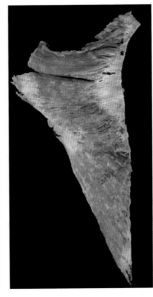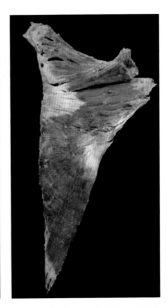

▲ 图 20-42 斜方肌附着于颈胸椎。请注意腱膜的重要性，它通过颈椎部分肌束的扭转来平衡不同水平的应力

止于乳突上），通过其扭曲排列形成了很小的羽状角，增加了头段旋转扭矩作用的力量和刚度（图 20-43B）。

背阔肌肌束的扭转可根据其固定点的位置不同而变化，它是肌肉力量增加的因素之一。在 Bogduk 等 [42] 的描述中，背阔肌具有 13 股肌束，其中 5 股止于腰椎棘突，6 股止于胸腰椎棘突，还有 2 股分别止于第 11 和第 12 肋骨（图 20-44）。

根据实验基础我们可以知道以下的事实。如果把一定数量的任意材料束平行排列，可以获得一个束集，该束集的抗阻能力等于各束抗阻能力的总和，或可能略高于各个束。如果将束集螺旋状缠绕起来，它的抗拉强度并不会改变；但当出现一突然的牵引力，那么，发生的第一个效应就是拉长螺旋状结构的底部，这类似于弹簧产生的效果。而呈螺旋状排列的束集结构底部的延长，会减少冲击的影响和突然而猛烈的拉扯造成的断裂风险。腱膜与肌肉轴线之间的羽状角也呈现这种扭转状态，旋转角度为 10°～15°。收缩时的形态学分析表明，肌束的这种羽状角的旋转排列还可增加肌肉的力量。

（四）单关节肌和机械旋转效应

单关节肌只跨越一个关节。任何肌肉收缩都会引起两种作用。一种是纵向的，另一种是旋转的。纵向分量能使关节表面相互紧贴（黏合效应）或关节表面相互分离（错位效应）；旋转分量使关节沿机械轴旋转，这种旋转，根据发生关节的类型，也可称之为屈曲。

在旋转运动中，旋转力矩（Mf）是肌力（Fm：PCSA）与该力到旋转轴距离（d）的乘积：Mf = Fm × d。其中，距离（d）等于跨越关节两端肌肉附着点之间的距离与所定义方向角的正弦值；肌肉的旋转力则根据其相对于关节中心的附着位置而变化。当脊柱伸展时，胸髂肋肌的旋转力减小，而胸最长肌的旋转力则保持不变。而当脊柱前屈时，由于腹斜肌、腰大肌和腰方肌等本身的旋转力较小，因此对旋转力矩的影响也很小 [6]（表 20-1 和表 20-2）。

单关节肌具有足够的长度和延展性，能在关节屈伸活动中，使关节完全屈曲和伸展。一般情况下单关节肌和多关节肌同时存在，这样的现象具有其力学优势。问题是要知道这两种类型肌肉存在的意义，因为对于运动来说，单关节肌就足够了，而多关节肌则限制运动。答案就在它们的分布上，这些多关节肌在脊柱节段并不是均匀分布的。在腰椎部分，多关节肌必须是壮硕的，以

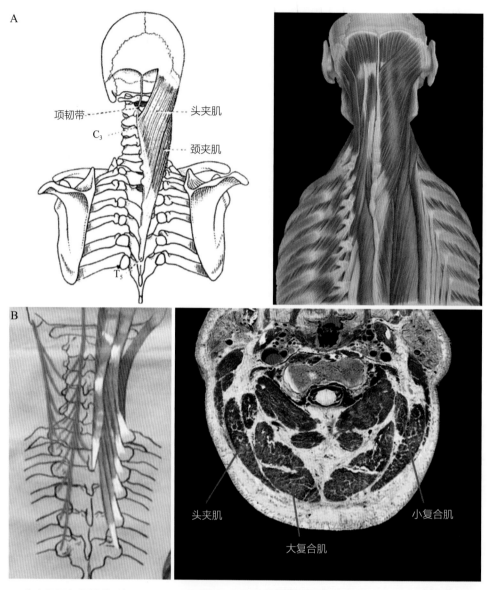

▲ 图 20-43　**A.** 头夹肌颈部区域的后视图，经颈夹肌绕过，通过扭转肌束增加整体力量。**B.** 以中间筋膜及其扭曲的整体轴线为特征的小型复合肌（半棘肌）的嵌入（**A**）。根据复合梁原理构成动力要素的不同肌平面的颈后肌肉水平切面（**B**）

便对整个脊柱起重要的约束作用。

（五）多关节肌和机械旋转

多关节肌（双关节或多关节）桥接两个或更多的关节，并以最小短缩的方式参与运动。在这个视角中，一个关节的活动所引起的位移可以通过另一个关节的互补性位移来代偿，在颈椎水平可以观察到这一现象。这种状况和等长活动相差不大，因此，肌肉能在接近对应静息长度时，就能形成张力并保持这一张力的最佳值。

多关节肌主要功能的目标基本集中在远端关节，位于近端关节的肌肉旨在加强它们的主要活动。如膝关节的伸展会使腓肠肌产生张力，并同时会使小腿三头肌（腓肠肌和比目鱼肌）对足施加动力，因此，这些动作是密切相关的。当膝盖弯曲时，躯干肌肉的活动则会起着较为重要的作用，它们可以使骨盆松弛并使骨盆前倾。这对关节的姿势起着至关重要的作用，可以改善关节的平衡，并提高关节软骨对应力的耐受。

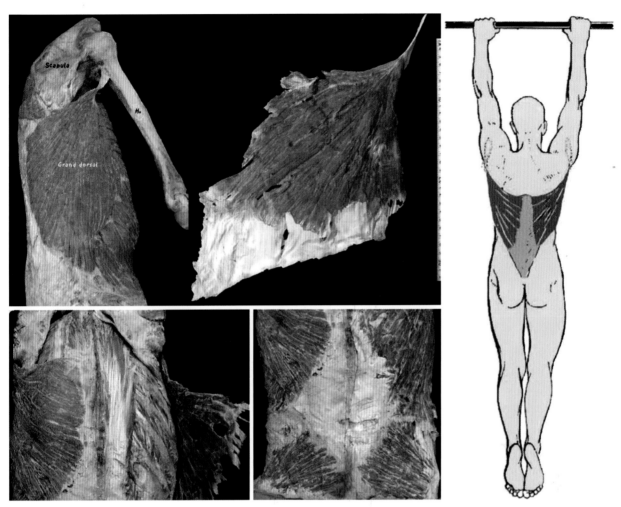

▲ 图 20-44　背阔肌在肋壁上的整体走行及其方向随肱腱止点处的肌束扭转方向的变化
胸腰椎附着区是由一种具有很强阻力的腱膜平面形成的，旨在对抗某些病理情况下的过度张力（例如截瘫时的肌肉肥大，固定棒牵引）。
肌束方向的不断变化增强了它的力量

表 20-1　固有生物测量：肌节长（ls）、肌束长（lf）、羽状角（a）和生理横截面积（PCSA）（引自 Christophy [6]）

肌　肉	肌节长，ls（μm）	肌束长，lf（m）	羽状角（a）（°）	PCSA（mm²）
腰大肌：L₃	3.11	0.1394	10.7	101
腹直肌	2.83	0.2986	0	567
竖脊肌、背最长肌、肋最长肌（腰部）	2.37	0.0373	13.8	154
竖脊肌、背最长肌、肋最长肌（胸部）	2.37	0.1175	13.8	100
腰方肌	2.36	0.0384	7.4	40
背阔肌	2.30	0.3161	0	90
腹内斜肌	2.83	0.0422	0	185
腹外斜肌	2.83	0.0359	0	196

表 20-2　Seireg 对主要柱状肌形态特征的生物特征分析 [63]

肌肉	肌肉长度（m）	PCSA（cm²）	羽状角（°）
头最长肌	0.1200	1.22	10
颈最长肌	0.0850	0.82	10
腹直肌（前）	0.0300	0.13	10
腹直肌（外）	0.0250	0.21	10
半棘肌	0.1012	1.89	10
颈夹肌	0.1653	3.73	10
胸锁乳突肌	0.2003	2.08	10
斜方肌	0.1143	3.87	—
棘突间肌	—	5.68	—
背最长肌	—	1.25	—
梨状肌	0.0850	20.54	9.50
腰大肌	0.2550	2.65	7.50
背阔肌	0.2693	12.90	—

十、力学性能

（一）肌肉的功

对离体肌纤维力学性质的研究表明，位于这些纤维中的弹性成分具有重要作用，特别是在肌内连接处。然而，通过比较在肌纤维或肌束和完整肌肉中获得的施加最佳应力所带来的延伸值，大致可以得出结论，大多数这些延伸的成分位于肌束之外的腱膜和肌腱中。肌肉纤维由基本的收缩单位（串联或平行排列的肌节）组成，结果是肌肉越长其缩短的速度越快，因为它有更多的肌节。在没有阻力的情况下，肌肉的收缩速度 $V_{max} = 10 \times LF/s$，这意味着对于具有大量肌节的长肌，收缩的最高速度等于 10 倍的肌纤维长度（LF）/每秒（即在没有任何阻力的情况下，肌纤维的长度为 10cm，收缩的最高速度 100cm/s）。

1891 年，Blix[44] 对离体的强直肌肉进行了描述，其特有的肌肉收缩力 / 长度关系表明，在参考长度内，随着肌肉收缩长度的增加，收缩力就会增加。当收缩超过参考长度（极限长度），结构就会出现断裂。然而，这种收缩的强度 / 长度关系会根据慢肌或快肌的百分比不同而不同。在青蛙的腓肠肌（慢肌）上，力并不会随着收缩长度的变化而迅速减少；因此，该肌肉在相当宽泛的长度范围内可以保持最大的力量不变；而像趾屈肌这样的快肌在只是相对狭窄的长度范围内表现出最佳力量。这使得像背最长肌这样的体位肌肉在各种不同的关节位置都能够表现出最大的力量。在这种维持体位的功能中，肌肉的作用还可通过被动的张力作用而增强；而在后者的作用下，能使肌肉在长度变化较小时不会消耗生化的能量。

肌肉各组成部分的平均缩短值可达到其原长度的 1/3，最高可达总长度的 50%。在关节前方通过的肌肉中，必须含有功能性肌纤维，且这些功能性纤维的长度须比两端附着结构的距离长三倍，这将会关系到整体活动过程中短缩运动的有效性。这种功能性纤维的长度允许它们在运动开始时就能发挥最大的收缩力，并在达到最大运动时仍能够保持一定的收缩力。肌纤维（肌节）长度与缩短范围之间的关系也是其中的一个重要因素。

（二）肌肉的屈服

这项工作的结果表明，一束 2cm 长的肌肉与两束平行的 1cm 长的肌肉具有相同的肌肉屈服。肌肉的力学功能和性能的基本情况取决于肌束的方向和腱膜的排列。肌束的缩短导致羽状角的增加。比如，对于 6.5cm 长的肌纤维，收缩导致肌纤维缩短 3.3cm，但肌肉总体的缩短则可为 3.8cm（图 20-45）。

（三）肌束力学性能与生理横截面积

肌肉强度与肌肉的横截面积（5～10 kg/cm^2）成正比，但与其长度无关[45-48]。肌肉的弹性阻抗力不会因其延长或短缩而改变，但肌肉力量可随着肌束的数量增加而增加（图 20-46）。

肌肉的收缩特性取决于肌束。肌肉产生力的能力与其生理横截面积（physiological cross sectional area，PCSA）成正比，PCSA 可以翻译成“肌肉生理性横截面”，是假设所有的肌束按肌肉的纵轴进行排列的一个理论截面（所有肌束都在截面上），它可反映平行肌节的数量。

Fick[13]、Haxton[49] 关于 PCSA 的经验性描述，通过数学计算，在有或没有考虑羽状角的情况下，PCSA 的定义是肌肉体积除以肌肉的平均长度或肌束长度 [1, 2]，它代表了产生力量的所有肌束的总面积及可引起位移的肌节的数量。当训练使肌肉肥厚时，在肌肉的生理性横截面所产生的最大力量变化极小。对于相同的阻力来说，由于肌肉训练而产生的肥大肌肉只是将阻力分布到更大的表面上，因此只是在单位面积产生的阻力减小；而相反，单位面积产生的肌肉力量则变化不大。但总的说来，训练可通过减少阻力从而使肌肉整体产生的力量增大。

PCSA 的评估是基于肌肉 - 腱膜复合体的数据：PCSA（m^2）= 肌肉质量（g）× cos θ（羽状角）/[肌肉密度（g/cm^3）× 肌束长度（mm）]。

Theta 角（θ）余弦值的引入是基于以下的假设，即肌肉或羽状肌本身的力损耗为零，且这个方程是基于恒定的羽状角。但事实上，我们发现肌肉扭曲中羽状角有 1°～15° 的变化，且这种肌束扭曲排列是可以增加肌肉力量的。

最大力 F（kg/cm^2）由以下公式计算：最大张力（kg）× 肌肉质量（g）/[肌肉密度（1056 g/cm^3）× 肌束长度（cm）]。即最大张力乘肌肉最大生理截面积（PCSA），其中 PCSA 的具体特征是由 Alexander[31] 提出的。

对于具有平行肌束（假梭形）的肌肉，其缩短幅度与其肌束缩短的幅度相同，肌肉潜在产生的力的公式计算如下。

$$PCSA（m^2）= MV/FL = m/pL$$

其中 MV 为肌肉体积，FL 为肌束的长度，p 为肌肉密度（1.05g/cm^3），L（肌肉长度）。

对于羽状肌，在缩短过程中，肌束的方向逐步倾斜，并向外移、离开纵轴（增加了羽状角的角度），而肌肉的厚度保持相对恒定。其结果是肌肉长度的变化比肌束长度更大。对于一给定的肌肉来说，当肌束长度减少时，羽状角增加。对于羽状肌，由于肌束存在倾斜度，PCSA 的计算方法有所不同。只有当所有肌束都沿纵轴排列时，其理论截面积可以用肌肉的截面积来表示 [44]。肌肉剖面的面积（S）与肌束（lf）产生的理论最大力（FM）成正比，即 FM = lf × S，可通过该公式获取肌肉解剖表面面积。肌束（lf）最大力的峰值约为 25N/cm^2 或 35N/cm^2。

传递到肌腱的力（FT）取决于角度 α，并且涉及羽状角 θ 的余弦值，该余弦值标准化了肌束在肌肉工作轴上的角度。

$$PCSA（cm^2）= m/2 \, plcos \, θ$$

其中 m 为肌肉质量，p 为密度（1.05g/cm^3），l 为肌束长度，cos 为羽状角的余弦值，α 为入射角。

特别是当羽状角较大时，羽状肌能够产生由肌腱传递的力。这种力的传导只有在角度大于 20° 时才相对重要（与小腿三头肌相比，前臂或手的肌肉力量差别不大）。但作为可计量参数的一部分，既往模型中腱膜因素并没有被

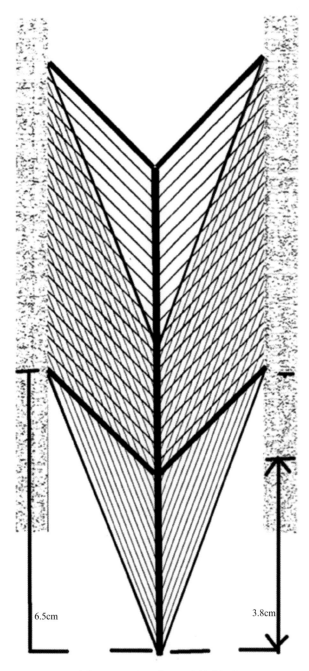

▲ 图 20-45 双羽状肌肌束位移评估

6.5cm   3.8cm

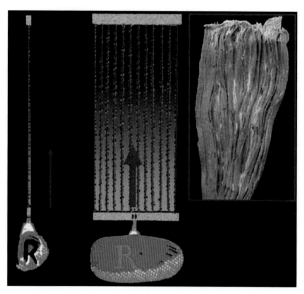

▲ 图 20-46 肌纤维数量与总肌肉力量的关系

考虑在内。1990 年，Zajac[1] 通过引入羽状角和腱膜来模拟肌束的内部结构，获得了更好的生理学解释和易于理解的力学构架（图 20-47 和图 20-48）。

在筋膜末端或肌束末端测得的缩短的速度和幅度与 cosα 相关（肌肉羽状角越小，各肌肉和腱膜结构缩短的速度越快和幅度越大）。如果同一块肌肉的所有肌束长度相同，那么整块肌肉缩短

的速度将与肌束的长度成正比。力 / 长度关系表达了收缩成分产生的最大等长力和平行于肌肉长轴的弹性成分产生的最大被动张力之间的关系。在这一关系中，收缩成分描述了在恒定载荷和恒定速度下这些结构的动态行为；而用来描述弹性成分的刚度和势能则表征了这些结构的牵拉和伸展之间的关系。所有这些观点都证明了肌肉 – 腱膜 – 肌腱复合体的极端复杂性。

十一、肌肉 – 腱膜 – 肌腱复合体的整体力学性能

（一）肌肉功能与复合梁（图 20-49）

若与周围环境隔离，骨骼在承受很小的应力后，就可能会很快发生骨折。但在日常生活中，由于活动的存在，这种情况不会发生。肌肉的排列和附着一般遵从复合梁原理，这种复合梁结构具有抗屈曲的稳定效应。在肌肉弯矩的作用下，可在骨骼上产生应力。在现实中，骨骼本身的曲度也会产生力矩，而这种力矩一般超过横向施加在骨骼两端的荷载。肌肉则可通过在弧形骨骼处附着模式的变化，减少这种骨骼本身曲度带来的机械约束。鉴于这种解剖上的安排，可以使肌肉的力量能够抵消骨骼变形。由于骨骼上存在多个肌肉附着，且整个骨骼肌肉的转动惯

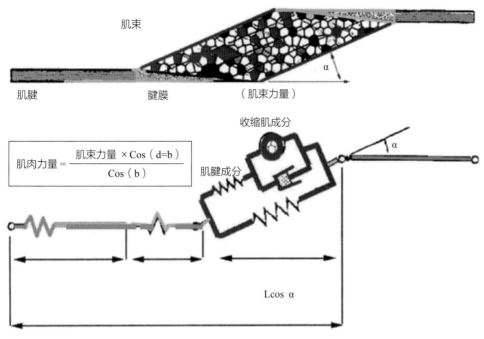

肌束

肌腱　　　　　腱膜　　　　　（肌束力量）

收缩肌成分

$$肌肉力量 = \frac{肌束力量 \times Cos（d=b）}{Cos（b）}$$

肌腱成分

α

Lcos α

▲ 图 20-47　用于计算肌力的肌肉 – 腱膜 – 肌腱复合体的模型（引自 Zajac[1]）

量（moment of inertia）增加，极大地增加了骨骼的机械强度。骨骼上凹形曲面能给具有抗重力功能的肌肉提供更大附着区域。Jansen[50] 提出了所谓的"最小 – 最大"定律，即用最少的松质骨材料就能获取最大的机械阻力；在此定律中，骨小梁会拥有明确的构建轨迹并能适应骨材料的最少化。这一适应过程受与机械约束密切相关的反馈机制的控制。在人的一生中，成骨细胞和破骨细胞的作用可在多种情况下得以表现，如骨折的固定或骨骼对肌肉附着的反应。Frost[51] 则提出了"最小有效应变"的概念，其应变值应为 0.08%～0.2%。

基于上述，骨骼进行着不断地适应和骨重塑。Enlow[38] 表明成骨由压力诱导，而骨溶解则由拉伸应力引起的。由于骨骼的弹性和黏弹性力学特性，骨骼可能存在着对机械应力的适应性机制。"负反馈"是调节骨改建的基本方式。施加应力会导致变形，从而诱导骨重塑过程；应力过大会导致成骨细胞肥大，这种肥大伴随着畸形和破骨细胞减少。而破骨细胞可导致伴有快速骨溶解和大量钙排泄的骨萎缩。

（二）意义、对称性、可变性

在所有的器官系统中，肌肉系统是最关乎质量和体积的，身体的器官系统中没有哪一个会在个体之间，甚至在同一个体内部，其质量和体积会表现出如此大的差异。肌肉解剖的对称性衍生出其功能的对称性。在一系列偶数肌肉中，它们各自的动作均与其对应的肌肉相匹配，而在奇数肌肉，则构成肌肉的两半会共同收缩，从而产生单一的效应。斜角肌是颈椎系统功能对称性的一个例子（图 20-50）。

对各种运动的研究表明，大多数的同源肌肉存在着完全的相互依赖性，而独立性则是很少的。声门、咽、唇部肌肉都位于左右两侧，它们在一个共同的动作中相互联系在一起；有什么比两只眼睛的肌肉之间的关系更紧密？又有什么比语言相关的双侧肌肉的功能结合的如此精密，以便于复杂的发声动作？当然，这种对称器官之间的协调活动并不是那么完美的。当涉及四肢时，为实现平行运动，左臂和右腿的独立运动并没有与对侧相关联。

为什么右边的肌肉比左边的发达？是否存在

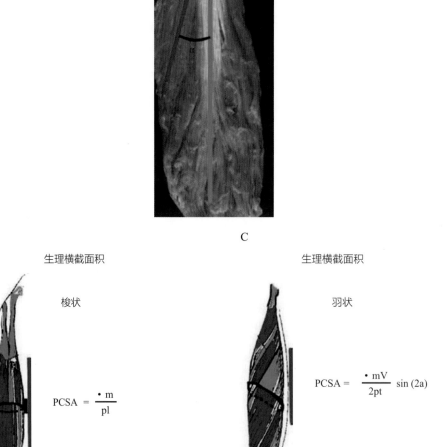

A

测量力量

m= 肌肉质量
p= 肌肉密度（1.05g/cm³）
t= 截面厚度
a= 羽状角角度

B

生理横截面积

梭状

$$PCSA = \frac{\cdot \ m}{pl}$$

C

生理横截面积

羽状

$$PCSA = \frac{\cdot \ mV}{2pt} \sin(2a)$$

▲ 图 20-48　**A.** 生理横截面积（**PCSA**）测量。**B.** 梭状肌生理横截面积的测量。**C.** 羽状肌生理横截面积的测量

先天性差异，与胎儿左枕位的比例相关？左利手的人数与右枕位出生的孩子人数成正比，或是正如有些人认为的那样，这种右侧的优势只是一个纯粹而简单的原因，即我们使用右侧多于左侧所造成的 [25]？在人类中，下肢和椎旁沟内出现优势肌肉是否预示着双足行走姿势？

（三）肌肉的体积和力量

　　鉴于肌肉与体积关系，以及与其自身形态的

关系，肌肉可表现出丰富多样的类型。尽管肌肉的体积与它的力量直接相关，但体积并不是决定肌肉力量的唯一条件。

　　这时就需要考虑两个因素：①力量，以肌肉体积来衡量（肌束的数量）；②收缩能量，由大脑信息内流所激发。肌肉肥厚可能是由于肌束肥大或由于阻力训练而增加肌束的数量所致。人体肌肉体积的增长相当缓慢，平均每天可增加

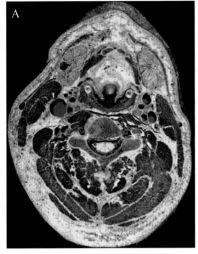

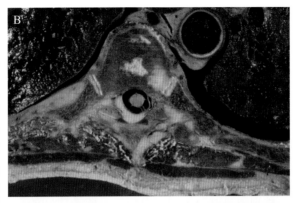

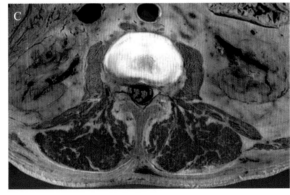

◀ 图 20-49 三个层次的解剖切片 [颈椎（**A**）、胸椎（**B**）、腰椎（**C**）]，以确定复合梁对脊柱曲度的重要性。在胸椎水平，肋骨与胸骨稳定了这一部分，肌肉需要减少。可见白色纤维，证明胸弯顶部的腱膜组织吸收机械应力

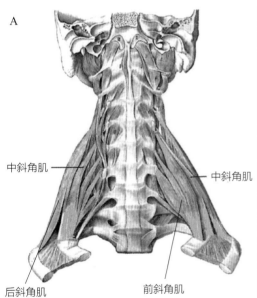

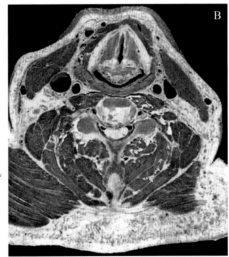

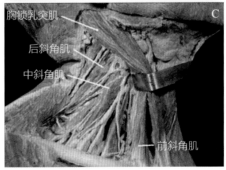

◀ 图 20-50 稳定整个脊柱的斜角肌（**A**），水平解剖切片可见其对称地附着在颈椎横突上（**B**）。解剖中 3 块肌肉的形态学报告（**C**）

0.1%，极值为每天 0.07%～0.23%，8～12 周后就会达到最大增幅，平均为 10%～25%。肌肉截面的增加是源自于快纤维的增加，而慢纤维的变化很小。在神经刺激时间的累加和运动单位的增加（空间累加）的协同下，肌肉产生的力量可以在很大的范围内变化。其中小腿三头肌或臀大肌产生力量的最高值可达 400～1000kg。根据近似计算，如果所有的肌肉在同一时间以最大的力量活动，最大值可至 25t！这种现象是基于不同能力的肌肉纤维的异步激活而产生的。在小的逆向运动后（控制少数肌肉纤维，低阈值运动神经元活动模式），控制大量肌纤维的高阈值运动神经元将发挥作用。在增量载荷的肌肉收缩中，肌电图会反映出越来越多的、有效的和非同步的运动单元被激活[52]。

十二、三维关节动态旋转中心定律

仅仅对肌肉的运动分析尚不能完整地解释关节的力学行为。关节的协调运动需要它周围所有肌肉组织的同步活动。动态平衡的目标是确保软骨上应力的均衡分布，以避免关节（欧拉柱）的磨损。肌肉的构架响应三维动态关节旋转中心定律，该定律是功能整体性原则的一部分，并考虑到了其他关节[53]。由于在空间的三个平面中，有屈伸运动、外展内收运动和旋转运动，因此，这里的旋转中心这一术语是解剖学专有的，与力学中所使用"旋转"的术语并不相同。一般说来，在运动中，伸展成分总是弱于屈曲成分，且常常只需一块肌肉的活动。在关节特定的位置上，有时只需重力就足以导致伸展运动。

十三、肌肉的矛盾性：关节链和肌肉的动静态效应

在等张收缩的情况下，肌肉一端保持固定，另一端连接到提供阻力 R 的负载上。有两种不同的等张收缩：向心性收缩，即其长度减小，并且其末端向近侧移动，收缩张力大于 R；和离心性收缩，即其长度增加，并且其末端向远侧移动，

收缩张力小于 R。如果张力在缩短过程中增加，那么肌肉收缩的第一阶段是以等张模式进行的，然后转为等长模式。例如，在咀嚼肌，它们首先缩短，然后进行等长收缩，以克服食物碎片提供的阻力。对于伸肌来说，它们在收缩过程中最初以等长模式发挥作用，然后在第二阶段以等张模式发挥作用。

肌肉的静态效应（等长力）是指肌肉力量和阻力之间的平衡状态。阻力力矩与杠杆臂的长度和两个杠杆之间的夹角成正比。对于 90° 的长杠杆臂，关节应力最大。为了减少这种约束，有必要缩短阻力的供力点（缩短杠杆臂），并同时使杠杆间的角度趋向于 0°。相反，肌肉的动态效应（等速力）则是指肌肉力量大于阻力而引起运动的状态。当肌肉的其中一个附着点靠近关节时，位移的速度和幅度较大。为使肌肉收缩能达到这一目标，必须通过重心位置的调整以起到间接地改变肌肉附着点的作用。比如，在骨盆下肢中，大腿的屈曲伴随腿部弯曲，以发挥重心位置调整的作用。

根据身体的整体位置以及施加阻力方式的不同，关节上的机械应力也不相同。关节链可分为开放式关节链、封闭式关节链和半封闭式关节链三种情况。开放式关节链是几个关节的连续序列，其末端是自由的。比如，胸部、肩胛带、上臂、前臂和自由活动的手，它们之间具有连续性，而关节的活动性却是相互独立的。封闭关节链的特点是在四肢的两个末端之间相连，形成连续关节。比如，处于水平位置的运动员，用手、脚支撑着执行一系列抬高、降低的动态练习。半封闭关节链是指两个固定肢体之一受到一个确切的矢量阻力。比如，自行车手的下肢，其脚固定在踏板中。

十四、肌肉的力量和杠杆

肌肉骨骼系统的构建符合杠杆原理，杠杆由三个要素组成：支点、动力和阻力。其中，支点是关节上固定的肌肉附着点，力量（动力）是由

肌肉体现，阻力则与动力相反。为了改善肌肉质量，以应对负荷，必须提高执行速度（V），它是移动肢体所需的缩短力（P）与要克服的阻力（M）的比例函数：V = PM。为了降低阻力（M），提高活动的柔韧性是十分重要的。这就需要在强健和柔韧之间寻求一种平衡，这种平衡常常需要一种多样的且轮替的节奏性训练。在强作用的力矩条件下，大位移的肌肉，由于其肌纤维的长度较长，将无法执行抵抗大力矩的性能。同样，在弱作用的力矩条件下，如果让横截面积（CSA）大的肌肉收缩，则只会产生较大的角位移，而不会产生很大的力。

十五、顺应性

顺应性是指肌肉在既定力的作用下改变形状（伸长或收缩），同时在变形力消失后恢复到初始形态的能力。这种顺应性是弹性能量的一种反映，弹性能量可以存储在含有不同弹性结构的三级复合体中：肌束 – 腱膜 – 肌腱。Scott[54] 发现腱膜和肌腱的力学特性有相似之处，筋膜和肌腱的弹性分别达到 8% 和 2%。角度顺应性是肌束与腱膜形成角度的结果，这时的腱膜不在肌肉的工作轴上。这种角度可迫使肌束的长度变化应力（length–changing forces）发生转换，使这些应力不再位于肌肉变形的轴线上。伴随着应力方向的改变，可以出现一个垂直于肌肉的分力，这解释了这种转换必然会导致力的损失。结果是增加羽状角增加了垂直分力，减少了有效的肌力传递，但增加了系统的顺应性。

当羽状角增加时，刚度降低。因此，若将弹性功能被认为是通过肌肉垂直于筋膜而得以实施的话，我们就能很好地认识肌肉复合体与其他组成元素之间肌肉作用的依赖性及其规律。为了在筋膜弹性拉伸时保持肌肉体积恒定，筋膜表面必定会发生弹性变形。弹性能量同时储存在筋膜中，一般储存在该筋膜结构的表面；这种弹性储能数量虽少，但对于运动过程中获得良好的平衡是必不可少的。

顺应性新概念：肌束和筋膜

到目前为止，在已经研究的模型中，并没有区分肌腱结构和肌肉的腱膜特征。Jewel[55] 报道，青蛙肌肉在等长收缩期间，参与收缩的弹性体系（肌肉 – 筋膜 – 肌腱）长度变化的成分有 50% 位于胶原纤维中。Morgan[56] 发现，袋鼠肌肉中肌腱的运动是腱膜的 8 倍。这些结果似乎表明，不同物种和不同的肌肉，其弹性特征存在着差异。对于单羽状肌，宽羽状角度则会产生另一种角度的顺应性。这种筋膜的行为特性不仅依赖于其强度，还取依赖于它的长度。已有研究结果表明，在弱力作用下短肌收缩时腱膜长度与在强力作用下肌肉收缩时腱膜长度的差异超过了该弹性体系的理论延展值。据此可以得出结论，肌肉的长度决定了腱膜的平衡长度，而同时，筋膜的平衡长度也可用同样的方式改变弹性体系的长度。

这一机制表明，在运动过程中产生的应力会引起塑性变形。在肌肉的被动运动中，筋膜（腱膜）很容易伸展，且所有纤维结构会同时适应这种延展。然而，在肌肉收缩过程中，垂直于筋膜（腱膜）的力量很大，这会在不同结构之间产生内在的摩擦力，从而防止过度拉伸。即使施加大的力，对抗纤维结构伸展的肌束仍然可以活跃在腱膜中，但这种机制在实验研究中是不可能实现的，因为实验研究中肌腱是彼此分开，肌肉也是互不接触。这种由力的丧失引起腱膜塑性变形的假设与 Alexander[44] 提出的塑性变形理论是矛盾的，后者认为一定程度的力才能引起变形。需要注意的是，由于肌肉的几何形状改变导致的肌肉系统顺应性的变化并不会影响储存在弹性元件体系中的弹性能量。在姿势方面，有三个系统参与，即头颈、胸腰椎和全身躯体 – 胫距关节（踝关节）。

Gregory[57] 指出，股直肌和腓肠肌是下肢从近端到远端的能量传输元件。在功能上，我们发现在伸膝过程中有一相关联的足底屈曲，即有一股强大的力量从股直肌传递到腓肠肌。这两块肌肉在解剖形态上有非常重要的相似之处，股直肌的后表面本质上是腱膜，分布于肌肉的全长，腓肠肌则存在浅腱膜和肌内腱膜，并从近端延伸到远端。这些肌肉被认为是抗重力肌肉，在行走的各个阶段都具有极大的能量存储和能量返还能力，将能量返回到大腿和骨盆，并适应脊柱的活动。颈椎的刚度较低（顺应性较高），以适应所有的颈椎倾斜模式，其中 C_1~C_2 关节处负责旋转，C_3~C_7 负责分布屈曲。胸椎旋转顺应性好，腰椎屈曲潜力大，侧屈和伸展较小。

十六、筋膜

筋膜是肌肉骨骼系统的重要组成部分，不能把其与肌肉的研究切分开来。但长期以来，它们被相互独立地研究，而且只研究其中的一些主要部分，Bichat[58] 第一次对它们进行了整体的研究，把它们作为膜性纤维系统的一个独立部分，结合起来进行分析。筋膜是一层可延伸的坚强结缔组织，包绕着整个肌肉，这就使其具有解剖学上的统一性。它还具有另外两个机械功能，在收缩过程中实现对肌肉的抗压力作用，以及促进各肌肉的相互独立性和滑动。

筋膜疗法针对一种疼痛性肌筋膜综合征，它起源于骨骼肌或筋膜的可逆性功能障碍。突出特点是存在着肌筋膜扳机点（点 - 松弛效应），这是一个位于筋膜内数毫米大小的疼痛区域。这些筋膜与皮肤密切相关，呈现出一种特殊的机械组织结构，具有 Langer 所描述的牵引区，可作为选择皮肤切口的起始点。

（一）术语：筋膜的争论

Bichat[58] 提出，"把腱膜分为两类，一类是作为真正的肌肉腱膜的附着点，它们只是肌腱：属于附着性腱膜；另一类则是用于束缚的肌肉本身，属于包裹性筋膜或束缚性筋膜。"因此，肌肉位于深、浅两个纤维层之间，浅层筋膜即为包裹筋膜；筋膜还具有多种和多层隔膜，将深浅筋膜间的区域划分为多个间室，旨在隔离、容

纳、保护不同的肌肉，并协助它们间的相互滑动和活动。Bichat[9] 的分析已接近于现代 Ettema 和 Huijing [2]、Winters[59] 的概念，他们定义了筋膜和肌束的主导作用。

关于筋膜这一术语的争论焦点在于，它们可以包裹整个肢体或躯干：此时，它们是整体的；它们也可只包裹一块或多块肌肉：此地，它们又是局部的；它们不仅可出现在四肢，也可出现在躯干，同样发挥着重要作用（图 20-51）。

一般的规律是，只要存在可收缩的肌肉就会有腱膜或鞘膜，它的厚度与肌肉的长度、强度、尤其是与运动的倾向成正比。每个筋膜被认为有外表面、内表面、边缘或外周。浅表封套筋膜以其珍珠白的外表面对应于皮肤，它们之间被隐匿的疏松结缔组织隔开，这些疏松结缔组织中包裹着静脉、淋巴管和浅表神经。

筋膜的内表面呈暗白色。通过内表面，一些肌束可以附着在筋膜的某些点上：这种现象主要可见于前臂和下肢。但在大多数情况下，内表面仍然独立于其覆盖的肌肉，仅靠疏松结缔组织与肌肉关联。这些筋膜上的皮肤一般是可活动的；但有时，可以通过真皮深层发出的延长纤维使筋膜和皮肤紧密地黏附在一起。

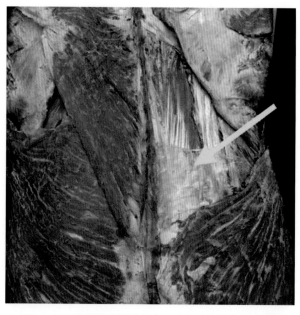

▲ 图 20-51　胸腰椎区筋膜形态，注意纤维横向方向（黄箭）

（二）筋膜的结构

筋膜上皮肤的活动通过以下机制发生：从真皮的深层延伸出多条延长纤维，穿越作为脂肪组织仓储的蜂窝样结缔组织；这些延伸的纤维最终可以相互联合，形成一层膜，在筋膜、血管和浅神经上滑动，称为浅筋膜。浅筋膜仅可见于皮肤和筋膜之间，此处分布着浅表血管和神经。

薄筋膜由单层平行纤维组成，在筋膜之间留出相当长的间隔；厚筋膜由多个重叠平面组成，各层纤维相交时呈直角，时呈锐角。在这些相互交织的筋膜中，肌纤维方向与筋膜方向不一致的解剖学原因已有了一些线索。Sappey[21] 已经发现了相当多的神经组织的证据。为了适应肌肉收缩时的形态变化，这些受压力影响的筋膜含有大量垂直穿过肌肉的弹性纤维。大型肌肉的筋膜，尤其是躯干和颈部的筋膜，与长肌的筋膜不同，它们更薄，阻力更弱，呈暗白色，而不是珍珠白。脊柱肌肉筋膜的特殊排列与长背肌和髂肋肌的分界沟有关。尽管如此，通过解剖仍很难准确区分腱膜和筋膜结构（图 20-52 和图 20-53）。

（三）筋膜的性质

筋膜作为纤维组织的组成部分，具有物理、化学、解剖、生理和病理等特性。由于其强大的黏聚强度，筋膜能抵抗肌肉纤维对其施加的相当大的牵引力或膨胀力。他们在不同层次的器官之间建立了非常精确的界限，"如果想要准确地描述一系列病理现象，那么准确地了解这些特征是最重要的"（引自 Cruveilhier[25]）。

筋膜的延展性不是很强，因此它对深部组织发生的炎症反应缺乏可扩展性（如筋膜间隔综合征）。它们的弹性也不是很大，当它们的膨胀超过一定程度时，它们就再也不会恢复原状了。

这层致密的结缔组织覆盖在肌肉上，通过隔膜分隔出一个或多个间隔，在肌肉收缩时提供刚性的压力。此外，它们使肌肉之间存在滑动，使肌肉在功能上能相互独立。它们之间的间隙是隔绝温度和电传导的一个因素。这些间隙中存在动静脉血管和淋巴管成分。

十七、临床意义

流行病学研究已经证实了腰痛对社会的影响，在工业化社会的人口中，60% 罹患腰痛。美国每年有 5% 的成年人有腰痛发作。Kelsey[60] 指出，在 500 万腰痛患者中，200 万人已经失业至少 6 个月，只有 20%～40% 的人重返工作岗

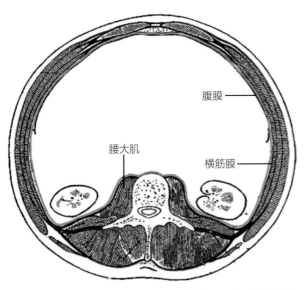

▲ 图 20-52　腰椎水平示意图，通过筋膜（绿色）划分间隙

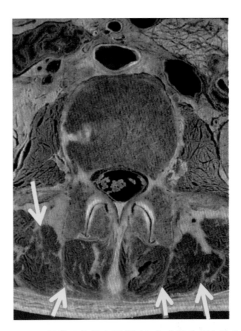

▲ 图 20-53　腰椎肌肉的水平截面，每个肌肉都有特定的骨沟边界

位。姿势稳定性概念已成为脊柱检查和治疗的根本。在水平面上，当重心与支撑区域之间的距离固定时，身体的整体稳定性与足所代表的支撑面成正比，与身体的重量也成正比，但与重心的高度则成反比。行走由一系列不稳定时相构成，这些不稳定的时相却是人体推进的基础。为了保持稳定，必须相对于支点，对上肢和下肢进行动态调节。为了恢复平衡，整个系统必须处理各种变化。为了实现平衡，神经肌肉系统必须在包含腱膜的弹性体系中工作，其中的腱膜具有能量储存和能力归还的功能。

Ashton-Miller[61] 列出了 6 个刚度区域及其在不同水平上的评估方法，包括压缩、前后剪切、横向剪切、屈伸倾斜、横向倾斜和扭转。

Crisco[62] 指出，多关节肌在稳定性方面具有优势。这些浅表的肌肉具有较大的弯矩，特别适合调节刚度。在颈椎水平，枕下小肌是维持头部姿势所必需的（图 20-54）。

十八、肌肉和脂肪浸润：老化

在老年人中，脂肪系统重新出现，肌肉变得不那么健壮。肌肉可塑性削弱，形状往往趋向于它们原始的圆形，但已无法与年轻人的相提并论。在年轻人中，肌肉是圆的，但细长而坚固；中年以后，它们有时会变得圆而结实，但如果当脂肪组织占优势时则会变厚；由于瘦弱或老化，肌肉变得细长圆形，而柔软。在全身萎缩中，肌肉表现得最为敏感。肌肉衰退后，就不再能填充满包裹它们的筋膜之间的空间，这使肌肉更加软弱。在极高龄期，脂肪组织大量浸润到肌肉组织

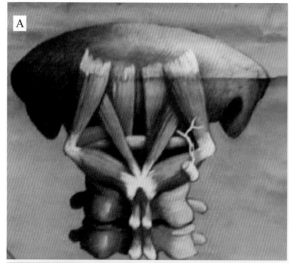
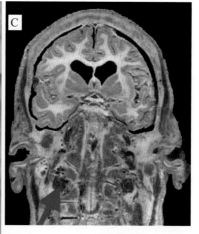

头大斜肌

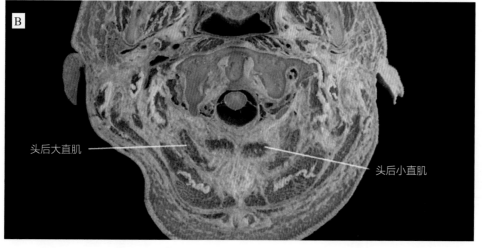

头后大直肌

头后小直肌

◀ 图 20-54 颅头交界处的构成 Tillaux 三角的四块相连肌肉（头后大直肌、头后小直肌、头大斜肌、头小斜肌）（A）。这些肌肉调节头部的运动，并在大型旋转运动中起到限制作用。解剖切面分别为水平面（B）冠状面（C）

的不同肌束之间，这时肌肉组织通常呈淡黄色。脂肪小叶往往会出现在肌肉束中，有时甚至出现脂肪细胞（图 20-55）。

十九、结论

尽管有 200 多万篇参考文献，但对脊柱的正常解剖仍知之甚少。困难在于对结构的真实评估和目前可用的技术手段依然极其有限。自 Winkler[3] 研究以来，其中一个重要的成果就是以形态为基础的认知方法。Zajac[1] 将肌肉（腱膜）复合体收缩和弹性成分联系起来的新概念是在病理解剖的建模的基础上提出的。若把脊柱集成为一个具有个体变异性的功能整体的话，三维探索就能进一步提高我们的认知。随着生物学理论和应用的进展，张拉整体模型将代表一种最具参考价值的概念，让我们能更好地理解肌肉骨骼系统的两个结构 - 功能对，即"张力 - 内聚力"和"压缩 - 稳定性"。

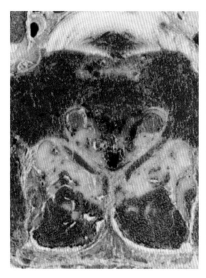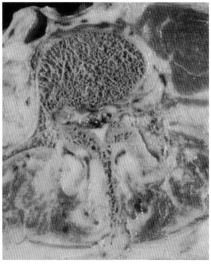

◀ 图 20-55　腰椎部分解剖的水平面，突出展示了晚期椎旁沟肌肉的脂肪浸润

参考文献

[1] Zajac F, Winters J. Modelling musculoskeletal movement systems: joint and body segmental dynamics, musculoskeletal actuation, and neuromuscular control. In: Winters JM, Woo SLY, editors. Multiple muscle systems, biomechanics and movement organization. New York: Springer; 1990. p. 121–34.

[2] Ettema GJC, Huijing PA. Properties of the tendinous structures and the elastic component of EDL muscle-tendon complex of the rat. J Biomech. 1989;22:1209–15.

[3] Winkler G. The ilio-costal muscle. Study of its structure and its morphology according to the curvatures of the rachis. Arch Anat Histol Embryol. 1936;21:143–252.

[4] Gracovetsky S. Musculoskeletal function of the spine. In: Winters JM, editor. Multiple muscle systems, vol. 25. New York: Springer; 1990. p. 411–37.

[5] Delp SL, Anderson F, Arnold AS, et al. OpenSim: open source software to create and analyze dynamic simulation of movement. IEEE Trans Biomed Eng. 1990;37(8):757–67.

[6] Chrystophy M, Wiemann K, Klee A. Die Bedeutung von dehnen und stretching in der aufwärmphase vor Hochsstleistungen. Leistungssport. 2000;4:5–9.

[7] Dionis A. Demonstrations of anatomy. Paris: House of Saint Come; 1690.

[8] Heister A. The anatomy of Heister with physical tests on the use of parts of the human body. In Paris at Vincent, 5 rue S. Severin at the Angel 1753; with approval and privilege of the King.

[9] Spigelius A. De humani corporis fabrica. Brussels; 1578.

[10] Stenonis N. From ossibus musculis, from motu animalium. Pars prima, Bibliotheca anatomica. Geneva: Joannis Anthonii Chovet; 1685. p. 527–52.

[11] Borelli J. From motu animalium. From externis animal. Pars prima, Bibliotheca anatomica, Geneva: Joannis Anthonii Chovet; 1685. p. 817–910.

[12] Trolard P. The spinal muscles and in particular the transverse spiny muscles. Algiers, Casabianca printing, rue du commerce; 1892.

[13] Fick R. Handbuch der Anatomy und Mechanik der Gelenke unter Berucksichtigung der bewegenden Muskein. 1904–1911. Vol. 3. Specielle gelenk und muskelein Mechanik. Jena: Gustav Fischer; 1911.

[14] Von Lanz T, Wachsmuth W. Praktische anatomy. Erxter Kand, Driter Teil: Arm. Berlin: Springer; 1935. p. 154–243.

[15] Bonnel F. Muscles and joints (law of three-dimensional articular

dynamic centering). In: Muscle and sport: Springer; 1992. p. 277–98.

[16] Alonso S. Regulatory factors specific to myogenesis. Med Sci. 1990;6:635–44.

[17] Bergmark A. Stability of the lumbar spine. A study in mechanical engineering. Acta Orthop Scand. 1989;230:581–10.

[18] Nitz AJ, Pick D. Comparison of muscle spindle concentrations in large and small human epaxial muscle acting in parallel combinations. Am Surg. 1986;52:273–7.

[19] Chaussier quoted by Sappey Ph. Descriptive anatomy. Paris: Delahaye & Cie; 1876. p. 52.

[20] Theile P. Cited by Sappey Ph. Descriptive anatomy. Paris: Delahaye & Cie; 1876. p. 52.

[21] Sappey PH. Descriptive anatomy treaty. Paris: Delahaye & Cie; 1876.

[22] Sylvius A. Quoted by Sappey Ph. Descriptive anatomy. Paris: Delahaye & Cie; 1876. p. 52.

[23] Galien (Galen). Anatomical, physiological, scientific, medical works, translated by Ch. Daremt, editors. Paris: Baillière; 1854.

[24] Vésale A. De Humani corporis fabrica libri septem. Basileae: Joannis Oporinus; 1543.

[25] Cruveilhier J. Anatomy treaty. 1st ed. Paris: Bechet Jeune; 1837. 26. Squire JM. The structural basis of muscular contraction. New York, NY: Plenum; 1981.

[26] Lieber RL. Muscle fiber length and moment arm coordination during dorsi and plantar flexion in the mouse hindlimb. Acta Anat. 1997;159:84–9.

[27] Huijing PA, Ettema JC. Inflammatory muscle contractions of the rat and the muscles of the gastrocnemius muscle. Acta Morphol Neerl Scand. 1989;26:51–62.

[28] Friden J, Lieber RL. Eccentric exercise-induced injuries to contractile and cytoskeletal muscle fiber components. Acta Physiol Scand. 2001;171(3):321–6.

[29] Huxley H. The mechanism of muscular contraction. Science. 1969;164:1356.

[30] Alexander RM, Vernon A. The dimensions of knee and ankle muscles and the forces they exert. J Hum Mov Stud. 1975;1:115–23.

[31] Bogduck N, Macintosh JE, Pearcy MJ. A universal model of the lumbar back in the upright position. Spine. 1992;17(8):897–913.

[32] Boyer Cited by Chaussier Summary exposure of the muscles of the human body. Thesis n ° 507. Dijon; 1789.

[33] Gauthier G, Padykulah A. Cytological studies of fiber types in skeletal muscle: a comparative study of mammalian diaphragm. J Cell Biol. 1966;28:333.

[34] Jewel BR, Wilkie DR. The mechanical properties of relaxing muscle. J Physiol. 1960;152:30–47.

[35] Cruveilhier J. Anatomy treaty. 3rd ed. Paris: Bechet Young; 1847.

[36] Hill AV. First and last experiments in muscle mechanics. Cambridge: Cambridge University Press; 1970.

[37] Enlow DH. Wolff's law and the factor of architectonic circumstance. Am J Orthod. 1968;54:803–22.

[38] Philips S, Bogduk RV. Anatomy and biomechanics of lumborum quadrates. Proc Inst Mech Eng H. 2000;222(2):151–9.

[39] Yamagushi GT, Sawa AGU, Moran DW, Fessler MJ, Winters JM. A survey of human musculotendon actuator parameters. In: Winters JM, Woo SLY, editors. Multiple muscle systems, biomechanics and movement organization. New York: Springer; 1990. p. 717–25.

[40] Fukunaga T, Ichinose Y, Ito M, Kawakami Y, Fukashiro S. Determination of fascicle length and pennation in a contracting human muscle in vivo. J Appl Physiol. 1997;82(1):354–8.

[41] Bogduk N, Johnson G, Spalding D. The morphology and biomechanics of latissimus dorsi. Clin Biomech. 1998;13(6):377–85.

[42] Rouvière H. Architecture of striated muscles. Law of direction of fleshy fibers and tendinous fibers. Ann Anat Pathol. 1936;9:1–5.

[43] Blix M. Die Lange und die Spannung of the Muskels. Skand Arch Physiol. 1891;3:295–318.

[44] Cheney RA, Melaragno PG, Prayson MJ. Anatomic investigation of the deep posterior compartment of the leg. Foot Ankle Int. 1998;19(2):98–101.

[45] Maughan RJ, Watson JS, Weir J. Strength and cross-sectional area of human skeletal muscle. J Physiol. 1983;338:37–49.

[46] Wickiewicz TL, Roy RR, Powell PL, Edgerton VR. Muscle architecture of the human lower limb. Clin Orthop Res. 1983;179:275–83.

[47] Scott S, Winter D. A comparison of three muscle pennants and their effect on isometric and isotonic force. J Biomech. 1991;24(2):163–7.

[48] Haxton HA. Absolute muscle strength in the ankle flexors of man. J Physiol. 1944;103:267–73.

[49] Jansen M. On bone formation: its relation to tension and pressure. London: Longmans; 1920.

[50] Frost HM. Bone remodelling dynamics. Springfield, IL: C.C. Thomas; 1963.

[51] Winters JM, Stark L. Estimated mechanical properties of synergistic muscles involved movements of a variety of human joints. J Biomech. 1988;21:1027–41.

[52] Bonnel F, Marc TH. Muscle: new concepts, anatomy-biomechanics- surgery- reeducation. Montpellier: Medical Sauramps; 2009.

[53] Scott SH, Engstrom CM, Loeb GE. Morphometry of human thigh muscles. Determination of fascicle architecture by magnetic resonance imaging. J Anat. 1993;182(2):249–57.

[54] Jewel BR, Wilkie DR. An analysis of the mechanical components in frog's striated muscle. J Physiol. 1958;143:515–40.

[55] Morgan DL, Proske U, Wamen D. Measurements of muscle stiffness and the mechanism of elastic storage of energy in hopping kangaroos. J Physiol. 1978;282:253–61.

[56] Gregory L, Veeger HE, Huijing PA, Ingen Schenau GJ, et al. Int J Sports Med. 1984;5:301–5.

[57] Bichat X. Treatise on descriptive anatomy. Paris: Gabon & Cie; 1801.

[58] Winters JM, Stark L. Analysis of fundamental human movement patterns through the use of in-depth antagonistic muscle models. IEEE Trans Biomed Eng. 1985;32:826–39.

[59] Kelsey JL, White AA. Epidemiology and the impact of low back pain. Spine. 1980;5:133–48.

[60] Ashton-Miller JA, Schultz AB. Biomechanics of the human spine and trunk. Exerc Sport Sci Rev. 1988;16:169–204.

[61] Crisco JJ, Panjabi MM. Postural biomechanical stability and gross muscular architecture in the spine. In: Multiple muscle systems. New York: Springer; 1990. p. 438–50.

[62] Seireg A, Arvikar R. Biomechanical analysis of the musculoskeletal structure for medicine and sport. New York: Hemisphere Publishing Corporation; 1989.

竖脊肌的功能解剖：综述
Functional Anatomy of the Erector Spinae: Review

M. De Sèze   O. Gille   著

陶轶卿 译 张 桦 李方财 校

第21章

一、概述

20 世纪后叶，西方国家的腰背痛发病率急剧上升[1]。从纯粹的骨关节角度来看，这似乎是自相矛盾的，因为与此同时，工作和生活条件有所改善[1]。最新的动物和人类研究一再强调椎旁肌功能障碍在腰痛发病机制中的重要性[2-4]。同样，随着年龄的增长，与特发性椎旁肌萎缩相关的脊柱矢状位平衡障碍的增加也突显了这些肌肉功能的重要性[5]。基于它们的附着关系，这些肌肉属于脊柱的伸肌，也就是说，它们的向心收缩倾向于诱发各自相应的脊柱节段的伸展。但这一行为概念并不足以解释它们对脊柱的保护作用，且在解释姿势和动态行动方面似乎也非常有限。他们的行为是否明确？它们相互之间以及与其他肌肉之间有什么协同作用？什么机制可以导致它们的功能障碍？肌肉功能障碍导致的姿势和动态的后果是什么？它们的损伤是不可逆转的，或者我们能对抗引起损伤的持久性诱因吗？近来，技术进步使我们能够开展旨在解决所有这些问题的工作。它们是基于对躯干运动的精细分析，同时记录了许多肌肉的活动，以及对椎旁肌肉收缩成分的磁共振成像（MRI）研究。

本章基于现有文献知识对这些问题进行了综述，以揭示椎旁肌肉的最新功能解剖数据，并关注其可能的临床意义。

我们会先介绍椎旁肌的形态和功能，包括椎旁肌的描述性解剖，以及一些已提出的不同功能的解剖学模型，它们可用于解释腰肌和腹肌在姿势中的作用，并具有治疗前景。接下来，我们会总结竖脊肌在行走过程中的功能意义。

然后，我们会对那些解释肌肉在慢性腰痛持续过程中作用的理论进行回顾。

二、椎旁沟的描述性解剖

值得关注的是，当四肢关节在一个平面上活动时，肌肉控制相对简单；与此相比，堆叠的脊椎具有极大的自由度，因此轴向肌肉系统的构造就显得较为复杂。大多数脊柱肌肉位于椎骨棘突和横突之间的椎旁沟内。椎旁沟中的肌肉组织可以分为 4 个重叠平面[6]。为了强调这种组织结构，我们选择从最深部开始，分别从颈椎、胸椎、腰骶椎水平进行整体描述。椎旁沟内的肌肉一般被躯干后外侧壁的肌肉所覆盖，后者的脊柱附着区形成胸腰筋膜[7]。

（一）横 - 棘突肌平面（最深）

该平面从 C_2 延伸到骶骨，包括 3 块肌肉。横突间肌是横突间的小肌肉，是均匀对称的，并沿脊柱两侧分布。单侧向心收缩引起脊柱同侧倾斜。11 块回旋肌是小的对称肌肉，填充在椎旁沟的基部，附着于横突至上位椎板。它们的向心收缩引起上位椎体的伸展和对侧旋转。多裂肌由肌束组成，这些肌束填满椎旁沟，附着横突，并将肌肉延伸到每个上位脊椎棘突。它的收缩为向心性的，可导致附着椎体间的伸展和反向旋转。

（二）棘肌和半棘肌平面

该平面覆盖了多裂肌。由两组肌肉组成，分别称为棘肌（背棘肌、颈棘肌和头棘肌）和半棘肌（头半棘肌、颈半棘肌和胸/背半棘肌），从上到下延伸。棘肌位于最靠近中线的位置，在椎旁沟内自上而下延伸，具有伸展脊柱的作用。

颈棘肌位于 $C_2 \sim C_7$ 棘突的外侧面。背棘肌位于 $T_1 \sim L_3$ 棘突的外侧表面。半棘肌位置较靠外侧，向外侧倾斜向下延伸。头半棘肌从枕骨上颈线延伸至 $T_1 \sim T_6$ 横突，它覆盖了颈棘肌；胸半棘肌从 $C_2 \sim T_4$ 的棘突向 $T_2 \sim T_{11}$ 的横突延伸，它的顶部被头半棘肌覆盖，底部则覆盖背棘肌。

（三）最长肌和髂肋肌平面

该平面的肌肉（头最长肌、颈最长肌、胸最长肌和髂肋肌）在外侧有一部分相互重叠，并覆盖在棘肌和半棘肌上。它们是脊柱的伸肌，向中线向下延伸。最长肌的纤维是最均匀的，从上到下缠绕在一起。在颈部外侧头最长肌可扩展至颈半棘肌。它自身附着于乳突，止于 $C_3 \sim T_1$ 的横突。胸最长肌附着于 12 个胸椎的横突上及最下面 8 根肋骨后弓的上缘，并与髂肋肌联结形成腰骶束，主要止于最下面 4 个腰椎的棘突、髂嵴后 1/3 和髂后上棘。髂肋肌比胸最长肌更外侧，附着于最下面 4 个颈椎的横突上，并从最下面 10 根肋骨的后弓发出扁平的肌腱，然后与在外侧附着于最下面 6 根肋骨后弓上的肌束进一步重组，形成更大体积的肌肉，最终构成腰骶束的侧方纤维。

（四）夹肌平面

它部分覆盖半棘肌。局限于上颈部和胸部，包括 2 块肌肉（头夹肌和颈夹肌）。头夹肌附着于乳突和上项线，止于颈椎棘突。它是头部的伸肌和同侧旋转肌。颈夹肌包绕头夹肌外侧和尾部。它附着在 $C_1 \sim C_3$ 的横突，止于最上面 5 个胸椎的棘突。它是颈部的伸肌。

覆盖椎旁肌肉的胸腰筋膜似乎特别值得研究。筋膜在电学上并不活跃，其尺寸和性质允许通过表面电极记录几乎整个脊柱上的竖脊肌（最长肌和髂肋肌）的电活动[8]。此外，来自椎旁肌肉的血管可以穿过胸腰筋膜，与穿越的神经血管束相伴行的筋膜形成一筋膜区，它可分隔多裂肌和胸最长肌[9]，是腰椎手术入路的自然途径（Wiltse）[10]。

三、解剖模型（图 21-1 和图 21-2）

最古老的脊柱肌肉功能解剖学模型是基于对肌肉向心性收缩效应的观察。椎旁肌肉（脊柱轴的背侧）与腹部（脊柱轴的腹侧）肌肉相对。躯干伸展运动与椎旁肌肉的收缩有关，而屈曲运动与腹部肌肉的收缩有关[11]。随之，脊柱被认为是一根绳索（或带有辐射状缆索）牵引的桅杆，被骨盆的前后肌肉牵引，其倾斜度与交替缩短相拮抗的肌肉有关（图 21-1）。然而，该模型并不能反映躯干前屈运动过程中观察到的椎旁肌肉活动的变化[12]。因此，一些学者研究了在躯干屈伸过程中脊柱周围所有肌肉的活动情况[12]。观察到椎旁肌和腰大肌的同期收缩，促使这些学者提出了复合梁的概念，这种复合梁是由深部肌肉的活跃收缩构成的。在躯干运动期间，深层肌肉通过黏附到椎骨来稳定腰椎。近来，在不同的躯干稳定和活动条件基础上提出了一种最新的模型，这一模型更倾向于这些肌肉群的对抗作用，其中核心肌群包括多裂肌（M）、腹内斜肌（OI）、腹横肌（TA）、腰大肌（P）和腹直肌（RA）；而所谓的外周肌群则包括腹外斜肌（OE）、竖脊肌（ES）[包括最长肌（L）和髂肋肌（IC），也可分为腰竖脊肌（LES）和胸竖脊肌（TES）]、臀大肌（GM）和股直肌（RF）。在这一模型中，核心肌群被认为是脊柱的保护性肌肉，而外围肌群则被视为稳定和活动性肌肉（图 21-2）。

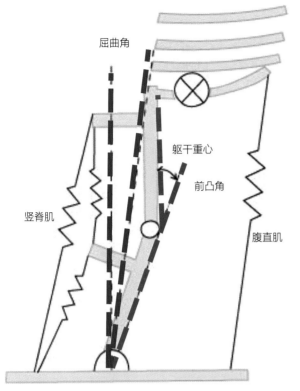

▲ 图 21-1　传统解剖学模型（Granata 和 Wilson 改良[11]）

除了组织学上明确区分椎旁深部肌肉和浅表肌肉外，这种新模型的构建还基于对躯干肌肉的动态多通道肌电轨迹的分析，这些数据与运动学和动力学数据同步记录。可以通过这些肌电图技术研究 3 种类型的肌肉行为，即研究随意运动中同步肌肉活动，分析脊柱肌肉对环境刺激做出反应的时间，以及基于动作电位频率和体表标志物的分析，测量每块肌肉的力量和耐力。在健康受试者中研究了所有这些行为，并与腰痛患者在骨盆保持静止时做出的标准化屈伸运动、随意运动或应对平衡障碍时所观察到的行为进行对比。

对脊柱肌肉在运动过程中的同步性及其对矢状位失平衡的反应时间进行了研究，其结果揭示了在健康受试人群中存在一种腹部和腰椎的公式化的肌肉构建。在没有腰痛的受试者中，我们可以发现以下现象。

● 在标准化运动中，腰大肌（P）和多裂肌

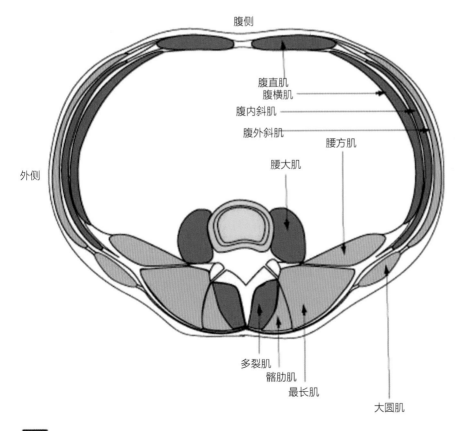

 中轴肌

外周肌

◀ 图 21-2　常规解剖学模型

（MF）或腹直肌（RA）和多裂肌可以进行对称性共收缩[11, 13]，以在运动中保护腰椎。

● 在随意运动中，多裂肌、腹内斜肌（OI）和股直肌（RF）可以在初始进行对称性和保护性共收缩，然后再由髂肋肌（IC）、腹外斜肌（OE）、臀大肌（GM）进行动态性和独立性收缩[14]。

● 在因突然矢状位失平衡引起的姿势反应中，多裂肌和腹横肌（TA）共同收缩[15]，随后主动肌和拮抗肌肉交替非相性（anti-phase）收缩，以便围绕新的矢状位平衡的位置，进行稳定化的摆动[3]。

另一方面，在慢性腰痛的受试者中，我们发现某种去同步化现象，它将导致以下情况。

● 在标准化运动中，多裂肌和腹直肌失去对称性共收缩[16]。

● 在随意运动中，由于周围诱发运动肌肉（peripheral movement-inducing muscles）特异性的丧失，导致腰竖脊肌（LES）活动减退，而胸竖脊肌（TES）则通过过度活动进行代偿[17]。

● 在对外力的反应中，由于核心肌群稳定作用的反应延迟[15, 18]及失去主动肌和拮抗肌的继发性对抗[3]，而趋向于非核心肌肉的共收缩[19]。

腹部和腰椎肌肉失同步化（desynchronization）的临床结果可以进一步来解释临床腰椎不稳，其定义为在不适当的运动后突然开始的腰痛复发，这反映了肌肉敏感性的降低及纠偏程序的功能障碍[20]。

肌肉力量和耐力的评估揭示了与没有脊柱病变的受试者比较，腰痛受试者发生的变化。在没有腰痛的受试者中，我们发现以下现象。

● 腹直肌和多裂肌的力量和肌电活动具有对称性[17, 21, 22]。

● 伸肌的肌电活动与作用力成正比[22]。

● 负重时，腹直肌和腹外斜肌肌电活动减少。

● 在耐力活动中，力最初是由核心肌肉提供，然后由周围肌肉传递[23]。易疲劳性主要发生在 L_5 水平的多裂肌上[24]。

相比之下，我们在腰痛的受试者中发现如下现象。

● 多裂肌的力量和肌电活动不对称[17, 21, 22]。

● 腹外斜肌最初使用过度，轴向肌肉未充分使用[19, 23]。

● 在对抗外力作用时，伸肌的肌电活动过度活跃[22]。

● 负重时，腹直肌和腹外斜肌的肌电活动没有减少[19]。

● 在耐力活动中，力最初由腹外斜肌提供，然后由胸竖脊肌传递，疲劳主要出现在胸腰椎水平[17, 23]。

这种力量和耐力的缺乏与持续用力导致的继发性腰痛有关，这是由于肌肉萎缩和肌肉力量管理不善，使骨骼和关节结构暴露在有害的压力下。

四、行走过程中躯干运动的控制与发生

要了解竖脊肌在运动过程中的活动，就必须了解在节律性运动活动中躯干运动的起源。许多学者认为，躯干的主要作用是限制头部在运动过程中承受的加速度，特别是前后方向，以保持视觉中枢和前庭感觉平衡处于最优化的工作状态[25, 26]。行走时，躯干的加速度和曲度变化均较弱，基于此，Thorstensson 等[27]将躯干等效为一个刚性段，发现通过躯干的倾斜度改变，使行走能够保持平衡。对于人类来说，行走过程中，骨盆基底方向的改变有助于行进的加速，而脊柱的功能则帮助调整头部的活动[28, 29]。跑步过程中，在经历更大的加速度时，会有一种预期的加速度，躯干的屈曲增加，并且出现躯干的不同部分之间的运动相位偏移，后者可能具有增加加速度吸收的能力[25, 30]。躯干在骨盆基座上被动位移理论已经概念化为二级倒立摆（inverted double pendulum）模型。在该模型中，将躯干、手臂和头部等身体上部的机械表征简化为刚性段[31]，并在骨盆水平与表示下肢的两个刚性段连接[32]。这个理论似乎是可靠的，因为在行走中观察到的躯干运动在理论上是可以预测的，即通过下肢作用，使躯干运动加速[32]。然而，其他学者还考虑

到躯干的内在运动，如侧屈和旋转，并赋予这些内在的运动具有躯干动能的稳定作用[33]或头部稳定器的作用[30, 34]。

一些学者支持 Gracovetsky[35] 的假设，即躯干的内在运动参与了人类行走过程中向前运动的发生[36, 37]。另一些学者注意到躯干的稳定性比上、下两个刚性节段更为重要[38, 39]，它在运动中有 2 个主要功能，一个是在运动中有助于保持头部的稳定，另一个是作为行走时的惯性基础，促进骨盆和下肢运动。在这两种躯干功能中，竖脊肌发挥了重要的作用。

五、运动时竖脊肌的活动

研究发现在行走和跑步过程中，L_4 水平[25, 27]、L_2 或 L_3 和 L_5 水平[30, 40, 41]的竖脊肌可出现两次爆发性活动。其他研究还发现，在行走过程中沿着整个脊柱均可存在竖脊肌的活动[42, 43]。根据运动条件的不同，竖脊肌的活动在编排、幅度和持续时间上都会有所不同[8]。竖脊肌的肌电活动强度随着行走速度的增加而增加[8, 43-45]。爆发性活动一般发生在腰椎水平，与足跟接触地面瞬间的骨盆前倾运动同步[25, 30, 45]，并发生在腓肠肌外侧头的爆发性活动之后[43, 46]。已有研究表明在行走过程中，竖脊肌活动开始于 C_7 水平，明显早于腰椎水平[8]。这一现象否定了这是一种由本体感觉起源、由反射弧介导的纯反应性的顺序活动[47]，并表明了竖脊肌的收缩具有其主动性，无论它是与姿势预期现象有关[25, 48]还是与脊髓中间运动神经元有关[8, 49-51]。因此，在生物力学层面，竖脊肌既参与了骨盆前倾的每一步，以恰当地抵抗来自足部着地所产生的应力，又参与了骨盆前倾的相位运动中胸部规则性运动的转变，以利于下肢向前推进身体[8, 52, 53]。

六、慢性腰痛肌源性理论

慢性腰痛的转变与一连串的反应有关。最初的椎间盘病变可能是腰痛的起因[54, 55]。随之而来的是神经的反应，窦椎神经引起竖脊肌的收缩，

导致肌肉收缩和腰痛经典的止痛姿势。随着疼痛缓解，神经系统的可塑性似乎更倾向于疼痛引起的新功能模式持续存在。而这种由疼痛引起的持续性新功能模式可以导致患者主要的神经肌肉性静态或动态活动的异常。

因此，在腰痛发作后，脊柱肌肉会出现早期和持续性的功能障碍，同时导致多裂肌的抑制和竖脊肌的持续性和不适当的收缩，这些收缩可持续到急性疼痛发作之后[56]。

这种功能障碍体现为慢性腰痛，表现为伸肌的集体缺陷及姿势异常，这种姿势异常与起源于脊柱肌肉的 Ⅰa 型神经肌梭的脊柱本体感觉障碍相关[18]。MRI 显示在腰痛患者可出现早期的多裂肌萎缩现象[56]，组织化学分析显示在慢性腰痛中该肌肉存在有氧代谢紊乱[57]。

总而言之，所有这些观点使得部分学者选择肌肉作为治疗腰痛的靶点。其中一些学者，如 Mayer 等[58]，建议 5 周整体强化治疗。这种支持治疗对减少工作能力丧失具有显著效果，尤其对有活力的年轻患者，包括改善代偿机制和血管功能的恢复，而不仅仅是针对脊柱的问题。

另一些学者则提出了针对多裂肌萎缩和耐力的针对性训练[4]。在此背景下，Danneels 指出，在通常建议的 3 种训练中（稳定运动、等长运动和动态运动），只有等长和动态运动以每周 3 次的频率训练 6 周后，才能改善慢性腰痛和多裂肌的萎缩和耐力。最后，Hides[20] 应用了与 Danneels[4] 相同的方法，并在腰痛发作后即刻进行锻炼，发现在最初发作后的 3 年内，腰痛的复发显著减少。事实上，如果每年无康复治疗的腰痛的复发率为 80% 的话，那么采用包括肌肉训练的物理治疗方案后，这一比率将会降低到 30%[20]。

最后，还有一些学者建议针对反射性挛缩采取治疗措施。在亚急性腰痛中，脊椎手法治疗会使肌肉舒展，肌电图中显示为可测量的继发性松弛[59]，由此证实了脊椎手法治疗对亚急性腰痛的止痛效果，[60]并可将其列为该治疗的适应证[60]。

另一种解除反射性挛缩的方法是麻痹收缩的竖脊肌。这是由 Foster 等提出的，作为一项随机对照双盲研究的一部分，其结果令人震惊，接受治疗的受试者慢性腰痛缓解率为 72%，而接受安慰剂治疗的受试者慢性腰痛缓解率为 16%[61]。

七、结论

文献中提出新的功能解剖学模型使得提出新的治疗方法成为可能，这些治疗方法可以对腰痛进行有效的二级预防。

参考文献

[1] Beaudreuil J. Les lombalgies et leur traitement. Impact Médecin. 2000;508(27):6–22.

[2] Solomonow M, Zhou BH, Baratta RV, et al. Biomechanics and electromyography of a cumulative lumbar disorder: response to static flexion. Clin Biomech (Bristol, Avon). 2003;18(10):890–8.

[3] Radebold A, Cholewicki J, Panjabi MM, et al. Muscle response pattern to sudden trunk loading in healthy individuals and in patients with chronic low back pain. Spine. 2000;25(8):947–54.

[4] Danneels LA, Vanderstraeten GG, Cam Bier DC, et al. Effects of three different training modalities on the cross-sectional area of the lumbar multifidus muscle in patients with chronic low back pain. Br J Sports Med. 2001;35(3):186–91.

[5] Delcey V, Hachulla E, Michon-Pasturel U, et al. Camptocormia: a sign of axial myopathy. Report of 7 cases. Rev Med Interne. 2002;23(2):144–54.

[6] Drake R, Wayne Vogl A, Mitchell A. Musculature du dos. In: Gray's anatomie pour les étudiants. Ed française. Issy-les-Moulineaux: Elsevier Masson SAS; 2006. p. 45–65.

[7] Bogduk N. Les muscles lombaux et leurs fascias. In: Anatomie du rachis lombal et sacré. Paris: Elsevier; 2005. p. 131–67.

[8] De Seze M, Falgairolle M, Viel S, et al. Sequential activation of axial muscles during different forms of rhythmic behavior in man. Exp Brain Res. 2008;185(2):237–47.

[9] Vialle R, Court C, Khouri N, et al. Anatomical study of the paraspinal approach to the lumbar spine. Eur Spine J. 2005;14(4):366–71.

[10] Olivier E, Beldame J, Slimane MO, et al. Comparison between one midline cutaneous incision and two lateral incisions in the lumbar paraspinal approach by Wiltse: a cadaver study. Surg Radiol Anat. 2006;28(5):494–7.

[11] Granata KP, Wilson SE. Trunk posture and spinal stability. Clin Biomech (Bristol, Avon). 2001;16(8):650–9.

[12] Samuel J, Revel M, Andres JC, et al. An electrokinesiologic study of the lumbar paravertebral muscles. Rev Rhum Mal Osteoartic. 1988;55(5):389–94.

[13] Huang QM, Andersson E, Thorstensson A. Intramuscular myoelectric activity and selective coactivation of trunk muscles during lateral flexion with and without load. Spine. 2001;26(13):1465–72.

[14] Danneels LA, Vanderstraeten GG, Cambier DC, et al. A functional subdivision of hip, abdominal, and back muscles during asymmetric lifting. Spine. 2001;26(6):E114–21.

[15] Hodges PW. Changes in motor planning of feed-forward postural responses of the trunk muscles in low back pain. Exp Brain Res. 2001;141(2):261–6.

[16] Ng JK, Richardson CA, Parnianpour M, et al. EMG activity of trunk muscles and torque output during isometric axial rotation exertion: a comparison between back pain patients and matched controls. J Orthop Res. 2002;20(1):112–21.

[17] Lariviere C, Gagnon D, Loisel P. A biomechanical comparison of lifting techniques between subjects with and without chronic low back pain during freestyle lifting and lowering tasks. Clin Biomech (Bristol, Avon). 2002;17(2):89–98.

[18] Radebold A, Cholewicki J, Polzhofer GK, et al. Impaired postural control of the lumbar spine is associated with delayed muscle response times in patients with chronic idiopathic low back pain. Spine. 2001;26(7):724–30.

[19] Chen WJ, Chiou WK, Lee YH, et al. Myo-electric behavior of the trunk muscles during static load holding in healthy subjects and low back pain patients. Clin Biomech (Bristol, Avon). 1998;13(Suppl 1):S9–S15.

[20] Hides JA, Jull GA, Richardson CA. Long-term effects of specific stabilizing exercises for first-episode low back pain. Spine. 2001;26(11):E243–8.

[21] Ng JK, Parnianpour M, Richardson CA, et al. Functional roles of abdominal and back muscles during isometric axial rotation of the trunk. J Orthop Res. 2001;19(3):463–71.

[22] Alexiev AR. Some differences of the electromyographic erector spinae activity between normal subjects and low back pain patients during the generation of isometric trunk torque. Electromyogr Clin Neurophysiol. 1994;34(8):495–9.

[23] Ng JK, Richardson CA, Parnianpour M, et al. Fatigue-related changes in torque output and electromyographic parameters of trunk muscles during isometric axial rotation exertion: an investigation in patients with back pain and in healthy subjects. Spine. 2002;27(6):637–46.

[24] Lee RG, Tonolli I, Viallet F, et al. Preparatory postural adjustments in parkinsonian patients with postural instability. Can J Neurol Sci. 1995;22(2):126–35.

[25] Thorstensson A, Carlson H, Zomlefer MR, et al. Lumbar back muscle activity in relation to trunk movements during locomotion in man. Acta Physiol Scand. 1982;116(1):13–20.

[26] Cappozzo A. Analysis of the linear displacement of the head and trunk during walking at different speeds. J Biomech. 1981;14(6):411.

[27] Thorstensson A, Nilsson J, Carlson H, et al. Trunk movements in human locomotion. Acta Physiol Scand. 1984;121(1):9–22.

[28] Sun LW, Lee RY, Lu W, et al. Modelling and simulation of the intervertebral movements of the lumbar spine using an inverse kinematic algorithm. Med Biol Eng Comput. 2004;42(6):740–6.

[29] Schache AG, Bennell KL, Blanch PD, et al. The coordinated movement of the lumbo-pelvic-hip complex during running: a literature review. Gait Posture. 1999;10(1):30–47.

[30] Cromwell RL, Aadland-Monahan TK, Nelson AT, et al. Sagittal plane analysis of head, neck, and trunk kinematics and electromyographic activity during locomotion. J Orthop Sports Phys Ther. 2001;31(5):255–62.

[31] Winter DA, Mackinnon CD, Ruder GK, et al. An integrated EMG/biomechanical model of upper body balance and posture during human gait. Prog Brain Res. 1993;97:359–67.

[32] Ziljistra W, Hof AL. Displacement of the pelvis during human walking: experimental data and model predictions. Gait Posture. 1997;6(3):249. M. De Sèze and O. Gille

[33] Stokes IA. Axis for dynamic measurement of flexion and extension torques about the lumbar spine. A computer simulation. Phys Ther. 1987;67(8):1230–3.

[34] Nadeau S, Amblard B, Mesure S, et al. Head and trunk stabilization strategies during forward and backward walking in healthy adults. Gait Posture. 2003;18(3):134–42.

[35] Gracovetsky S. An hypothesis for the role of the spine in human locomotion: a challenge to current thinking. J Biomed Eng. 1985;7(3):205–16.

[36] Syczewska M, Oberg T, Karlsson D. Segmental movements of the spine during treadmill walking with normal speed. Clin Biomech (Bristol, Avon). 1999;14(6):384–8.

[37] Breniere Y, Ribreau C. A double-inverted pendulum model for studying the adaptability of postural control to frequency during human stepping in place. Biol Cybern. 1998;79(4): 337–45.

[38] Kubo M, Holt KG, Saltzman E, et al. Changes in axial stiffness of the trunk as a function of walking speed. J Biomech. 2006;39(4):750–7.

[39] Kavanagh J, Barrett R, Morrison S. The role of the neck and trunk in facilitating head stability during walking. Exp Brain Res. 2006;172(4):454–63.

[40] Lamoth CJ, Daffertshofer A, Meijer OG, et al. Effects of experimentally induced pain and fear of pain on trunk coordination and back muscle activity during walking. Clin Biomech (Bristol, Avon). 2004;19(6):551–63.

[41] Bird AR, Bendrups AP, Payne CB. The effect of foot wedging on electromyographic activity in the erector spinae and gluteus medius muscles during walking. Gait Posture. 2003;18(2):81–91.

[42] Prince F, Winter D, Stergiou P, et al. Anticipatory control of upper body balance during human locomotion. Gait Posture. 1994;2:19–25.

[43] Ivanenko YP, Poppele RE, Lacquaniti F. Spinal cord maps of spatiotemporal alpha-motoneuron activation in humans walking at different speeds. J Neurophysiol. 2006;95(2):602–18.

[44] Callaghan JP, Patla AE, McGill SM. Low back three-dimensional joint forces, kinematics, and kinetics during walking. Clin Biomech (Bristol, Avon). 1999;14(3):203–16.

[45] Anders C, Wagner H, Puta C, et al. Trunk muscle activation patterns during walking at different speeds. J Electromyogr Kinesiol. 2006;17:245–52.

[46] Cappellini G, Ivanenko YP, Poppele RE, et al. Motor patterns in human walking and running. J Neurophysiol. 2006;95(6): 3426–37.

[47] Zedka M, Prochazka A, Knight B, et al. Voluntary and reflex control of human back muscles during induced pain. J Physiol. 1999; 520(Pt 2):591–604.

[48] Yamazaki Y, Suzuki M, Ohkuwa T, et al. Maintenance of upright standing posture during trunk rotation elicited by rapid and asymmetrical movements of the arms. Brain Res Bull. 2005;67(1–2):30–9.

[49] Juvin L, Simmers J, Morin D. Propriospinal circuitry underlying interlimb coordination in mammalian quadrupedal locomotion. J Neurosci. 2005;25(25):6025–35.

[50] Falgairolle M, De Seze M, Juvin L, et al. Coordinated network functioning in the spinal cord: an evolutionary perspective. J Physiol Paris. 2006;100(5–6):304–16.

[51] Ballion B, Morin D, Viala D. Forelimb locomotor generators and quadrupedal locomotion in the neonatal rat. Eur J Neurosci. 2001;14(10):1727–38.

[52] Gracovetsky SA, Iacono S. Energy transfers in the spinal engine. J Biomed Eng. 1987;9(2):99–114.

[53] Gracovetsky S. The spinal engine. New York: Springer; 1988.

[54] Indahl A, Kaigle AM, Reikeras O, et al. Interaction between the porcine lumbar intervertebral disc, zygapophysial joints, and paraspinal muscles. Spine. 1997;22(24):2834–40.

[55] Indahl A, Kaigle A, Reikeras O, et al. Electromyographic response of the porcine multifidus musculature after nerve stimulation. Spine. 1995;20(24):2652–8.

[56] Danneels LA, Vanderstraeten GG, Cambier DC, et al. CT imaging of trunk muscles in chronic low back pain patients and healthy control subjects. Eur Spine J. 2000;9(4):266–72.

[57] Zhao WP, Kawaguchi Y, Matsui H, et al. Histochemistry and morphology of the multifidus muscle in lumbar disc herniation: comparative study between diseased and normal sides. Spine. 2000;25(17):2191–9.

[58] Mayer TG, Gatchel RJ, Kishino N. A prospective short-term study of chronic low back pain patients utilizing novel objective functional measurement. Pain. 1986;25(1):53–68.

[59] Dishman JD, Ball KA, Burke J. First Prize: Central motor excitability changes after spinal manipulation: a transcranial magnetic stimulation study. J Manip Physiol Ther. 2002;25(1):1–9.

[60] Abenhaim L, Rossignol M, Valat JP, et al. The role of activity in the therapeutic management of back pain. Report of the International Paris Task Force on Back Pain. Spine. 2000; 25(4 Suppl):1S–33S.

[61] Foster L, Clapp L, Erickson M, et al. Botulinum toxin A and chronic low back pain: a randomized, double-blind study. Neurology. 2001;56(10):1290–3.

躯干后方结缔组织

Connective Tissues of the Posterior Aspect of the Trunk

Martin Seyres　Philippe Seyres　**著**

赵腾飞 **译** 徐 侃 陈其昕 **校**

缩略语

DAT	Deep adipose tissue	深部脂肪组织
dPLF	Deep lamina of the posterior layer of the fascia profundis	深筋膜后层深板
FS	Fascia superficialis	浅筋膜
GM	Gluteus maximus muscle	臀大肌
IC	Iliocostalis muscle	髂肋肌
L	Longissimus muscle	最长肌
Lcap	Longus capitis muscle	头长肌
Lcol	Longus colli muscle	颈长肌
LD	Latissimus dorsi muscle	背阔肌
LS	Levator scapulae muscle	提肩胛肌
M	Multifidus muscle	多裂肌
EO	External oblique muscle	外斜肌
IO	Internal oblique muscle	内斜肌
P	Psoas muscle	腰大肌
PLF	Posterior layer of the fascia profundis	深筋膜后层
QL	Quadratus lumborum muscle	腰方肌
R	Rotatores muscle	回旋肌
R_1	1st rib	第一肋
R_{12}	12th rib	第十二肋
Rh	Rhomboidus muscle	菱形肌
S	Spinalis muscle	棘肌
SAT	Superficial adipose tissue	浅层脂肪组织
Sc	Scalene muscles	斜角肌
Scap	Splenius capitis muscle	头夹肌
Scerv	Splenius cervicis muscle	颈夹肌
SCM	Sternocleidomastoid muscle	胸锁乳突肌
Sp	Splenius muscles	夹肌
SPi	Serratus posterior inferior muscle	下后锯肌
SPs	Serratus posterior superior muscle	上后锯肌
sPLF	Superficial lamina of the posterior layer of the fascia profundis	深筋膜后层浅板
SSp	Semispinalis muscle	半棘肌
T	Trapezius muscle	斜方肌
Ti	Inferior fibres of the trapezius muscle	斜方肌下纤维
Tra	Transversus abdominis muscle	腹横肌

一、概述

人体背部或任何其他区域的结缔组织难以描述的原因在于这些组织的表征具有多样性。

虽然这些结构的组织学根据其所在部位显示了一些表征和特性，它们都有一个共同的特点，即致密的凝胶（基质），其中悬浮着细胞和纤维，赋予了结缔组织以胶体的特性[1]。

由于具有不同表征的结缔组织的相互交叉和重叠，且对它们的机械特性缺乏文献叙述，导致了要区分它们是困难的。事实上，这些不同类型的组织是以过渡的形式相连接，这就更增加了描述的难度[2]。

结缔组织类型的多样性跟用来描述它们的词汇一样多。腱膜、筋膜、肌腱和膜均被用于描述结缔组织。根据学者的各自表述，这些术语被随意使用，导致读者更加难以认识结缔组织类型的真实特性。

筋膜是一个常用的术语，是一种结缔组织，但其确切的定义依据不同的作者仍存在很大的分歧[3, 4]。"筋膜"一词的拉丁语词源意思是带、绷带或带状物，意味着其具有包裹的含义。

Liptan[1]将筋膜定义为"广泛包裹肌肉，以及每一束肌纤维和每一个肌肉细胞的致密结缔组织"。该结缔组织与肌肉紧密相连，密不可分，并与肌腱和骨膜相延续。"筋膜"一词不仅意味着包裹，同时也被用于指代所有隶属于结缔组织家族的各种结构。

Bonnel[5]提到了 Cruveilhier 和 Bichat 等试图定义这些结构，认为它们的分类是复杂且不精确的。同一时代的 Hyrtl[6]也强调了这种模棱两可和复杂性，他宣称："人们并不需要筋膜一词的解释。"负责统一解剖学术语的组织（解剖学术语联合委员会，Federative Committee on Anatomical Terminology，FCAT）及众多学者[3, 4, 7-16]讨论了该定义，并对定义进行了详细说明。

不管怎样，筋膜一词定义主要有以下三个来源，即 Gray 解剖学、FCAT 和 FRC（Fascia Research Congress，筋膜研究协会）。他们在如何整合不同的解剖结构和结缔结构方面存在分歧，因此在"筋膜"一词的定义上也存在一定分歧。他们受到特定应用所导向[3]。

结缔组织的组织和定义可基于以下几个因素。

● 基于机械特性

Leeson[2]等将结缔组织分为疏松结缔组织和致密结缔组织。与致密结缔组织相比，疏松结缔组织具有较高的可变形性。致密结缔组织包括纤维规则且相互平行的组织（肌腱、韧带和腱膜）。该组织特别依赖源自胚胎发育时所经历的机械应力[2, 17-19]。致密结缔组织还包括一些纤维不规则的组织，如筋膜和某些器官的纤维囊或者皮肤的真皮。

我们将在本章中使用 Leeson 的描述，并区分规则和平行纤维（腱膜、肌腱和韧带）和不规则纤维（筋膜、纤维囊）。此外，肌外膜也被认为是筋膜。

● 基于解剖位置

源自解剖的"平面"[20]一词，常用于表述解剖学上不同的层次。然而，也有学者采用了其他术语来定义这些解剖学成分的处置。

➢ Bourgery 和 Jacob 描述为"层"（layer）[17, 21]。

➢ Drake 描述为"组"（group）[22]：后部、中部、前部。

我们将使用"层"这一命名来描述的背部的结缔组织。

传统上，背部的结缔组织结构分两层，即浅表层（浅筋膜）和深层（深筋膜）。这个章节都将统一使用这些术语。浅表层，位于真皮下，被脂肪层围绕。深层（深筋膜）是指与肌肉和骨骼结构直接相连的结缔组织，其本身也被分为数个亚层。

某些学者将筋膜深层分为三个亚层：①后层，背阔肌（LD）；②中层，髂肋肌（IC）和最长肌（L）；③前层，腰方肌（QL）。有些学者只分两层（后层和前层），而忽略了在椎旁肌（髂肋肌和最长肌）和腰方肌[23]之间走行的带状筋膜。为更完整地描述，我们将这一带状筋膜涵盖进来，并将颈、胸、腰区域的深筋膜分为三个亚结构（后层、中层和前层）。

更进一步，在胸和枕颈区域的深筋膜中，我们在椎体沟和深筋膜后层的深部之间增加了一个额外的"中间过渡层"。

此外，这种结构贯穿了躯干背部的各个部分。因此，将深筋膜按层来描述是有必要的，以区别腰骶、胸、枕颈部这些结构的差异，并更好地了解其差异性分布。

在描述背部筋膜后，我们将进一步介绍其神经支配及其机械特性。

二、浅筋膜

（一）介绍和定义

浅筋膜（fascia superficialis, FS）不仅只涉及躯干的背部，整个身体都有这些结构[23]。Cunningham[24]和Godman[25]认为，除了极少数区域之外，浅筋膜是皮肤的两倍之多。一个世纪后，Langevin[15]仍然将其描述为紧贴皮肤下的一层结构，因此有些学者称它为皮下筋膜或皮下组织[13, 26, 27]（图22-1）。

许多学者将它描述为聚集"脂肪小叶"[28]或一种"或多或少由脂肪组成的组织"[15, 24]，最常见的命名是将浅筋膜定义为包含所有伴随的脂肪组织[14]。Lockwood[29]建议将脂肪层包含在表层

筋膜系统（superficial fascial system, SFS）中。我们将延用Lancerotto[28]和Stecco[30]对浅筋膜的定义，即浅筋膜指在表层筋膜系统内的膜状层结构。

（二）FS的组成和位置

FS被脂肪包围，并将浅层脂肪组织（SAT）和深层脂肪组织（DAT）分隔开来。与脂肪组织的浅层比较，深层具有更小的脂肪小叶，其分隔的横向连接方向更倾斜。它们的大小因身体的位置、性别及机体的肥胖程度而不同（"在胸背部区域很薄，而在腰背部可达数厘米"）[28]（图22-2）。

一些学者和解剖学家[14, 27, 28]认为这种膜状层是由一个到数个精细和水平的膜状板层组成的。它由蜂窝状结缔组织组成[27]，并且没有清晰可辨的头端或尾端分界[28]。有些有不止一层的膜状板层，并由不同数量的脂肪分隔开来（图22-3）。

浅筋膜（FS）内另有纤维隔通过浅层脂肪（SAT）和深层脂肪（DAT）形成一种三维的横向或者斜向交织的网状结构。这种网状结构类似于蜂巢样结构[28, 85]，并黏附在SAT和DAT的脂肪小叶上。在SAT中，这种网状物又称为浅表皮肤支持带。

浅筋膜中的胶原纤维与弹性纤维相关并形成一种具有巨大形变能力的纤维弹性结构[21, 27]。浅筋膜呈现的是一种轮廓分明的、连续的和有序的膜或层，并与不规则脂肪细胞岛相联系。在显微

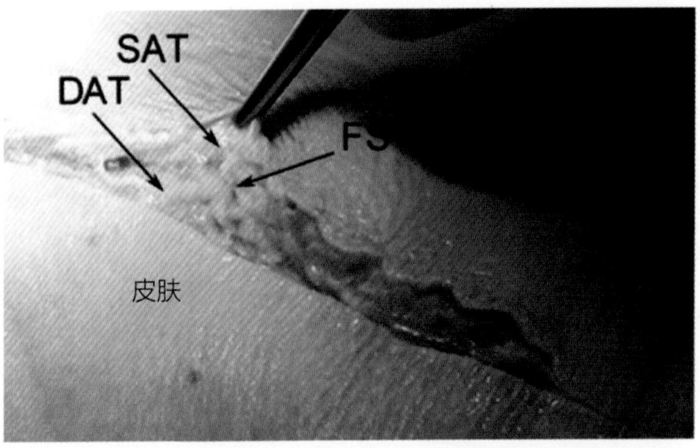

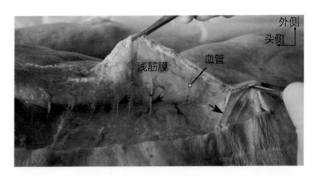

▲ 图 22-1 皮肤表皮质切开后，脂肪浅层（SAT）和脂肪深层（DAT）显露出来，之间由浅筋膜（FS）分隔

▲ 图 22-2 浅筋膜通过结缔组织纤维（箭）附着在背阔肌上，这些纤维通过限制滑动来保护神经纤维和血管（BV）

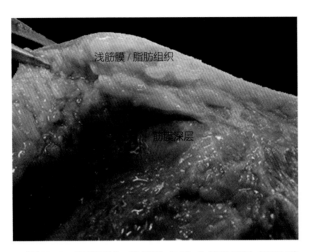

▲ 图 22-3 腰背区域，浅筋膜（FS）和脂肪组织（FS/AT）交织在一起，并紧紧地与筋膜深层（FP）相连。浅筋膜是由包埋在相互交织又统一的层内的脂肪小叶组成，并由此形成重要的形变能力

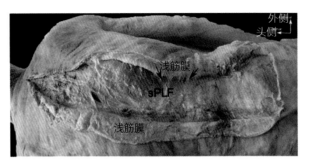

▲ 图 22-4 将表皮和浅筋膜（FS）去除后，显露深筋膜后层的浅层部分（sPLF）。浅筋膜和深筋膜的浅层通过结缔组织纤维连接，靠限制滑动运动来保护其中的神经和血管

镜下，呈现出薄片状 [4] 或蜂巢状 [28, 85]。

（三）功能

浅筋膜的力学作用是覆盖、维持并将躯干的脂肪形成一定的形态，同时和皮肤相连，在运动中允许软组织在一定范围内滑动。此外，浅筋膜中的脂肪小叶能在受压时起力学保护的作用。脂肪小叶提供了受压后恢复的能力，能保护其覆盖结构恢复成初始形态 [27, 28]。

除此之外，一些骨骼肌仅只附着于浅筋膜，如说颈阔肌或控制面部表情，如微笑、皱眉及哭泣的肌肉 [15]。

三、深筋膜

深筋膜（fascia profundis，FP）位于浅筋膜的深层，并直接与骨骼和肌肉相连（图 22-4）。

在既往文献中，深筋膜曾经使用过深部筋膜、胸腰筋膜 [23, 31, 32]、腰背筋膜 [24]、背阔肌肌腱 [33]、腰腱膜或筋膜 [26, 33-35] 的称呼。Gray[36] 认为深筋膜由腰背筋膜，腰腱膜和椎体筋膜组成。深筋膜和骨组织及肌肉的紧密联系，为此 Rouviere[20] 将它称为"假腱膜"或"韧带膜"，Cunningham[24] 将其称为"背阔肌腱膜"。

根据深筋膜的组成特性和它在躯干中的分布，它的作用是将收缩纤维锚定在骨骼上，或者是起一个可弯曲的鞘或者坚固的壳的作用。后层、中间层及脊柱后外侧区域的深筋膜共同组成了一个包裹竖脊肌的骨筋膜间室 [17]。

四、腰骶部区域

在骶部，即 L_5 水平以下，深筋膜或者胸腰筋膜是一层致密的腱膜，附着于骶骨及后髂棘外侧。

该腱膜由多裂肌（M）、最长肌（L）和髂肋肌（IC）及背阔肌腱膜组成。有些学者也将其称为胸腰复合结构（TLC）。

在 L_5 以上，深筋膜则分为三层，即后层（PLF）、中层（MLF）、前层（ALF）。

（一）腰骶区深筋膜后层

深筋膜后层（PLF）是一个巨大的珍珠白色膜状结构，这是此组织的特征性颜色。它是一层致密的纤维结缔组织，基质间的纤维是呈相互平行排列的，纤维走向为斜行，朝向头端或外侧。

深筋膜后层由背阔肌（LD）腱膜、下后锯肌（SPi）腱膜和伸肌（最长肌 L+ 髂肋肌 IC）的后侧腱膜组成。

背阔肌（LD）腱膜和一些伸肌（L+IC）的腱膜起于骶骨区域的胸腰复合体（TLC），它们分为两层或板。

背阔肌（LD）后侧腱膜和下后锯肌（SPi）腱膜构成了 PLF 的浅板（superior lamina of the

PLF，sPLF），背阔肌的收缩纤维进入这层筋膜，这些进入点的连线，从髂嵴的中、后 1/3 至 T₇ 的棘突，形成一条直线。

背阔肌的前侧腱膜和下后锯肌的前侧腱膜及包裹椎旁肌（最长肌 L+ 髂肋肌 IC）支持带鞘的后部共同组成了深筋膜后层的深板（deep lamina of the PLF，dPLF）。

（二）腰骶区深筋膜中层

源自于骶部胸腰复合体（TLC）将腰方肌腱膜与多裂肌、最长肌和髂肋肌的腱膜分开。腰骶区深筋膜的中层由多裂肌的前筋膜，腰方肌的后筋膜及腹横肌（Tra）腱膜、腹内斜肌（IO）腱膜组成。

深筋膜中层位于腰椎横突（肋状突）平面。

深筋膜中层从头侧起于第 12 肋的下缘和腰肋韧带[22]；然而，不同的学者对此有不同的看法。

在 L₂ 水平，中层和前层相互融合，在本章中，我们把此处的这一层统称为前层。因此所谓的中层仅仅存于下腰段和颈部区域。

（三）腰骶区域深筋膜前层

PLF 前层自胸腰复合体分化而来，向上止于 L₂ 水平，由腰方肌的前鞘组成，并向外侧延伸与腰大肌（P）鞘连接[33]。自 L₂ 起向头侧端，中间层和前层相融合，构成了多裂肌（M）的前筋膜及腰方肌的筋膜鞘（前部和后部）[24, 36, 37]。

学者们对前层如何划分在意见并不一致，他们分别将腰部深筋膜分成两层或三层结构。将其分成两层的学者没有将前层包含进腰部深筋膜，而把它称为腹横筋膜[23]。

一般认为，深筋膜前层尾端止于髂腰韧带的上缘和髂嵴[22]，但其头端止点则不同的学者说法不一。分别描述为止于在弓状韧带[22]，或外侧弓状韧带（外侧腰肋弓）或内侧弓状韧带（内侧腰肋弓）[20]。在内侧，它和髂筋膜以及腰大肌鞘长在一起[20, 24]，并止于腰椎横突（肋状突）；向外和后方，则与髂筋膜相连[22]。它的外侧进入外侧缝。

外侧缝

外侧缝位于腰方肌的外侧，由后层、中层和前层深筋膜汇聚在一起组成，并凭借腹横肌（transversus abdominis, TA）和腹内斜肌（internal oblique, IO）结缔组织鞘，向外、向前延伸。

五、胸部区域

胸部区域的深筋膜由腰骶区域的后层和前层组成。在它们中间，有一额外的纤维结构将伸肌（L+IC+S）与多裂肌和回旋肌（M+R）分开，称为过渡层。

（一）胸部区域深筋膜后层

胸部深筋膜后层的浅板覆盖了斜方肌（T）的下位纤维。它是由斜方肌鞘的后方结构组成，并止于稍下一些的椎体棘突上（图 22-5）。

胸部深筋膜后层的深板（dPLF）组成如下。

● 菱形肌（Rh）的前鞘，还包括肩胛提肌（LS）的前鞘及下后锯肌（SPi）、上后锯肌（SPs）的前鞘（并在此处与背阔肌，下后锯肌的前鞘相连续）。

● 棘肌的后鞘（加上最长肌和髂肋肌的后鞘），也包括夹肌（Sp）的后鞘。

胸部区域深筋膜后层的深板

在深板的深层可见一层结缔组织；它是薄且散在的珍珠白色纤维，其密度因脊柱节段和个人而异。

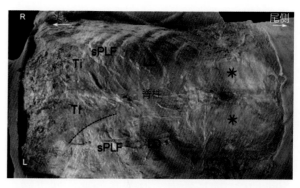

▲ 图 22-5　去除两侧皮肤后显示深筋膜后层的浅板（sPLF）。其覆盖了脊椎的两侧、背阔肌（LD）及其腱膜（*）和斜方肌下纤维（Ti- 虚线）

这些纤维相互平行，并从 T_{10} 至 C_7 棘突横向排列，但没有附着至肋骨。此结构具有腱膜属性。然而，它们并不起锚定收缩纤维的作用，就如同浅层附着在斜方肌上一样，所以 Loukas[32] 认为这一层不是腱膜结构（图 22-6）。

深板与夹肌，肩胛下肌，大圆肌和小圆肌的肌鞘结合在一起，向外侧延伸。内侧为宽大的边附着在 T_{10}～T_2 棘突上。Rouviere[20] 认为这一宽大的边和背阔肌以及部分斜方肌腱膜具有相同的脊柱附着。这两层筋膜在中轴线附近融合。而小一些的边则附着于第四至第九肋的肋角上，依据学者不同，存在 1～2 根肋骨水平的差异（图 22-7）。

Cunningham[24] 认为它可以通过肋间腱膜向外延伸进入肋间区域。这一片状结构依据不同作者，和不同的躯干水平，名称各异。

- 锯肌中间腱膜[33, 38, 39]。
- 椎体腱膜[26, 35, 40, 41]。
- 后锯肌腱膜[42]。
- 腰背筋膜（后层）[17, 36, 43]。
- 背部筋膜[34]。
- 腰筋膜[24, 44]。
- 胸腰筋膜（TLF）[17, 24, 44-48]（图 22-8 和图 22-9）。

多数学者认为此深筋膜后层深板在下位脊柱的止点与下后锯肌（SPi）的止点相关。但在上位脊柱的止点是有争议的。有些学者[20, 21, 39, 42] 认为，它将下后锯肌（SPi）的上缘与上后锯肌（SPs）的下缘相连，这也是锯肌（中间）腱膜名称的由来。

另外一些学者[35, 38, 44, 46, 48] 认为，此深筋膜深板在上后锯肌下走行，并继续延伸通过夹肌（Sp）的结缔组织鞘，形成颈部深筋膜的一部分。据 Drake 观察[22]，在与颈部深筋膜的浅板汇合之前，它行走在上后锯肌的前方（图 22-10）。

dPLF 沿着肋弓分布。它形成了脊椎沟的穹顶样结构，将浅层纵向的棘肌与横向和斜向的肌肉分开来[26, 41]。在胚胎发育上，这层结缔组织鞘是作为背腹中轴肌肉的分隔而存在的。膜背侧发

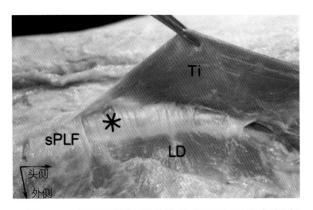

▲ 图 22-6 打开深筋膜后层的浅板（sPLF）可以看到背阔肌的腱性纤维（"*"），连接背阔肌（LD）和斜方肌（Ti）

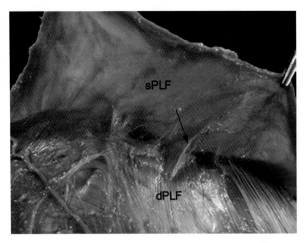

▲ 图 22-7 在深板（dPLF）和浅板（sPLF）之间存在强劲的结缔组织纤维（箭）伴行神经和血管

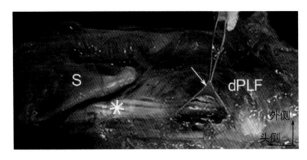

▲ 图 22-8 背阔肌、斜方肌及菱形肌去除后显示深筋膜后层的深板（dPLF）。在 dPLF 上开一小窗，展示其内的髂肋肌和最长肌，腱膜纤维（*）在透明的 dPLF 下清晰可见，S 为肩胛骨

育成轴上肌群，进而形成背部的深层肌肉 [棘肌、背最长肌、髂肋肌、回旋肌（R）和多裂肌]，膜腹侧则发育成轴下肌群，形成胸腹体腔的外侧壁和腹侧壁，并扩展为肩胛带（背阔肌、斜方肌、菱形肌、肩胛提肌）（图 22-11 和图 22-12）。

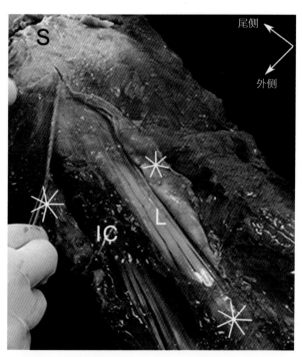

▲ 图 22-9 打开深筋膜后层深板（*）显示最长肌（L）和髂肋肌（IC）。骶部区域（S）被胸腰复合体覆盖，深板的表面部分就是背阔肌腱膜（白色部分）

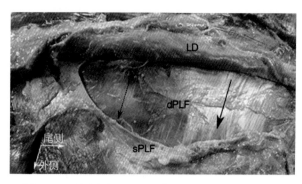

▲ 图 22-10 深板（dPLF）纤维比浅板（sPLF）和背阔肌（LD）的位置要更深一些。dPLF 的纤维是相互平行的，并且 dPLF 尾侧（实箭）比头侧（虚箭）要更致密一些

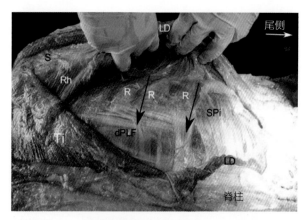

▲ 图 22-11 去除深筋膜后层浅板（sPLF）和背阔肌（LD）的浅层后可见下后锯肌（Spi）和深筋膜后方深层（dPLF）。dPLF 的纤维在肋区（R）覆盖着髂肋肌（IC）和最长肌（L），也显示了斜方肌（Ti）和菱形肌（Rh）附着在肩胛骨（S）上

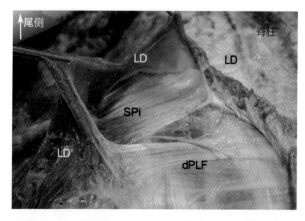

▲ 图 22-12 背阔肌（LD）与下后锯肌（Spi）通过延伸到脊柱的腱膜纤维紧密相连。深筋膜后层的深板（dPLF）的纤维方向是一致的

它与腹内斜肌和腹横肌的紧密联系意味着这一结构具有与脊柱伸展运动相关的应力传导的功能[49]。

（二）胸部区域深筋膜中间过渡层

在竖脊肌或椎旁肌间室内，过渡层不是作为一个真实筋膜层存在的，而是作为一个位于较浅层纵行肌（最长肌 + 髂肋肌 + 外斜肌）和最深层肌（多裂肌 + 回旋肌 + 半棘肌）之间的滑动平面而存在。

（三）胸部深筋膜前层

此深筋膜前层在胸部和腰骶部相比，并没有大的变化。在胸部区域，前层与腰方肌鞘的延伸部相连接。

六、颅 – 颈区域

（一）颅 – 颈区域深筋膜后层

在颅 – 颈区域，深筋膜后层的浅板（sPLF）与胸部区域筋膜相延续，所以，此层由斜方肌鞘的后部组成。

在头端，从上项线开始，它和颅骨的结缔组织鞘汇合在一起。

在胸部区域，背阔肌筋膜包裹着背阔肌。在颅 – 颈区域，同样的筋膜层包裹着斜方肌。它形成了项筋膜的刀锋样的浅层，并沿着上项线与颅骨的结缔组织鞘汇合。

（二）颅 – 颈区域深筋膜中间过渡层

颈髂肋肌和颈最长肌鞘从 C_2 开始附着于颈椎的横突。

头最长肌鞘自乳突起便与颅骨的结缔组织鞘汇合。

（三）颅 – 颈区域深筋膜中层

在 T_4 水平，中层来源于前层筋膜。它是由多裂肌和半棘肌的前筋膜以及颈长肌和头长肌的后筋膜组成。

（四）颅 – 颈区域深筋膜前层

斜角肌（Sc）鞘止于第一、第二肋骨的上缘，以及颈椎肋状突（前结节）和横突（后结节）上。

枕骨下肌鞘自下项线水平止于颅骨的结缔组织鞘。

七、神经支配

背部结缔组织类似一信封将其内的解剖结构个性化。结缔组织是连续的，这一信封样结构将不同的解剖结构联系起来并形成一个统一的结构。所以它基本功能之一是能够为神经系统提供信息。背部结缔组织的每一层都有一特定的成分，结构，形态，功能和相互关联。因此，它们的神经支配也是多种多样、各具特色的[13]。

提供神经信息功能是由感觉信息来实现的，但它的分布和详细功能目前都不清楚。要精确地研究结缔组织的感觉支配并不容易，原因是它们在组织，肌肉和皮肤中均有分叉。背部结缔组织中共有 4 种感觉纤维分别源自不同的感觉受体。这些受体具有不同的大小、配置、结构、外形和密度。它们分布在整个机体中，并不具有分布区域特异性。

感觉支配在胚胎发育的最初几周是至关重要的[50]，结缔组织在神经纤维和肌肉的构建和形成过程中起到关键性的作用[51]。

我们认为肌鞘属于肌肉腱膜的一部分。所有这些腱膜参与组成了上述的胸腰筋膜。本处重点论述的是胸腰筋膜的感觉神经支配，以及位于肌鞘和腱膜中的神经末梢。这些描述并不只局限于胸腰筋膜，也适用于整个机体的结缔组织。

八、纤维和受体

胸腰筋膜由脊神经的背支支配[52-54]。背支分有髓鞘运动纤维（Aα、Aβ 和 Aγ），无髓鞘血管运动纤维（C）和感觉纤维。

感觉纤维具有 4 种类型，将肌鞘和腱膜中的末梢所感知的信息传递到脊髓背角中。

（一）背部结缔组织的感觉纤维类型

Ⅰ 型感觉纤维的直径（12～20μm）最大，分成两个亚群：Ⅰa 型感觉纤维接受肌梭的环旋末梢冲动，Ⅰb 型感觉纤维则接受 Golgi 腱器官、Meissner 小体或 Merkel 小体的末梢冲动。它们的髓鞘最厚，因此传导速度（79～114m/s）也最快[55]。

Ⅱ 型感觉纤维传递次级感觉末梢来信息，这些末梢是位于肌梭、Pacinian、Ruffini 或 Golgi-Mazzoni 小体中的梭内纤维。此型感觉纤维的直径要稍小些，为 6～12μm，髓鞘稍薄，传导速度为 30～65m/s [55, 56]。

Ⅲ 型感觉纤维传递源自肌梭和 Pacini 样小体等次级感觉末梢的信息，此感觉纤维细小（直径大约 1μm）且髓鞘化不完整，传输速度慢。因为它们被高强度的局部压力所激发，一般认为它们属于压力 - 疼痛感受器[57]。大多数末梢是位于肌肉内及其周围组织中的游离神经末梢。

Ⅳ型感觉纤维的阈值较高。无髓鞘，直径较细小（1～6μm），传导速度慢。其末梢都是游离神经末梢，由缺血状态下迟发的收缩激发。因此，它们感知肌肉异常收缩时所发生的力学、温度和化学变化的信号。

（二）背部结缔组织的感觉受体

Pacinian 小体（或环层小体）呈卵圆形，密闭的感觉器。并由 20～60 个纤维结缔组织形成的同心圆板层构成其包囊。

它们能感知位于浅筋膜（真皮）深层的快速振动（200～300Hz）。Stilwell[58, 59]认为它们作为快适应机械感受器也存在于纤维结缔组织（如筋膜、腱膜和肌腱）中。它们通过Ⅱ型纤维传递信息，阈值低。

Pacinian 小体也被称作 Pacinian 样小体或变形 Pacinian 小体，也被一些学者称作Ⅱ型神经纤维末梢[55, 60]。

Golgi–Mazzoni 感受器和 Pacinian 小体具有类似的成分。它们存在于数种结缔组织中，研究表明这些小体特异性地沿着关节囊的内表面分布。它们是Ⅱ型纤维的末梢，对垂直作用于关节囊平面的压力起响应，但对张力负荷不起反应[58-62]。

Golgi 腱器官位于肌肉的收缩部和纤维部之间的结合部。这是一种主要的本体感受器和低阈值慢适应机械感受器[53, 63, 64].它们能持续传递肌肉主动运动时产生的信号[64]。长期以来，它们就被认为具有高阈值，可作为一种保护机制避免过载，并在运动将至极限值时可被激活[56]。

Ruffini 小体（或球状小体）以梭形，纤维囊包裹和可展开的末梢为特征。包裹囊比 Golgi 腱器官的更薄（仅仅只有一到两薄片）。它们以多至 6 个小体的三维簇团形式进行分布[56]，并且主要位于皮肤的深层中，但也存在于筋膜，肌腱，

腱鞘和支持带中[58, 65]。不像 Golgi 腱器官呈序列连接，Ruffini 小体位于胶原纤维之间。其阈值低，几乎无须适应，对皮肤伸展（皮肤变形）及持续的压力起响应[66]。

Meissner 小体（或触觉小体）是对轻触觉起响应的机械受体。其阈值低，适应快速。它们主要位于表皮下的浅筋膜中，多数位于没有毛发的皮肤和指腹中。其纤维囊长 30～140μm，直径 40～60μm。

Merkel 神经末梢是位于表皮基底层中的机械受体，像 Meissner 小体一样，它们常见于无毛皮肤中，但也见于有毛皮肤中，但主要集中在指尖。它们是慢适应的，只对低频率（5～15Hz）的刺激及小于 1μm 的位移或者持续的压力起响应。

游离神经末梢占所有神经末梢的 75%，它们是未被包裹的[83]，并且主要是Ⅲ型和Ⅳ型纤维末梢。罕见情况下，大的感觉轴突，甚至Ⅰ型，也会作为肌肉中的游离神经末梢。它们中的大多数是没有髓鞘的Ⅳ型纤维，但也有有髓鞘的Ⅱ、Ⅲ型纤维，有时候是Ⅰ型纤维[65]。游离神经末梢具有多模态性，有些末梢是热受体，有些是机械受体或者是疼痛受体。游离末梢并没有对其分布的筋膜组织具有特异性。交感神经是无髓鞘纤维，直径小，传导速率低（约 2m/s）。属于 C 组神经纤维。胸腰筋膜富含交感神经纤维（它们能产生与浅筋膜中的节后交感纤维一样的酶类免疫应答反应）[52, 55]。

（三）热效应对神经纤维活动的影响

通过冷却肌肉可以整体降低纤维的活力，而如果给肌肉加温将增加肌肉的活性。尤为特别的是，当肌肉被拉伸时，Ⅰa 型和Ⅱ型神经纤维对温度的变化是最敏感的。但当肌肉放松时，Ⅱ型纤维会呈现出完全相反的模式：冷却时，放电速率加快，升温时减慢[67, 68]。

（四）神经支配小结

筋膜（尤其是胸腰筋膜 TLF）的感觉纤维所传递的感觉信号在脊髓背角信号传入中占据重要

的作用。

TLF 具有密集的多种末梢的神经纤维网[23,28,85]，在不同层次的筋膜中神经纤维的数量和分布也各异。

感觉器主要分布在浅筋膜中。其中的伤害感受性纤维，可能是下腰痛和 TLF 整体的本体感觉功能的重要来源[69]。

总的来说，感觉纤维对压力和张力起响应。浅筋膜协同其他的结缔组织，在其中发挥特定的作用。从解剖学的观点来看，浅筋膜的神经支配可以感知它所连接的各个分层之间的位移。

TLF 是连接不同解剖结构的一整块结缔组织，它所传递的感觉信号是巨大的神经网络中的一部分。所有与 TLF 连接的肌肉所产生的力学信息均由这个网络承担传递。

（五）生物力学

纤维结缔组织中纤维的走行方向和排列是由在胚胎发育过程中产生的机械牵张和拉伸应力一起作用的结果[2,22,70-72,84]。这些结缔组织连接着骨骼和肌肉（腱膜和肌腱），或参与骨骼之间的连接（韧带）。

根据胚胎起源，结缔组织发育是自主和独立的，而并非源于肌腹。肌肉纤维是在结缔组织网中发育，并受结缔组织细胞的控制。因此，结缔组织起着组织者的角色，并且负责肌肉形态和结构的形成[19,73-76]。

筋膜中纤维方向的多样性和非特异性赋予了它们的均质性，使其无论是在张力还是在压力状态下，均能耐受来自不同方向的形变。

筋膜传递的应力，既有直接的（肌腱和腱膜）也有间接的（受与肌肉相连的胸腰筋膜的外周纤维鞘的影响[77]）。应力的传递是通过感知信息来完成的（见前述的感觉神经网），或通过机械力传递来完成。Cruveilhier[38] 曾经说过，当有局部施加力的需求时，肌肉的腱膜就会形成肌腱。

Bogduk[78] 发现背阔肌施加在上肢的力量大约为 162～529N，而施加至骶髂关节仅约 30N 的

力。Barker[79] 研究表明由腹横肌和背阔肌产生的张力可传递到胸腰筋膜的后层和中层，这些力量最终会作用于脊柱的腰段（T_{12}～S_1）；源自臀大肌（GM）和腹内斜肌的张力则会作用于下腰椎（L_3以下）。Barker[80] 随后证实，在实验条件下，腰部深层筋膜的中层"能传递极大的拉伸力"，甚至会造成横突骨折。

胸腰筋膜连接着上肢和下肢（图 22-13）。

从功能上讲，胸腰筋膜的后层（PLF）与一些肌肉覆盖肌膜的筋膜相连续，包括以下肌肉。

- （尾端）臀大肌。
- （下外侧）臀中肌。
- （外侧）腹外斜肌（EO）和侧缝。
- （上外侧）背阔肌。
- （头端）下斜方肌。

功能上，胸腰筋膜的中层与以下结构相连续。

- （尾端）骶结节韧带。
- （外侧）侧缝。

并与覆盖以下肌肉肌外膜的筋膜相连续。

- （下外侧）臀中肌。
- （上外侧）腹内斜肌。
- （头侧和外侧）下后锯肌。

功能上，过渡层止于以下结构。

- （头侧）枕骨。
- （尾侧）下腰区域。
- （外侧）横突和肋骨颈。

在功能上，前层筋膜包括以下部分。

- （内侧）与覆盖腰大肌肌外膜的筋膜相连续。
- （头侧）止于第十二肋骨。
- （以整个长度）止于横突。
- （尾端）止于髂嵴。

机械力可以在整个结缔组织网络中传导，Barker[79] 研究表明作用于背阔肌和腹横肌的牵引力可以分散至胸腰筋膜后层的同侧和对侧。

（六）筋膜及其收缩能力

结缔组织和筋膜就其本身而言并不具有收缩

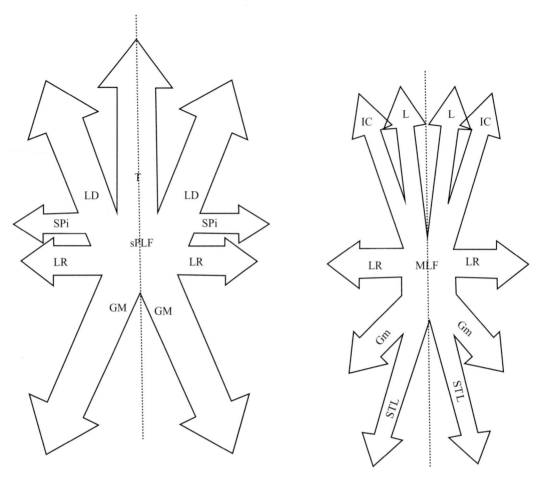

▲ 图 22-13　胸腰筋膜是一个解剖和力学相互交织的结构，其后层筋膜的浅板将浅层头侧的肌群（背阔肌和斜方肌），浅层尾侧的肌群（臀大肌）及外侧的肌群（下后锯肌和结缔组织）连接起来。**T.** 斜方肌；**LD.** 背阔肌；**SPi.** 下后锯肌；**sPLF.** 深筋膜后层的浅板；**LR.** 外侧侧缝；**GM.** 臀大肌；**IC.** 髂肋肌；**L.** 最长肌；**MLF.** 后方深筋膜中层；**Gm.** 臀小肌；**STL.** 骶结节韧带

能力。然而，Hinz[81] 发现，筋膜中的肌纤维母细胞，可被成纤维细胞激活，从而能产生机械张力（通过收缩细胞外基质），作为愈合过程的一部分，以维持力学稳定性。Schleip[82] 报道通过反复的拉伸和药理学诱导下平稳的肌样收缩可以引起基质水合性的改变，从而导致基质刚度的增加。但是，电刺激对此并无效果。这种筋膜刚度增加的能力具有稳定和疼痛保护效应。

九、总结

在背部的结缔组织中，我们对筋膜研究甚少，且缺乏了解。迄今，描述其特性仍有困难；而事实上，命名也尚未统一。用词不准确显然不利于清晰、精确地描述该组织在人体中的功能。

无论如何，仔细的解剖和功能分析，胚胎起源的研究及现有的证据，均提示了筋膜结构的重要性，其中胸腰筋膜更有其特殊性。它们将不同的解剖结构赋予个体化，同时，又将它们连接起来，形成了一个连续的鞘膜网络。每一个筋膜层都有复杂、唯一的器官化结构并各司其职，而每个区域都是由不同类型的筋膜组合所构成（图22-14 至图 22-17）。

从胚胎发育的最初几周开始，筋膜就扮演了一个重要的角色，即"孕育"出大多数肌肉骨骼组织，并引导胚胎进行总体分化。在发育阶段的任何扰动都会导致与其相关的解剖成分发生相应的滚雪球效应。

筋膜的最基本作用是提供本体感受和伤害性信息，另一关键作用是传播肌肉的机械力，防止在骨骼上产生过于集中的应力。

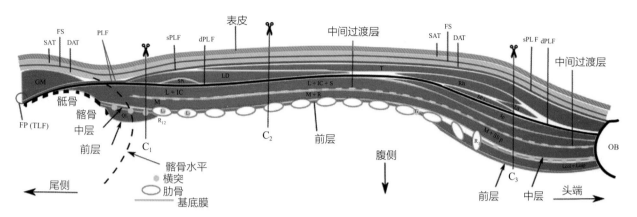

▲ 图 22-14　筋膜结构

SAT. 浅层脂肪；FS. 浅筋膜；DAT. 深层脂肪；GM. 臀大肌；QL. 腰方肌；FP（TLF）. 胸腰深筋膜；PLF. 深筋膜后层；sPLF. 深筋膜后层的浅板；dPLF. 深筋膜后层的深板；LD. 背阔肌；SPi. 下后锯肌；T. 斜方肌；Rh. 菱形肌；L+IC. 最长肌＋髂肋肌；L+IC+S. 最长肌＋髂肋肌＋棘肌；SPs. 上后锯肌；Sp. 头夹肌；M. 多裂肌；M+R. 多裂肌＋回旋肌；R_1. 第一肋；R_{12}. 第十二肋；M+SSp. 多裂肌＋半棘肌；Lcol+LcaP. 头长肌＋颈长肌；OB. 嗅球

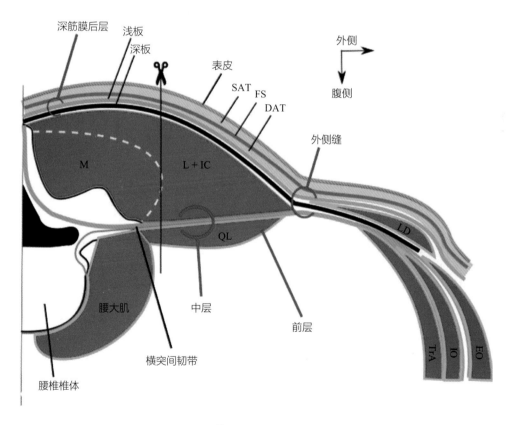

▲ 图 22-15　C_1 处筋膜结构

M. 多裂肌；SAT. 浅层脂肪；FS. 浅筋膜；DAT. 深层脂肪；L+IC. 最长肌＋髂肋肌；QL. 腰方肌；LD. 背阔肌；EO. 腹外斜肌；IO. 腹内斜肌；TrA. 腹横肌

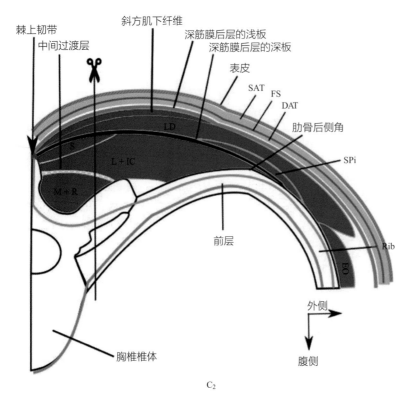

◀ 图 22-16 C₂ 处筋膜结构

S. 棘肌；L+IC. 最长肌 + 髂肋肌；M+R. 多裂肌 + 回旋肌；SAT. 浅层脂肪；FS. 浅筋膜；DAT. 深层脂肪；LD. 背阔肌；SPi. 下后锯肌；Rib. 肋骨；EO. 腹外斜肌

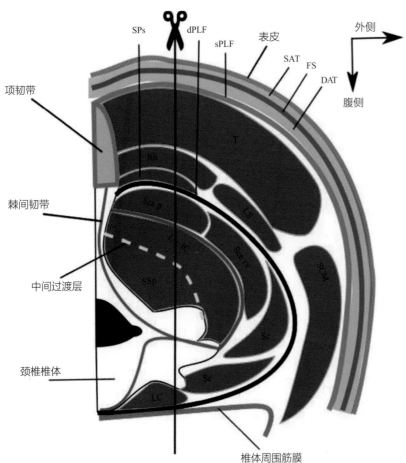

◀ 图 22-17 C₃ 处筋膜结构

SPs. 上后锯肌；LC. 头长肌；Rh. 菱形肌；Scap. 头颈夹肌；SSp. 半棘肌；dPLF. 深筋膜后层的深板；sPLF. 深筋膜后层的浅板；SAT. 浅层脂肪；FS. 浅筋膜；DAT. 深层脂肪；T. 斜方肌；LS. 提肩胛肌；SCM. 胸锁乳突肌；Scerv. 颈夹肌；L+IC. 最长肌 + 髂肋肌；Sc. 斜角肌

从功能学观点出发，胸腰筋膜可以被看作是聚合点，接受了来自不同的重叠层内的力量传输，并整合在这一共同的鞘内。

对胸腰筋膜和全部结缔组织做更进一步的解剖学、神经学、力学和功能研究，将有助于命名上更协调一致，对骨科和创伤学提供更有益的帮助。

参考文献

[1] Liptan GL. Fascia: a missing link in our understanding of the pathology of fibromyalgia. J Bodyw Mov Ther. 2010;14(1):3–12.

[2] Leeson CR, Leeson TS. Histology. 3rd ed. Philadelphia: Saunders; 1976. p. 605.

[3] Schleip R, Jäger H, Klingler W. What is 'fascia'? A review of different nomenclatures. J Bodyw Mov Ther. 2012;16(4):496–502.

[4] Findley T, Chaudhry H, Stecco A, Roman M. Fascia research – a narrative review. J Bodyw Mov Ther. 2012;16(1):67–75.

[5] Bonnel F. Les muscles, membre supérieur: nouvelle anatomie, biomécanique, chirurgie, rééducation. Montpellier: Sauramps Médical; 2011.

[6] Hyrtl J. Onomatologia anatomica. Vienna: Wien W. Braumüller; 1880.

[7] Ercoli A, Delmas V, Fanfani F, Gadonneix P, Ceccaroni M, Fagotti A, et al. Terminologia anatomica versus unofficial descriptions and nomenclature of the fasciae and ligaments of the female pelvis: a dissection-based comparative study. Am J Obstet Gynecol. 2005;193(4):1565–73.

[8] Kachlik D, Baca V, Bozdechova I, Cech P, Musil V. Anatomical terminology and nomenclature: past, present and highlights. Surg Radiol Anat. 2008;30(6):459–66.

[9] Kachlik D, Bozdechova I, Cech P, Musil V, Baca V. Mistakes in the usage of anatomical terminology in clinical practice. Biomed Pap. 2009;153(2):157–61.

[10] Stecco C. Why are there so many discussions about the nomenclature of fasciae? J Bodyw Mov Ther. 2014;18(3):441–2.

[11] Bove GM. Weaving a mat of fascia research. J Bodyw Mov Ther. 2012;16(2):132–3.

[12] Chaitow L. Learning about fascia. J Bodyw Mov Ther. 2011;15(1):1–2.

[13] Kumka M, Bonar J. Fascia: a morphological description and classification system based on a literature review. J Can Chiropr Assoc. 2012;56(3):179–91.

[14] Hedley G. Fascia science and clinical applications: editorial. J Bodyw Mov Ther. 2012;16(4):494–5.

[15] Langevin HM, Huijing PA. Communicating about fascia: history, pitfalls, and recommendations. Int J Ther Massage Bodywork. 2009;2(4):3–8.

[16] Wendell-Smith. Fascia: an illustrative problem in international terminology. Surg Radiol Anat. 1997;19:173–277.

[17] Standring S, editor. Gray's anatomy: the anatomical basis of clinical practice. 41st ed. New York: Elsevier; 2016. p. 1562.

[18] Kardon G. Development of the musculoskeletal system: meeting the neighbors. Development. 2011;138(14):2855–9.

[19] Kieny M, Chevallier A. Autonomy of tendon development in the embryonic chick wing. J Embryol Exp Morphol. 1979;49:153–65.

[20] Rouvière H, Delmas A, Delmas V. Anatomie humaine, descriptive, topographique et fonctionnelle: Tome 2, Tronc. Paris: Masson; 1940.

[21] Bourgery M, Jacob AM. Anatomie élémentaire en 20 planches. Paris: Crochard; 1843.

[22] Drake RL, Vogl W, Mitchell AWM, Paulsen F. Gray's anatomie pour les étudiants. Paris: Elsevier; 2006.

[23] Willard FH, Vleeming A, Schuenke MD, Danneels L, Schleip R. The thoracolumbar fascia: anatomy, function and clinical considerations: the thoracolumbar fascia. J Anat. 2012;221(6):507–36.

[24] Robinson A, editor. Cunningam's text-book of anatomy. New York: William Wood and Company; 1918.

[25] Godman JD. Anatomical investigations. Philadelphia: H.C. Carey & I. Lea; 1824.

[26] Thomson A, Schafer EA, Thane GD. Quain's - elements of anatomy. London: Longman, Green & Co.; 1882.

[27] Abu-Hijleh MF, Roshier AL, Al-Shboul Q, Dharap AS, Harris PF. The membranous layer of superficial fascia: evidence for its widespread distribution in the body. Surg Radiol Anat. 2006;28(6):606–19.

[28] Lancerotto L, Stecco C, Macchi V, Porzionato A, Stecco A, De Caro R. Layers of the abdominal wall: anatomical investigation of subcutaneous tissue and superficial fascia. Surg Radiol Anat. 2011;33(10):835–42.

[29] Lockwood TE. Superficial fascial system (SFS) of the trunk and extremities: a new concept. Plast Reconstr Surg. 1991;87(6):1009–18.

[30] Stecco L, Basmanjian JV, Day JA. Fascial manipulation for musculoskeletal pain. Padova: Piccin; 2004. p. 251.

[31] Tank P, Gest TR. Atlas d'anatomie. Bruxelles: De Boeck; 2010.

[32] Loukas M, Shoja MM, Thurston T, Jones VL, Linganna S, Tubbs RS. Anatomy and biomechanics of the vertebral aponeurosis part of the posterior layer of the thoracolumbar fascia. Surg Radiol Anat. 2008;30(2):125–9.

[33] Testut L. Traité d'anatomie humaine: anatomie descriptive, histologie, développement. Paris: O. Doin; 1896. p. 1212.

[34] Macalister A. A text-book of human anatomy. London: Griffin; 1889.

[35] Buchanan AM. Manual of anatomy, systematic and practical, including embryology. Toronto: Macmillan; 1916.

[36] Gray H, Lewis WH. Anatomy of the human body. 20th ed. Philadelphia: Lea & Febiger; 1918.

[37] Bogduk N, Twomey LT. Clinical anatomy of the lumbar spine. 2nd ed. Melbourne/New York: Churchill Livingstone; 1986. p. 197.

[38] Cruveilhier J. Traité d'anatomie descriptive. Tome 1. 5th ed. Paris: P. Asselin; 1871.

[39] Kamina P. Précis d'anatomie clinique. Tome II. Paris: Maloine; 2002.

[40] Holmes T, Carter HV, Gray H, Guise WJ. Anatomy, descriptive and surgical. London: Longmans, Green; 1875.

[41] Luther H. Holden's anatomy: a manual of the dissection of the

human body. Philadelphia: P. Blakiston's Son; 1901.

[42] Sappey PC. Traité d'anatomie descriptive T2. Paris: Medical Heritage Library; 1876.

[43] Spalteholz W. Hand-atlas of human anatomy. 7th ed. Philadelphia: Lippincott Williams & Wilkins; 1861.

[44] Agur AMR, Lee MJ, Anderson JE. Grant's atlas of anatomy. 9th ed. Baltimore: Lippincott Williams & Wilkins; 1991. p. 650.

[45] Hansen JT, Weber EC. Netter's atlas of human anatomy. Basel: Novartis; 2014.

[46] Schünke M, Schulte E, Schumacher U, Rude J, Voll M, Wesker K. Atlas d'anatomie Prométhée. Paris: Maloine; 2006.

[47] Cleland J. Examen clinique de l'appareil locomoteur. Amsterdam: Elsevier Masson; 2007.

[48] Clemente CD. Anatomy - a regional atlas of the human body. 6th ed. Baltimore: Lippincott Williams & Wilkins; 2011.

[49] Gatton ML, Pearcy MJ, Pettet GJ, Evans JH. A three-dimensional mathematical model of the thoracolumbar fascia and an estimate of its biomechanical effect. J Biomech. 2010;43(14):2792–7.

[50] Hewer EE. The development of nerve endings in the human foetus. J Anat. 1935;69:369–79.

[51] Lewis J, Chevallier A. Muscle nerve branches do not develop in chick wings devoid of muscle. J Embryol Exp Morphol. 1981;64:211–32.

[52] Tesarz J, Hoheisel U, Wiedenhöfer B, Mense S. Sensory innervation of the thoracolumbar fascia in rats and humans. Neuroscience. 2011;194:302–8.

[53] Wyke B. Articular neurology - a review. Physiotherapy. 1972;58:94–9.

[54] Bove GM, Light AR. Unmyelinated nociceptors of rat paraspinal tissues. J Neurophysiol. 1995;73(5):1752–62.

[55] Mitchell JH, Schmidt RF. Cardiovascular reflex control by afferent fibers from skeletal muscle receptors. In: Terjung R, editor. Comprehensive physiology. Hoboken: Wiley; 1983.

[56] Wyke B. The neurology of joints. Ann R Coll Surg Engl. 1967;41(1):25–50.

[57] Paintal AS. Functional analysis of Group III afferent fibres of mammalian muscles. J Physiol. 1960;152(2):250–70.

[58] Stilwell DL. Regional variations in the innervation of deep fasciae and aponeuroses. Anat Rec. 1957;127(4):635–53.

[59] Stilwell DL. The innervation of tendons and aponeuroses. Am J Anat. 1957;100(3):289–317.

[60] Freeman MAR, Wyke B. The innervation of the knee joint. An anatomical and histological study in the cat. J Anat. 1967;101:505–32.

[61] Yahia L, Rhalmi S, Newman N, Isler M. Sensory innervation of human thoracolumbar fascia: an immunohistochemical study. Acta Orthop Scand. 1992;63(2):195–7.

[62] Grigg A, Hoffman AH, Fogarty KE. Properties of Golgi-Mazzoni afferents in cat knee joint capsule, as revealed by mechanical studies of isolated joint capsule. J Neurophysiol. 1982;47(1):31–40.

[63] Kiter E, Karaboyun T, Tufan AC, Acar K. Immunohistochemical demonstration of nerve endings in iliolumbar ligament. Spine. 2010;35(4):E101–4.

[64] Houk J, Henneman E. Responses of Golgi tendon organs to active contractions of the soleus muscle of the cat. J Neurophysiol. 1967;30(3):466–81.

[65] Barker D, Hunt CC, McIntyre AK. Muscle receptors. Berlin: Springer; 1974.

[66] Barrett KE, Ganong WF. Ganong's review of medical physiology. New York: McGraw-Hill Medical; 2010.

[67] Mense S. Effects of temperature on the discharges of muscle spindles and tendon organs. Pflugers Arch - Eur J Physiol. 1978;374(2):159–66.

[68] Eldred E, Lindsley DF, Buchwald JS. The effect of cooling on mammalian muscle spindles. Exp Neurol. 1960;2(2):144–57.

[69] Schleip R. Possibilities and limitations of fascia oriented concepts in research and treatment of low back and pelvic pain. In: 8th Interdisciplinary World Congress on Low Back & Pelvic Pain, Dubai, 2013; 2013. Available from https://www.fasciaresearch. com/literature/wc-low-back-and-pelvic-pain/Schleip2013_ PossibilitiesandLimitations.pdf.

[70] Nowlan NC, Sharpe J, Roddy KA, Prendergast PJ, Murphy P. Mechanobiology of embryonic skeletal development: insights from animal models. Birth Defects Res Pt C. 2010;90(3):203–13.

[71] Blechschmidt E, Gasser RF. Biokinetics and biodynamics of human differentiation: principles and applications. Berkeley: North Atlantic Books; 2014.

[72] Blechschmidt E, Freeman B. The ontogenetic basis of human anatomy: a biodynamic approach to development from conception to birth. Murrieta: Pacific Distributing/North Atlantic Books; 2004. p. 255.

[73] Chevallier A, Kieny M. On the role of the connective tissue in the patterning of the chick limb musculature. Wilhelm Roux's Arch Dev Biol. 1982;191(4):277–80.

[74] Kieny M, Mauger A, Chevallier A, Pautou M-P. Origin and development of avian skeletal musculature. Reprod Nutr Dev. 1988;28(3B):673–86.

[75] Charvet B, Ruggiero F, Guellec DL. The development of the myotendinous junction. A review. Muscles Ligaments Tendons J. 2012;2(2):53–63.

[76] Stopak D, Harris AK. Connective tissue morphogenesis by fibroblast traction. Dev Biol. 1982;90(2):383–98.

[77] Monti RJ, Roy RR, Hodgson JA, Reggie Edgerton V. Transmission of forces within mammalian skeletal muscles. J Biomech. 1999;32(4):371–80.

[78] Bogduk N, Johnson G, Spalding D. The morphology and biomechanics of latissimus dorsi. Clin Biomech. 1998;13(6):377–85.

[79] Barker PJ, Briggs CA, Bogeski G. Tensile transmission across the lumbar fasciae in unembalmed cadavers: effects of tension to various muscular attachments. Spine. 2004;29(2):129–38.

[80] Barker PJ, Freeman AD, Urquhart DM, Anderson CR, Briggs CA. The middle layer of lumbar fascia can transmit tensile forces capable of fracturing the lumbar transverse processes: an experimental study. Clin Biomech. 2010;25(6):505–9.

[81] Hinz B. The myofibroblast: paradigm for a mechanically active cell. J Biomech. 2010;43(1):146–55.

[82] Schleip R, Klingler W, Lehmann-Horn F. Fascia is able to contract in a smooth muscle-like manner and thereby influence musculoskeletal mechanics. J Biomech. 2006;39:S488.

[83] Fishman SM, Ballantyne JC, Rathmell JP. Bonica's management of pain. 4th ed. Philadelphia: Lippincott Williams & Wilkins; 2010. p. 1698.

[84] Nowlan NC, Murphy P, Prendergast PJ. Mechanobiology of embryonic limb development. Ann N Y Acad Sci. 2007;1101(1):389–411.

[85] Stecco C, Veronica M, Andrea P, Fabrice D, Raffaele DC. The fascia: the forgotten structure, vol. 116; 2011. p. 127–38.

第 23 章

椎管
The Spinal Canal

Jean Marc Vital 著

李 君 译　陈其昕 校

椎管是由脊椎、椎间盘和韧带共同构成的通道，其中的结构包括脊髓、神经根、动脉和椎管内静脉丛等。椎管可以分为以下几个部分。

● 中央管（椎孔）：包绕和保护脊髓和马尾神经。

● 神经根管：包绕和保护神经根，包括侧隐窝和椎间孔。

● 横突孔：包绕和保护椎动脉。

一、中央管（椎孔）

除了椎管的大小，我们还必须考虑硬膜囊外的储备容积。

二、椎管的上下端

它的头端起自颅底的枕骨大孔，尾端止于在骶管末端，形似长笛嘴（图 23-1）。

三、周围组织（水平面）

周围组织是骨及纤维性结构。

● 椎管的前壁是由椎体和椎间盘的后部，以及后纵韧带（PLL）构成。当因为轴向压力（椎体骨折）或椎体肿瘤而发生形变时，椎体后壁会压迫神经结构。

● 椎管后方是椎板和黄韧带。胸椎椎板的排列似叠瓦状，颈椎和腰椎的椎板间存在空隙，允

许进行穿刺操作。

● 椎管侧面是椎弓根内侧壁以及椎间孔。

四、内容物的尺寸

椎管贯穿脊柱全长，但它的管径在不同节段差异很大，主要的两个管径指标。

● 中央管正中前后径（或正中矢状径，fixed medial sagittal diameter，FMSD），即在椎管中央椎体后壁和椎板（椎板和棘突结合点或称棘突椎板线）之间的距离。

● 双侧椎弓根之间的横径。

实际上，测量椎管面积的大小似乎更有意义。

椎管在颈椎和腰椎较宽，在胸椎略窄，尤其在 T_9 水平。根据 Dimeglio[1] 的描述（图 23-2），上颈椎的椎管可以穿过大拇指，腰椎椎管可以穿过食指，胸椎椎管只能穿过小拇指。

目前测量得到的最小椎管前后径如下。

● 上颈椎平均 20mm，下颈椎平均 12mm。

● 胸椎平均 10mm。

● 腰椎平静 15mm。

五、储备容积

实际上，除了椎管前后径和横径，硬膜外的储备容积也是非常重要的。Lee[2] 对腰椎的储备容积进行了定义，但这一定义适用于脊柱的所有节段（图 23-3）。尽管胸脊髓较细，胸椎的硬膜

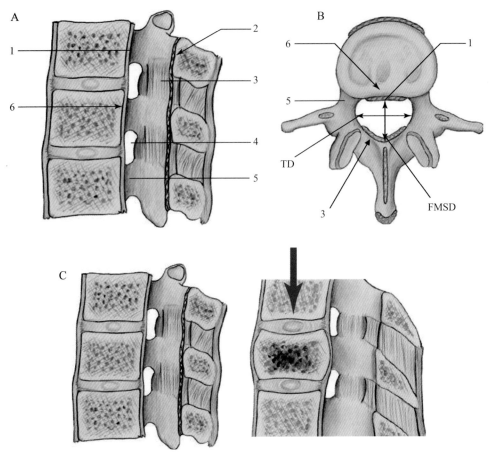

▲ 图 23-1　中央椎管（或椎孔）

A. 矢状面。B. 上面观；C. 骨折或肿瘤导致椎体后壁向后突出。1. 后纵韧带；2. 棘突椎板线；3. 黄韧带；4. 椎间孔；5. 椎弓根；6. 椎体后壁；TD. 椎管横径；FMSD. 固定矢状径

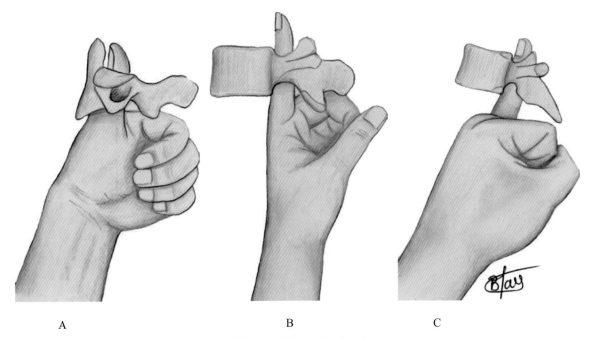

▲ 图 23-2　脊柱中央管的大小

A. 枢椎椎管能够容纳大拇指；B. 腰椎椎管能容纳食指；C. 胸椎椎管能够容纳小拇指（引自 Dimeglio[1]）

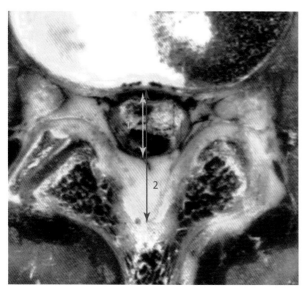

▲ 图 23-3　储备容积（RV）
1. 硬膜囊矢状径；2. 椎管矢状径；RV=2-1

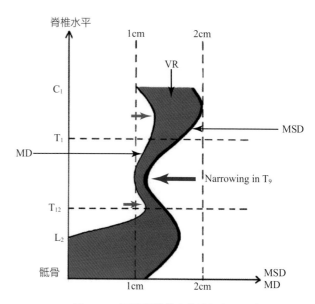

▲ 图 23-4　不同脊柱节段的储备容积改变
VR. 储备容积，在 T_9 最小；MSD. 平均矢状径；MD. 颈髓和腰髓的矢状径

外储备容积也更小；但相比之下，颈椎和腰椎的硬膜外储备容积比胸椎的似乎更为重要（图 23-4）。最典型的例子是在 C_1C_2 区域，脊髓占椎管的 1/3，齿状突占 1/3，储备容积占剩下的 1/3（三分法）：在各种移位较大骨关节创伤中，在这个水平上的脊髓损伤能够生存的概率是很少的（图 23-5）。

六、颈椎管

颈椎管是最宽的，它的矢状径自上而下减小：C_1 节段平均 22mm，C_2 节段平均 20mm，下颈椎节段平均 14~17mm（图 23-6）。

固定平均矢状径（FMSD）是椎体后壁中央和椎板上部之间的距离，即图 23-6 中实线双向箭，原则上这一骨性前后径是固定的和结构性的。它的大小在神经弓中央软骨闭合后，5—6 岁后，就不再变化了。虚线双向箭即黄韧带和 C_6~C_7 椎间盘之间的长度，称为可变正中矢状径（MMSD），它对应于 Junghanns 活动节段水平。在退变的颈椎和腰椎，MMSD 的变化很大。根据经典理论，颈椎管的正常前后径与颈椎体的矢状径相当（Wackenheim[3]）（图 23-7）。

Pavlov 等[4] 提出了著名的 Pavlov 比值，即

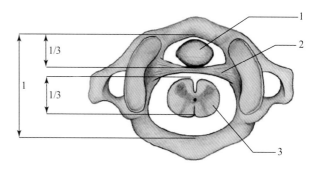

▲ 图 23-5　枢椎水平的椎管内脊髓
1. 齿突；2. 横韧带；3. 脊髓

A（FMSD）/B（椎体前后径）。如果该比值小于 0.8，提示椎管狭窄（图 23-8）。

在颈椎侧位片上，可以把颈椎分为 5 个区，其中椎管位于 1 区（椎体）和 5 区（棘突）之间，我们可将其再分成 3 个区（图 23-9）。

● 2 区是椎弓根（横突）。

● 3 区是关节突关节。

● 4 区是椎板，这是相对安全的区域。

七、胸椎管

与颈椎管相似，胸椎管形状呈椭圆形，但其椎管直径更小（FMSD 为 10~12mm）。

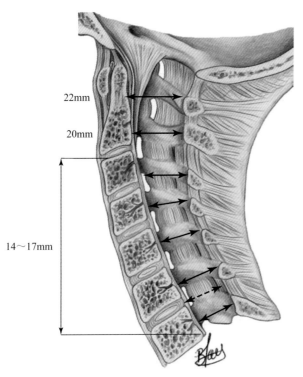

▲ 图 23-6　颈椎平均矢状径（MSD）

实线双向箭为固定平均矢状径或骨性平均矢状径；虚线双向箭
为可变平均矢状径

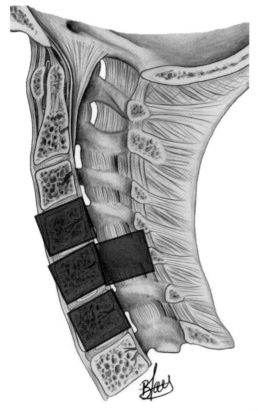

▲ 图 23-7　正常的颈椎管能够容纳正常椎体的投影[3]

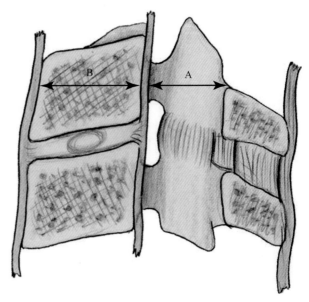

▲ 图 23-8　Torg 和 Pavlov 比值[4] = A/B（正常值大于 0.8）

八、腰椎管

在腰椎，FMSD 是椎体后壁（更确切地说是后纵韧带）中点和椎板头侧之间的连线，椎板尾侧则更靠后方；椎板尾侧附着有黄韧带，黄韧带向下连接下位椎板头侧，该部位也称为椎板间隙。

MMSD 位于纤维环后缘和黄韧带之间：因此椎间盘突出、黄韧带肥大或关节囊增厚等腰椎退行性病变经常导致 MMSD 减小（图 23-10）。

Verbiest 等[5] 提出，术中测量的椎管前后径小于 10mm 为绝对狭窄，FMSD10～12mm，为相对狭窄。如果是通过影像学测量，FMSD 大于 14mm 被认为是正常椎管，小于 12mm 被认为是椎管狭窄。Ullrich[6] 提出腰椎管狭窄的临界值，椎管前后径为 11.5mm，椎弓根间距为 16mm，椎管面积为 145mm²。

腰椎管的形状从 L_1 到 L_5 逐渐变化，在上腰椎呈卵圆形（与颈椎和胸椎相似）。由于下腰椎的关节突逐渐变大，且小关节逐渐变成冠状位，并侵占椎管，形成了椎管的两个侧方部分，称为侧隐窝，见后述。如果关节突侵占更为严重，椎管可变为三角形（三角柱形或三叶草形）[2]（图23-11）。在下腰椎，腰椎管倾向于横向伸展，并

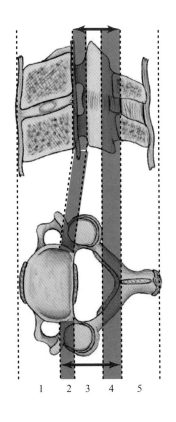

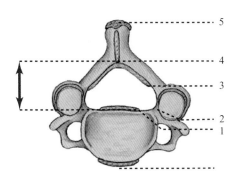

▲ 图 23-9　颈椎管的 3 个部分，红色双向箭标注的 2 区、3 区和 4 区。**1.** 椎体；**2.** 椎弓根；**3.** 关节突；**4.** 椎板；**5.** 棘突

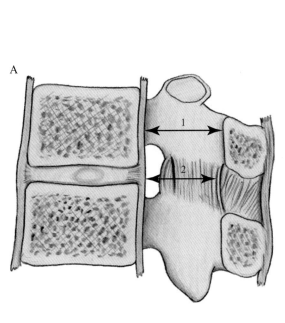

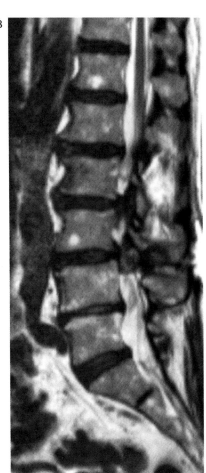

◀ 图 23-10　两种矢状径
A. 正 常 解 剖（1. FMSD；2. MMSD）；B. 退行性改变导致 MMSD 变窄

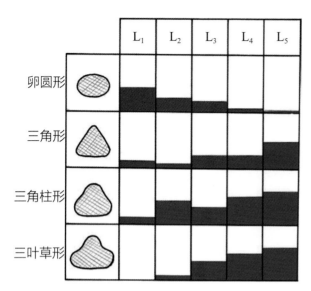

▲ 图 23-11　不同腰椎节段中央管的形状 [2]

	L₁	L₂	L₃	L₄	L₅
卵圆形					
三角形					
三角柱形					
三叶草形					

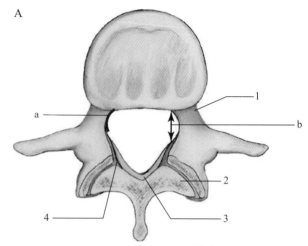

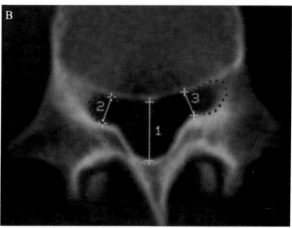

▲ 图 23-12　A. 侧隐窝（横截面）：a. 椎弓根和关节突；b. 前后径；1. 椎弓根；2. 上位椎体的下关节突；3. 黄韧带；4. 关节囊。B. 侧隐窝（CT 横断位）：1. 中央管；2 和 3. 侧隐窝

从前向后缩窄。

　　除了椎管，以下我们还将介绍以下部分。

● 侧隐窝，即椎管向两侧扩展的部分。

● 椎间孔，即椎管向两侧开口的部位。

● 横突孔，只在颈椎拥有，容纳椎动脉的结构。

九、侧隐窝

根据 Crock[7]，Lassale[8] 和 Vital[9] 的描述，侧隐窝就是椎管的延伸部分，但当存在关节炎时，该部位极易发生狭窄，从而导致腰椎神经根受压。

　　侧隐窝是椎管向侧方的延伸部分，在侧方以椎弓根内侧缘为界，后方以关节突关节为界。由于颈椎和胸椎管呈椭圆形，侧隐窝并不存在。从腰椎到腰骶段，侧隐窝结构则逐渐明显。S1 关节突角度呈冠状位，可见典型的侧隐窝结构（图23-12）。

　　根据骨性形态，侧隐窝的外侧界是椎弓根，前壁为椎弓根以内的椎体，后壁为上关节突，下界为峡部。因此，我们可以将侧隐窝分为上关节突区（椎弓根的关节突部分）和侧隐窝的峡部区

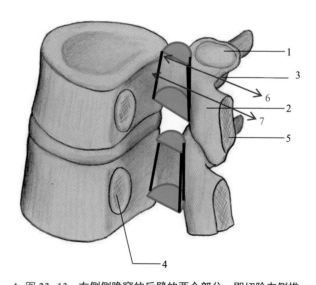

▲ 图 23-13　右侧侧隐窝的后壁的两个部分，即切除左侧椎板和左侧椎弓根（4）及右侧椎板（5）后的椎管内图示
1. 上关节突关节面；2. 峡部；3 横突尾侧缘；4. 左侧椎弓根；5. 右侧椎板；6. 椎弓根关节突部分；7. 椎弓根椎板部分

（椎弓根的椎板部分）（图 23–13）。

横突的尾侧缘是这两个区的边界。根据 Scoles[10]，从 L_1 到 L_5，在椎弓根平面的侧隐窝的前后径，从 10mm 减小至 7.5mm。Lee [2] 通过 CT 扫描得出的结果较大一些，从 L_1 到 L_5，侧隐窝的前后径从 12mm 减小至 8mm。实际上，当存在关节突关节囊，黄韧带以及关节突的内衬结构时，侧隐窝的前后径会进一步减小，约为平均 8mm。

在三维模型中，侧隐窝的尾侧向中线和椎管开放，并延伸至椎弓根下缘，通过椎间孔（图 23–14）。

腰椎神经根在离开硬脊膜后，首先穿过椎间盘后方，然后进入侧隐窝，最后进入椎间孔。

腰椎神经根从离开硬脊膜到达椎管出口的行程中，穿过神经根管，神经根管从上到下由 3 个部分组成（图 23–15）。

- 椎弓根上部（椎间盘后方）。
- 椎弓根旁（侧隐窝）。
- 椎弓根下部（椎间孔）。

十、椎间孔

在腰椎区域，椎间孔属于 MacNab 隐藏区，通过后方入路很难直接到达该区域。

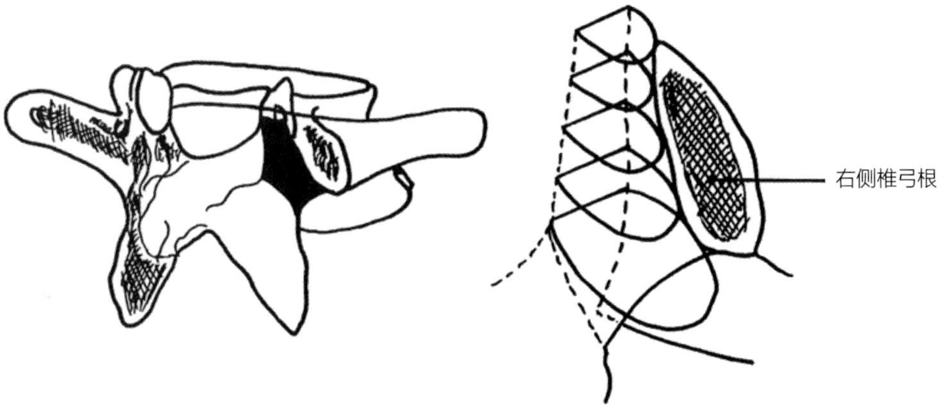

◀ **图 23–14　右侧侧隐窝的 3D 图示**

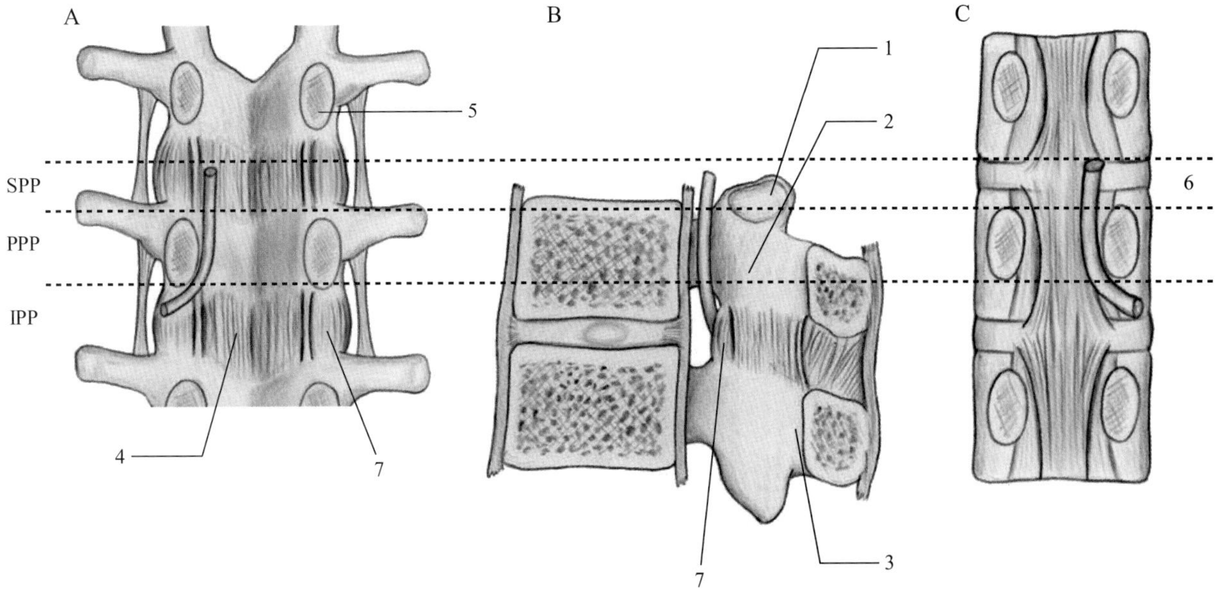

▲ **图 23–15　神经根管**

A. 去除椎体后的前面观。B. 椎管内示意图。C. 去除椎板的后面观。1. 上关节突；2. 峡部；3. 椎板；4. 黄韧带；5. 椎弓根；6. 椎间隙；7. 关节囊。SPP. 椎弓根上部；PPP. 椎弓根旁；IPP. 椎弓根下部

（一）形状和方向

在不同的脊柱节段，它的形状和方向有所不同（图 23-16）。

● 在颈椎，它的上界有一个凹陷，椎间孔斜向前向外。

● 在胸椎，椎间孔的形状类似逗号，直接朝向外侧。

● 在腰椎，椎间孔形似耳朵，直接朝向外侧。

（二）颈椎椎间孔

它实际上是一个神经根通道，形似沟槽；通道方向与椎管前后轴成 60°，向前向外，平均长度为 7mm 的，由内向外分为以下三个部分。

● 椎弓根部：其前内侧为钩椎关节，容纳颈神经前根和后根。

● 关节突部：在前方的横突孔和后方的关节突之间，容纳颈神经节。

● 横突部：位于横突，在前后结节之间（图 23-17），容纳颈神经根，在此处它分为腹侧支和背侧支。

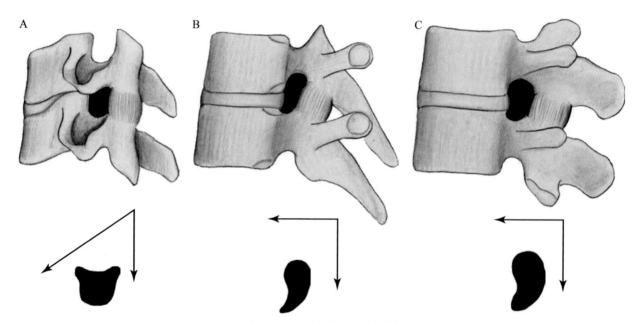

▲ 图 23-16　椎间孔的形状和方向
A. 颈椎水平即向前向外的沟槽；B. 胸椎水平即朝外的"逗号"；C. 腰椎水平即朝外的"耳朵"

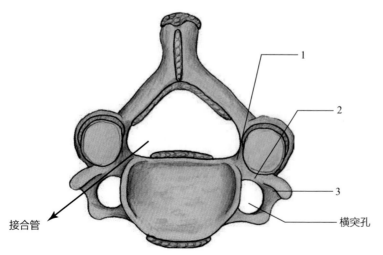

接合管

横突孔

◀ 图 23-17　颈椎椎间孔包括 3 个部分
1. 椎弓根部；2. 关节突关节部；3 横突部

（三）腰椎椎间孔

由于下腰椎椎弓根不是垂直的，而是斜向下外侧的（图 23-18），因此腰椎的椎间孔也被认为是一个管道，特别是在下腰椎区域。实际上，椎弓根内侧的斜向外侧的部分是侧隐窝的一部分，因此，我们可以认为椎间孔开始于椎弓根的下缘。

图 23-19 显示了椎间孔的边界。顶部和底部都是椎弓根，前方是椎间盘外侧部，后方是下方椎体的上关节突，以及被黄韧带和关节囊覆盖的峡部。在这个富含脂肪的矢状切面上，我们发现了神经根位于椎间孔顶部。椎间孔内的结构还包括脊髓动脉、静脉和窦椎神经。根据椎间孔的前后方结构，可以把椎间孔分为以下 2 个区。

● 上区，是固定的。其前方为被后纵韧带外侧（硬膜外膜、Wiltse 骨膜）覆盖的侧方椎体，后方则为峡部（关节突间椎板）腹侧和部分椎板腹侧。

● 下区，具有活动性。前方是椎间盘，后方是被关节囊和黄韧带覆盖的关节突腹侧，主要是下位椎的上关节突。

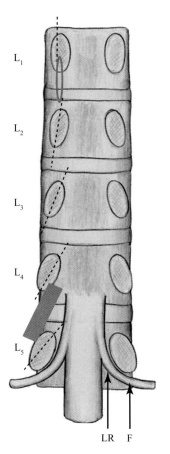

▲ 图 23-18　$L_1 \sim L_5$ 椎弓根的角度变化影响椎间孔形状，在 $L_1 \sim L_2$ 是"真正"的孔，在 $L_4 \sim L_5$ 则是一个通道；不考虑椎弓根的方向，侧隐窝（**LR**）和椎间孔（**F**）都在椎弓根的下缘

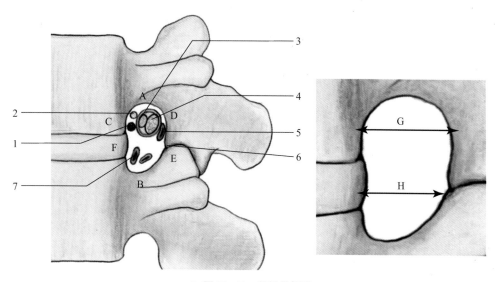

▲ 图 23-19　**腰椎椎间孔**

边界：A. 上位椎弓根；B. 下位椎弓根；C. 上位椎体；D. 峡部；E. 下位椎体上关节突；F. 椎间盘；G. 椎间孔固定部分；H. 椎间孔活动部分。
内容物：1. 根动脉；2. 窦椎神经；3. 前根；4. 后根；5. 根静脉；6. 关节囊；7. 椎间孔静脉丛

因此，椎管有 2 个矢状径，骨性椎管固定的前后径，以及椎间盘水平可变的前后径；椎间孔也有 2 个矢状径，椎弓根下方的椎体部分的固定矢状径，椎间盘水平的可变矢状径；固定矢状径一般大于活动矢状径，腰椎椎间孔形似倒梨状或耳郭状。

椎间孔的后壁（或椎间孔顶部）主要由椎板

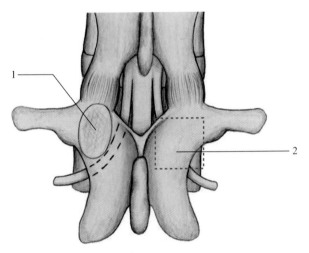

▲ 图 23-20 椎间孔的顶部（后面观），MacNab 的 "隐藏区域"
1. 椎弓根投影；2. 遮挡区域

和峡部组成，这就是所谓的 MacNab "隐藏区域"（图 23-20）[11]，手术时难以直接到达（图 23-21A）。

椎板和峡部的外侧缘在垂直线上大约与椎弓根在同一平面。因此，椎板和峡部作为椎间孔顶，能够或多或少地覆盖椎间孔。事实上，从 $L_1 \sim L_5$ 椎板和峡部外侧缘的位置逐渐靠外（图 23-21B 和图 23-21C）。

椎间孔面积为 $41.5 \sim 164mm^2$。L_5/S_1 椎间孔面积最大，其次是 $L_2 \sim L_3$，然后是 $L_3 \sim L_4$ 和 $L_4 \sim L_5$，最后是 $L_1 \sim L_2$。高度为 $10.3 \sim 19.5mm$，L_1/L_2 椎间孔高度最小。椎间孔的前后径平均约为 8mm。

De Peretti[12] 研究了所有脊柱水平的椎间孔内组织的占比，特别是神经的占位百分比，C_6 为 34.4%，T_1 为 29.5%，T_6 为 23%，L_1 为 26.9%，L_3 为 18.9%，L_5 为 19.3%。总的来说，神经结构不超过椎间孔的 1/3。

十一、横突管

横突管由位于 $C_1 \sim C_7$ 横突中部的横突孔构成（图 23-17）。从 C_6 开始向上，横突管是椎动

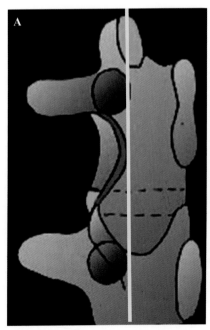
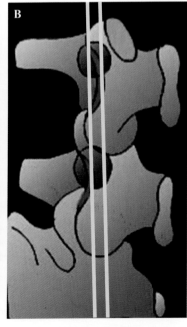
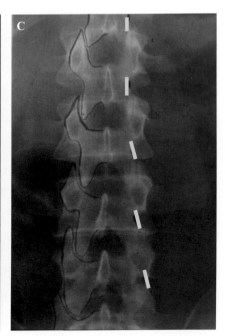

▲ 图 23-21　椎间孔的顶部（后面观）
A. 在上腰椎椎板并不遮盖椎间孔 [椎板外侧缘（红色区域）位于椎弓根内侧]；B. 在 L_5，椎板向外侧显著延伸；C. 从 $L_1 \sim L_5$ 椎间孔顶的外侧缘（黄线）

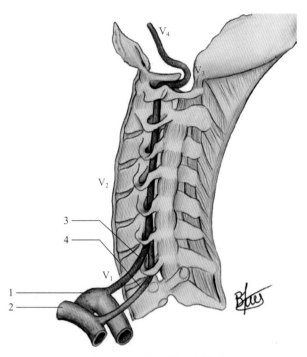

▲ 图 23-22 横突管（左侧观）

1. 锁骨下动脉；2. 锁骨下静脉；3. 椎动脉分为 V_1、V_2、V_3、V_4 四个部分；4. 椎静脉

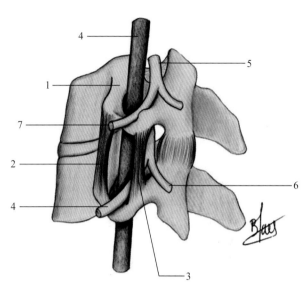

▲ 图 23-23 横突管（左侧观）

1. 横突；2. 腹侧横突间肌肉；3. 背侧横突间肌肉；4. 椎动脉；5. 神经根；6. 后支；7. 前支

脉经过的管道。而 C_7 横突孔只有椎静脉通过（图 23-22）。

在横突之间，横突管被前方和后方的横突间肌包围（图 23-23）。椎动脉与椎静脉丛和 Francois Franck 自主神经伴行。脊神经在动脉的后面发出，分为前支和后支。

十二、椎管和脊柱活动

> 所有的脊柱节段的前后径，都是屈曲时增大，后伸时减小。

同时，根据已知的神经根 - 脊髓动态分析结果，在屈曲时，脊髓和神经根向椎体和椎间盘靠近；在伸展时，则向脊柱后柱靠近（图 23-24）。

这解释了颈部伸展时神经根型颈椎病神经痛加重，腰椎屈曲或腰椎后凸时，因腰椎管狭窄导致的下肢跛行能够改善。对比腰椎屈曲和后伸时的 X 线影像（图 23-25），或者注射对比剂后的

影像（骶神经造影或脊髓造影，图 23-26），可显示神经根的动态受压情况。

十三、退行性病变及其对脊椎管的影响

在脊柱退行性病变中，最常见的是椎间盘突出，尤其是在腰椎。

图 23-27（水平位）和图 23-28（后面观）表明椎间盘突出的位置。由于后纵韧带的保护作用，突出很少发生在中央。最常见的位置是后外侧（位于侧隐窝或椎弓根内侧的部位，即椎间孔内侧），少数发生在椎间孔（椎弓根上方），更少发生在椎间孔外（椎弓根外侧）。

（一）椎管和侧隐窝

引起椎管和侧隐窝减小的因素有（图 23-29）：
- 关节突肥厚。
- 关节突肥厚与椎间盘突出。
- 先天性狭窄，包括椎弓根短小。

（二）椎间孔

Tanaka[13] 描述了椎间孔中神经根和神经支的

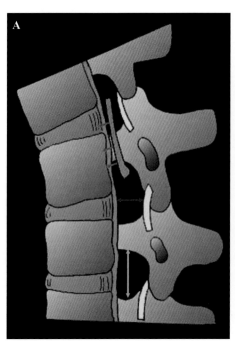
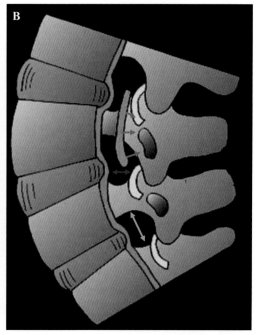

▲ 图 23-24　在脊柱屈曲（A）和背伸（B）时，神经根移位和椎管面积的变化

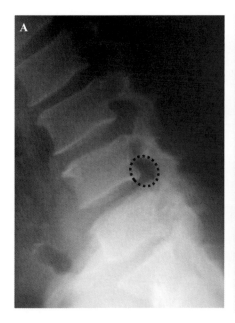
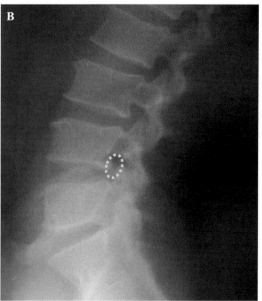

▲ 图 23-25　屈曲（A）和后伸（B）时椎间孔面积的对比

解剖关系及其在退行性病变中的改变。在关节退变过程中，椎间盘塌陷合并关节突肥厚导致椎间孔狭窄（图 23-30）。任何导致椎间隙后凸的改变都会导致椎间孔张开，而脊椎伸展性的向后滑脱会导致椎间孔闭合（图 23-31）。在腰椎滑脱（SPL）中，如果 SPL 是退行性的（主要压迫在中央椎管和侧隐窝），椎间孔水平面变化比塌陷更严重（图 23-32 和图 23-33）。另一种情况是，在峡部裂型 SPL 中椎间孔明显狭窄（图 23-34 和图 23-35），近侧滑移椎相应的神经根可被峡部钩、软骨结节（Gill 结节）压迫和少数情况受椎间盘的压迫，后者的原因为，腰椎峡部裂性滑脱

中，L_5～S_1 椎间盘常常是被拉伸而不是突出。最后，不对称椎间盘病变是椎间孔受压的重要原因（图 23-36 和图 23-37）；它可以是原发的，也可以继发于椎间盘切除术或同侧腰椎侧弯：椎间孔受压位于腰骶凹侧（即主腰弯的同侧），并可能出现明显的椎间隙位移和半脱位（Vital[14]）。

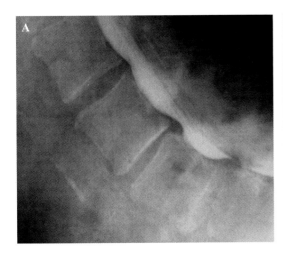
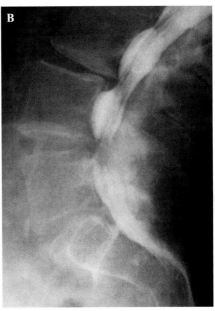

▲ 图 23-26 相较于屈曲时（A），伸展时（B）L_3～L_4 和 L_4～L_5 的中央管减小

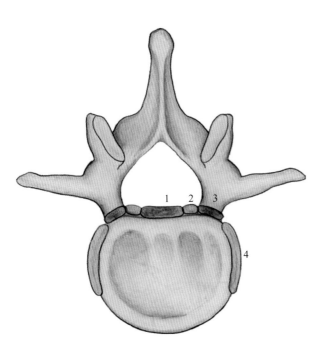

▲ 图 23-27 椎间盘突出的可能位置（水平位）
1. 中央；2. 后外侧（在侧隐窝或椎间孔内侧，即椎弓根内侧）；3. 椎间孔（椎弓根上方）；4. 椎间孔外（椎弓根外侧）

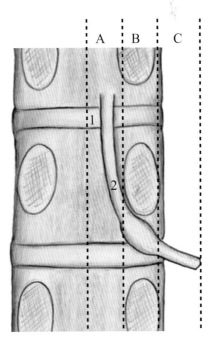

▲ 图 23-28 椎间盘突出的可能位置（后面观）
A. 椎间孔内侧（1. 椎间盘后方，2. 侧隐窝）；B. 椎间孔；C. 椎间孔外

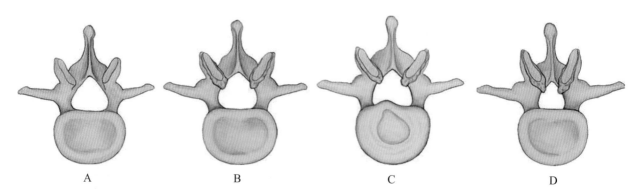

▲ 图 23-29 腰椎退行性病变时中央椎管和侧隐窝狭窄

A. 正常；B. 关节突病变；C. 关节突病变和椎间盘突出；D. 先天性狭窄和关节突病变

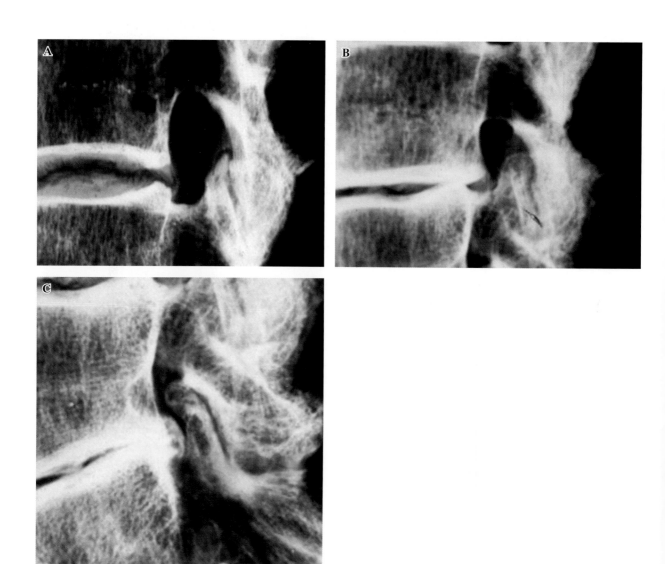

▲ 图 23-30 椎间隙塌陷伴随着椎间孔高度丢失（从 A 到 C）

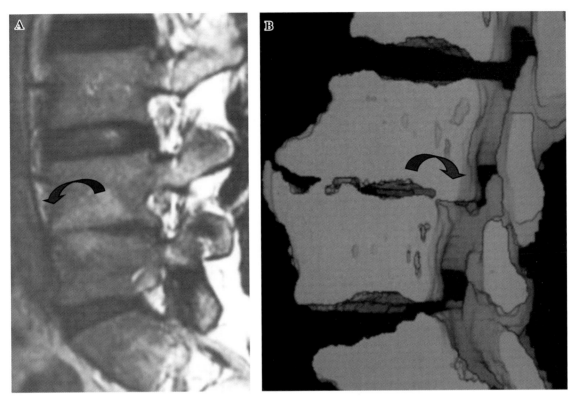

▲ 图 23-31　椎间隙后凸导致椎间孔扩张（A），后伸时椎体后滑移导致椎间孔缩小（B）

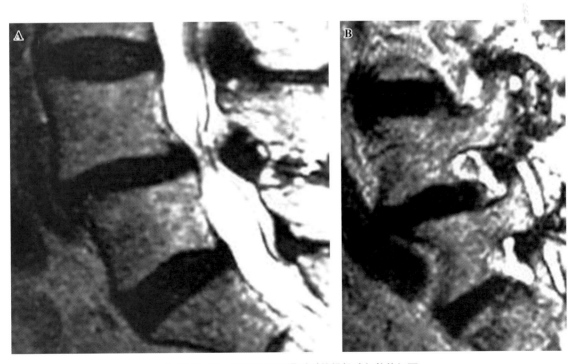

▲ 图 23-32　退行性腰椎滑脱时的椎间孔矢状位切面
A. 中央管狭窄；B. 椎间孔水平化

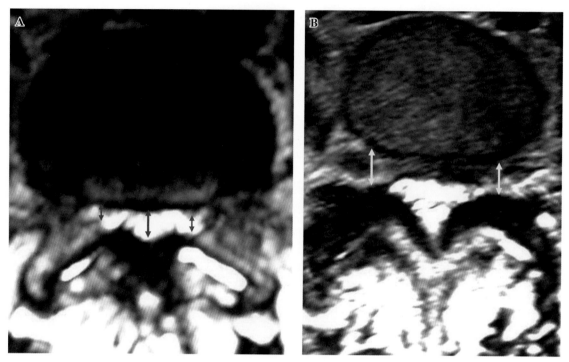

▲ 图 23-33　退行性腰椎滑脱时的椎间孔轴位切面
A. 中央管和侧隐窝狭窄；B. 椎间孔未缩小

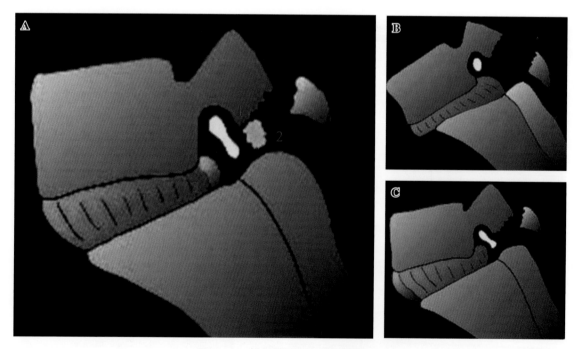

▲ 图 23-34　峡部裂型腰椎滑脱中的椎间孔
A. 造成压迫的 3 个因素包括峡部钩（1）、Gill 结节（2）、椎间盘（3），后者很少导致压迫；B. 屈曲移位；C. 后伸时神经根压迫加重

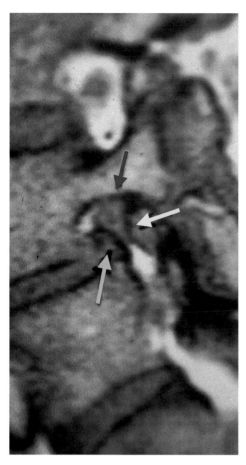

▲ 图 23-35 峡部裂型腰椎滑脱的 MRI 矢状位切面

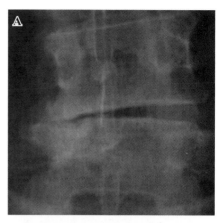

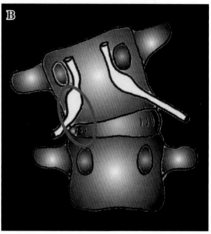

▲ 图 23-36 不对称的椎间盘病变的前后位 X 线片（A），神经根在凹侧受压（B）

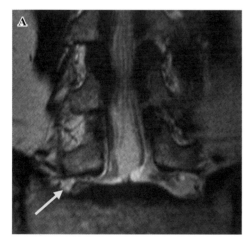

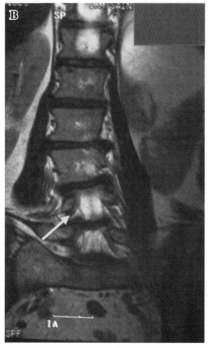

▲ 图 23-37 原发性不对称椎间盘病变的 MRI（A）及在腰椎侧弯基底部的不对称椎间盘（B）

参考文献

[1] Dimeglio A, Bonnel F. Le rachis en croissance. Paris: Springer; 1990.

[2] Lee BCP, Kazam E, Newman AD. Computed tomography of spine and spinal cord. Radiology. 1978;128:95–102.

[3] Wackenheim A. Roentgen diagnosis of the cranio-vertebral region. Berlin: Springer; 1994.

[4] Pavlov H, Torg JS, Robie B, Jahre C. Cervical spinal stenosis: determination with vertebral ratio method. Radiology. 1987;164:771–5.

[5] Verbiest M. A radicular syndrome from developmental narrowing of the lumbar vertebral canal. J Bone Joint Surg. 1954;36B:230–7.

[6] Ullrich CG, Binet EF, Sanecki MG, Kieffer SA. Quantitative assessment of the lumbar spinal canal by the computed tomography. Radiology. 1980;134:137–43.

[7] Crock HV. Normal and pathological anatomy of the lumbar spinal nerve roots canal. J Bone Joint Surg. 1981;63B:487–90.

[8] Lassale B, Morvan G, Gottin M. Anatomy and radiological anatomy of the lumbar radicular canals. Anat Clin. 1984;6:195–201.

[9] Vital JM, Lavignolle B, Grenier N, Rouais F, Malgat R, Senegas J. Anatomy of the lumbar radicular canal. Anat Clin. 1983;5:141–51.

[10] Scoles PV, Linton AE, Latimer B, Levy ME, Digio-Vanni BF. Vertebral body and posterior element morphology; the normal spine in middle life. Spine. 1988;13:1082–6.

[11] MacNab J, Mac Culloch J. Bachache. 2nd ed. Baltimore: Williams & Wilkins; 1990.

[12] De Peretti F, Hovorka I, Ganansia P, Puch JM, Bourgeon A, Argenson C. The vertebral foramen: a report concerning its contents. Surg Radiol Anat. 1993;15:287–94.

[13] Tanaka N, Fujimoto Y, An HS, Ikuta Y, Yasuda M. The anatomic relation among the nerve roots, intervertebral foramina and intervertebral disc of the cervical spine. Spine. 2000;25:286–91.

[14] Vital JM. Foramen lumbar intervertebral. Anatomy, exploration and pathology. In: Teaching conference. SOFCOT 2000. Paris: Elsevier; 2000. p. 139–63.

脊 髓
The Spinal Cord

J. Guérin　著

钱胜君　译　　李万里　李方财　校

第24章

缩略语

CGRP	calcitonin gene related peptide	降钙素相关肽
CSF	cerebrospinal fluid	脑脊液
CPG	central pattern generators	中枢模式发生器
Enk	enkephalinergic inhibitory interneuron	脑啡肽能抑制性中间神经元
FMB	forebrain bundle	前脑束
LC	locus coeruleus	蓝斑
NA	noradrenergic afferents	去甲肾上腺素能传入
PAG	periaqueductal gray	导水管周围灰质
Pyr	pyramidal tract	锥体束
Red N	red nucleus	红核
RF	reticular formation	网状结构
RMC	reticularis magnocellularis	巨细胞网状核
SC	superior colliculi	上丘

脊髓是神经轴的一部分，位于椎管内。脊髓在枕骨大孔处与延髓相连，一直延续到 L_1、L_2 椎体水平，在此形成脊髓圆锥（图 24-1）。

脊髓外观呈前后稍扁的圆柱形，其平均直径为 1cm，小于椎管平均直径，这使其在轴平面上具有相对自由度。脊髓全长约 45cm，占椎管长度的 2/3，下端通过纤维样结构（终丝）固定在尾椎，侧面通过齿状韧带固定在椎管。脊髓包含两个梭形膨大，即颈膨大和腰膨大，分别与支配上肢、下肢的神经组织结构相对应。

脊髓由连续的鞘膜保护（图 24-2）。最外层是纤维状的硬脊膜，它终止于 S_3 水平并包绕脊神经直至椎间孔。中间层是蛛网膜，其下是充满脑脊液的蛛网膜下腔，它与脑的蛛网膜下腔延续。

因此，可以通过简单的腰椎穿刺，进行脑脊液分析，检测炎症或出血性病变，并评估硬膜压力。内层的软脊膜是一层血管膜，依附在脊髓表面。

脊髓通过脊神经根与周围神经系统相连，脊神经根从脊髓分节段有规律发出，是躯体感觉运动分节段支配的解剖学基础。总共有 31 对脊神经，均由腹侧运动根和背侧感觉根汇合而成，包括颈神经 8 对、胸神经 12 对、腰神经 5 对、骶神经 5 对、尾神经 1 对。

在胎儿期，脊柱比固定在其末端的脊髓生长更快，因此，在脊髓上段，颈神经与相应的椎体位于同一平面，颈神经呈水平发出，随着脊髓下降，脊神经会越来越向下倾斜以到达相应的椎间孔，这一现象导致胸神经分布在相应椎体 2 个平

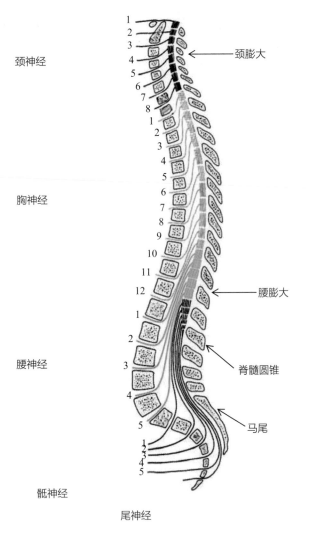

颈神经

胸神经

腰神经

骶神经

尾神经

1
2
3
4
5
6
7
8
1
2
3
4
5
6
7
8
9
10
11
12
1
2
3
4
5
1
2
3
4
5

颈膨大

腰膨大

脊髓圆锥

马尾

▲ 图 24-1　脊髓分布，脊柱和脊神经的关系

面下，腰骶神经分布在相应椎体至少3个平面下，在 T_{12}、L_1 椎体平面脊髓形成脊髓圆锥，脊髓圆锥以下是神经根聚集成的马尾神经，因此在下腰椎进行腰椎穿刺不会引起脊髓损伤。

一、描述

脊髓由周围的白质和中央的灰质组成（图24-3）。

● 白质包括上行和下行的神经纤维，这些神经纤维将脊髓和神经系统的其他部分连接起来。脊髓表面沿中轴存在矢状面对称排列的结构，较窄并与灰质接触，前面是前侧正中纵沟（腹侧正中裂），后面是后侧正中纵沟（背侧正中裂）。在中线平面的两侧，有腹外侧沟，此处有脊神经腹侧根发出，背外侧沟，此处则有脊神经背侧根进入。这些沟将脊髓灰、白质分成不同的索或柱。其中，背（或后）柱位于背侧正中裂和背侧副沟之间，在颈髓水平通过背侧中间沟将背柱再分为背外侧束，背外侧束又分为内侧的楔束（亦称 Burdach 束）和外侧的薄束（亦称 Goll 束）。脊髓外侧柱位于腹外侧沟和背外侧沟之间。脊髓前柱位于前正中裂两侧，通过白质前联合连通。

● 灰质内含有神经元细胞和神经中枢，它沿

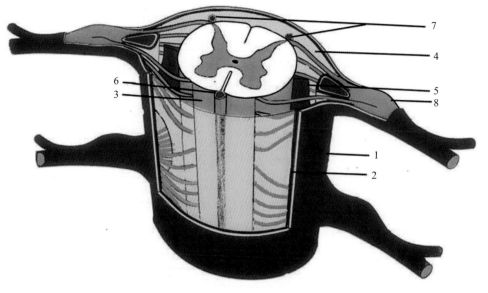

◀ 图 24-2　脊髓和脊膜
1.硬脊膜；2.蛛网膜；3.软脊膜；4.蛛网膜下腔；5.齿状韧带；6.脊髓前动脉；7.脊髓后动脉；8.脊神经节

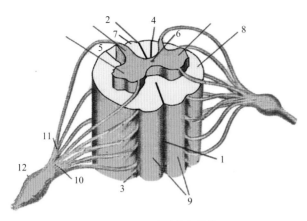

▲ 图 24-3　脊髓内部结构

1.腹侧正中裂；2.背侧正中裂；3.腹外侧沟；4.背侧中间沟；5.背外侧沟；6.脊髓中央管；7.背柱；8.前外侧柱；9.前柱；10.腹侧根；11.背侧根；12.脊神经节

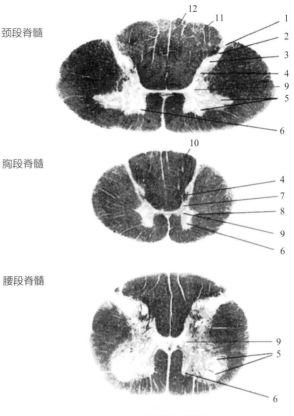

颈段脊髓

胸段脊髓

腰段脊髓

▲ 图 24-4　脊髓内部结构

1. Lissauer 背外侧束；2.Waldeyer 边缘核；3.Rolando 胶状质；4.后角固有核；5.外侧核和后外侧核；6.内侧核；7.Clarke 核（背核）；8.中间外侧核；9.中间内侧核；10.背柱；11.楔束；12.薄束

中轴对称排列，呈 X 形或蝶形、展翅状。

● 描述如下（图 24-4 和图 24-5 ）。

➢ 脊髓后角（背角）并未与脊髓后缘直接相连，此处含有感觉纤维，它来自于脊神经背侧根，并通过背侧副沟到达脊髓后角。这些纤维被位于脊髓后缘和脊髓后角顶点之间的 Lissauer 背外侧束分开。后角固有核占据脊髓后角的大部分，其浅表为较为透明的胶状质，最浅表则为后角边缘层的海绵质，它们共同形成脊髓后角帽。背核（Clarke 核）位于背角基部的后缘，只出现在 $C_8 \sim L_2$ 节段。

➢ 前角（后角）较大，其锯状边界与脊髓边缘保持一定距离，其间有运动神经纤维通过，这些神经纤维穿过腹侧副沟，形成脊神经腹侧根。脊髓前角的特征是存在运动神经元，它们集中形成神经核，且以柱形并行排列（图 24-6 ）。

■ 内侧核，存在于整个脊髓，支配颈、胸和腹部的轴向肌群。

■ 外侧核，主要存在于颈膨大和腰膨大，支配四肢，具有双重排列特点。一是功能性排列，包括对应伸肌的神经核腹侧和对应屈肌的神经核背侧；二是躯体性排列，内侧柱对应四肢近端及轴性肌群，外侧柱对应四肢中部（肘、膝）肌群，后外侧柱对应四肢远端（手、脚）肌群。

■ 中央核，只出现在颈脊髓，$C_3 \sim C_7$ 水平，相当于膈神经核。它发出的神经纤维借 C_4 前根发出，形成膈神经，支配膈肌。副神经（XI 神经）核则由 $C_1 \sim C_6$ 节段中央核形成。其神经纤维沿外侧束浅出后经枕骨大孔进入颅后窝，与副神经延髓根（XI）的神经纤维汇合，经颈静脉孔离开颅后窝，支配斜方肌和胸锁乳突肌。

➢ 中间区，位于脊髓前角和后角之间，其中央为室管膜管，通常闭塞。该区的特点是由网状结构形成了丰富的中间神经元网络，包括涉及自主神经系统的中间核：其中，内侧中间核细胞沿室管膜管分布，存在于脊髓全长；外侧中间核则只存在于胸髓 $T_1 \sim L_2$ 节段，其与脊髓外侧角相对应。它们均属于交感神经系统。还有腹侧中间核属于骨盆的副交感神经系统，只存在于 $S_2 \sim S_4$ 节段，支配盆腔内脏器官。

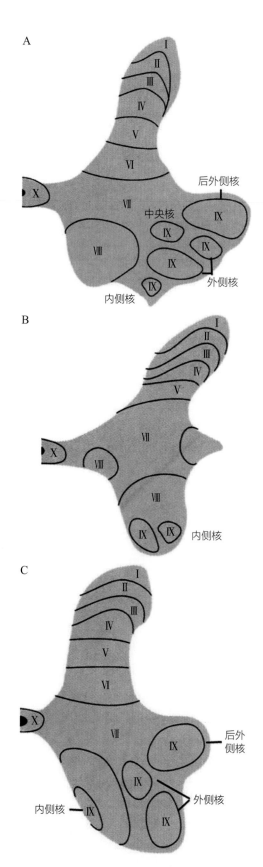

▲ 图 24-5 脊髓灰质横断面结构[1]

A. 颈段脊髓；B. 胸段脊髓；C. 腰段脊髓

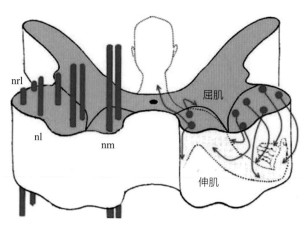

▲ 图 24-6 柱状并行排列的后角

与大脑相对应的区域：nm. 沿整个脊髓分布的内侧核与轴向肌群相对应；nl. 扩大区的外侧核与近端肌群相对应；nrl. 扩大区的后外侧核与远端肌群相对应。这些柱状结构排列在两个平面上，即腹侧平面对应伸肌肌群，背侧平面对应屈肌肌群

二、灰质神经中枢解剖的功能构筑

根据细胞构筑模式不同，脊髓灰质从背侧向腹侧可分为 10 个功能层（Rexed 层）（图 24-5）。类似于物种进化过程中依次出现的三胚层概念，根据组织功能不同可以分为三个区域。

● 中央区（基本区）是个体发育过程中最古老的区域，对应中间层和Ⅶ层、Ⅷ层。它由中间神经元为主的神经网络构成，负责个体生存所必需的基本运动和植物性活动。

● 后角对应Ⅰ～Ⅵ层，它们的放射状结构负责收集外界环境的疼痛和温度等生存所需的基本信息，警示环境中的潜在危险，这些信息由各个脊神经背侧根传导到相应脊髓节段。

● 前角对应Ⅸ层，来自脊髓及上级结构的指令在这里形成运动信号，最终行使运动功能，运动神经元的轴突构成脊神经腹侧根，支配躯体肌群。

（一）中央区

1. 它由中间神经元网络构成，支持程序性运动[3]（图 24-7）

较小的中间神经元彼此吻合，与邻近及对侧的脊髓节段相应神经元细胞通过本体感受性节间

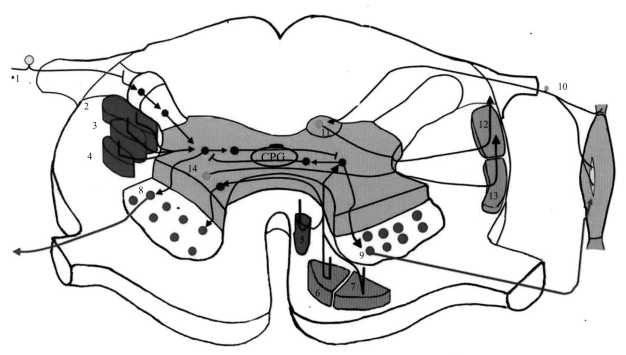

▲ 图 24-7 脊髓中央区 CPG（中枢模式发生器）的构成 [2]

传入纤维：1.周围节段性感觉神经传入；2.皮质脊髓外侧束；3.红核脊髓束；4.髓质网状脊髓束；5.皮质脊髓腹侧束；6.脑桥网状脊髓束；7.前庭脊髓束，传出纤维：8.屈肌运动神经元；9.伸肌运动神经元；10.节段性本体感觉纤维；11. Clarke 核；2.脊髓小脑背侧束；13.脊髓小脑腹侧束；14.角周带

神经元连接，形成复杂的神经网络。脊髓水平复制了脑干水平的神经元网状结构，形成最基本的躯体反射。这些脊髓反射从出生时就存在，当它们被脊髓上级传入纤维激发时，其潜在功能将得到加强。

像鱼类游泳和鸟类飞翔等的移动活动就是这种自主活动的一个例子 [4]。

这一现象很容易被证实，如切掉鸡的头部，鸡仍然能够继续跑几分钟，也就是说，仅依靠脊髓反射就可以实现双下肢屈肌和伸肌交替有节律的活动。

七鳃鳗的脊髓很容易被分离，可利用其进行有关脊髓反射的实验研究 [5]。它在游动中的水波记录显示出一种有节奏的脉冲形式，从脊髓头端到尾端依次激活，负责纵向椎旁肌肉的收缩。该活动不属于反射活动，而是反映了一种中枢驱动性干预活动 [6]。其中，中枢模式发生器（central pattern generator，CPG）在功能上是一种振荡系统的节律发生器，其活动基础是抑制性连合中间

神经元之间的相互作用。它通过联合中间神经元使各节段的左、右侧相连接，从而负责节律性和交替性活动（图 24-8）。

哺乳动物的运动模式基本一致，只是依靠复杂性不断增加的循环以保证不同肢段活动的同步性。站立阶段肢体接触地面，涉及伸肌，持续的时间取决于移动循环的时间，变化较大；迈步阶段涉及屈肌，持续的时间变化较小。

在新生儿身上，我们可以在自主性游泳或类似行走的腿部周期性运动中有效地观察到这些运动模式。这些现象随着脊髓上级传导束的形成而逐渐减弱消失。当脊髓损伤阻断了上级传导的支配后，临床上很可能重新出现这种自主活动模式（内脏反射、三种回缩反射、交叉伸肌反射和Babinski 征）。

这种中枢模式发生器产生的效应并不是一种反射活动，在实验中去除感觉根并不影响其效应；这是一种需要在传入系统调节下进行的基础的、模式化活动。

（1）这种传入系统是分节段的，具有内在感受性、外部感受性（外部刺激）的双重感知特性，以适应外部环境的刺激。因此，脊髓横断的猫能够根据脊髓感觉末梢提供的本体感觉信息，调整肌肉收缩的速度。类似地，在迈步阶段对猫脚的皮肤感受器进行电或机械刺激，也会显著增强屈肌运动神经元的活动，并使肢体的抬高幅度更大，以避免迈步时遇到虚构存在的障碍；相反地，在站立阶段对猫脚的皮肤感受器进行电刺激或机械刺激，则会增强肢体伸肌的活动力量，以代偿可能无法预期的负重或意外失足（图 24-8）。

（2）脊髓上级传入神经介入触发和调节这些运动模式（图 24-9）。

● 大脑皮质，通过皮质脊髓束，控制这些中间神经元网络。在扩展其活动功能的同时，使其置于可自主控制范围内。Babinski 征在新生儿中天然存在，其后，因锥体束的调节效应增强了对脊髓控制，导致 Babinski 征消失。在临床上，成人 Babinski 征阳性意味着锥体束发生病变。

● 在脑干水平，中脑网状核和脚桥核被确定为运动区域。在猫身上对其进行刺激可以触发有序运动，刺激强度与运动速度相对应。这些神经核可作为触发器介入脊髓反射，接受内侧前脑束（median forebrain bundle，MFB）指令，并与腹侧苍白球、伏隔核和海马体相联系。它投射到脑桥网状结构，通过网状脊髓束激活中枢模式发生器。因此，从最初的刺激开始，通过上述中枢连通性，这种脊髓内节律性发生器参与了运动模式的调节，并使活动具备纵横方向的逻辑协调性和上下肢的和谐性，从而可以获得更复杂的运动模式，如慢跑、快跑、跳跃等。

● 小脑介入，以实现必要的运动调节。这些运动调节通过整个脊髓小脑通路组成的反馈回路进行。在反馈回路中传导速度非常快（120m/s），由此可产生瞬时的反应。

➤ 脊髓小脑腹侧束起源于靠近脊髓前角的角周区，一旦中枢模式发生器（CPG）发挥作用并得到反馈，它可直接将该活动通知小脑。

➤ 脊髓小脑背侧束起源于克拉克背核，该核位于脊髓后角，在运动过程中接受来自与下肢运动有关的肌肉和神经肌梭的本体感觉信息；与脊髓小脑背侧束相类似，负责上肢的运动功能相关的本体感觉信息上传的是楔小脑束。这些神经束投射至脊小脑（旧小脑）和相应的中间神经核（球状核和栓状核）上。

■ 这种"双小脑"的配置能使小脑将脊髓激活预计强度与其在肌肉效应水平的实际表现进行比较，并通过脊髓网络，对肌肉活动做出必要调整。临床上，下肢可以通过"敏感的"Romberg 测试，上肢可以通过 Stewart-Holmes 动作对这个

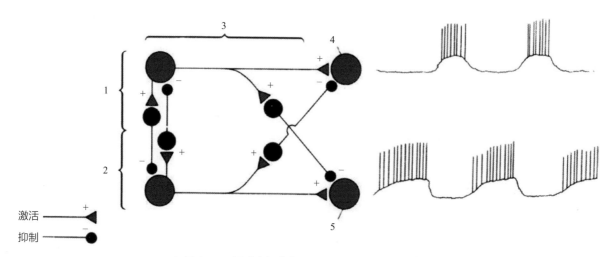

▲ 图 24-8　运动中枢节律活动半通道的组织模式 [4]

1. 屈肌半中心；2. 伸肌半中心；3. 抑制性中间神经元（黑色）和激活剂（红色）；4. 屈肌运动神经元；5. 伸肌运动神经元

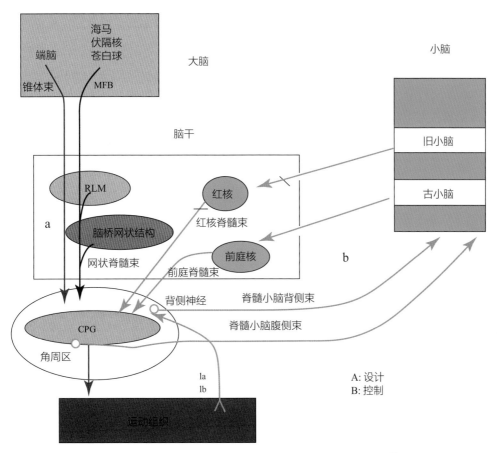

▲ 图 24-9 运动过程中的触发结构（A）和控制结构（B）[3]

运动指令被发送到脊髓 CPG（中枢模式发生器）。它来自大脑，经锥体束和内侧前脑束（MFB），通过中脑网状核（RLM 中脑运动区）和脊髓脑桥网状核。指令拷贝通过脊髓小脑腹侧束传送到小脑，其调节通过脊髓小脑反馈回路实现

功能进行评估。

■ 脊髓小脑脊髓反射回路涉及脑干结构。

① 红核脊髓束起源于中脑红核，它接受来自旧小脑（脊小脑）的交叉传入，控制肢体屈肌肌群活动，参与运动的迈步阶段。

② 腹内侧网状脊髓束起源于脑桥网状核，交替介入运动的站立阶段，有助于伸肌肌群的活动。

③ 前庭脊髓束提供运动所必需的姿势平衡，以不断调整由于人类的直立姿势和行走时交替摆动而造成的躯体不平衡。它是一种双侧的促进性效应，作用于直立活动所依赖的对抗重力作用的轴向伸肌肌群上。

2. 中央区结构还包含属于自主神经系统的中间核[7]

它通过两个神经系统（副交感神经系统和交感神经系统）的联合干预来控制内脏功能并维持内环境稳定。其共同特征是它们的外周结构均包括两种神经元：神经节前胆碱能连接器和节后效应器。两者由位于外围节后效应器附近的中继神经节相连接。一些外围效应器已经在功能上具有自主性（如肠神经系统）。因此，对这些自主性器官更是一种功能上的控制，可使它们能根据内外环境条件进行不同水平自主控制的相互整合。

(1) 副交感神经系统负责营养功能，其活动在生理条件下占主导地位。它的作用是局部的，并依赖位于脏器壁内和附近短的胆碱能节后神经元。在消化道，它位于黏膜下和肌间神经丛的神

经网络中，组成固有肠神经系统，可以反射性地提供肠蠕动，此功能主要受迷走神经（第 X 对脑神经）控制。而盆腔内的脏器则接受脊髓起源的副交感神经支配，它对应于骶骨或骨盆的副交感神经干，来自骶髓（S₂～S₄）的中间腹侧核（图24-10）。节前纤维是伴随脊神经直接进入外生殖器、膀胱、结肠、直肠远端和肛门括约肌的盆腔内脏神经。其中继神经节位于这些内脏壁表面或位于壁内，因此其节后神经元纤维非常短。

(2) 交感神经系统负责非特应性系统增强功能（ergotropic），具有促能和强化系统的作用。在紧急情况下，它可调动能量储备以应对外部环境的威胁。因此，交感神经系统的中继神经节远离效应器，以覆盖更大的功能区域。其神经中枢均位于脊髓水平，具有躯体和内脏两种组织模式[8]。

➢ 内脏交感神经（图24-11）作用于内脏，

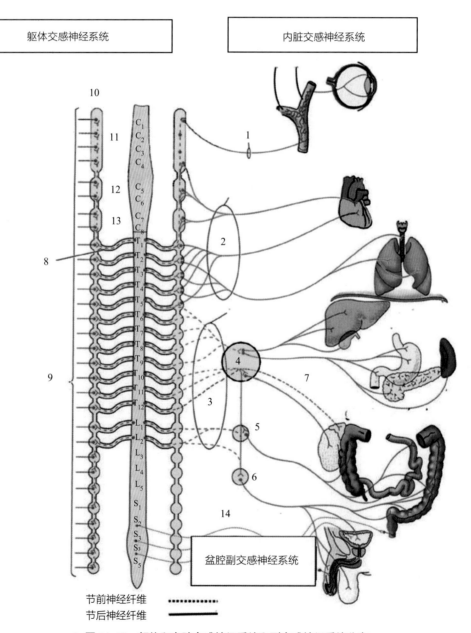

▲ 图 24-10　躯体和内脏交感神经系统和副交感神经系统分布

1. 头动脉周围支；2. 心肺内脏神经；3. 腹盆内脏神经；4. 腹腔神经节；5. 肠系膜上神经节；6. 肠系膜下神经节；7. 肾上腺支；8. 白交通支；9. 灰交通支；10. 交感链；11. 颈上神经节；12. 颈中神经节；13. 星状神经节；14. 盆内脏神经

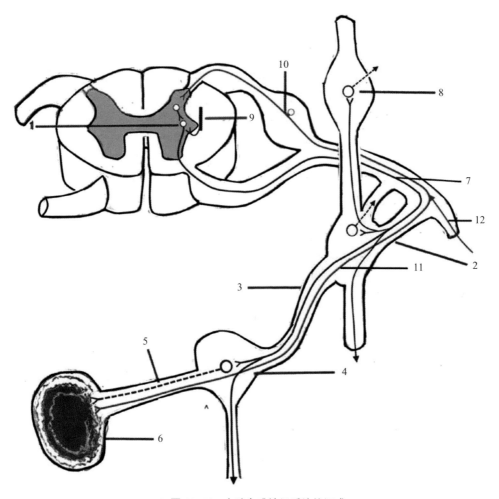

▲ 图 24-11 内脏交感神经系统的组成

1. 中间外侧核；2. 白交通支；3. 内脏神经；4. 主动脉前中继神经节；5. 神经节后神经元；6. 内脏；7. 节前神经元；8. 交感椎外侧链；9. 脊髓传入神经；10. 背侧感觉根；11. 内在疼痛敏感性纤维；12. 外周和本体感觉敏感性纤维（指疼痛）

其作用通常与副交感神经系统相反。神经中枢包含在占据了 $T_8 \sim L_2$ 节段外侧角的中间外侧柱中。神经节前纤维与脊神经腹侧根伴行一短距离，然后经白交通支，直接穿过椎旁神经节链，在此路径不与任何突触连接，构成内脏神经，直接连接至椎前和主动脉前神经节、腹腔神经节及肠系膜上下神经节。中继神经节的节后纤维是去甲肾上腺素能的，分布于腹腔和盆腔内脏，与内脏动脉形成神经血管蒂。肾上腺是一个嗜铬器官，分泌肾上腺素，直接接受节前纤维。对于胸腔（心脏、肺、气管、食管）和头端（头、颈）的器官，中继神经节由 3 个颈神经节和前 4 个椎旁链神经节组成，神经节后纤维在形成颈动脉、锁骨下血管周围的动脉周围丛和心脏丛后，与靶细胞相连

（图 24-10）。

躯体交感神经（图 24-12）负责汗腺、毛发和皮肤血管的神经支配。由于这些结构缺乏副交感神经系统支配，交感神经以脊神经的体节分布为基础单独支配这些器官（汗腺的节后纤维是胆碱能的）。它的脊髓中枢位于中间外侧柱，或可能与延伸到整个脊髓的中间内侧柱相对应。神经节前纤维短，沿着脊神经腹侧根 $T_1 \sim L_2$ 随白交通支连接到它们的椎旁中继神经节，形成从 $C_1 \sim S_5$ 的交感神经链。中继神经节后纤维通过灰交通支与相应的脊神经连接，通过肾上腺素能纤维分布于血管壁平滑肌和毛发运动肌，通过胆碱能纤维分布于汗腺。

自主神经中枢的控制是一种反射性活动，大

365

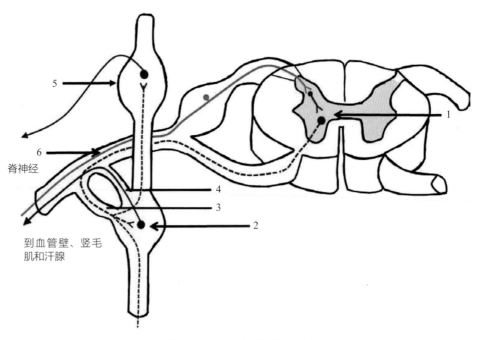

▲ 图 24-12　躯体交感系统的组成

1. 中间内侧核；2. 椎旁神经节；3. 白交通支；4. 灰交通支；5. 交感神经链；6. 皮肤 Aδ 和 C 感觉纤维

多数情况下受脊髓水平以上中枢的影响。这些中枢将会把自主中枢的控制活动分别整合到躯体和自主的行为模式中[9]。

● 自主神经反射是由来自内脏或皮肤的各种感觉传入刺激产生的。由 Aδ 和 C 感觉纤维的外在感受器传递的热信息允许局部的热调节，因此，寒冷会导致动脉血管收缩，肢体苍白和毛发竖起，反之，温度升高会导致血管舒张和出汗，造成热量损失。

● 一些反射功能模式，如负责排尿、排便和性反射的生理性控制是骨盆副交感系统特有的。

● 延髓脑桥外侧网状带（浅网状区和脑桥被盖核）神经核有呼吸调节中枢（吸气中枢、呼气中枢）、心脏调节中枢、血管调节中枢及排尿中枢。利用组织荧光可发现这些来自于脊髓以上水平的纤维是一种去甲肾上腺素能纤维（图 24-30），它们下降到脊髓外侧，终止于中间外侧核、中间腹侧核，以及膈核和肋间运动核。这些次级神经核还接受下丘脑中存在的、与边缘系统相关的非特应性和营养性调节中枢的控制。最终整合为具有情感性质的行为模式，如饮食、性和体温调节。

（二）后角

后角对应于 Rexed 分层的前六层，此处为负责处理痛温觉信息的功能区。通过脊神经背侧根将这些信息传入脊髓相应各个节段水平。它们包含几种类型的神经纤维，这些神经纤维的大小、传导速度及功能各不相同。有髓鞘神经纤维具有较快的传导速度，传递外界刺激的神经纤维（Aβ 纤维）传导速度为（30～70m/s），而来自肌肉的神经纤维（Ⅰa 和 Ⅰb 纤维）传导速度为（70～110m/s），小而无髓鞘的神经纤维（C 纤维）传导速度最慢（0.5～2m/s），Aδ 纤维含有部分髓鞘，传导速度约为（10～30m/s）。在进入脊髓时，它们会分成两束：大的神经纤维形成正中束，对应精细触觉，运动觉的本体感受器，投射至背侧核、Clarke 背核和前角运动神经元；小神经纤维构成了外侧束，对痛温觉敏感，终止前，它在 Lissauer 背外侧束中穿行，并在那里分叉为上升束和下降束，分别上行或下降 2～3 个节段后终止于后角末端（图 24-14）。

● Aδ 神经纤维终止于Ⅰ、Ⅱ层以及Ⅴ层深面。无髓鞘的 C 神经纤维终止于Ⅱ层。许多物质参与疼痛传递，包括Ⅰ、Ⅱ表层的 P 物质及其他肽，如生长抑素、血管活性肠肽、肠促胰酶肽、CGRP（降钙素基因相关肽）和兴奋性氨基酸（谷氨酸）。

● 占据外缘Ⅰ、Ⅱ层以及稍中央Ⅳ、Ⅴ和Ⅵ层的中继神经元包括两种类型。特异性疼痛感受神经元仅对机械或热刺激做出反应，它们位于Ⅰ层；非特异性神经元对微弱的机械或光热刺激有非疼痛性反应，并有相当大的刺激范围，位于第Ⅰ、Ⅱ、Ⅳ、Ⅴ和Ⅵ层，随着刺激强度的增加这种非疼痛性反应可逐渐转变为疼痛性反应。这些神经元是一种汇聚细胞（convergence cell），其刺激源可以同时来源于皮肤、肌肉和内脏。这种汇聚特性使内脏疼痛产生一种表面皮肤疼痛的错觉（图 24-13）。经典的例子就是心肌源性疼痛（心肌梗死和心绞痛），疼痛表现在胸壁，左侧上臂和手部；胆囊源性疼痛，疼痛可放射至肩胛区；以及阑尾源性疼痛，可出现脐周区疼痛。事实上，内脏源性和躯体源性传入纤维也可在相同的中继神经元上汇聚，由此产生出与对应皮节相一

致的表浅性疼痛。这两种类型的神经元细胞均可根据刺激的强度和分布区域来区分痛、温感受。它们的轴突在各个节段越过中线，并向腹外侧区（Déjerine 区）移动，在那里形成负责将这些信息传递到脊髓上级结构的脊髓丘脑束（图 24-14）。

新脊髓丘脑束在丘脑中有特异性中继核，纤维根据其起源按躯体特定区进行分布，腰骶部纤维一般位于脊髓后部，因此可以通过脊髓前外侧束切断术治疗盆腔疼痛。

旧脊髓丘脑束位于前外侧柱。它投射至丘脑的非特异性核，在其脑干的行程中，发出侧支纤维至内侧神经网状结构（巨细胞网状核），参与由疼痛刺激引发的觉醒反应，同时发出纤维至脊髓 - 中脑束形成的中脑导水管周围灰质（periaqueductal gray matter，PAG）的网状结构中，参与弥漫性疼痛抑制的调控（见后述）。其他神经纤维也到达下丘脑、杏仁核、伏隔核和膈核，并促进伴随疼痛的情感和情绪表达。脊髓空洞症综合征可在各个节段涉及这些脊髓丘脑束的交叉（白连合）；表现为在相应节段水平一侧皮肤痛温觉丧失，对侧位置觉和精细触觉丧失。

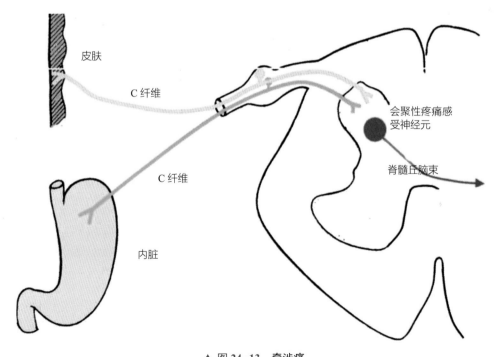

▲ 图 24-13 牵涉痛

内脏疼痛可以出现在距离病灶较远的地方，这是由于支配内脏 - 躯体的神经纤维在同一节段汇聚的原因

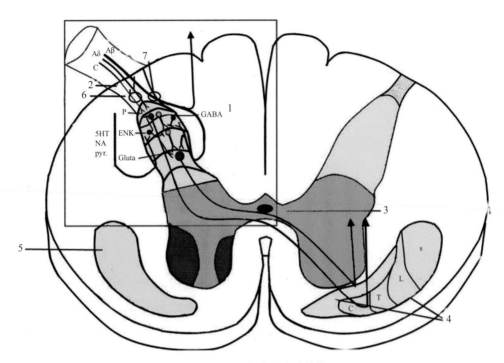

▲ 图 24-14　后角的大致结构

1. 背柱；2. Lissauer 束；3. 白连合；4. 脊髓丘脑束；5. 腹外侧束；6. 外侧连合；7. 正中连合

在这个传递痛温觉的后角系统中，有各种控制系统来进行反馈调节，使具有报警作用的疼痛觉不会持续过度而变得无法耐受。

控制系统位于脊髓和脊髓的上级中枢神经核（图 24-15）。

● 在 Ⅱ、Ⅲ 层胶状质中，中间神经元（岛细胞）对疼痛信息的传递具有突触前和突触后抑制作用。它们是脑啡肽和 GABA 能神经元。在麻醉学中，通过鞘内或硬膜外注射吗啡获得的镇痛作用证实了这种效应。其他中间神经元分泌相反的兴奋性氨基酸（如天冬氨酸和谷氨酸），这些氨基酸的作用可被药物中和（如抗癫痫药物）。

● 形成脊神经背根内侧支的大直径 Aβ 神经纤维发出侧支，穿入 Ⅳ、Ⅴ 层的后角边缘，与中间神经元或共享细胞相连接。在两种传导速度不等的神经纤维之间还存在着竞争性抑制，这是 Wall 和 Melzach 阀门控制理论的起源（图 24-16）。具有快速传导速度的大直径神经纤维在激活抑制性中间神经元后，就会关闭较小和较慢的神经纤维传递疼痛感受信息的通道。事实上，通过摩擦产生的不适感会一过性地减弱该部位抓伤而

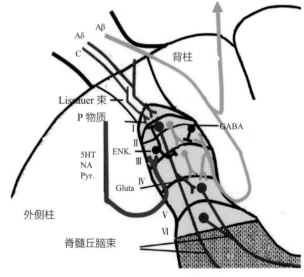

▲ 图 24-15　脊髓后角的组成 [10]

构成背外侧束的 Aδ 和 C 传入神经纤维（原发敏感性）。构成背内侧束的 Aβ 传入神经纤维（震颤和运动觉敏感性）。Gluta. 谷胱甘肽兴奋性谷氨酸能中间神经元；GABA 能抑制中间神经元（γ- 氨基丁酸）；ENK. 脑啡肽能抑制中间神经元；5HT. 5- 羟色胺能传入；NA. 去甲肾上腺素能传入；Pyr. 锥体束

产生的疼痛。临床上可利用这个理论，通过经皮神经刺激治疗某些类型的疼痛。通过这些理论，我们可以区别对待不同的疼痛。

➤ 痛觉过敏，它主要反映了 Aδ 和 C 神经

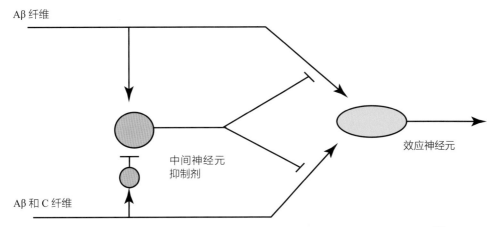

▲ 图 24-16 脊髓节段对神经纤维传递疼痛信息的调节，即"阀门控制"理论 [11]
传导速度快的大直径 Aβ 纤维关闭了"阀门"，阻断了传导速度慢、小直径 Aδ 纤维和 C 纤维通过中间神经元抑制剂传递的信息

纤维作用的影响。这种疼痛常因创伤或炎性损伤释放致敏物质(组胺、5- 羟色胺、P 物质等)所致，这些致敏物质具有增强作用和致敏性。除了常用的镇痛药外，可以通过局部麻醉（如诺伏卡因）、选择性脊神经后根切除术（在后束 Lissauer 束水平）、脊髓前连合切开术（在白连合水平）或选择性脊髓前外侧束切断术（脊髓前外侧束中的脊髓丘脑通路部分）来缓解疼痛敏感性。

➢ 传入神经阻滞性疼痛，它对应于 Aβ 神经纤维抑制作用缺失。表现为一种神经性疼痛，出现在多发性神经炎和其他周围神经病变时，截肢者的幻肢痛或带状疱疹疼痛也属于这种疼痛。疼痛感觉位于相应的皮节区，对触摸不敏感。可通过"阀门控制"理论治疗，达到目的增强抑制性神经元的作用，经皮肤刺激、脊髓后神经刺激、抗癫痫药物或鞘内局部注射吗啡均可达到治疗效果。

脊髓上级控制系统来自脑干的网状结构（图 24-17）。

中脑网状区是最常研究的神经回路，其下行纤维构成内源性疼痛控制系统[12]，涉及下行的 5- 羟色胺能途径（图 24-29）。它包括中脑导水管周围灰质（PAG）和中缝背核，富含阿片受体（强啡肽）。它们发出的神经纤维到脑桥网状核（中缝核）和邻近的巨细胞网状核，少量神经纤维下行进入外侧柱并终止于 I、V 层。它们能通过对

抗 P 物质对初级末梢施行突触前抑制作用，并通过脑啡肽能中间神经元起突触后的抑制作用。通过对 PAG 进行立体定位刺激获得的镇痛效果验证了该结论。

另一个下行路径是去甲肾上腺素能。它来自脑桥延髓内侧网状核（旁巨细胞网状核）和脑桥蓝斑。这可以解释在强烈的压力或情绪刺激下，身体缺乏对疼痛感知的现象。其他传入神经来自大脑感觉运动皮质。它们以锥体束侧支为代表，也具有一定抑制作用。这种抑制作用反映为，战斗人员或运动员在激烈的身体接触中不会感觉到伤痛。

这些下行镇痛系统具有弥漫性痛觉抑制调控功能，后者由疼痛上行通路触发，从而提供了反馈回路，该反馈回路源自于巨细胞网状核和导水管周围灰质相连的脊髓网状结构，并由此发出下行的 5- 羟色胺能和去甲肾上腺素能镇痛系统。

（三）前角

前角包含 Rexed 第 IX 层（图 24-18）。它们是含有运动神经元的细胞岛，其轴突延伸至骨骼肌肉系统。前角包含两种类型的运动神经元。

● α 运动神经元，较大（10～17μm），支配骨骼肌纤维，引起肌肉收缩。它们的树突向外延伸形成了广阔的支配区域。它们的有髓鞘轴突对应于 Aα 纤维，其传导速度约为 60～90m/s。它

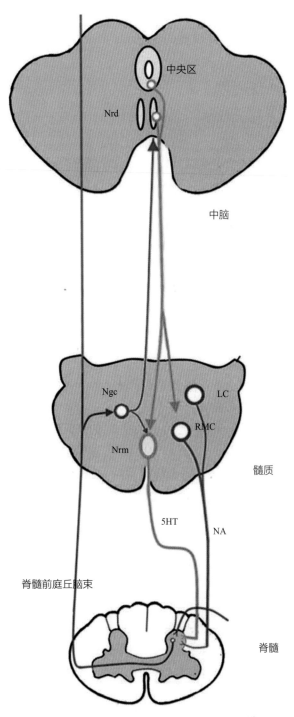

▲ 图 24-17　脊髓上级结构疼痛控制的功能 [13]

在中脑水平，中脑导水管周围灰质（PAG）含有内源性脑啡肽和阿片受体。它向延髓中缝网状核 [中缝大核（Nrm）] 和大孔网状核（RMC）发送 5- 羟色胺能传出纤维。在脊椎水平，中缝核的 5- 羟色胺能神经纤维投射到Ⅱ、Ⅲ层后角。蓝斑（LC）和 RMC 的去甲肾上腺素能神经纤维也终止于Ⅱ、Ⅲ层中间神经元，在那里它们对包括在其轴突形成脊髓丘脑束的后角神经元发出抑制信号并投射到脊髓网状结构 [巨细胞网状核（Ngc）] 的脊髓上级结构，与形成抑制性反馈回路的下行镇痛系统联系

们通过在肌神经接头（运动板）与若干肌肉纤维建立的胆碱能突触联系来支配横纹肌。α 运动神经元、神经纤维和它所支配的肌肉纤维构成一个运动单位。肌肉数量取决于其收缩力的需求。每个运动单位的平均肌纤维数量受所支配肌肉的位置和功能的不同而有很大差异。与躯干肌肉不同，手部肌肉具有丰富的神经支配，后者的神经支配大约是一个神经元支配 1000 个肌纤维。神经支配的丰富程度决定了肌肉收缩强度调节的精度和能力。

● γ 运动神经元，较小（2～8μm），它们的有髓鞘轴突的传导速度为 10～45m/s，与 α 运动神经元伴行，是构成肌梭运动的神经纤维，该纤维支配位于肌梭端的梭内肌原纤维（本体感觉），与梭外肌原纤维平行排列。神经肌梭的肌腹部具有拉伸敏感受体，使它们能够感受肌肉长度，并以功能耦合的方式通过 Ia 神经纤维将信息传递到脊髓的 α 运动神经元。

α 运动神经元的轴突终止于神经肌接头（神经板）并支配横纹肌纤维，引起收缩。γ 运动神经元支配神经肌梭（梭内纤维）的肌肉部分，其收缩导致梭内受体和终止于 α 运动神经元的Ⅰa 神经纤维激活。γ 运动神经元接受参与肌张力控制的脊髓上下行神经纤维传入。

前角也具有小的中间神经元，为多极细胞，它们对运动神经元的作用为：Ⅰa 和Ⅰb 神经元，位于反射回路上，对运动神经元具有抑制作用。其中，Renshaw 细胞具有特殊的循环抑制功能，随时间推移可抑制运动神经元活动。运动神经元发出一条短侧支通过循环路径与抑制性 Renshaw 细胞建立胆碱能兴奋性接触；而抑制性 Renshaw 细胞则会反过来同时与发射侧支的神经元胞体和协同运动神经元相连接，这是一种由甘氨酸能或 GABA 能介导的循环抑制，使运动神经元暂时无法兴奋。士的宁（马钱子碱）可阻断甘氨酸受体，在大剂量下可引起强直性挛缩。

这种效应器的功能具有空间和时间上的控制特性，代表了一种执行脊髓或脊髓上级起源的所

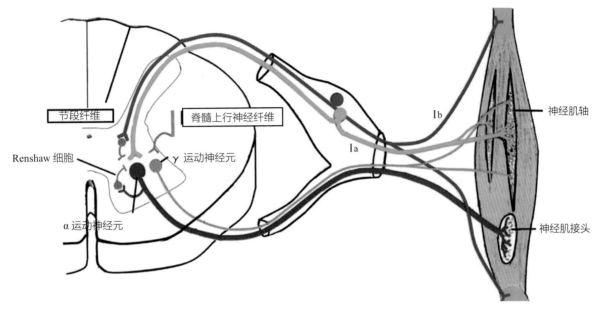

▲ 图 24-18   脊髓的前角组成

有运动指令的共同最终通路。

● 节段的感觉传入是反射活动的基础，反映了脊髓功能的自主性。内源性单突触、少突触反射可控制肌肉收缩的长度和强度，外源性多突触反射则具有保护作用。

➤ 内源性反射涉及肌肉的本体感受器

肌肉牵张反射（肌反射）是单突触的（图 24-19）。它的传入神经由 Ⅰa 纤维构成，这些 Ⅰa 纤维传递来自神经肌梭的本体感受信息，并在环螺旋末梢中收集环形分布于末梢赤道带上的伤害信息。

内源性刺激与肌肉伸长有关，而肌肉伸长会使螺旋形感受器分散。感受器的传出纤维直接终止于 α 运动神经元，引起梭外的肌纤维收缩，使它们的长度缩短。这种牵张反射控制着肌肉的长度，以应对自身的拉伸，并倾向于将其恢复到原来的长度。临床上，这样的拓扑结构就其严格的节段性和单突触而言，是很有价值的，尤其是这种反射可直接参与肌张力和姿势活动的调节。例如，身体负重会不断地使关节弯曲，使对抗重力的伸肌肌群拉伸，从而影响其抗重力作用，而这种反射则能确保肌肉张力，从而使站立位姿势得以维持。

使这种反射起作用的第二种方法是间接的，涉及 γ 运动神经元（图 24-20）。它实现了 Granit 描述的 γ 环理论，这一理论建立了 α 运动神经元和 γ 运动神经元之间的功能耦合。γ 运动神经元的刺激引起肌梭内纤维的收缩，导致 Ⅰa 神经纤维发挥作用，并通过肌肉牵张反射途径激活相应的 α 运动神经元。许多脊髓上级中枢起源的下行通路直接终止于 γ 运动神经元（网状和红核脊髓束），从而允许静态适应性稳定。此外，脊髓上级中枢的传入神经纤维可同时到达 α 运动神经元和 γ 运动神经元，神经肌梭就像一个错误检测器，通过比较肌肉的有效长度和它必须达到的长度，在现实和设置点之间进行评估校正。随后，肌肉牵张反射可作为一种伺服辅助系统进行纠正，在该系统中，梭内和梭外肌纤维之间的任何偏差都会引出出错信号，并触发牵张反射，使肌肉回到所需的长度，从而提高运动的精度。

肌肉牵引反射（图 24-19）是一种与牵拉反射装置相连的双突触反射。它涉及一个抑制性 Ⅰa 中间神经元，接受 Ⅰa 神经纤维侧支，并作用于拮抗肌的运动神经元，从而促进主动肌的作用。

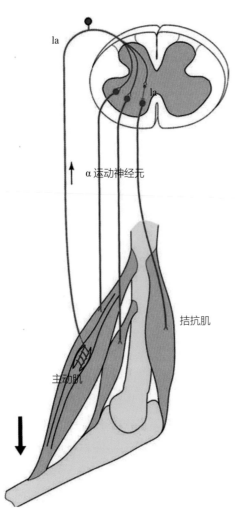

▲ 图 24-19　肌肉牵张反射
受体的兴奋激活与 α 运动神经元单突触连接的Ⅰa 纤维，导致肌肉反射收缩，使其保持在初始位置，并对拮抗肌产生突触前抑制（Ⅰa 中间神经元）

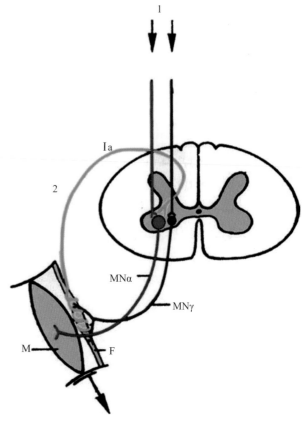

▲ 图 24-20　γ 环，运动辅助观点[14]
通过接受脊髓上级指令 γ 运动神经元（γ 环）的干预，间接引起肌肉牵张反射，该指令拷贝后作用于 α 运动神经元。神经肌梭是一种错误检测器，它将梭外肌的长度与发送给 γ 传出纤维的控制信息进行比较。①与 α 运动神经元和 γ 运动神经元耦合的指令。②错误检测器，肌梭内外肌纤维束之间的偏差都会产生"错误"信号和激活牵张反射，使梭外肌纤维束恢复到期望值

　　反向牵张反射（图 24-5 和图 24-21）也是双突触反射，传入通路为Ⅰb 纤维，其受体是位于肌肉末端肌腱上的高尔基腱器官。与平行排列的神经肌梭不同，这些机械感受器相对于肌肉纤维是串联的，因此对肌肉在收缩过程中的张力状态非常敏感。它们通过抑制性Ⅰb 中间神经元与主动肌 α 运动神经元连接。其作用是作为肌肉收缩强度的阻尼系统，在收缩过程中保护肌肉。让受试者收缩肌肉，并予以被动牵伸，当牵伸力达到一定力量后，初始紧张的肌肉会像突然闭合的小刀一样突然放松（折刀反射）。

　　因此，脊髓抑制性中间神经元对于牵张反射

的平衡很重要。它们接受脊髓上级的传入神经以平衡肌肉张力，从而实现运动控制。但是，当脊髓损伤影响锥体束和锥体外系下行通路时，就会产生扩大化的、弥散性和阵挛性的肌反射，并伴有导致病变下方瘫痪区域痉挛性肌张力增高。

　　屈肌回缩反射是多突触的（图 24-22）。它涉及 Aδ、C 传入感觉神经纤维。触发运动的阈值就是疼痛的刺激阈值。它们的刺激导致肢体弯曲，从而使刺激消除。同侧屈肌的屈曲反射还伴随对侧伸肌的激活，这种交互的神经支配有助于在肢体屈曲回缩期间维持姿势的平衡。

　　● 下行通路的影响主要通过锥体束和非锥体

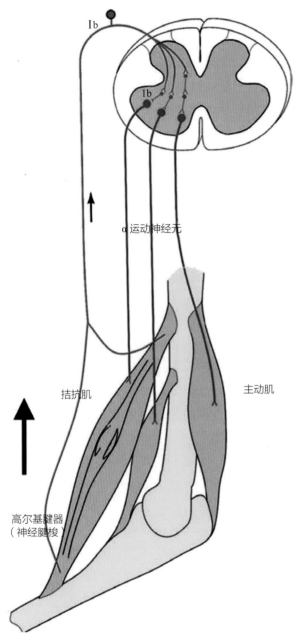

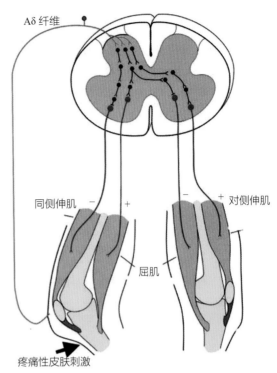

▲ 图 24-22　屈曲反射产生肢体一侧屈曲和对侧伸展

疼痛刺激产生该肢体所有屈肌的多突触反射收缩，从而可以在抑制伸肌的同时避免屈肌抑制。它伴随着对侧伸肌的收缩，通过激活连合神经元间促进因子，同时抑制同侧屈肌，从而弥补了同侧弯曲造成的支撑不足，有助于保持直立姿势

▲ 图 24-21　折刀反射（反向牵张反射）

这是突触性的。所涉及的受体位于肌腱（高尔基器官）和以Ⅰb 纤维为代表的传入通路，Ⅰb 纤维与主动肌、拮抗肌运动神经元在抑制性中间神经元（Ⅰb 中间神经元）连接

并收集来自内耳的前庭受体的信号，对头部的重力及线性、圆周运动敏感。其下行束位于脊髓前索，终止于脊髓内侧柱（核）的运动神经元，作用于对抗重力的肌肉。前庭脊髓内侧束和外侧束提供了一种恒定的肌肉张力，目的是保持身体在多边形支撑面上的直立状态和轴性平衡，并且还可以随时调整运动过程中突然发生的不平衡。

● 网状脊髓束来自延髓和脑桥中脑网状结构，终止于 α 和 γ 运动神经元，参与屈肌和伸肌的程序性肌张力的调整，以达到运动时的平衡。

外侧网状脊髓束是一个大的下行抑制系统，它由轴突组成，细胞体位于延髓网状结构的内侧核（巨细胞网状核）（图 24-28），下行到脊髓外侧。它抑制肢体伸肌运动神经元，促进肢体屈肌肌群神经元，在肢体近端（肘、膝）的摆动过程中可调节肌张力。

与此相对立，内侧网织脊髓束则代表主要的

束途径。

➤ 非锥体束途径（图 24-23）。

非锥体束途径起源于脑干，干预运动的张力。

● 前庭脊髓内侧束和外侧束参与姿势性张力的干预（图 24-23）。它们起源于延髓的前庭神经核，该核接受由前庭神经（Ⅷ）提供的感觉信息，

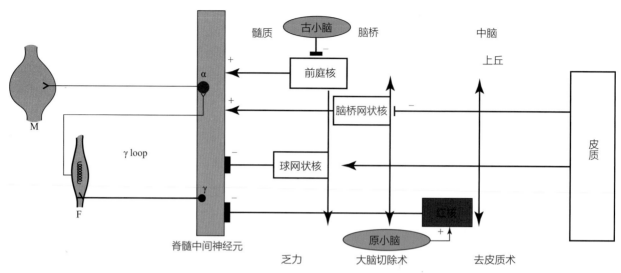

▲ 图 24-23　支持性和抑制性的脊髓上行传入纤维参与了肌肉牵张反射（牵张反应）和肌张力维持，锥体束通路没有显示。垂直线显示了脑干水平的损伤，这些损伤通过破坏功能平衡而导致不同程度的肌张力增高。①皮质下病变释放红核脊髓信号引起的去大脑皮质张力增高；②前庭脊髓和网状脊髓脑桥信号引起的去大脑皮质张力增高；③髓质病变释放网状脊髓髓质信号

下行激活系统。它起源于脑桥网状结构的内侧核（脑桥尾侧网状核和脑桥嘴侧网状核），并下行到脊髓腹侧内索（图 24-29），终止在两侧的 Rexed 第Ⅶ、Ⅷ层。在步行的站立相，作为张力促进器调节轴性和近端伸肌肌群。

顶盖脊髓束来自中脑的上下丘，位于视觉和听觉通路中。它们在中脑的起源处开始交叉，下行不超过颈髓水平，响应视觉或听觉刺激从而干预头部的方向控制。

锥体束负责运动的强度和移动的方向（图 24-27）。

这些传导束的病变将导致瘫痪。传导束可起源于初级运动皮质区（区域 4），并根据躯体顺序排列；也可起源于皮质前运动区和辅助运动区（区域 6），用于复杂运动的规划。在延髓尾端锥体交叉水平，3/4 神经纤维交叉至对侧（外侧锥体束），1/4 神经纤维则不发生交叉（直接锥体束）。

● 直接锥体束保留在脊髓腹侧柱，不延伸到颈胸段以远。它的神经纤维双向投射在脊髓内侧核的中间神经元和运动神经元上，对应于躯干轴性肌群。

● 外侧锥体束交叉后根据支配顺序排列，并占据脊髓外侧柱，终止于中央区的中间神经元网络，从而间接干预运动神经元。在颈膨大水平，外侧锥体束直接连接负责手和手指自主动作的脊髓后外侧核团。

红核脊髓束对人体的影响较小。它从红核到中脑水平起源，并接受锥体束的分支，因此，也被称为皮质红核脊髓束。非常类似的是，它的纤维在其起源处发生交叉，并向下伴行在脊髓外侧柱中，最后投射到第Ⅶ层的外侧部分，对近端屈肌施加助力作用。

脊髓前角综合征可见于急性脊髓前角灰质炎，其临床表现为在同一体节节段，α 运动神经元和 γ 运动神经元均累及，导致肌萎缩性瘫痪和反射消失，但不影响感觉。

三、白质的解剖功能组织

它代表神经纤维从脊髓发出或到达脊髓的通道，组成上升束或下降束，特定的区域对应特定的功能（图 24-24）。

（一）感觉上行途径（图 24-25）

● 脊髓背侧索传递精细感觉和位置觉信息。在皮肤机械感受器、神经肌梭和肌腱上收录

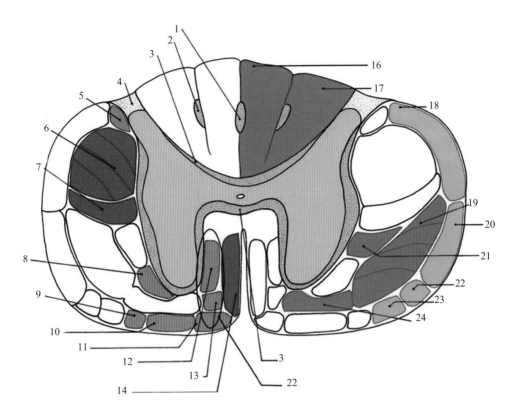

▲ 图24-24 白质的解剖结构，左边红色标记为下行传导束，右边蓝色标记为上行传导束，绿色标记代表运动调节系统

1.隔缘束；2.束间束；3.固有束；4.背侧束（Lissauer束）；5.中缝脊髓束；6.锥体外侧束；7.红核脊髓束；8.延髓网状脊髓束；9.橄榄脊髓束；10.前庭脊髓束；11.顶盖脊髓束；12.脑桥网状脊髓束；13.脊髓间束和孤束；14.锥体前束；15.后索；16.薄束；17.楔束；18.脊髓小脑后束；19.前外侧束；20.脊髓小脑前束；21.古脊髓丘脑束；22.脊髓橄榄束；23.脊髓前束；24.丘脑脊髓腹侧束；25.内侧纵束

的精细触觉与精细本体感觉相似，它们属于物体大小、肢体位置和运动等定性信息，通过大直径有髓鞘神经纤维（Aβ）在脊神经的背侧根传递。这些有髓鞘神经纤维根据其躯体来源，分区域地连接至同侧脊髓：最内侧的神经纤维来自骶髓，然后依次是腰髓、胸髓，颈髓来源的神经纤维在最外侧，分别连接相应的中继核，即位于延髓背核中的薄束核和楔束核。它们发出的神经纤维属于内侧丘系，在延髓感觉交叉处穿过中线，在锥体束的后方上升到脑干，并在丘脑的特定感觉中继核（后外侧腹核）终止，在这里，丘脑皮质纤维借由丘脑上脚与位于大脑顶叶中央后回的主要躯体感觉区（S₁）（区域3、1、2）相连。

Von Monakov楔束副核也接收上肢来源的楔束本体感受性传入纤维，其通过一个特殊组织与小脑系统联系，它发出楔小脑束（后外侧弓状纤维），借道小脑下脚（小脑绳状体），止于与同侧上肢相对应的小脑间核和古小脑皮质区。因此，对于上肢来说，这相当于下肢的脊髓小脑背束。它对运动的时间和空间的控制起作用，其障碍可导致辨距不良、过度伸展等共济失调症状。

● 脊髓丘脑束，在脊髓的前外侧索中，它传递疼痛敏感信息，对应疼痛、温度觉以及触觉。这些感觉可源于外源性感受器、本体感受器或内源性感受器；经由背侧根的Aδ和C神经纤维，终止于背角，并在此处形成突触。然后经位于Ⅰ、Ⅲ、Ⅳ和Ⅴ层的中继神经元发出轴突，这些轴突穿过腹侧白连合的中线在对侧构成前外侧束，即脊髓丘脑束（或称为Dejerine束）。

它包含以下两个部分。

● 新脊髓丘脑束，具有与躯体相关的空间排列，该束对应于骶髓来源的部分位于脊髓背外

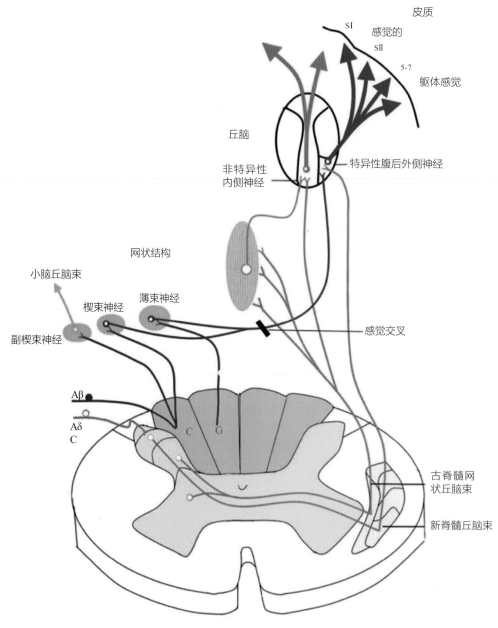

皮质

SI

感觉的

SII

5-7

躯体感觉

丘脑

非特异性
内侧神经

特异性腹后外侧神经

网状结构

小脑丘脑束

楔束神经

薄束神经

副楔束神经

感觉交叉

Aβ

Aδ
C

C　G

古脊髓网
状丘脑束

新脊髓丘脑束

▲ 图 24-25　背侧和脊髓丘脑上行束

侧，而对应于颈髓来源的神经纤维则位于脊髓的腹内侧。新脊髓丘脑束构成脊髓丘脑外侧束，在脑干中上升，与脊髓丘脑内侧束汇合、共享通路，然后至丘脑外侧部的中继核。再从外侧丘脑中继核发出丘脑皮质束，投射到顶叶皮质的感觉区，即 S I 和 S II。痛觉和温度觉是一种对疼痛、冷热有意识的感觉，可以评估其位置、强度和性质。

● 古脊髓网状丘脑束，位于脊髓丘脑束的深

处。它在脑干的外侧部上行，终止于参与皮质觉醒的丘脑非特异性核（层内核）。它向参与躯体植物性疼痛相关的内侧网状核（巨细胞网状核）、外侧网状核（浅层和脑桥被盖）发出分支，并向延髓中缝核（中缝大核）、中脑中缝核（中缝背核）、中脑导水管周围灰质和蓝斑核发出分支，这些核通过释放 5- 羟色胺能和去甲肾上腺素能介质，发挥脊髓上级核的镇痛效应；最后，该束的纤维在脑桥臂旁区域中继后，投射到杏仁核，

并干预与痛苦经历记忆相关的紧张、焦虑和恐惧等。

> 脊髓小脑束（图 24-26）占据脊髓外侧柱的边缘。它们为旧小脑（脊髓小脑）提供必要的信息，通过脊髓 - 小脑 - 脊髓反馈回路控制和协调运动。

● 脊髓小脑背束（直接束）源自 Clarke 背核，并由其发出的神经纤维组成。Clarke 背核仅存在于 $T_8 \sim L_3$ 节段，从有髓鞘的 Ⅰa 和 Ⅰb 纤维接收来自躯干下部和下肢肌肉神经肌梭的本体感觉信息。该束占据脊髓外侧索的背侧部分，借助小脑下脚与小脑相连，末端投射在小脑中间核（球状核和栓状核）和代表下肢相关区域的小脑皮质。这种结构能根据肌肉的运动，直接收集的本体感觉信息对肢体进行必要的运动调整。红核脊髓束

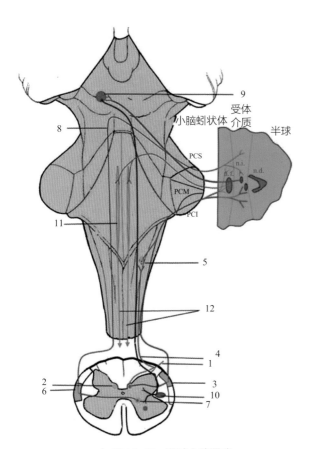

▲ 图 24-26　脊髓小脑通路
1. 本体感觉传入纤维 Ⅰa 和 Ⅰb；2. Clarke 背核（胸腰椎脊髓）；3. 脊髓小脑直接束；4. 小脑楔束（颈脊髓）；5. 副楔核；6. 脊髓小脑腹侧交叉束；7. 腹角运动神经元附近的角周区；8. 钩束（Russell 钩）；9. 红核；10. 红核脊髓束；11. 网状核；12. 网织脊髓束

代表脊髓小脑调节环路中的下行路径。

● 腹侧脊髓小脑束（Gower 束）更为复杂。它起源于 Rexed Ⅶ层，位于Ⅸ层运动神经元附近的前角周区。在肌肉运动之前便可被直接激活。其神经纤维在每个体节节段穿过中线，并在脊髓小脑背束前方进入脊髓外侧柱的腹侧。它存在于整个脊髓，并上升到脑干构成钩束（Russell 钩），在此，大部分纤维再次穿过中线，并借助小脑上脚（结合臂）投射到与其原始体节相对应的小脑皮质各相关区域。因此，在所选择的运动实现前，腹侧脊髓小脑束已将相关信号传递到小脑。

其他上升束位于脊髓腹侧柱。它们通过延髓橄榄束（脊髓橄榄束）和前庭核（脊髓前庭束）起作用，属于间接的脊髓小脑通路。

总的来说，白质的上行部分可以分为三个系统。

● 一个信息系统，包括脊髓背侧束和新脊髓丘脑束，其特征为纤维根据躯体分布有序排列。它们携带信息进入大脑皮质，激活皮质，对信息加以分析、识别和定位，这些信息包括触觉、运动觉和痛温觉。在脊髓慢性受压时（图 24-32），受压节段白质受累将导致这些感觉迟钝。Brown Sequard 综合征为半侧脊髓压迫，病变节段以下出现感觉分离，表现为病变同侧的触觉、运动觉（脊髓背侧束）丧失和病变对侧痛温觉（交叉的新脊髓丘脑束）丧失。

● 一个小脑调节系统，包括对应于下肢的脊髓小脑背侧束和对应于上肢的楔小脑束、脊髓小脑腹侧束及脊髓橄榄、脊髓前庭系统。它们通过脊髓小脑反馈系统和有意识的感知，提供运动过程必不可少的本体感觉信息。在遗传性退行性脊 髓 小 脑 疾 病（Friedreich 病 和 Charcot-Marie-Tooth 遗传性失调症）中，可出现行走时的共济失调，但无任何感觉障碍的临床表现。

● 一个非特异性系统，包括旧脊髓丘脑束、脊髓网状束和脊髓顶盖束。它们不提供特定信息，但会引起更多的整体性反应，激活以脑干网状组织和丘脑非特异性核为代表的系统。这些系

统调节警觉水平、伴有疼痛的情绪和自主功能，并激活脊髓上级镇痛系统，该系统涉及对疼痛思维相关过程的调制。因此，该系统已成为外科麻醉和复苏技术的药理学靶标。

（二）下行通路

下行通路的共同点是它们直接或间接的终末通路为脊髓来源，由位于脊髓前角的运动神经元构成。

它们分为两种功能模式，传达运动指令：一种是有意识的、确定的指令，针对精细、主动的动作，这是一种主动的肌肉活动，这种运动指令引起四肢远端肌肉的活动。另一种是自主的、整体的指令，需要肌群预先设置运动程序并协同动作，因此是一种整体的肌肉活动。

两种模式对应两种不同组织结构系统。

● 皮质脊髓锥体系统在大脑皮质和脊髓之间建立直接联系。

● 非锥体系统通过与脑干相连接，在大脑皮质和脊髓之间进行间接连接。

（三）锥体束或皮质脊髓束（图 24-27）

锥体束或皮质脊髓束起源于运动皮质（区域 4）和前运动皮质（区域 6），通过脑干腹侧下行至脊髓水平，在锥体交叉处分为两部分．

● 直接锥体束，代表 20% 未经交叉的神经纤维，它位于与前正中裂接触的脊髓腹侧，不延伸到颈段以下，终止于双侧的Ⅶ、Ⅷ层，并通过中间神经元与Ⅸ层的内侧核连接，作用于颈部轴性肌群。

● 交叉锥体束，更为重要，占锥体束神经纤维 80%，它下降到外侧柱并占据其后部。最内侧神经纤维支配颈髓，最外侧神经纤维支配骶髓。通常终止于Ⅶ层的中间神经元网络，但在颈膨大处直接与Ⅸ层的后外侧核相连。它们的作用是支配近端屈肌和远端屈伸肌肌群运动，通过作用于 α 运动神经元支配手掌和手指远端肌肉，允许精细的手部动作。实现上述动作需要两个前提，即在轴向、横向两个平面上稳定近端肢体。

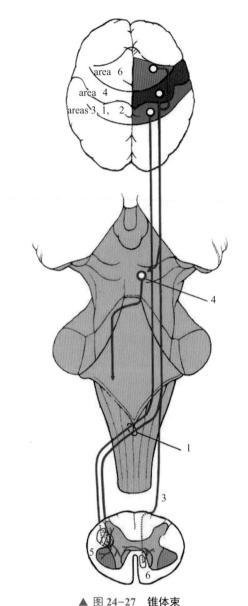

▲ 图 24-27　锥体束
1. 锥体交叉；2. 交叉锥体束；3. 直接锥体束；4. 红核和红核脊髓束；5. 外侧和后外侧核；6. 内侧核

● 这些条件由锥体外系统满足（见后述）。

其他神经纤维借助锥体束，起源于皮质顶叶，终止于后角，抑制疼痛信息的传递。这可以解释战斗或比赛中激烈的身体接触对疼痛刺激短暂不敏感的现象，在危险的情况下，该现象有助于优先采取行动保护个人的生存。

（四）非锥体束

非锥体束来源于脑干以上结构，大脑皮质及小脑的影响在那里得以传递。

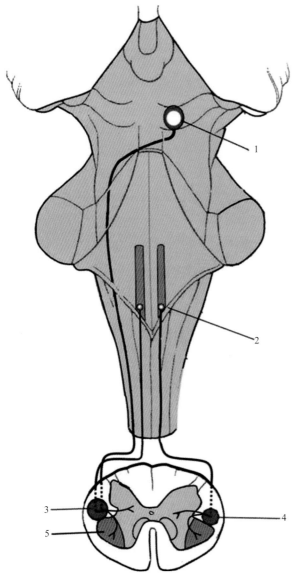

▲ 图 24-28　背外侧脊髓束

1. 红核；2. 网状结构；3. 红核脊髓束；4. 髓质网织脊髓束；5. 外侧核（屈肌）

红核脊髓束（图 24-28）起源于中脑被盖的红核。它从起点交叉，在脊髓外侧、交叉的锥体束前方，下行到脑干、脊髓，并发出侧支，终止于中央区的外侧部分和对应于肢体中间节段的近端肌肉（肘和膝）的前角外侧核，作用于 γ 运动神经元。红核接受来自锥体束的侧支，但特殊的是它还接受来自小脑中间叶、小脑中央核（中间核）的跨小脑传入。因此，它位于脊髓小脑系统的反馈回路上，其传入涉及脊髓小脑和楔小脑束

通路。它可以调整步态，支配肢体中段屈肌（肘部）。去大脑皮质强直的特征是手臂弯曲张力过大，提示红核上方的脑干受损，从而丧失对上肢屈肌的抑制性支配（图 24-28）。

前庭脊髓束起源于外侧和内侧前庭核。它们进入脊髓腹侧柱，在每一个节段分出侧支，侧支向两侧投射到 Ⅶ、Ⅷ 层的中间神经元网络，作用于 α 运动神经元、γ 运动神经元和内侧核，通过助力伸肌肌群以调控轴性肌群活动。它们还可通过前庭神经（Ⅷ）、脊髓（通过脊髓前庭束）和前庭小脑（绒球小叶）将信息汇聚到前庭核，调整躯体姿势并控制平衡。

网状脊髓束来自内侧网状区、外侧网状区、球中缝核和小细胞网状区[15]。

● 内侧网状脊髓束起源于脑桥。它来自内侧核（脑桥口侧网状核和脑桥尾侧网状核），这些核的上行传出纤维构成了上行激活网状系统，参与警戒活动。另一方面，它们通过锥体束和端脑内侧束的侧支，接受大脑皮质，主要前运动皮质的下行传入，在穿过位于相当于中脑运动区的胆碱能脚桥网状核时，接受来自下丘脑、边缘系统和苍白球的影响。该网织脊髓束位于内侧，下行进入脊髓的腹侧束，它终止于 Ⅶ、Ⅷ 层，调节躯体轴性伸肌和肢体近端伸肌肌群。脑桥辅助系统的活动与警戒系统有关。在清醒状态下，该系统活跃，保持肌肉张力，并为肌肉运动做好准备，在睡眠或深度麻醉期间，肌肉张力逐渐减弱，最终可达到松弛状态（图 24-29）。

● 外侧网织脊髓束起源于延髓巨细胞网状核。它接受来自皮质辅助运动区、尾状核和小脑前叶的兴奋性传入（破坏上述组织会使肌张力增加），下行到脊髓外侧柱并终止于 Ⅶ 层外侧部分的中间神经元。它作用于外侧核的 α 运动神经元、γ 运动神经元和近端肌群，具有抑制伸肌、促进屈肌张力的作用。这种延髓抑制系统的活性是持续性的，用以平衡过度亢进的肌反射。

● 延髓中缝核（中缝大核、中缝隐核和中缝苍白核）的神经纤维本质上是 5- 羟色胺能的，

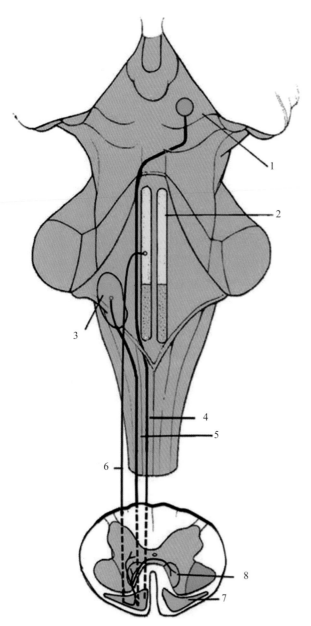

▲ 图 24-29　前内侧脊髓束，主要作用于伸肌
1. 顶盖；2. 脑桥网状结构；3. 前庭外侧核；4. 顶盖脊髓束；5. 前庭脊髓束；6. 脑桥网状脊髓束；7. 前支；8. 内侧核

能通过荧光组织化学技术予以识别。它们下行到外侧柱并组成三个部分：

➤ 背侧部分终止于浅表的后角层（图 24-30），属于脊髓的上级内源性镇痛（疼痛控制）系统之一。

➤ 中间部分投射到胸段脊髓的中间外侧柱上，对心血管功能有抑制作用（图 24-31），

➤ 腹侧部分对屈肌和伸肌肌群的运动神经元

具有兴奋作用。所有这些系统都要求这些 5- 羟色胺能通路在重要的紧急战斗或防御环境中协同工作，从而抑制疼痛并增强反应能力。

● 小细胞外侧网状区的神经纤维是去甲肾上腺素能的，参与自主功能控制。它们组成一个网络并发出分散的神经纤维，通过荧光组织化学鉴定发现这些纤维下行到脊髓的外侧柱和腹侧柱。在延髓水平（腹外侧浅区），调节呼吸、吸气和呼气的中枢核与 Kolliker-Fuse 呼吸调节核相联系，指挥膈神经与肋间神经的运动神经元。并向胸段脊髓中间外侧柱发出纤维，用于控制血压和心率。在脑桥水平，脑桥被盖网状核接受来自岛叶皮质、杏仁核和下丘脑的传入神经。网络中还含有向骶髓腹侧中间柱的运动神经原核细胞发出传出信号的 Holstege 核团，确保膀胱括约肌协调，即在膀胱逼尿肌收缩的同时，伴随尿道括约肌的舒张。在中脑水平，蓝斑发出的下行纤维终止于脊髓后角浅层（图 24-31），是脊髓上级性镇痛系统之一，可阻断疼痛刺激传递。这些去甲肾上腺素能纤维也分布在脊髓的中间柱上（图 24-31），以控制血管舒张性。儿茶酚胺能通路与创伤性脊髓病的病理生理学有关。在脊髓损伤的猫身上发现 [16]，单纯的脊髓灰质损伤可在初期造成脊髓内缺血，随后该损伤可通过局部血管变性作用扩展到白质。

其他脊髓上级来源的传导束则通过脊髓腹侧柱下行，主要作用于脊髓的颈段。顶盖脊髓束来自中脑顶盖的神经核，接受视觉传入（上束）和听觉传入（下束）。它们从起源处交叉，占据腹侧柱，终止于脊髓Ⅶ层两侧，支配与视觉、听觉信息有关的颈部肌群。橄榄脊髓束起源于延髓腹侧表面的橄榄核，与橄榄束有着类似的系统，它是橄榄核 - 齿状核 - 红核三角环的一部分，这是一个功能环，破坏后会导致四肢肌肉阵挛性抽搐。

四、总结

锥体外系下行束可分为两组，每组又分成若干束。

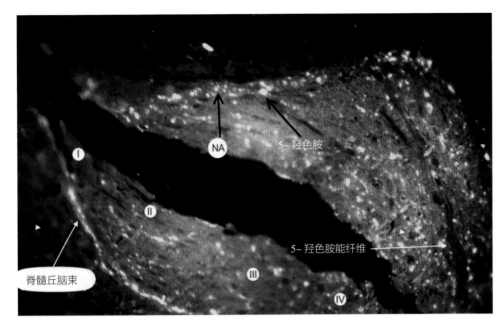

◀ 图 24-30 单胺能、5- 羟色胺能和去甲肾上腺素能纤维在后角上层的终止区域

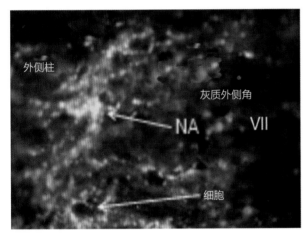

▲ 图 24-31 去甲肾上腺素能纤维（NA）在中间外侧核细胞（自主细胞）上的投射

● 前内侧组，相当于内侧纵束。它包括脑桥网状脊髓束、顶盖脊髓束、前庭脊髓束和橄榄脊髓束。这些传导束都位于脊髓腹侧柱，在同侧或对侧终止于Ⅶ、Ⅷ层，最后助力控制肢体屈肌、伸肌和躯干肌群。它主要调整站立姿势的张力和步行的站立相。

● 后外侧组，包括红核脊髓束和延髓网状脊髓束。它位于外侧柱，末端终止于Ⅶ层外侧区的中间神经元，由此，影响前角外侧核团，对近、中段肢体的伸肌具抑制作用，对其屈肌则有促进作用。它主要控制身体姿势，有助于肢体弯曲，

使肢体能更接近于视觉控制范围中，从而提高远端肢体的动作精度。

在病理情况下，通过锥体外系途径控制屈肌和伸肌肌群的功能平衡可能会被打破，并根据损伤程度而产生不同的强直状态。去皮质强直的特征是肢体由近至远端的屈肌肌群张力增高，其原因是位于上丘脑上方控制屈肌肌群的红核和红核脊髓束过度作用。而去大脑强直的特征是伸肌肌群张力增高伴轴性肌群强直，以及近端伸肌群抽搐活动。其原因是位于丘下脑桥水平的脑干受累，脑桥网状区对轴性肌群和近端伸肌肌群的过度作用。如果病变位于延髓水平，由于延髓网状脊髓抑制束对伸肌肌群的影响，导致软瘫性昏迷（图 24-4）。

白质中不同传导束的受累可与临床观察到的一些中枢神经损伤综合征相对应（图 24-32）。其临床表现以损伤平面为界，并影响损伤区的同侧。

● 锥体束受累使所有肌肉瘫痪。

● 初始损伤后痉挛性张力增高，此时由于缺乏锥体外系下行通路的调节作用，肌肉牵张反射的影响大于抑制性中间神经元的影响。Babinski 征（足底反射）反映了脊髓反射和脊髓自主性的复苏。

● 自主反射的出现，反映了交感神经和副交感神经脊髓中枢自主性的恢复。

相反，若损伤综合征表现为节段性和假根性的，则反映是脊髓灰质受累，因而可同时影响相同节段的运动和感觉功能。

● 灰质受累：可导致体节损伤综合征（假根性综合征），节段性肌肉松弛麻痹，反射消失，相应皮节皮肤感觉丧失。如果病变位于脊髓中央（脊髓空洞症综合征），则只有痛温觉（理论上是双侧）和自主反射受到影响，而在同一体节上，触觉和运动觉仍保留。

● 白质受累：可导致损伤平面下的临床综合征。

➢ 在锥体束损伤节段以下的同侧出现瘫痪，并（当受锥体束影响的基本运动出现后）出现Babinski征。

➢ 损伤节段以下的同侧，痉挛合并反射亢进，触觉、运动觉，对侧痛温觉丧失。

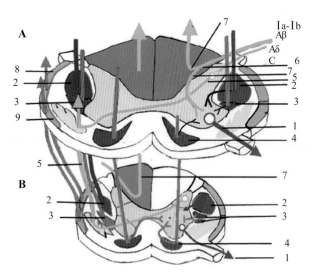

▲ 图 24-32　脊髓受压综合征的解剖学基础
1. 腹角运动神经元；2. 交叉的锥体外侧束；3. 锥体外束背外侧支；
4. 锥体外束腹内侧支；5. 脊髓丘脑束传递温度觉；6. 脊髓背柱；
7. 牵张反射传入纤维；8. 脊髓小脑背侧束；9. 脊髓小脑腹侧束

参考文献

[1] Rexed B. A cytoarchitectonic atlas of the spinal cord in the cat. J Comp Neurol. 1952;96(3):41595.
[2] Defebre L, Kemoun G. Organisation neuroanatomique et physiologique de la marche. Presse Med. 2001;30(9):44551.
[3] Buchanan JT, McPherson DR. The neural network for locomotion lamprey spinal cord. Evidence for involvement of commissural interneurons. J Physiol. 1995;89:22133.
[4] Kiehn O. Locomotor circuits in the mammalian spinal cord. Annu Rev Neurosci. 2006;29:279306.
[5] Stein PSG. Central pattern generator in the spinal cord. In: Davidoff R, editor. Handbook of the spinal cord, vol. 24. New York: Marcel Dekker; 1984. p. 64772.
[6] Frigon A. Central pattern generators of the mammalian spinal cord. Neuroscientist. 2012;18(1):5669.
[7] Pearson K. The control of walking. Sci Am. 1976;33:7286.
[8] Purves D, Augustine GJ, Fitzpatrick D, Katz LC, Lamantia AS, McNamara WM. Lower motor neuron circuits and motor control. Spinal cord circuitry and locomotion. In: Neuroscience. Sunderland: Sinauer Associates; 2001. p. 36168.
[9] Guerin J, Bioulac B. Organisation anatomique et physiologique de la moelle épinière. Anat Clin. 1979;1:26789.
[10] Richard D, Orsal D. La moelle épinière est le siège d'activités automatiques. In: Neurophysiologie. Motricité et grandes fonctions du système nerveux central. Paris: Nathan; 1994. p. 7194.
[11] Delmas A, Laux G. Systeme nerveux sympathique. Etude macroscopique et systématique. Paris: Masson; 1952.
[12] Guerin J, Bioulac B, Henry P, Loiseau P. Le système nerveux végétatif. Anatomie, physiologie, pathologie. Paris: Sandoz; 1979.
[13] Guerin J. Voies et centres du système nerveux autonome. In: Bossy J, editor. Anatomie clinique neuroanatomie. Paris: Springer; 1990. p. 291303.
[14] Price DD. Dorsal horn mechanisms of pain. In: Davidoff R, editor. Handbook of the spinal cord, vol. 24. New York: Marcel Dekker; 1984. p. 75177.
[15] Melzack R, Wall PD. Pain mechanism. A new theory. Science. 1965;15:97179.
[16] Basbaum AL, Fields HL. Endogenous pain control systems. Brainstem spinal pathways and endorphin circuitry. Annu Rev Neurosci. 1984;7:309–38.

脊神经（脊柱的神经支配）

Spinal Nerves (Innervation of the Spine)

B. Lavignolle　著

钱胜君　译　　李万里　李方财　校

第
25
章

缩略语

AR	anterior ramus of the root	神经根前支
CGRP	calcitonin generelated peptide	降钙素相关肽
IVD	inter vertebral disc	椎间盘
PLL	posterior longitudinal ligament	后纵韧带
SVN	sinu vertebral nerve	窦椎神经

一、概述和命名法

从脊髓发出的神经是混合神经（图 25-1）。它们支配除面部以外的整个身体。脊神经通过共同脊神经干，发出躯体和自主（植物）神经，共有 8 条颈神经（C）、12 条胸神经（T）、5 条腰神经（L）、5 条骶神经（S）和 1 条尾神经（CO）。脊神经位于椎间孔或骶孔中，其编号如下：在颈 7 椎体（C_7）及之前，脊神经从同序数椎体的上方穿出，而从 T_1 椎体开始，发出的脊神经与上位椎体编号相同，C_8 神经是 C_7 椎体和 T_1 椎体之间发出的脊神经（图 25-2 和图 25-3）。

二、脊神经的解剖

每条脊神经均通过几毫米长的腹侧根和背侧根连接到脊髓，腹侧根和背侧根再汇合形成脊神经干。

● 腹侧根或运动根发出正对于脊髓前角。

● 背侧根或感觉根发出则正对于脊髓后角。

背侧根形成脊神经节。

脊神经根在椎间孔中形成脊神经主干，被硬脊膜包裹。每根脊神经都发出一条脊膜分支或 Luschka 分支（窦椎神经）（图 25-4 和图 25-5）。

由于脊髓和脊柱的生长速度不一致，脊神经的走行方向有差异，在颈椎区域水平向外走行，随着脊髓下降，脊神经走行逐渐向外下侧方向变化。

每条脊神经均为混合神经，包含传入和传出神经、躯体和自主神经。

● 躯体神经包括脊髓前角的运动神经纤维和神经节的感觉神经元。

● 自主神经属于交感神经系统和副交感神经系统。

自主神经的传出纤维（远离脊髓）先走行于前根，然后进入脊神经，再经白交通支离开脊神经，在椎旁交感神经节内形成突触。

自主神经传入纤维（接近脊髓）的胞体位于脊神经节水平，它们或通过周围神经直接连接，

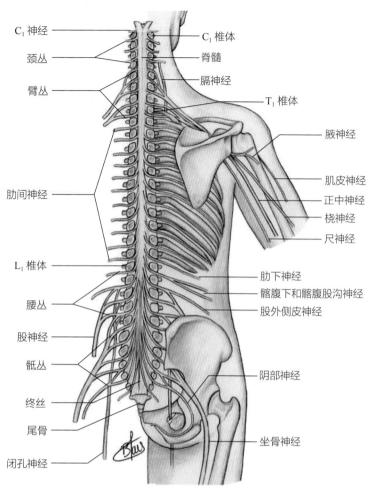

C₁ 神经 — C₁ 椎体
颈丛 — 脊髓
臂丛 — 膈神经
— T₁ 椎体
— 腋神经
— 肌皮神经
肋间神经 — 正中神经
— 桡神经
— 尺神经
L₁ 椎体 — 肋下神经
— 髂腹下和髂腹股沟神经
腰丛 — 股外侧皮神经
股神经 —
骶丛 — 阴部神经
终丝 —
尾骨 — 坐骨神经
闭孔神经 —

◀ 图 25-1　后面观

或通过灰交通支和内脏来源的椎旁交感神经节链连接。

　　脊神经在椎间孔外就可分成两个分支，因此脊神经有时很短（小于 7mm）（图 25-6）。

　　● 较小的背侧支分布于颈部和躯干背侧的皮肤和肌肉。

　　● 较大的腹侧支分布于肢体和躯干腹侧的皮肤和肌肉。它通过多个复杂神经网络交织成颈丛（C₁～C₄）、臂丛（C₅～T₁）和腰骶丛（T₁₂～S₅）。

神经根之间的关系

1. 腰椎水平 [1-6]

　　脊神经节随节段向下逐渐增大，L₁ 的脊神经节大小约 7mm×5mm，S₁ 的脊神经节大小约 13mm×6mm。

　　从神经根腋下到神经节近端的距离从 L₁ 的 6mm 逐渐增大到 S₁ 的 15mm。神经节在 90% 情况下位于椎弓根下方，在椎弓根内侧和外侧的情况分别占 2% 和 8%。

　　硬脊膜与神经根紧密相连。

　　在硬膜囊内，神经根依次被软脊膜、蛛网膜和脑脊液包绕。根动脉和根静脉在鞘内与神经根伴行。硬膜囊前方是覆盖椎体和椎间盘的后纵韧带。硬膜囊后方与椎板、黄韧带相邻。由于硬膜囊与骨韧带结构较为紧密相连，硬膜外腔相对狭窄。

　　硬膜外膜是一填充性结缔组织，包围硬膜囊，在其外围为依序排列的椎板和椎弓根。在前方，硬膜外膜以椎体后方做衬里，附着在后纵韧带深部的表面。由于后纵韧带在纤维环后部横向延伸，因此硬膜外膜并不覆盖纤维环后部。

　　在椎间孔附近，硬膜外膜向外侧延伸，包绕

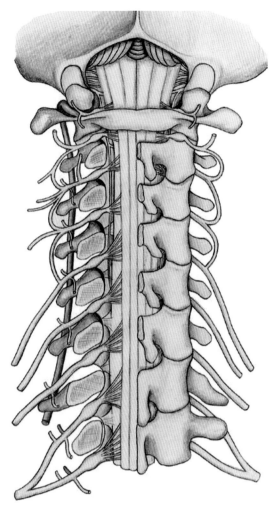

▲ 图 25-2　颈椎脊神经后面观

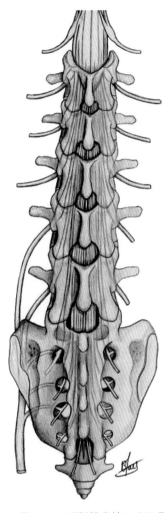

▲ 图 25-3　腰骶椎脊神经后面观

硬脊膜和神经根。椎骨的前后静脉丛分布在硬膜外膜的结缔组织中[7]。

在椎管中，硬膜囊和神经根鞘通过增厚的硬膜外筋膜或 Hoffmann 膜椎韧带附着于脊柱。这些韧带自硬膜囊起，向前方连接后纵韧带，侧方连接椎弓根骨膜，后方通过细小的背侧束支连接椎管顶部。

在颈椎水平有 8 对颈神经。颈神经非常短（7mm），支配上肢的后 4 条颈神经明显比支配颈部的前 4 条颈神经粗大。

每条颈神经均由前根和后根汇合而成。

C_1 神经节（如果存在）位于椎管中，而 C_2 神经节位于 C_1、C_2 关节后面。

颈神经后根比前根大三倍。$C_1 \sim C_4$ 基本水平走行，随着脊髓下降到胸腔，颈神经走行逐渐向

外向下倾斜。神经根通过椎间孔离开脊髓。

前后根依次在钩椎关节后方通过，前根位于后根的前下方，从而可以更好地避免来自椎间盘的压迫。

前后根在脊神经节外形成脊神经，脊神经节位于椎间孔内，椎动脉后方。

颈神经仅占椎间孔容积的 20%～50%。

椎间孔的剩余容积被脂肪、硬膜外静脉丛等所占据。通过脊神经本身的固定性，上述硬膜外组织在椎间孔处致密化，构成了一个硬膜外的鞘结构。它既不附着于椎间孔，也不附着于根部硬脊膜，只是在前方附着于后纵韧带，后方附着在关节突关节囊上。该鞘在脊神经的外侧附着较为紧密。

Sunderland[8-12] 则描述了纤维束结构，将硬

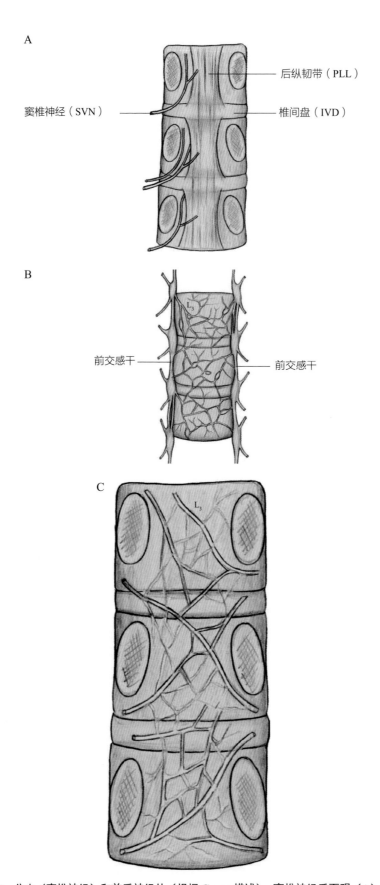

A

后纵韧带（PLL）

窦椎神经（SVN）

椎间盘（IVD）

B

L₃

前交感干

前交感干

C

L₃

▲ 图 25-4　**Luschka** 分支（窦椎神经）和前后神经丛（根据 **Groen** 描述）；窦椎神经后面观（**A**）、前神经丛前面观（**B**）和后神经丛后面观（**C**）

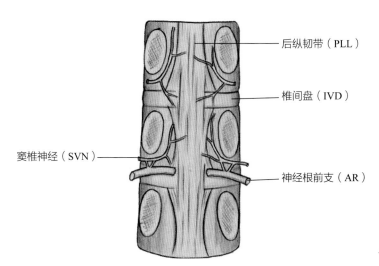

后纵韧带（PLL）

椎间盘（IVD）

窦椎神经（SVN）

神经根前支（AR）

◀ 图 25-5　神经根前支后面观（根据 Groen 描述）

膜外鞘固定在横突的鞘结构上；而在 C₅、C₆ 和 C₇ 脊神经根的硬膜外鞘附着于横突和钩椎关节突上。但显微镜下的观察提示 [13] 上述纤维束并非真正的栓系性韧带，而只是附着于神经周围的结缔组织。

对 50 个颈神经根进行研究 [13] 评估其拉伸强度，结果表明，在 3～15kg 的力作用下神经根就会发生撕裂，并且发生在硬膜撕裂之前。

脊神经与根动脉伴行穿过椎间孔外侧的纤维膜，之后脊神经就再无硬脊膜覆盖。

窦椎神经与静脉丛一起通过另一个外周孔从外向内进入椎间孔，该外周孔位于脊神经的前方 [14, 15]。

Arnold 神经是 C₂ 神经的后分支，其走行沿枕骨逐渐上升。C₂ 后神经节在硬膜外，位于寰椎侧块下关节突后方，附着在寰枢关节囊外侧上，在椎动脉内侧，其距离为 6～12mm。枕大神经走行类似一个正弦曲线，目前已做了详细的研究 [14]。

它绕过下斜肌，穿过半棘肌和斜方肌进入皮下并发出感觉末梢。其发出的运动支支配颈后横突间肌，颈半棘肌，头颈夹肌和下斜肌。在颈椎屈曲时，该神经被下斜肌覆盖的走行段最为脆弱。Arnold 神经还与颈丛乳突神经后支，面神经关节支及 C₁、C₃ 脊神经的颈后支相吻合。

2. 腰神经根解剖变异 [16-18]（图 25-7）

Ⅰ型变异为通路异常，其中 Ⅰ A 型为单个硬脊膜鞘内有两条神经根，Ⅰ B 型为硬膜囊鞘的下部发出两条腰神经。Ⅱ 型变异为数量异常，其中 Ⅱ A 型一个椎间孔中有 2 条神经根，而另一椎间孔内无神经根走行，Ⅱ B 型可以在一个椎间孔出现多条神经根，其他椎间孔无异常。Ⅲ 型异常，则特指硬膜外神经根异常。

神经根异常发生率约 8%，出现临床症状后常表现为神经定位不典型，需通过脊髓造影鉴别。

三、脊柱的神经支配

Luschka（1850）证实脊神经对脊柱背侧和腹侧的支配存在明显的不同。

Lazorthes[19, 20] 证实了肌节的腹侧区域和背侧区域之间的区别，从而确定了窦椎神经在椎弓的分布，及其存在躯体神经和自主神经之间的吻合情况。

Bogduk[21] 通过放大镜研究脊柱解剖提出了脊柱神经分布的新模式。

由横突连线形成的冠状面将脊髓隔开分为腹侧和背侧两个功能区域（图 25-8）。

（一）脊柱腹侧区域神经支配 [22-24]

它包括硬脊膜和硬膜囊的腹侧部分、椎间盘、前后纵韧带及椎前肌。

A

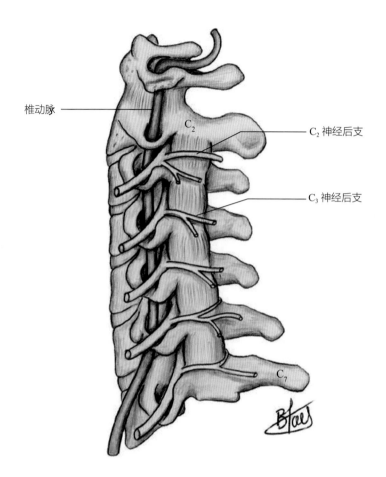

椎动脉

C₂

C₂ 神经后支

C₃ 神经后支

C₇

B

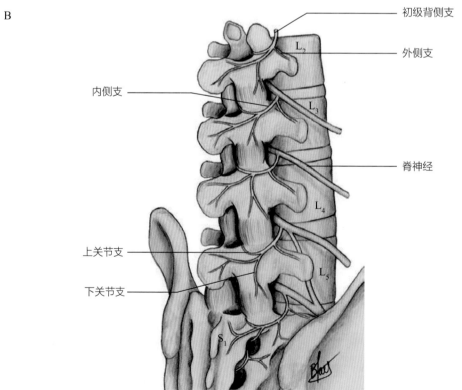

初级背侧支

外侧支

L₂

内侧支

L₃

脊神经

L₄

上关节支

L₅

下关节支

S₁

▲ 图 25-6 颈（A）、腰（B）段脊神经分布

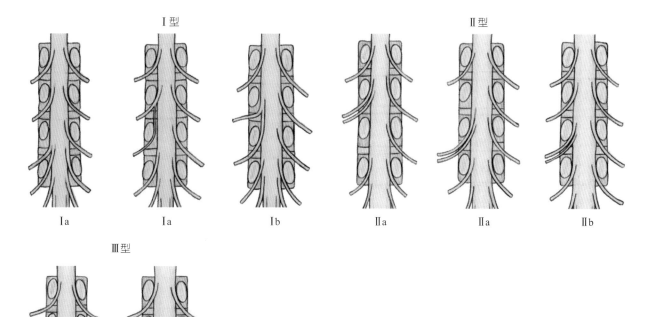

▲ 图 25-7　腰神经根解剖畸形

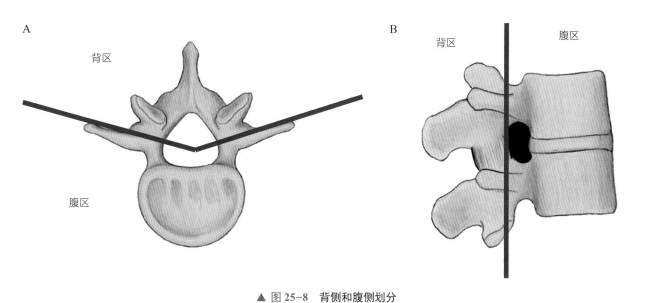

▲ 图 25-8　背侧和腹侧划分
A. 上面观；B. 侧面观

脊神经的腹侧支支配。

● 在腰椎水平，腰骶神经丛支配两侧的腰大肌、腰方肌和横突间肌，由 T_{12} 到 S_5 的脊神经腹侧支组成。

● 在胸椎水平，肋间肌由从脊神经延伸的肋间神经支配。

● 在颈椎水平，$C_1 \sim C_4$ 颈神经腹侧支形成的颈丛支配颈部的前外侧肌群、膈肌（C_4）及颈部和上胸部皮肤。

由颈神经腹侧支（$C_5\sim T_1$）形成的臂丛支配肩胛肌、上肢和上胸部肌肉。

窦椎神经（NSV）或称为脊神经脊膜支，由脊神经前支的躯体分支与交感神经链的自主神经分支，通过唯一连通的灰交通支联合形成。

这些灰交通支在所有的脊神经中均很明显，由神经节后纤维（缺乏髓鞘）组成。而从 T_1 到 L_2，则可由髓鞘交感神经细胞轴突的分支经脊神经前根，再通过白交通支离开脊神经，最终连接到椎旁神经节链。

窦椎神经（NSV）的支配区域（图 25-4 和图 25-5）包括硬脊膜、硬膜外、椎管内血管及后纵韧带。

系统化描述如下。

● 下降支支配同一节段和下一节段硬脊膜。

● 节段横支支配节段后外侧区域的纤维环和后纵韧带。

● 上升支用于支配从颈至腰所覆盖的腹侧相应区域。

（二）背侧区域神经支配 [1, 21, 25, 26]

背侧区域包括椎弓和脊柱深部固有肌肉。脊神经背侧支通过 3 个分支进行支配，即外侧支、中间支和内侧支（图 25-9）。

Rickenbacher 报道 61% 颈椎有背侧支吻合，在胸椎水平 7% 有吻合支，腰椎水平则 22% 有吻合支。

在胸腰椎水平主要的肌肉支配为：由外侧支支配的背最长肌，由中间支支配的髂肋肌。

$L_1\sim L_3$ 外侧支横穿髂肋肌，越过髂嵴，分布于大转子皮肤侧。

$L_1\sim L_3$ 中间支在背最长肌内侧形成神经丛。

$L_1\sim L_5$ 内侧支配横突间韧带后面的多裂肌、棘突间肌和横突间肌。

脊柱区域完全由内侧支支配，内侧支从乳突副突韧带的下方绕过上关节突，当乳突副突韧带钙化时，可能压迫内侧支。然后，内侧支再发出

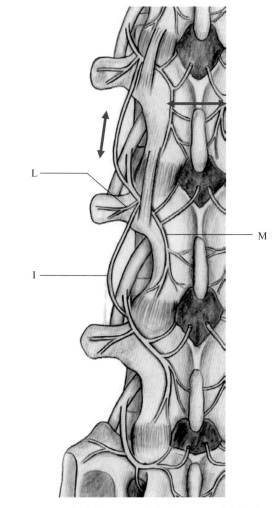

▲ 图 25-9　外侧分支（**L**）、中间分支（**I**）、内侧分支（**M**）。红色双向箭示垂直和水平吻合（根据 **Bogduk** 描述）

4 个分支，分别支配韧带、棘突间肌肉、椎弓、黄韧带和上下关节突关节。

该内侧支是经皮射频消融神经根切断术的靶点（根据 Bogduk 的描述）[27]（图 25-10）。

受体：关节突关节囊[28, 29] 有丰富的神经末梢支配，可传递本体感觉和疼痛信息。神经中含有 P 物质、CGRP（降钙素基因相关肽）和 Y 神经肽，关节突关节神经主要是交感传出纤维，而不是感觉纤维。

神经末梢也以机械感受器的形式存在于软骨下骨、棘突间、棘上韧带及胸腰筋膜中。

在透视引导下，腰椎和颈胸椎脊神经局部麻醉阻滞技术可以评估无神经疾病个体中的神经皮节分布情况[30]。

四、应用

颈椎和胸腰椎关节源性疼痛综合征的脊柱节段与背侧支的体表皮节分布相对应（图 25-11）。

机械刺激可引发疼痛，因此可以通过物理疗法鉴别某些综合征，并可阻断（引起疼痛的）反射回路和受体（图 25-12），使治疗肌肉痉挛成为可能。

关节突水平内侧支的可恢复性可以解释节段高选择性浸润和热溶解治疗方法失败的原因。

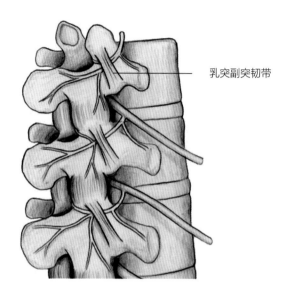

乳突副突韧带

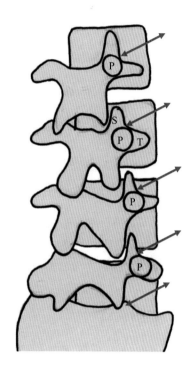

◀ 图 25-10　**腰椎射频位置（斜位）**
S. 上关节；P. 椎弓根；T. 横突（红色双向箭为射频靶点）

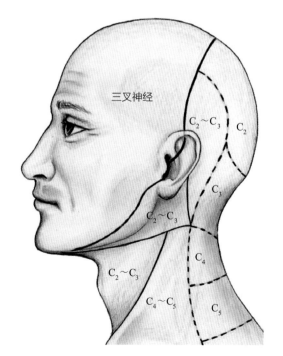

三叉神经

$C_2 \sim C_3$　C_2

C_3

$C_2 \sim C_3$

$C_2 \sim C_3$

C_4

$C_4 \sim C_5$　C_5

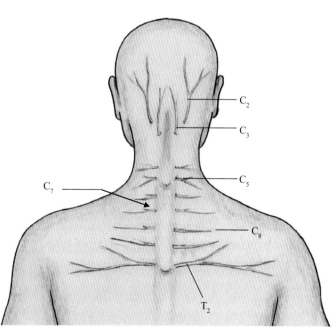

C_2

C_3

C_5

C_7

C_8

T_2

▲ 图 25-11　颈后皮肤的神经分布

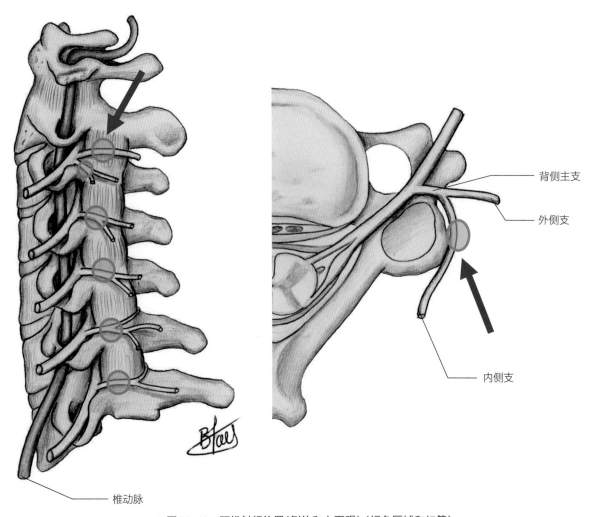

背侧主支

外侧支

内侧支

椎动脉

▲ 图 25-12　颈椎射频位置（侧位和上面观）（绿色区域和红箭）

假性神经根痛（颈臂神经痛、小腿痛、坐骨神经痛）是一种非放射性疼痛，往往伴有脊髓背侧支的纤维肌痛综合征（如 Maigne 综合征），由乳突副突韧带或横突间韧带钙化压迫内侧支造成，该理论可作为脊髓背侧支神经松解用于手术治疗的依据。

参考文献

[1] Auteroche P. Innervation of the zygapophyseal joints of the lumbar spine. Anat Clin. 1983;5:17–28.

[2] D'avella D, et al. Microsurgical anatomy of lumbosacral roots. J Neuro-Oncol. 1979;51:819–23.

[3] Hasue M, et al. Anatomic study of the interrelation between lumbosacral nerve roots and their surrounding tissues. Spine. 1983;8(1):50–8.

[4] Lazennec JY. Anatomie du rachis. In: Roy Camille R, Saillant G, et al., editors. Le Rachis. Paris: Masson Édit; 1995.

[5] Penning L, et al. Biomechanics of lumbodural sac. Spine. 1981;6:4. 6. Rolland J, et al. Les veines lombaires épidurales. J Radiol. 1977;58(1):35–8.

[6] Crock HV. The blood supply of the vertebral column and spinal cord in man. New York: Springer; 1977.

[7] Scapinelli R. Anatomical and radiological studies of the lumbosacral meningovertebral ligaments of humans. J Spinal Disord. 1990;3:6–15.

[8] Suntherland S. Meningo-neural relations in the intervertebral foramen. J Neurosurg. 1974;40:756–33.

[9] Wadhwani S, et al. The anterior dural (Hofmann) ligaments. Spine. 2004;29:623–7.

[10] Wiltse LL, et al. Relationship of the dura, Hofmann's ligaments, Batson's plexus, and a fibrovascular membrane lying on the posterior surface of the vertebral bodies and attaching to the deep layer of the posterior longitudinal ligament. An anatomical, radiologic, and clinical study. Spine. 1993;18:1030–43.

[11] Yahia LH. Neurohistology of lumbar spine ligaments. Acta Orthop Scand. 1988;59:508–1.

[12] Destandau J, Dautheribes M, Guerin J. La moelle épinière, les racines et leurs méninges dans la région cervicale. In les cervicalgies, la cervicarthrose, Senegas J. In congrès de pathologie rachidienne: les cervicalgies, la cervicarthrose, Bordeaux: Bergeret Édit; 1986.

[13] Grenier F. Anatomie du nerf d'Arnold (applications cliniques et thérapeutiques). Thèse Médecine Bordeaux II; 1985. p. 327.

[14] Grenier F, Senegas J, Lavignolle B. Les nerfs rachidiens cervicaux et leur distribution, la douleur cervicale in congrès de pathologie rachidienne: les cervicalgies. Bordeaux: Bergeret Édit; 1986.

[15] Bouchard JM, et al. Preoperative diagnosis of conjoined root anomaly with herniated disks. Surg Neurol. 1978;10:229–31.

[16] Neidre A, Mac Nab I. Anomalies of the lumbosacral nerve roots. Spine. 1983;8:61–4.

[17] Postacchini F, et al. Lumbar nerve root anomalies. J Bone Joint Surg Am. 1982;64A(5):721–9.

[18] Juskiewenski S. Les branches postérieures des nerfs rachidiens et articulations inter-apophysaires vertébrales. Bases anatomiques de certaines douleurs rachidiennes. Thèse Toulouse 1963; n° 60.

[19] Lazorthes G, et al. L'innervation des articulations interapophysaires vertébrales. Presse Med. 1956;87:2002.

[20] Bogduk N, et al. The human lumbar dorsal rami. J Anat. 1982;134:383–39.

[21] Senegas J, et al. Rapports du foureau dural et des racines lombaires et sacrées avec les vertèbres et les disques intervertébraux. In Congrès International d'Anatomie Manchester; 1974.

[22] Sicard JA, et al. Etude de la traversée méningo-radiculaire au niveau du trou de conjugaison. Le nerf de conjugaison (nerf radiculaire spinal). Bull Mem Soc Med Hop. Paris. 1904;21:715–25.

[23] Vital JM, Lavignolle B, Grenier N, et al. Anatomy of the lumbar radicular canal. Anat Clin. 1983;5:141–51.

[24] Bogduk N. The innervation of the lumbar spine. Spine. 1983;8:286–93.

[25] Bogduk N. Anatomie clinique du rachis lombar et sacré, 4e Édit. Paris: Elsevier; 2005, 340p.

[26] Bogduk N. Practices guidelines for spinal diagnostic and treatment procedures, Library of congress cataloging in publication data. San Francisco: International Spine Intervention Society; 2004.

[27] Ashton IK, et al. The demonstration of nerve fibers and neuropeptides in the lumbar facet joint capsule but not in ligamentum flavum. J Orthop Res. 1992;10:72–8.

[28] Beaman DN. Substance P innervation of lumbar spine facet joints. Spine. 1993;18:1044–9.

[29] Bogduk N. Local anesthetic blocks of the second cervical ganglion: a technique with application in occipital headache. Cephalalgia. 1981;1:41–50.

第 26 章

脊膜的解剖
Anatomy of the Spinal Meninges

Laurent Sakka　著

肖宇翔　**译**　张　锋　陈其昕　**校**

一、概述

所有脊椎动物的脊膜都是一组包裹神经轴和神经根的同心膜。传统观点认为脊膜的作用是为其内部结构提供机械和水动力保护，然而最近的研究表明，脊膜参与了中枢神经系统的发育、稳态和免疫防御。

二、系统发育

所有脊椎动物的中枢神经系统都被脑脊膜结构所包裹。高等哺乳动物的三层脑脊膜结构包括硬脑脊膜、蛛网膜和软脑脊膜，是在系统发育过程中逐渐产生的。七鳃鳗的脑膜结构仅是被厚海绵状脑膜结构包围的薄脑膜原基；大硬骨鱼则有软脑膜，周围有网状组织、纤维层和脂肪组织，分别预示着蛛网膜、硬脑膜和硬膜外脂肪的分化；两栖动物的这三层结构进一步分化，开始形成蛛网膜下腔。爬行动物的蛛网膜下腔充满脑脊液，而鸟类沿静脉分化的蛛网膜绒毛开始参与脑脊液吸收 [1]。哺乳动物的硬膜外脂肪则随蛛网膜下腔的发育并行退化，尤其是在腰椎 [2, 3]。

三、个体发育

脊膜的胚胎学起源在一个多世纪以来一直存在争议。据鸟类嵌合体的实验 [4, 5] 和分子生物学技术提供的最新数据证明，在鸟类和哺乳动物中，三个脊膜层具有共同的中胚层起源 [6-10]。

人类三层脊膜发育的先后顺序尚未完全明确，因为很难精确地确定受孕日期和胎儿的年龄。然而仍可以找到几个标志事件：在受孕后第27天，神经管表面仍然被未分化的间充质组织所包围（图 26-1）；约孕后第33天，软脊膜开始分化 [11]；在孕后第37天，一个与软脑膜相似的独特细胞层紧密地贴在脊髓上，尤其在脊髓的腹侧，同时，一个可能与发育中的蛛网膜层相关的疏松组织层延伸并包绕整个脊髓，且更集中在脊髓腹侧；（图 26-2）孕后第32天，在脑干腹侧首次分化出蛛网膜下腔 [12]，可能在妊娠晚期之前

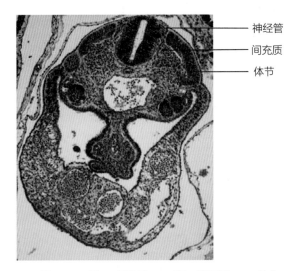

神经管
间充质
体节

▲ 图 26-1　**孕 27 天胚胎，12 期，横切面，HE 染色**
神经管周围有间充质，没有脊膜分化（图片由 Pr P. Dechelotte 提供）

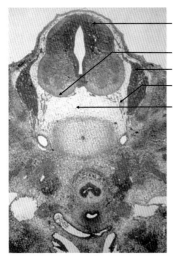

▲ 图 26-2　孕 37 天胚胎，16 期，胸部横切面，甲苯胺蓝染色

软脊膜已经以一层薄细胞的形式分化，特别是在脊髓的腹侧。围绕在外的间充质已经转变成松散的网状组织以形成蛛网膜。硬脊膜仍不存在（图片由 Pr P. Dechelotte 提供）

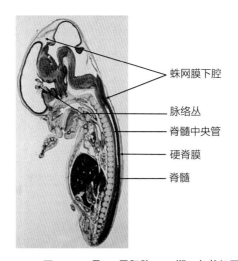

▲ 图 26-3　孕 48 天胚胎，19 期，矢状切面，HE 染色

脉络丛已分化，蛛网膜下腔围绕着神经轴，尤其是在头部。脊髓被硬脊膜覆盖，占据整个椎管（图片由 Pr P. Dechelotte 提供）

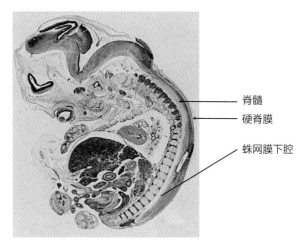

▲ 图 26-4　孕 50 天胚胎，20 期，矢状切面，HE 染色

脊髓仍然占据椎管全长。蛛网膜下腔向前侧发育，同时硬脊膜增厚（图片由 Pr P. Dechelotte 提供）

都不会延伸到脊髓水平[13]。笔者收集到的一个孕后第 48 天的标本显示脊髓周围似乎都有蛛网膜下腔发育（图 26-3）。硬脊膜在孕后第 44 天左右开始分化，而在孕后第 56～60 天，整个椎管都被硬脊膜覆盖[13]。在受孕后第 48 天、50 天和 54 天的胚胎中，硬脊膜、蛛网膜下腔和软脊膜已可分辨（图 26-3 至图 26-5）。在妊娠 6 个月的胚胎中，三层脊膜的排列已与成人相似（图 26-6）。

在妊娠 11 周之前，脊髓占据了整个椎管的宽度，并向尾端延伸至尾骨区（图 26-3 和图 26-4）。此后尾部结构逐渐退化，而在此处脊膜鞘内的脊髓收缩成为终丝和尾骨韧带。脊柱的生长速度比脊髓快得多，妊娠第 5 个月时，脊髓圆锥的尾端位于骶骨基底部（S_1），足月时则位于 L_3 水平[14]。约出生后 2 个月，圆锥末端位于 L_1 和 L_2 水平之间，与成人一致[15]。圆锥下的硬膜囊则包含腰骶神经组成的马尾神经、终丝及软脊膜覆盖层中的营养血管。硬膜外脂肪分隔硬膜囊和椎管壁。侧方脊膜形成两个单独的鞘包裹神经根（图 26-7）。

四、成人脊膜的系统解剖和局部解剖

脊膜由包裹脊髓、终丝和神经根的三个同心层组成。

（一）硬脊膜

1. 形态学

硬脊膜是厚的浅层脊膜或组织膜，大致沿脊髓、终丝和神经根的轮廓形成一个白色、无弹性但可形变的鞘。硬脊膜的厚度随个体不同而变化，从透光薄膜到珍珠般厚壁不等，且厚度随年龄增长而减小。硬脊膜对应颅内硬脑膜的内层，并与之在枕骨大孔处相连续。在 C_3 椎体处，腹

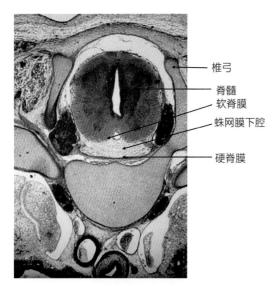

▲ 图 26-5　孕 54 天胚胎，矢状切面，HE 染色
软脊膜和蛛网膜下腔现在能明显区分开，硬脊膜排列在脊髓和神经根的蛛网膜上，但侧面仍不能与椎骨软骨膜区分（图片由 Pr P. Dechelotte 提供）

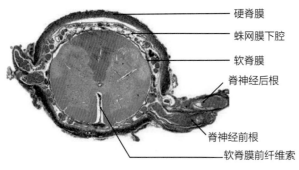

▲ 图 26-6　孕 27 周胚胎，脊髓和脊膜横切面，HE 染色
脊膜结构形态与成人相似，但蛛网膜下腔仍未发育完全。软脊膜前纤维索已分化（图片由 Pr P. Dechelotte 提供）

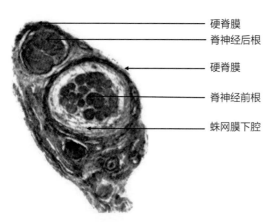

▲ 图 26-7　孕 27 周胚胎，脊神经根横切面，HE 染色
脊神经前根和后根分别被单独的硬脊膜覆盖。注意前根周围巨大的蛛网膜下腔套（图片由 Pr P. Dechelotte 提供）

侧脊膜层开始与骨膜层分离。

硬膜囊的头端起始于枕骨大孔（图 26-8），尾端在 S_1、S_2 交界处收缩成盲端并向尾侧延伸至硬脊膜丝或尾骨韧带中。硬脊膜丝是一个 5cm 长的细管状结构，包裹着终丝，并终止于尾骨背侧骨膜的纤维突起上（图 26-9 和图 26-10）。硬脊膜在头尾两端都与椎管骨膜融合，侧方则形成单独的管状鞘包裹脊神经前根和后根（图 26-11 和图 26-12）。

硬脊膜的超微结构由三层组成，由外至内为纤维弹性层、纤维层和细胞层。丰富的弹性纤维和螺旋状排列的胶原纤维提供了硬膜鞘的柔韧性和抗压性，使其能在运动时保护脊髓[16]。

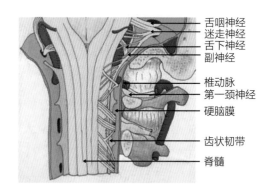

▲ 图 26-8　打开枕骨大孔和颅后窝，椎板切除术后的脊膜上部示意图
齿状韧带的顶端在神经根出口之间的间隔处插入硬脑膜。第一齿状韧带位于第一颈神经和副神经的背侧，椎动脉的腹侧之间（图片由 M. Chalus 和 L. Sakka 提供）

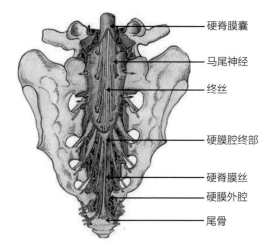

▲ 图 26-9　切开硬脊膜后方的马尾和终丝
硬脊膜囊终部位于 $S_1 \sim S_2$ 水平，硬脊膜丝在硬膜外腔内附着在第一尾骨（图片由 JP Monnet 绘制）

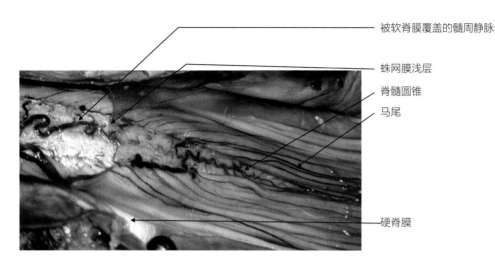

被软脊膜覆盖的髓周静脉

蛛网膜浅层

脊髓圆锥

马尾

硬脊膜

◀ 图 26-10　L_1～L_2 椎板切除和切开硬脊膜后，脊髓圆锥和马尾的软脊膜覆盖物背视图
已切开头侧（左）蛛网膜显示髓周血管。髓周血管被软脊膜覆盖。蛛网膜浅层可以很容易地从硬脊膜上剥离

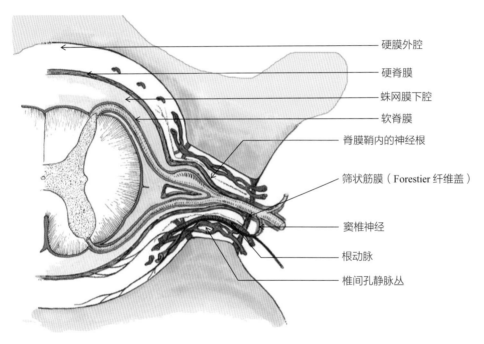

硬膜外腔

硬脊膜

蛛网膜下腔

软脊膜

脊膜鞘内的神经根

筛状筋膜（Forestier 纤维盖）

窦椎神经

根动脉

椎间孔静脉丛

◀ 图 26-11　椎间孔内的神经根和脊膜鞘示意图
（图片由 JP Monnet 绘制）

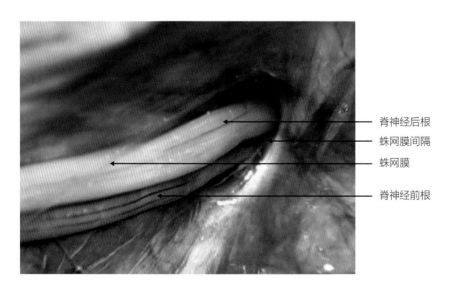

脊神经后根

蛛网膜间隔

蛛网膜

脊神经前根

◀ 图 26-12　切开硬脊膜后的腰神经根出口

2. 硬脊膜的固定点

头侧：硬脊膜在枕骨大孔处与硬脑膜的外层相延续，并与枕骨大孔的骨膜紧密结合。

侧方：硬脊膜通过两个单独的鞘覆盖神经根，在脊神经节的外侧融合成一个鞘，在那里形成神经外膜（图 26-11）。硬脊膜通过构成其侧方固定点的筛状筋膜（Forestier 纤维盖）附着在椎间孔的骨膜上。

后方：硬脊膜附着于寰枢椎后弓和寰枕后膜。

前方：硬脊膜附着在 C_2 和 C_3 椎体及后纵韧带上。特别是在颈椎和腰椎水平，脊柱都是前凸和可活动的，硬脊膜的前方附着点可以在运动时使脊髓保持在脊柱曲线内。硬脊膜的后纵韧带附着物由组成硬脊膜腹侧韧带的纤维束构成。从 L_4～L_5 椎间盘至 S_5 椎体，这些纤维束逐渐加强形成骶管的膜椎韧带即 Trolard 韧带。在此层面，硬脊膜附着物由弓状纤维构成，其弓形末端跨越相邻椎体，弓形凸面则附着于硬脊膜囊。

尾侧：硬脊膜丝附着在第一尾骨段背侧的骨膜上（图 26-13）。

3. 脉管系统

(1) 动脉：硬脊膜血供较少，由直径不超过 0.5mm 的根动脉细分支提供。后侧由两条颅底动脉为轴心的致密血管网供血，而前侧则由腹中动脉为轴心的疏松血管网供血，这类似于脊髓的血供。这种动脉网有众多交通支，并呈节段性分布。在胸段的背侧，螺旋动脉和毛细血管丛向硬膜外腔隆起。这种结构的意义还不清楚[17]。

(2) 静脉：硬脊膜和脊髓静脉回流之间联系的生理过程尚不清楚，解剖学观察和神经介入放射学研究得到的数据互相矛盾。一条硬脊膜动脉通常有两条伴行静脉。它们在颈椎层面形成一个大的静脉窦，与头端的基底静脉丛相连续，并参与颅内静脉回流。解剖学研究发现根静脉收集来自硬脊膜和脊髓的静脉血，经椎间孔离开椎管，部分汇入硬膜外腔的椎管内静脉丛。穿过硬脊膜前，根静脉内的静脉瓣或许能阻止血液回流入脊髓。在椎静脉系统高压的情况下，这些可被视为脊髓的保护机制[17]。与之相反，血管造影则显示髓周静脉和硬脊膜外静脉之间没有联系。血管造影认为髓周静脉通过枕骨大孔向上回流至小脑下静脉和后颅窝的静脉窦。因为这些研究都是患者在仰卧位时进行，因而有假说认为静脉回流的分布在直立姿势和运动时可能会有所不同。

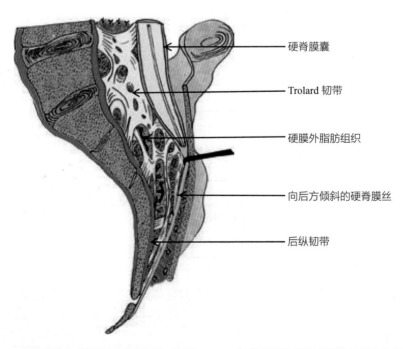

▲ 图 26-13　腰骶关节矢状面切开后示意图，展示 Trolard 韧带将硬膜囊和硬脊膜丝附着在椎管前壁上

图中标注：
硬脊膜囊
Trolard 韧带
硬膜外脂肪组织
向后方倾斜的硬脊膜丝
后纵韧带

(3) 淋巴系统：硬脊膜的淋巴回流过程仍不清楚。对淋巴管的最早描述见于向哺乳动物的心室或蛛网膜下腔内注射墨汁的实验。它们出现在齿状韧带外附着点附近、腰椎椎体附近或蛛网膜下腔周围[18]。淋巴管先汇入椎旁淋巴结，经胸淋巴管汇入后纵隔淋巴结，然后经腰骶淋巴管汇入腰大肌之间的后腹壁淋巴结[19]。

动物实验模型已证实淋巴系统参与了脑脊液的吸收[20]。对人类而言，脊髓淋巴通路在生理条件下对脑脊液吸收的参与情况尚未明确，但在直立姿势或运动时可能有重要意义。淋巴系统参与脑脊液吸收的功能在 18 个月内的新生儿和老年人中可能更为活跃，因为前者蛛网膜绒毛功能未发育完全，而后者颅内蛛网膜颗粒吸收能力逐渐下降。

4. 神经支配

硬脊膜的腹侧由窦椎神经、后纵韧带神经丛和根动脉周围神经丛组成的密集神经丛所支配。窦椎神经是脊神经的一条前支（图 26-11）。窦椎神经的前方是后纵韧带和纤维环，后方是硬脊膜前部，窦椎神经在此之间向头端和内侧分布。上述三个结构都由窦椎神经支配[21-24]。

硬脊膜背侧的神经分布很少，由发自神经根之间的硬脊膜前神经丛的神经所支配。它们并不能到达硬脊膜背侧的中间。硬脊膜背侧中部缺乏神经支配，这解释了腰穿操作穿过硬脊膜时不会疼痛的原因[22]。

硬脊膜神经是一种非髓鞘性纤维，参与血管舒张反应和伤害性反应[22, 25]。硬膜外阻滞在麻醉中的效果可能至少部分与药物对硬脊膜神经的作用有关。后纵韧带和纤维环的后侧部分由窦椎神经游离末梢支配，提示它们参与了腰痛综合征[26, 27]，这可能解释了用抗炎药物行神经根周围浸润治疗腰痛有效的原因。

5. 硬脊膜与软脊膜和脊神经的关系

硬脊膜的内部被外层蛛网膜所覆盖。在侧方，当神经根穿过硬脊膜时，蛛网膜在脊神经周围形成蛛网膜下腔（图 26-7 和图 26-11）。脊神经前根和后根通过两个不同的开口穿过硬脊膜，并在两个不同的硬脊膜鞘内向椎间孔行进。第一颈神经根和椎动脉通过同一个开口穿过硬脊膜（图 26-8）。在椎间孔内，神经根汇合成一根由单一硬脊膜鞘包裹的脊神经。窦椎神经在硬脊膜鞘之外，位于脊神经的腹侧，行进在椎间孔静脉丛间（图 26-11）。脊神经和其腹侧的根动脉位于椎间孔脂肪细胞组织的中央，并被硬膜外的椎间静脉丛所环绕。椎间孔侧方被筛状筋膜（Forestier 纤维盖）封闭（图 26-11）。筛状筋膜和神经硬膜鞘之间是椎间孔的硬膜外腔。

（二）蛛网膜

蛛网膜是一层薄而透明的膜，包裹着脊髓、神经根、髓周血管和神经根血管的硬膜内段（图 26-6，图 26-10，图 26-14 至图 26-16）。蛛网膜通常被描述为衬在硬脊膜内部一个独立的厚层结构，并通过纤细的网状小梁与软脊膜相连。利用电镜的超微结构研究更确切地描述了蛛网膜的双层结构，表层是衬在硬脊膜内部的屏障细胞层，深层则是由相互交织的小梁细胞组成的网状细胞层，并与软脊膜相连[16]。表层的细胞紧密排列，这些细胞之间有许多紧密的连结，表明这层细胞在蛛网膜下腔的脑脊液和硬脊膜的血液循环之间起脊膜屏障的作用[16, 29]。表层屏障细胞层通过胶原纤维附着在硬脊膜上，因此并不存在硬膜下间隙，尽管如此，仍能很容易地将蛛网膜从硬脊膜上分离出来而无须打开蛛网膜下腔。

根据这一描述，蛛网膜下腔是位于浅表屏障细胞层和软脊膜之间的空间，其内充满了轴外脑脊液，并有网状细胞层的蛛网膜小梁穿过其中。穿过蛛网膜的血管和神经根被网状细胞层的延伸部分所包覆。在头侧，脊髓的蛛网膜下腔在枕骨大孔处与颅脑的蛛网膜下腔相连续。脊髓周围是髓周间隙，被齿状韧带分成前室和后室（图 26-8 和图 26-20）。在后室，蛛网膜小梁形成一个紧密的网状结构将血管牢固地贴在脊髓上，并在中间形成一个矢状隔，即正中背中隔（Schwalbe 背

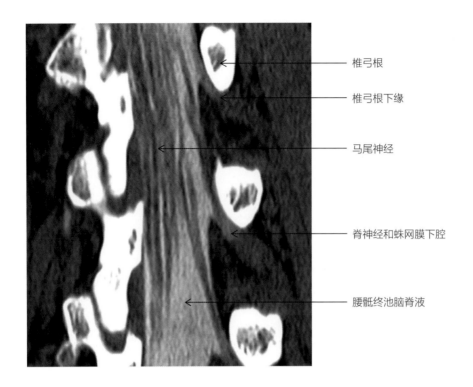

椎弓根

椎弓根下缘

马尾神经

脊神经和蛛网膜下腔

腰骶终池脑脊液

◀ 图 26-14　马尾神经：鞘内注射碘对比剂后的 CT 扫描，斜切面
蛛网膜凹陷通常位于椎弓根下缘内侧（图片由 Dr J Gabrillargues 提供）

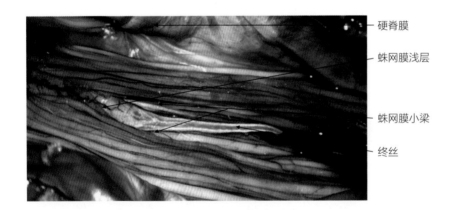

硬脊膜

蛛网膜浅层

蛛网膜小梁

终丝

◀ 图 26-15　打开蛛网膜浅层后的马尾神经蛛网膜下腔
终丝和神经根通过细蛛网膜小梁相互连接

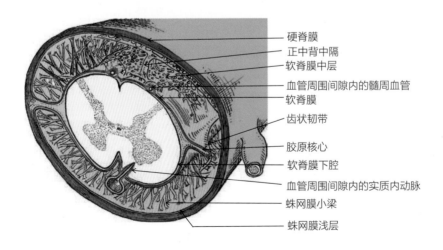

硬脊膜

正中背中隔

软脊膜中层

血管周围间隙内的髓周血管

软脊膜

齿状韧带

胶原核心

软脊膜下腔

血管周围间隙内的实质内动脉

蛛网膜小梁

蛛网膜浅层

◀ 图 26-16　软脊膜
蛛网膜和软脊膜是连续的，蛛网膜下腔和实质血管周围间隙也是连续的。齿状韧带的胶原核心在内侧与软脊膜下腔合并，在外侧与硬脊膜内侧合并（在 Nicholas 和 Weller 的原图上修改[28]）

隔）。介入蛛网膜浅层和软脊膜之间并紧密连接的中间细胞层可能形成了这个背隔 [28]。正中背中隔最发达的部位在下颈椎和胸椎水平，向背侧连接到一块增厚的蛛网膜浅层，即 Magendie 中缝（图 26-16）。

蛛网膜下腔在尾部变宽，形成包裹马尾的巨大腰骶部终池，并终止于 S_1 和 S_2 椎体之间。蛛网膜下腔的侧面则随着神经根从脊髓延伸至椎间孔。在穿过纤维鞘前，两层蛛网膜层在脊神经节外侧界汇合在一起并终止蛛网膜下腔。蛛网膜下腔中有大量的细胞碎片和活化的巨噬细胞 [30]，其内细小的淋巴管已被证明回流到椎旁淋巴结 [19]，这提示蛛网膜下腔连接了中枢神经系统、脑脊液和脑脊液免疫防御系统。没有单独的蛛网膜血管，其血供来源于脊髓血管。

鞘内注射碘对比剂后用 CT 扫描可精确探测蛛网膜下腔。磁共振 T_2 加权序列上脑脊液的高信号可显示出蛛网膜下腔。

蛛网膜下腔与周围骨性结构的关系为麻醉科

和风湿科的常用操作——神经根周围浸润提供了安全标志（图 26-14）。不恰当的穿刺部位可导致脑脊液漏、神经根损伤或动脉损伤。蛛网膜下腔的外侧界因人而异，且随椎体节段不同而变化。在颈椎水平，蛛网膜下腔通常止于椎弓根的前缘。在胸椎和腰椎水平，蛛网膜下腔的外侧界通常不会超过上位椎弓根下缘。因此在颈椎，为了安全起见，套管针的尖端应保持在椎间孔外，即侧隐窝外，以避免鞘内注射，损伤根髓动脉或椎动脉。

在健康受试者的磁共振矢状位影像上，髓周间隙占颈椎管的 1/3（图 26-17A 和图 26-17B）。一项纳入 140 名健康受试者的研究显示，颈椎管内蛛网膜下腔的大小根据性别、身高和椎体节段的不同而变化。其相对前后径从 C_1 到 C_6 逐渐减小，证实下颈椎更容易受到脊髓压迫症的影响。蛛网膜下腔的相对前后径随着身高增加而增加，说明受试者身高越高，对颈髓压迫风险的易感性

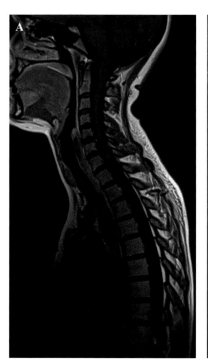
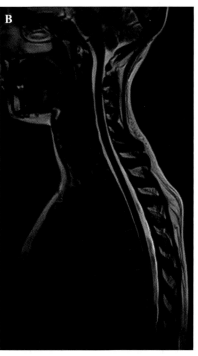
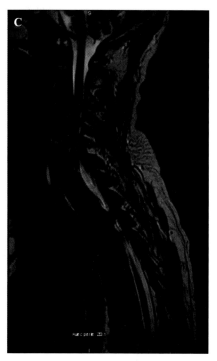

▲ 图 26-17　颈髓和胸髓的矢状切面

A. 健康受试者的 T_1 加权序列；B. 健康受试者的 T_2 加权序列；C. 颈椎管狭窄伴脊髓病，T_2 加权序列。脊髓周围间隙在 T_2 加权序列中呈高信号，在 T_1 加权序列中呈低信号。硬膜外脂肪在 T_1 加权和 T_2 加权序列中均显示高信号。注意脊髓在脊柱曲度凹陷处的位置（图片由 Dr E. Chabert 提供）

越低[31]。在临床实践中，磁共振 T_2 加权序列上出现颈髓腹侧或背侧部的高信号影是颈椎管狭窄的一个重要征象（图 26-17C）。

在 L_2 椎体以下，蛛网膜下腔构成马尾神经周围的腰骶部终池，磁共振显示为 T_2 加权序列上的大片高信号影。在此水平，特别发达的硬膜外脂肪在 T_1 和 T_2 加权序列上都表现为高信号（图 26-18）。T_2 加权序列评估蛛网膜下腔和硬膜外脂肪对诊断先天性或继发性腰椎管狭窄症至关重要（图 26-19）。在继发性综合征中，椎管和（或）侧隐窝的狭窄继发于腰椎退行性改变，包括椎间盘突出、腰椎滑脱、小关节增生和（或）黄韧带增厚。患者通常主诉腰痛、根性疼痛和典型的神经源性跛行。神经源性跛行患者描述的典型症状是不沿神经根支配区域分布的腿部疲劳、沉重或无力感，行走或站立后发作，坐下或屈曲脊柱后症状得到缓解。症状随姿势改变，这与椎管的大

小随脊柱弯曲度的变化有关。脊柱伸展使椎管前后径减小，从而引起症状，而屈曲脊柱使椎管前后径增加，从而症状减轻[32, 33]。由于在无症状受试者中经常可观察到解剖性椎管狭窄，因此这种影响的病理生理学基础仍不清楚。患者主诉的症状可能是马尾神经整体受影响的表现。神经根症状可以用退变导致的神经根或其血供受到直接压迫来解释，但姿势改变对神经源性跛行的影响可能是脑脊液动力学失调造成的。有一种假说是当脑脊液和静脉压力超过马尾神经的动脉压力时，症状得到缓解。

在脊神经根周围，蛛网膜已分化出蛛网膜绒毛。脊髓蛛网膜绒毛与颅内蛛网膜颗粒形态的相似性，以及蛛网膜绒毛与硬膜外静脉的关系提示其参与了脑脊液的再吸收[34, 35]。蛛网膜绒毛通常位于蛛网膜下腔或其内侧，在胸椎或腰椎更常见。在动物模型中，脊髓蛛网膜绒毛被估计对脑

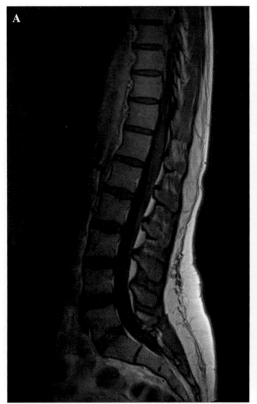
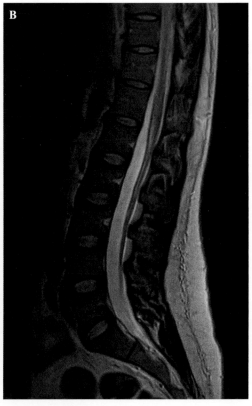

▲ 图 26-18　健康受试者的腰骶部终池

A. T_1 加权序列；B. T_2 加权序列。腰骶部终池的脑脊液在 T_2 加权序列呈高信号，在 T_1 加权序列呈低信号。硬膜外脂肪在 T_1 加权和 T_2 加权序列中均显示高信号。在这位健康受试者中，圆锥末端位于 L_1 下部（图片由 Dr E. Chabert 提供）

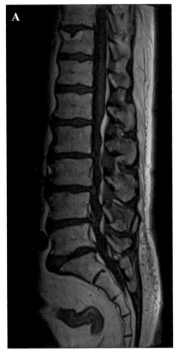
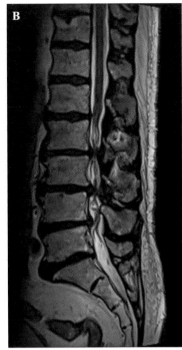
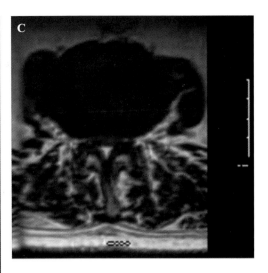

▲ 图 26-19　获得性腰椎管狭窄

A. T₁ 加权序列，矢状位切面；B. T₂ 加权序列，矢状位切面；C. T₂ 加权序列，横截面。该病例的椎管狭窄与椎间盘突出和小关节增生有关。狭窄影响了腰骶部终池和硬膜外脂肪（图片由 Dr E. Chabert 提供）

脊液再吸收贡献了大约 25% 的作用[36, 37]。人类脊髓蛛网膜绒毛对脑脊液再吸收的贡献从未被评估过，但它可能在生命第一年，以及随后的直立姿势或运动时起作用[38]。

（三）软脊膜

软脊膜是一层紧密附着在胶质界膜上的薄层蜂窝组织（图 26-6 和图 26-16）。头侧的软脊膜在枕骨大孔处与颅内的软脑膜相连续。尾侧软脊膜在圆锥末端以下包裹终丝。对软脊膜形成过程充分研究后，证实了终丝起源于脊髓尾部的凋亡变性[39]。在人类胎儿中，终丝是由富含Ⅲ型胶原的结缔组织构成，含有神经束、血管、神经节细胞、室管膜、胶质和脂肪组织[40]。在成人中也发现了同样的成分，但结缔组织纤维主要是Ⅰ型胶原、弹性蛋白和 elaunin 弹力纤维，这些纤维纵向排列在横向分布的Ⅲ型胶原纤维网络中[41]。终丝呈蓝白色，长约 20cm，宽不到 2mm。其上部位于硬膜囊内（内终丝），沿腰骶部终池向下延伸至马尾根部。其下部位于硬膜囊外（外终丝），从第一骶椎下缘到第一尾骨背侧，由硬脊膜丝包裹。在侧方软脊膜沿神经根和脊神经走行，在神经束膜起点前与蛛网膜相融合。

在脊髓的前正中裂中，软脊膜形成前纤维索，这是一条密集的纤维束网络，连接脊髓裂的两侧壁并包裹脊髓前动脉（图 26-6）。

在侧方，软脊膜在脊髓两侧各形成 20～22 个齿状韧带，将脊髓锚定在硬膜囊上。每个齿状韧带都是位于神经根之间的三角形结构，基底部位于脊髓外侧，顶部位于硬膜囊内侧（图 26-20）。第一齿状韧带位于颈 1 神经根上方，嵌入枕骨髁内侧的硬脑膜（图 26-8）。椎动脉在其前方行进，脊神经前根在其后方行进。最后一根齿状韧带位于第一腰神经上方。齿状韧带由胶原核组成，外侧与硬脊膜的内侧面相融合，内侧则融入软脊膜下层中（图 26-16）。齿状韧带形成不完整的间隔，将蛛网膜下腔分隔成前室和后室，在其内脑脊液的流向相反。齿状韧带可

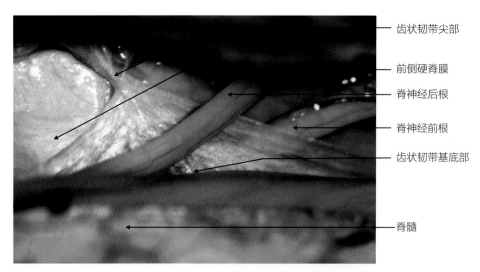

齿状韧带尖部
前侧硬脊膜
脊神经后根
脊神经前根
齿状韧带基底部
脊髓

▲ 图 26-20　右侧齿状韧带背视图，其位于脊神经前根和后根之间
注意韧带的半透明部分，其底部与脊髓外侧相连，其顶端与硬膜囊相连

能起到在脊柱运动时稳定蛛网膜下腔内脊髓的作用[42]。

软脊膜的供血血管也就是脊髓血管。它们的数量少于软脑膜的血管，这也是软脊膜通常被描述为纤维层而不是血管层的原因。

软脊膜由一个松散的神经丛支配，即由血管运动神经和感觉神经组成的 Purkinje 神经丛。Purkinje 神经丛的神经纤维来自窦椎神经、脊髓前动脉周围神经丛和根动脉周围神经丛。

软脊膜与覆盖穿髓动脉的蛛网膜相融合。似乎实质的血管周围间隙与蛛网膜下腔的血管周围间隙是连续的。但事实上，蛛网膜下腔的血管周围间隙和实质的血管周围间隙则被软脊膜与软脊膜下层相分隔开。换句话说，软脊膜将蛛网膜下腔和血管周围间隙分隔开，彼此并不相通。在实质深部，覆盖动脉的软脊膜逐渐变得不连续，并在毛细血管周围消失。在静脉周围没有发现类似的软脊膜鞘，其被不连续的软脊膜部分包裹[28,42-45]。

软脊膜与包裹穿支动脉的蛛网膜鞘相融合，在蛛网膜小梁的软脊膜固定点和血管周围的蛛网膜和软脊膜之间有一个连续性结构。软脊膜和蛛网膜都是由同一形态的细胞组成，并且具有相同的免疫组化标记、波形蛋白和上皮膜抗原。这些形态学的观察结果，再结合蛛网膜和软脊膜相同

的中胚层起源，可能推翻了两者是分离结构的设想，并加强了软脊膜和蛛网膜应是同一软脊膜层的内、外部这一共识。

（四）脊膜囊肿和神经周围囊肿

脊柱囊性结构是指临床上常混淆的组织学和解剖学不同的一系列实体。Tarlov 首先根据它们的组织学性质、位置与硬脊膜的关系以及与蛛网膜下腔的联系进行分类[46]，后来 Nabors 等将其分为三种类型：不累及神经根的硬膜外囊肿（Ⅰ型）、累及脊神经根的硬膜外囊肿（Ⅱ型）以及硬膜内囊肿（Ⅲ型）。

脊膜囊肿是位于硬脊膜外或硬脊膜内的蛛网膜外扩结构。因此，它们位于蛛网膜/神经束周围交界处的内侧，围绕脊髓或神经根。硬膜外脊膜囊肿（Ⅰ型）是蛛网膜通过神经根硬脊膜的先天性缺陷的扩张部分，并与蛛网膜下腔相通[48]。囊壁由蛛网膜构成，内表面有一层纤维层。它们可能是由于神经管周围胚胎间充质结构的闭合缺陷造成的。在骶部，它们通常被称为"骶脊膜膨出"或"憩室"。囊肿的周期性自排空会引起波动性症状，穿刺时可能导致脑脊液漏和低颅压。硬膜内脊膜囊肿（Ⅲ型）在椎管内任何一个层面上都不太常见。其囊壁由蛛

网膜上皮细胞构成。Ⅲ型囊肿与蛛网膜下腔相通，并可发展出单向瓣膜结构。一些作者认为这些囊肿形成是脑脊液压力作用于脊膜鞘薄弱点的结果[46, 47]。

神经束膜囊肿（*Tarlov* 囊肿）（Ⅱ型）发生在脊神经内膜和神经束膜之间（图 26–21）。囊肿呈多发或多房性，通常在骶管的硬膜外腔内沿骶神经分布，一般是 S_2 或 S_3 神经。理论上，它们位于脊神经节之外，或其外侧蛛网膜被神经束膜所取代处。神经束膜囊肿的囊壁是包含神经纤维和神经节细胞的结缔组织。有证据表明囊肿的发生是在先天缺陷处由于退变或炎症过程所造成[49]。

Tarlov 没有发现神经束膜囊肿与蛛网膜下腔相通。在某些情况下，蛛网膜下腔的压力可以使脑脊液通过囊腔与蛛网膜下腔之间的微连接进入囊肿。通过站立时的阀样机制，脑脊液可逐渐充满囊肿，使囊肿逐渐增大并压迫邻近的神经根，导致神经症状[50]。

（五）硬膜外腔

硬膜外腔位于椎管壁和硬脊膜之间。其上界位于硬脊膜与枕骨大孔和 C_3 椎体后方附着处。尾侧延伸至骶尾裂孔，被骶尾骨后韧带和插入尾骨的硬脊膜终丝所封闭。外侧界是被筛状筋膜封

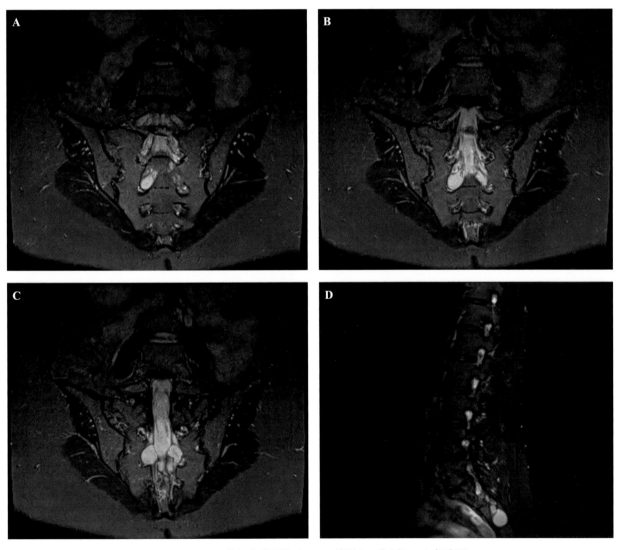

▲ 图 26–21　神经束膜囊肿（**Tarlov** 囊肿），磁共振 T_2 加权序列
A 至 C. 冠状面；D. 右侧旁矢状面（图片由 Dr E. Chabert 提供）

闭的椎弓根和椎间孔。

硬膜外腔充满脂肪组织，纤维连接穿过脂肪组织将硬膜囊固定在椎管内。硬膜外腔的大小因椎体节段而异。腰椎水平硬膜外腔最大，其前后径可达5～6mm，颈椎水平和硬膜囊前方则几乎没有硬膜外腔（图26-17和图26-18）。硬膜外腔被硬脊膜腹侧韧带所分隔，特别是在腰骶段，腹侧韧带被称为Trolard韧带。由于硬脊膜与椎管的局部粘连，可能会干扰硬膜外麻醉时导管的放置。硬膜外脂肪的含量是影响硬膜外注射后分子扩散的重要因素。硬膜外脂肪的含量是否根据体重而变化仍存在争议。一些研究报道称，体重指数或体格可能不影响硬膜外脂肪组织的总量，但影响其再分配，因为硬膜外后部脂肪随体重增加而增加[51, 52]。相反，硬膜外脂肪增多症，即一种以硬膜外脂肪组织肥大为特征的疾病，据报道与肥胖有关。在这些病例中，压迫症状和硬膜外脂肪都被报道随着减肥治疗而减退，表明硬膜外脂肪组织与体重之间存在相关性[53-55]。

硬膜外前静脉丛和后静脉丛从枕骨大孔延伸到尾骨，并通过横向交通支相连通。它们接受来自椎骨、硬脊膜和脊髓的静脉回流，并汇入椎体外静脉丛（图26-22）。在头侧硬膜外静脉丛通过交通支与枕骨下静脉窦和外侧窦吻合，可确保站立时大部分的脑静脉回流[56]，并可提供部分患者的全脑静脉回流[57]。

（六）硬膜下腔

硬脊膜和蛛网膜之间的硬膜下腔实际上应该被认为是一个由手术操作或组织学制剂产生的人工腔。稀疏的小梁连接蛛网膜外表面和硬脊膜。透射电子显微镜研究发现硬脊膜–蛛网膜界面充满神经上皮细胞和非晶态物质[58]。这种非晶态物质的阻力较低，因此容易形成硬膜下血肿。在手术操作中，硬脊膜可以安全地打开，而不会对下面的蛛网膜造成伤害（图26-10和图26-15）。不进行尸检的话，尸体的硬脊膜仍附着在蛛网膜层上。因此，硬膜下并没有像胸膜腔这样实际存在的腔隙。

（七）功能解剖

1. 力学功能

脊髓在椎管内的位置随脊柱的运动而变化。当脊柱侧倾时脊髓向侧方移位，而当脊柱屈曲时，脊髓末端则被向上拉。硬脊膜附着在椎管上，软脊膜形成的结构使脊髓固定在硬膜囊上，脊柱运动时这些机制可在无张力的情况下保持脊髓的稳定性。值得注意的是，齿状韧带可能限制了脊髓的头尾向运动[59]，并在脊柱运动时保持其

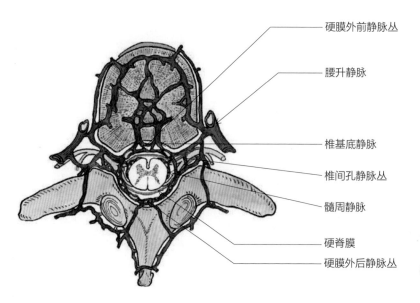

硬膜外前静脉丛

腰升静脉

椎基底静脉

椎间孔静脉丛

髓周静脉

硬脊膜

硬膜外后静脉丛

◀ **图26-22 硬膜外与硬膜内静脉吻合**
（图片由JP Monnet绘制）

侧径。

运动时脊髓的无张力稳定性是脊髓发挥生理功能的必要条件。与脊髓稳定因素有关的先天性畸形会导致疾病发生。值得注意的是，脊髓尾部结构退化缺陷造成的低位脊髓圆锥，与脊髓栓系综合征引起的神经、肌肉骨骼、胃肠或泌尿系统疾病有关[60, 61]。临床证据表明，这些症状与脊髓尾端受牵拉或终丝弹性异常有关[62]，一些患者主诉脊柱屈曲时出现尿失禁，而另一些患者在终丝切断后症状有所改善[63]。

蛛网膜下腔、硬膜外静脉丛和脂肪组织可能起到保护神经轴的流体力学垫的作用。与颅内的脑膜不同，硬膜外脂肪将脊膜和椎管骨壁分离开，同时保护脊髓免受运动中的潜在损伤。在无症状颈椎管狭窄中，这些流体力学垫不再存在，轻微的颈椎创伤就可以导致严重的失代偿。

对覆盖在脊髓表面的软脊膜的力学性质的关注比硬脊膜和蛛网膜下腔要少得多。此外，由于软脊膜显而易见的轻巧和脆弱，其在脊髓保护中的作用可能被低估了。然而，脊髓压迫动物模型显示，软脊膜的存在改变了脊髓的力学性质，并在创伤环境中调整其行为。在一项对兔子进行的实验中，脊髓节段被单独切除或连同其外覆的软脊膜一起切除，并被施加压力。无软脊膜覆盖的脊髓表现出极低的黏弹性，压缩后无法恢复其形状。在同一实验中，软脊膜的弹性模量为脊髓的 460 倍。这些结果表明，软脊膜的存在对脊髓表面提供了一个约束，增加了其刚度，有利于实验性压迫后的形状恢复。一种推测是脊髓周围的软脊膜鞘结合齿状韧带的固定可能部分地防止了外伤压迫性损伤时脊髓的变形；相反，在髓内肿瘤、缺血或出血的情况下，软脊膜的存在可能是有害的，因为软脊膜保持了过大的实质压力，并导致其进一步恶化[64]。

2. 脊膜在脑脊液动力系统中的作用

脊膜结构参与脑脊液的分泌、循环和吸收。脑脊液周转在中枢神经系统的稳态和神经环境中起着至关重要的作用，确保了电解质平衡、活性分子循环和代谢产物清除。

经典的解剖学文献评估脑脊液容量约为 150ml，其中 25ml 在脑室内，蛛网膜下腔内为 125ml。最近利用磁共振成像的研究则认为颅内脑脊液容量约为 250ml[65]，脊髓蛛网膜下腔内约为 80ml[66]。

约 50% 的脊髓脑脊液位于腰骶部终池。但这个量并非恒定，根据内容物和容器的不同，脑脊液量在生理或病理状态时有很大的不同。在腰骶池中，马尾神经体积的改变必然会引起脑脊液的变化。在腰椎管狭窄症中，脑脊液量可减少至 20ml 以下[67]。妊娠或肥胖相关的腹压升高，也可能使腰骶池内的脑脊液量减少[68]。腰骶终池内的脑脊液量会影响治疗效果。脑脊液量会影响鞘内给药后药物的药代动力学，脑脊液量较少时会使药物更难稀释、鞘内浓度更高及药物扩散范围更大[69]。

脑脊液的每日分泌量约为 500ml[70, 71]。60%～75% 的脑脊液是由侧脑室、第三脑室和第四脑室的脉络丛主动分泌的，其余则来自室管膜上皮和间质等脉络膜外来源。据报道，非交通性蛛网膜囊肿可在脑和周围蛛网膜下腔的压力下形成，提示软脑膜参与了脑脊液的产生。

以脑脊液量 160ml 为基础，既往研究估计年轻人的脑脊液每天更新 4～5 次。如果参照最近的磁共振研究结果，脑脊液每天的周转次数不会超过 2～3 次。

已经有几种解释脑脊液循环的模型被提出。体流量模型可能是最简单的，也可能是最符合当前临床情况的模型，它描述了脑脊液沿压力梯度从分泌部位到吸收部位的循环。脑室分泌的脑脊液通过第四脑室的正中开口流入延髓池。然后脑脊液向尾侧散布进入脊髓的蛛网膜下腔，在那里部分被脊髓蛛网膜绒毛所吸收。剩余的脑脊液循环回颅内蛛网膜下腔，在那里它被沿颅静脉窦的蛛网膜颗粒被动吸收。全脑脊液流动是由脉络膜主动分泌和通过蛛网膜颗粒或绒毛被动再吸收到静脉系统引起的。颅内蛛网膜颗粒或脊髓蛛网膜绒毛对脑脊液的吸收遵循蛛网膜下腔脑脊液压力与静脉或静脉窦内血压之间的压力梯度差[72, 73]。收缩波引起脑脊液的搏动性流动，如动态磁共振成像所示，心脏收缩时腹侧蛛网膜下腔内脑脊液向尾侧流动，舒张时则向头侧流动[74]。脊髓前侧和后侧髓周间隙的脑脊液循环方向相反。鞘内注射放射性示踪剂表明，每日有160～330ml的脑脊液可以被蛛网膜绒毛[35]或淋巴管[75]重新吸收，并通过脊髓流出系统[76]回流入静脉系统内。在临床上，罹患位于腰骶池的马尾神经肿瘤时可出现脑积水，提示脊髓流出系统对脑脊液再吸收有重要作用。

3. 脑脊液系统在中枢神经系统免疫防御中的作用

直到最近，在动物模型中，脑脊液和淋巴系统之间的解剖联系还被认为只参与脑脊液的回流和脑脊液压力的调节。在人的硬脑膜中，沿着静脉窦[76]和蛛网膜下腔周围的淋巴管已经被发现。它们在中枢神经系统免疫防御中的作用最近已被免疫组化研究证实，提示脑脊液、软脑膜和淋巴系统之间的协同作用[77]。免疫细胞可以通过硬脑膜窦内的淋巴管从蛛网膜下腔转移到颈部淋巴结[78]。除了这些淋巴管外，沿血管周围间隙的液体通道可以确保可溶性抗原从脑间质[79]传递到蛛网膜下腔的抗原提呈细胞。可溶性抗原可以通过脑脊液输送到硬脑膜淋巴管、颈淋巴管和颈淋巴结。换言之，脑脊液内室应该被描述为传入大脑淋巴管的功能等价物。

4. 脑膜在中枢神经系统发育和损伤中的作用

已有实验证明脑膜参与了中枢神经系统的发育。更重要的是，它们参与了胶质界膜的形成和维持。胶质界膜是介于中枢神经系统实质和软脑膜之间的一种动态结构，由星形胶质细胞端足（end-feet）和脑膜细胞共同产生，在发育过程中作为放射状胶质细胞的锚定位点。实验中切除胶质界膜会导致放射状胶质细胞纤维的分离和神经元的异常迁移[80, 81]。软脑膜通过分泌神经营养因子如胰岛素生长因子[83]、基质细胞衍生因子1[84]和视黄醇[45]诱导神经母细胞增殖、分化和轴突向其深部组织内生长[82]。实验中破坏胚胎小脑上的脑膜会导致小脑发育不全、神经元异位和蛛网膜下腔内胶质组织形成[85, 86]。

免疫组化研究表明，软脑膜是成人神经干细胞的来源[87]。在成年大鼠脊膜中发现了表达神经干性标志物巢蛋白和双皮质素的细胞。损伤后，这些细胞增殖并向损伤部位迁移，形成胶质瘢痕。在特定的体外条件下，它们可分化为功能性神经元或成熟的少突胶质细胞，使脊膜成为脊髓损伤再生医学的潜在靶点[88]。

参考文献

[1] Kelkenberg U, von Rautenfeld DB, Brinker T, Hans VH. Chicken arachnoid granulations: a new model for cerebrospinal fluid absorption in man. Neuroreport. 2001;12(3):553–7.

[2] Ariëns Kappers CU. Anatomie comparée du système nerveux, particulièrement de celui des Mammifères et de l'Homme. Paris: Masson et Cie Inc.; 1947.

[3] Heisey SR. Cerebrospinal and extracellular fluid spaces in turtle brain. Am J Phys. 1970;219:1564–7.

[4] Bagnall KM, Higgins SJ, Sanders EJ. The contribution made by cells from a single somite to tissues within a body segment and assessment of their integration with similar cells from adjacent segments. Development. 1989;107:931–43.

[5] Halata Z, Grim M, Christ B. Origin of spinal cord meninges, sheaths of peripheral nerves, and cutaneous receptors including Merkel cells. An experimental and ultrastructural study with avian chimeras. Anat Embryol. 1990;82:529–37.

[6] Aoto K, Sandell LL, Butler Tjaden NE, Yuen KC, Watt KE, Black BL, Durnin M, Trainor PA. Mef2c-F10N enhancer driven β-galactosidase (LacZ) and Cre recombinase mice facilitate analyses of gene function and lineage fate in neural crest cells. Dev Biol. 2015;402(1):3–16.

[7] Catala M. Embryonic and fetal development of structures associated with the cerebro-spinal fluid in man and other species. Part I: The ventricular system, meninges and choroid plexuses. Arch Anat Cytol Pathol. 1998;46:153–69.

[8] Pietri T, Eder O, Blanche M, Thiery JP, Dufour S. The human tissue plasminogen activator-Cre mouse: a new tool for targeting specifically neural crest cells and their derivatives in vivo. Dev Biol. 2003;259(1):176–87.

[9] Shibata S, Yasuda A, Renault-Mihara F, Suyama S, Katoh H, Inoue T, Inoue YU, Nagoshi N, Sato M, Nakamura M, Akazawa C, Okano H. Sox10-Venus mice: a new tool for real-time

labeling of neural crest lineage cells and oligodendrocytes. Mol Brain. 2010;3:31.

[10] Yamauchi Y, Abe K, Mantani A, Hitoshi Y, Suzuki M, Osuzu F, Kuratani S, Yamamura K. A novel transgenic technique that allows specific marking of the neural crest cell lineage in mice. Dev Biol. 1999;212:191–203.

[11] Sensenig EC. The early development of the meninges of the spinal cord in human embryos. Contr Embryol Carneg Instn. 1951;34:145–57.

[12] Osaka K, Handad H, Matsumoto S, Yasuda M. Development of the cerebrospinal fluid pathway in the normal and abnormal human development. Childs Brain. 1980;6:26–38.

[13] O'Rahilly R, Müller F. The meninges in human development. J Neuropathol Exp Neurol. 1986;45(5):588–608.

[14] Streeter GF. Factors involved in the formation of the filum terminale. Am J Anat. 1919;25:1–11.

[15] Barson AJ. The vertebral level of termination of the spinal cord during normal and abnormal development. J Anat. 1970;3:489–97.

[16] Vandenabeele F, Creemers J, Lambrichts I. Ultrastructure of the human spinal arachnoid mater and dura mater. J Anat. 1996;189(Pt 2):417–30.

[17] Lazorthes G, Gouazé A, Djindjian R. Vascularisation et circulation de la moelle épinière, anatomie, physiologie, pathologie, angiographie. Paris: Masson Inc.; 1973.

[18] Ivanow G, Romodanowsky K. Uber den anatomischen Zusammenhang der cerebralenund spinalen submeningealen Raume mit den Lymphsystem. Z Gee Exp Med. 1928;58:596–607.

[19] Brierley JB, Field EJ. The connexions of the spinal sub-arachnoid space with the lymphatic. J Anat. 1948;82:153–66.

[20] Foldi M, Csillik B, Zoltan OT. Lymphatic drainage of the brain. Experientia. 1968;24:1283–7.

[21] Edgar MA, Nundy S. Innervation of the spinal dura mater. J Neurol Neurosurg Psychiatry. 1966;29:530–4.

[22] Groen J, Baljet B, Drukker J. The innervation of the spinal dura mater: anatomy and clinical implications. Acta Neurochir. 1988;92:39–46.

[23] Massiat MH. Bases anatomiques de l'infiltration du nerf sinu-vertébral de Luschka en L2. Nantes: Université de Nantes, Faculté de Médecine; 2002.

[24] Raoul S. Etude anatomique du nerf sinu-vertébral, Thèse de Médecine, Université de Nantes, Faculté de Médecine. 1999.

[25] Jackson HC, Winkelmann RK, Bickel WH. Nerve endings in the human lumbar spinal column and related structures. J Bone Joint Surg. 1966;48:1272–81.

[26] Kuslich SD, Ulstrom CL, Michael CJ. The tissue origin of low back pain and sciatica: a report of pain response to tissue stimulation during operations on the lumbar spine using local anesthesia. Orthop Clin North Am. 1991;22:181–7.

[27] Wiberg G. Back pain in relation to the nerve supply of the intervertebral disc. Acta Orthop Scand. 1949;19:211–21.

[28] Nicholas DS, Weller RO. The fine anatomy of the human spinal meninges. A light and scanning electron microscopy study. J Neurosurg. 1988;69:276–82.

[29] Nabeshima S, Reese TS, Landis DM, Brightman MW. Junctions in the meninges and marginal glia. J Comp Neurol. 1975;164(2):127–69.

[30] Himango WA, Low FN. The fine structure of a lateral recess of the subarachnoid space in the rat. Anat Rec. 1971;171:1–19.

[31] Ulbrich EJ, Schraner C, Boesch C, Hodler J, Busato A, Anderson SE, Eigenheer S, Zimmermann H, Sturzenegger M. Normative MR cervical spinal canal dimensions. Radiology.

2014;271(1):172–82. https://doi.org/10.1148/radiol.13120370.

[32] Genevay S, Atlas SJ. Lumbar spinal stenosis. Best Pract Res Clin Rheumatol. 2010;24(2):253–65.

[33] Katz JN, Harris MB. Lumbar spinal stenosis. N Engl J Med. 2008;358:818–25.

[34] Kido DK, Gomez DG, Pavese AM Jr, Potts DG. Human spinal arachnoid villi and granulations. Neuroradiology. 1976;11:221–8.

[35] Welch K, Pollay M. The spinal arachnoid villi of the monkeys Cercopithecus aethiops and Macaca irus. Anat Rec. 1963;145:43–8.

[36] Marmarou A, Shulman K, LaMorgese J. Compartmental analysis of compliance and outflow resistance of the cerebrospinal fluid system. J Neurosurg. 1975;43:523–34.

[37] Pollay M. The function and structure of the cerebrospinal fluid outflow system. Cerebrospinal Fluid Res. 2010;7:9.

[38] Voelz K, Kondziella D, von Rautenfeld DB, Brinker T, Ludemann W. A ferritin tracer study of compensatory spinal CSF outflow pathways in kaolin-induced hydrocephalus. Acta Neuropathol. 2007;113:569–75.

[39] Fukushi J, Makagiansar IT, Stallcup WB. NG2 proteoglycan promotes endothelial cell motility and angiogenesis via engagement of galectin-3 and alpha3beta1 integrin. Mol Biol Cell. 2004;15:3580–90.

[40] Kural C, Guresci S, Simsek GG, Arslan E, Tehli O, Solmaz I, Izci Y. Histological structure of filum terminale in human fetuses. J Neurosurg Pediatr. 2014;13(4):362–7.

[41] Fontes RB, Saad F, Soares MS, de Oliveira F, Pinto FC, Liberti EA. Ultrastructural study of the filum terminale and its elastic fibers. Neurosurgery. 2006;58(5):978–84.

[42] Weller RO. Microscopic morphology and histology of the human meninges. Morphologie. 2005;89:22–34.

[43] Krahn V. The pia mater at the site of the entry of blood vessels into the central nervous system. Anat Embryol. 1982;164(2):257–63.

[44] Krisch B, Leonhardt H, Oksche A. Compartments and perivascular arrangement of the meninges covering the cerebral cortex of the rat. Cell Tissue Res. 1984;238(3):459–74.

[45] Zhang ET, Inman CB, Weller RO. Interrelationships of the pia mater and the perivascular (Virchow-Robin) spaces in the human cerebrum. J Anat. 1990;170:111–23.

[46] Tarlov IM. Spinal perineurial and meningeal cysts. J Neurol Neurosurg Psychiatry. 1970;33:833–43.

[47] Nabors MW, Pait TG, Byrd EB, Karim NO, Davis DO, Kobrine AI, Rizzoli HV. Updated assessment and current classification of spinal meningeal cysts. J Neurosurg. 1988;68(3):366–77.

[48] Schreiber F, Haddad B. Lumbar and sacral cysts causing pain. J Neurosurg. 1951;8:504–9.

[49] Rexed BA, Wennstrom KG. Arachnoidal proliferation and cystic formation in the spinal nerve-root pouches of man. J Neurosurg. 1959;16:73–84.

[50] Lucantoni C, Than KD, Wang AC, Valdivia-Valdivia JM, Maher CO, La Marca F, Park P. Tarlov cysts: a controversial lesion of the sacral spine. Neurosurg Focus. 2011;31(6):E14.

[51] Alicioglu B, Sarac A, Tokuc B. Does abdominal obesity cause increase in the amount of epidural fat? Eur Spine J. 2008;17(10):1324–8. https://doi.org/10.1007/s00586-008-0724-8.

[52] Wu HT, Schweitzer ME, Parker L. Is epidural fat associated with body habitus? J Comput Assist Tomogr. 2005;29(1):99–102.

[53] Beges C, Rousselin B, Chevrot A, et al. Epidural lipomatosis. Interest of magnetic resonance imaging in a weight-reduction treated case. Spine. 1994;19:251–4.

[54] Fassett DR, Schmidt MH. Spinal epidural lipomatosis: a review

of its causes and recommendations for treatment. Neurosurg Focus. 2004;16(4):E11.

[55] Kumar K, Nath RK, Nair CP, et al. Symptomatic epidural lipomatosis secondary to obesity. Case report. J Neurosurg. 1996;85:348–50.

[56] Clarot F, Callonnec F, Douvrin F, Hannequin D, Simonet J, Proust B, Thiébot J. Giant cervical epidural veins after lumbar puncture in a case of intracranial hypotension. AJNR Am J Neuroradiol. 2000;21:787–9.

[57] Stoquart-Elsankari S, Lehmann P, Villette A, Czosnyka M, Meyer ME, Deramond H, Balédent O. A phase-contrast MRI study of physiologic cerebral venous flow. J Cereb Blood Flow Metab. 2009;29(6):1208–15.

[58] Reina MA, De Leon CO, Lopez A, Andre JA, Mora M, Fernandez A. The origin of the spinal subdural space: ultrastructure findings. Anesth Analg. 2002;94:991–5.

[59] Stoltmann HF, Blackwood W. An anatomical study of the role of the dentate ligaments in the cervical spinal canal. J Neurosurg. 1966;24:43–6.

[60] Garceau GJ. The filum terminale syndrome (the cord traction syndrome). J Bone Joint Surg Am. 1953;35:711–6.

[61] Hoffman HJ, Hendrick EB, Humphreys R. The tethered spinal cord: its protean manifestations, diagnosis and surgical correction. Childs Brain. 1976;2:145–55.

[62] Selçuki M, Vatansever S, Inan S, Erdemli E, Bağdatoğlu C, Polat A. Is a filum terminale with a normal appearance really normal? Childs Nerv Syst. 2003;19(1):3–10.

[63] Hendrick EB, Hoffman HJ, Humphreys RP. The tethered spinal cord. Clin Neurosurg. 1983;30:457–63.

[64] Ozawa H, Matsumoto T, Ohashi T, Sato M, Kokubun S. Mechanical properties and function of the spinal pia mater. J Neurosurg Spine. 2004;1(1):122–7.

[65] Courchesne E, Chisum HJ, Townsend J, Cowles A, Covington J, Egaas B, Harwood M, Hinds S, Press GA. Normal brain development and aging: quantitative analysis at in vivo MR imaging in healthy volunteers. Radiology. 2000;216(3):672–82.

[66] Edsbagge M, Tisell M, Jacobsson L, Wikkelso C. Spinal CSF absorption in healthy individuals. Am J Physiol Regul Integr Comp Physiol. 2004;287:R1450–5.

[67] Sullivan JT, Grouper S, Walker MT, Parrish TB, McCarthy RJ, Wong CA. Lumbosacral cerebrospinal fluid volume in humans using three-dimensional magnetic resonance imaging. Anesth Analg. 2006;103:1306–10.

[68] Hogan QH, Prost R, Kulier A, Taylor ML, Liu S, Mark L. Magnetic resonance imaging of cerebrospinal fluid volume and the influence of body habitus and abdominal pressure. Anesthesiology. 1996;84(6):1341–9.

[69] Martyr JW, Song SJ, Hua J, Burrows S. The correlation between cauda equina nerve root volume and sensory block height after spinal anaesthesia with glucose-free bupivacaine. Anaesthesia. 2011;66(7):590–4.

[70] Masserman JH. Cerebrospinal hydrodynamics: IV. Clinical experimental studies. Arch Neurol Psychiatr. 1934;32:523–53.

[71] Rubin RC, Henderson ES, Ommaya AK, Walker MD, Rall DP. The production of cerebrospinal fluid in man and its modification by acetazolamide. J Neurosurg. 1966;25(4):430–6.

[72] Welch K, Friedman V. The cerebrospinal fluid valves. Brain. 1960;83:454–69.

[73] Di Chiro G. Observations on the circulation of the cerebrospinal fluid. Acta Radiol Diagn (Stockh). 1966;5:988–1002.

[74] Quencer RM, Donovan Post MJ, Hinks RS. Cine MR in the evaluation of normal and abnormal CSF flow: intracranial and intraspinal studies. Neuroradiology. 1990;32:371–91.

[75] Kida S, Pentazis A, Weller RO. Cerebrospinal fluid drains directly from the subarachnoid space into nasal lymphatics in the rat. Anatomy, histology and immunological significance. Neuropathol Appl Neurobiol. 1993;19:480–8.

[76] Bucchieri F, Farina F, Zummo G, Cappello F. Lymphatic vessels of the dura mater: a new discovery? J Anat. 2015;227(5):702–3.

[77] Aspelund A, Antila S, Proulx ST, Karlsen TV, Karaman S, Detmar M, Wiig H, Alitalo K. A dural lymphatic vascular system that drains brain interstitial fluid and macromolecules. J Exp Med. 2015;212(7):991–9.

[78] Louveau A, Smirnov I, Keyes TJ, Eccles JD, Rouhani SJ, Peske JD, Derecki NC, Castle D, Mandell JW, Lee KS, Harris TH, Kipnis J. Structural and functional features of central nervous system lymphatic vessels. Nature. 2015;523(7560):337–41.

[79] Ransohoff RM, Engelhardt B. The anatomical and cellular basis of immune surveillance in the central nervous system. Nat Rev Immunol. 2012;12(9):623–35.

[80] Sievers J, Pehlemann FW, Gude S, Berry M. A time course study of the alterations in the development of the hamster cerebellar cortex after destruction of the overlying meningeal cells with 6-hydroxydopamine on the day of birth. J Neurocytol. 1994;23:117–34.

[81] Sievers J, Pehlemann FW, Gude S, Berry M. Meningeal cells organize the superficial glia limitans of the cerebellum and produce components of both the interstitial matrix and the basement membrane. J Neurocytol. 1994;23:135–49.

[82] Struckhoff G. Coculture of meningeal and astrocytic cells – a model for the formation of the glial limiting membrane. Int J Devl Neurosci. 1995;13:595–606.

[83] Stylianopoulou F, Herbert J, Soares MB, Efstratiadis A. Expression of the insulin-like growth factor II gene in the choroid plexus and the leptomeninges of the adult rat central nervous system. Proc Natl Acad Sci USA. 1988;85:141–5.

[84] Reiss K, Mentlein R, Sievers J, Hartmann D. Stromal cell-derived factor 1 is secreted by meningeal cells and acts as chemotactic factor on neuronal stem cells of the cerebellar external granular layer. Neuroscience. 2002;115:295–305.

[85] Allen C, Sievers J, Berrety M, Jenner S. Experimental studies on cerebellar foliation. II. A morphometric analysis of cerebellar fissuration defects and growth retardation after neonatal treatment with 6-OHDA in the rat. J Comp Neurol. 1981;203:771–83.

[86] Sievers J, Von Knebel Doeberitz C, Pehlmann FW, Berry M. Meningeal cells influence cerebellar development over a critical period. Anat Embryol. 1986;175:91–100.

[87] Nakagomi T, Nakano-Doi A, Matsuyama T. Leptomeninges: a novel stem cell niche harboring ischemia-induced neural progenitors. Histol Histopathol. 2015;30:391–9.

[88] Decimo I, Bifari F, Rodriguez FJ, et al. Nestin- and doublecortin- positive cells reside in adult spinal cord meninges and participate in injury-induced parenchymal reaction. Stem Cells. 2011;29:2062–76.

脊柱的内在神经支配
Intrinsic Innervation of the Spine

R. Robert　O. Hamel　著

肖宇翔　译　张　锋　陈其昕　校

第27章

从生物力学角度来看，脊柱由一个前柱和两个后柱组成，前柱对应椎间盘 – 椎体复合体，后柱对应小关节。脊柱的内在神经支配必须以同样的方式划分。

● 椎间盘和椎体的神经通路依赖于交感神经链神经节及其与特定脊神经根的优先连接。其神经支配本质上是跨节段的自主神经。

● 关节突关节，受同节段脊神经根背支支配。

只要假设这些特殊的神经分布是孤立的，就可以解释椎间盘或小关节退变引起的疼痛的一些症状特征。

考虑到腰痛的治疗不仅涉及主要的临床问题，还有其医疗经济利益，把腰椎作为一种具有神经支配描述的模型将更有帮助。颈椎和胸椎的特殊研究结果也将被叙述。对这些敏感通路的描述顺序将遵循神经信号传导通路，即从外周到脊髓。

一、椎间盘和椎体（图 27-1 至图 27-3）

（一）有哪些神经受体

椎间盘（IVD）通常被错误地描述为一种无神经支配和无血管的组织。这个概念并不完全正确，但是我们必须考虑到椎间盘内缺乏神经纤维和血管。这与椎间盘内巨大的压力有关，使椎间盘内不允许有细小神经纤维存在，特别是在正常

髓核（NP）内[2]。

然而，有文献描述一些游离神经末梢位于纤维环（AF）周围几毫米内，特别是在 IVD 的外侧部分[3]。IVD 的前部和后部与强大的韧带系统相联系，韧带系统是脊柱前柱内在神经支配的关键结构。事实上，前纵韧带（ALL 或 VLL）和后纵韧带（PLL 或 DLL），尤其是后者含有许多游离神经末梢。

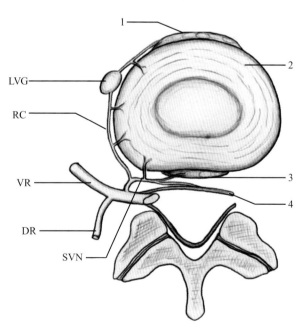

▲ 图 27-1　椎间盘神经支配（轴位面）

1. 前纵韧带；2. 椎间盘；3. 后纵韧带；4. 硬脊膜。SVN. 窦椎神经；VR. 脊神经前根；DR. 脊神经后根；RC. 交通支；LVG. 椎体外侧神经节

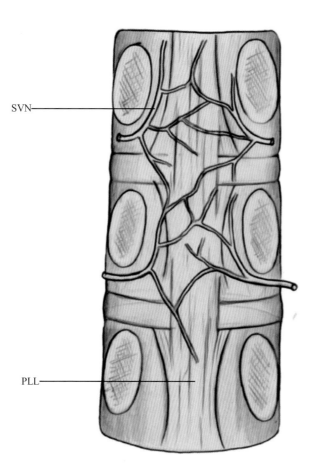

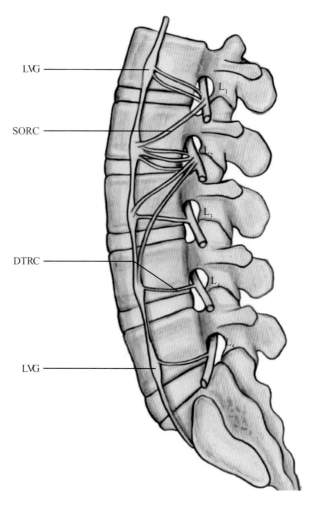

▲ 图 27-2　窦椎神经的组成后视图（引自 Groen 等 [8]）

SVN. 窦椎神经；PLL. 后纵韧带

▲ 图 27-3　腰椎交通支（左侧视图）

LVG. 椎体外侧神经节；DTRC. 深横交通支；SORC. 浅斜交通支

　　只有少数被包裹的神经末梢能唤起机械感受性传入单位。这些罕见的机械感受器位于纤维环的纤维层之间，可以提供压力和张力的信息 [4, 5]。这个脊柱主要的感受系统传导的本体感觉信息很少，主要传导真正的伤害性信息 [6]。

　　最后，在椎体终板内发现了一些神经受体，主要是游离神经末梢。这些神经纤维到达椎体的血管（椎基底静脉和动脉），随血管向椎体的中心行进，然后到达 PLL[7]。

（二）有哪些神经通路传导至脊神经根

　　来自 AF、ALL 和 PLL 的感觉通路汇合至交感神经链的腰神经节。来自这些椎间盘周围韧带的自主神经敏感纤维可能传导伤害性信息。在这些神经结构中可以发现降钙素基因相关肽（CGRP）、血管活性肠肽（VIP）和神经肽 Y（NPY）等神经递质，证实了它们在腰痛中的作用 [5, 8]。这些神经的交感性质提示在这些神经和神经间结构有一些特殊的特征，并由此发展了许多损伤后的功能修复方法 [9]。此外，交感神经系统和躯体神经系统之间的联系暗示伤害性信息可能导致躯体椎旁肌挛缩 [10]。

　　来自前纵韧带和来自 IVD 前部的神经纤维形成了一个脊椎前神经丛，连接左右两侧的脊椎交感神经链。每条交感链由 4～5 个神经节组成。

　　大部分感觉神经纤维来自后纵韧带和纤维环后部。这些神经纤维组成了窦椎神经。除了来源于椎间盘和韧带外，来自硬膜囊前侧的神经纤维也参与了窦椎神经的形成。Kuslich[11] 的一项基于近 200 个局麻下椎间盘切除术的临床研究完美地描述了窦椎神经的真实解剖区域。对实验犬的研究发现 IVD 和硬脊膜之间存在共享神经通路[8]，也可以用这些结构与 PLL 有共同的间充质来源来解释。另外，还有少量来自椎基底血管的神经纤维参与了组成窦椎神经[1]。

窦椎神经的毫米级结构于 1850 年由 Luschka 首次描述[12]。

每条窦椎神经的分布区域都与其他窦椎神经部分重叠。事实上，窦椎神经彼此之间的联系存在于中线处和至少上下一个椎体水平[1, 4]。

每条窦椎神经都形成于椎间孔前上部，由 1 条升支和 1 条降支组成。窦椎神经正好位于脊神经根的前方。它延续到脊神经根的孔外部份时，吸纳来自纤维环侧方的神经纤维。一些窦椎神经纤维与脊神经根的孔外部分相连。因此从形态学的角度来看，窦椎神经被认为是脊神经根的一个返支。从功能角度来看，它的大部分纤维经交通支延伸，将脊神经根和椎体外侧交感链连接起来。

有少量窦椎神经纤维直接进入脊神经根，从而进入躯体神经系统[13]。这些神经纤维在急性疼痛中无疑会起作用，这类疼痛往往更为局灶性及位于侧方。

这种椎间盘 - 椎体神经支配通路的特殊成分由椎体外侧神经节内的椎体和椎间盘的伤害性信息通道组成。这是通过椎体外侧神经节链和脊神经根之间形成的多个连接（交通支）共同完成[14]。这些交感支将所有交感神经的感觉信息带到从 C_8 到 L_2 的脊髓节轴内中心。

考虑腰椎的内在神经支配，重要的是要意识到有两种类型的交通支：直交通支和斜交通支[15]。直交通支与所有椎体水平的交通支相似，位于椎体中部的横切面上。由于这些交通支和节段血管一起在腰大肌弓下方穿过，Higuchi[15] 更加具体地把它们命名为深横交通支。但最引人注

意的可能是被称为浅斜交通支的那部分交通支，同样在腰大肌下方穿越，但在前述交通支的外侧。由于它们朝 L_1 和 L_2 神经根上行，故而被称为斜支。因此，L_2 神经根接收 4～5 根交通支而其下的神经根每根只接收 1 根或 2 根交通支[15]。

从运动的角度来看 L_2 神经根并不重要，但在腰部神经支配中起主导作用，除了椎间盘的神经支配外，该神经根还在腰椎区域的皮肤感觉支配占主导地位。实际上，L_2 神经根覆盖了其下那些背支已经部分"夭折"的神经根的感觉区域。腰部的皮肤几乎完全由这些神经根支配。这种现象被 Lazorthes 和 Zadeh 称为"神经支配裂孔"[16]。

总之，椎间盘和后纵韧带的神经支配依赖于窦椎神经，其特征是最小的偏侧化和分节化。起源于不同窦椎神经的神经纤维，通过复杂的交感神经系统，优先汇入一些特定的神经根。

我们已经发现了腰椎神经支配的特殊病例，来源于椎间盘的神经纤维基本上进入了最头侧的腰神经根。

在胸椎水平，自主神经系统更接近于分节化的模型。

在颈椎水平，交通支优先向颈胸段或上部颈椎行进，因此要么朝向 C_8～T_1 节段，要么朝向 C_2～C_4 节段。"神经支配裂孔"的概念可能也适用于颈椎水平[16]。关于第一个颈椎节段，重要的是要记住，颈髓灰质与三叉神经核的伤害感受部位密切相关。这种灰质的相互渗透通常被称为"三叉神经 - 枕部复合体"[17]。

（三）演化

现在有必要考虑要对那些可能已成经典的概念做出修订，不是关于神经传导通路而是韧带结构内的神经受体。那些对椎间盘内神经受体的描述是涉及一个健康成熟的椎间盘，但这只是一个短暂的状态。20 岁以后椎间盘逐渐演化，最常见的是生理性老化，有时是病理性退变。

在这些演化过程中，在新生血管形成的同时[19]，出现了新的神经支配[18]。这种与炎症现

象有关的神经萌芽也见于椎体终板[20]。

（四）临床解剖

椎间盘源性腰痛，甚至当问题仅限于单个椎间盘时，也有一些特殊的症状学特征。患者通常会描述交感神经系统介导的所有疼痛特征，包括深部和弥漫性疼痛、皮肤敏感性（健康的皮肤，但反映其覆盖的器官疾病）和反射性肌肉反应。包括 $L_4\sim L_5$ 和 $L_5\sim S_1$ 椎间盘病变在内的疾病所引起的下腰痛，会出现典型的腹股沟放射痛，也许能用交感神经系统传导的伤害信息优先与 L_1 和 L_2 神经根相汇合来解释。我们可以回顾，L_1 和 L_2 神经根的皮肤支配区域对应于腹股沟褶下的这个区域[21]。

这种伤害性信号朝 L_1 和 L_2 神经根（主要是 L_2）汇合的概念已经引发了一些临床试验，如 L_2 神经根浸润具有良好的暂时性镇痛效果，可以视为椎间盘源性腰痛的特效药[22, 23]。同样，L_2 交通支浸润也能缓解疼痛[10, 24]。然而，手术切断这些交通支却相对无效，这让人感到失望[25]。抑制这种神经通路的想法是有希望的；而其失败可能反映了自主神经系统存在许多代偿机制[9]。

这种牵涉痛还可见于颈痛向肩胛间区或上胸椎神经根的皮肤支配区域放射，颈痛还可向头部放射，这与三叉神经-枕部系统有关，被称为"颈性头痛"[17]。

二、椎弓（图 27-4）

（一）有哪些神经受体

小关节的关节囊有许多游离和被囊神经末梢，接收本体感受性和伤害性刺激。与椎间盘-椎体系统一样，关节突的软骨下骨内也有游离神经末梢[26]。

在关节囊内侧的黄韧带没有神经受体，因此没有从这里发出的神经纤维。Kuslich 在实验中发现切开该结构时没有疼痛，证实了这一点[11]。

相反，棘间韧带包含许多被囊神经末梢，把刺激传导到帕氏小体和鲁菲尼氏小体[27]。因此，

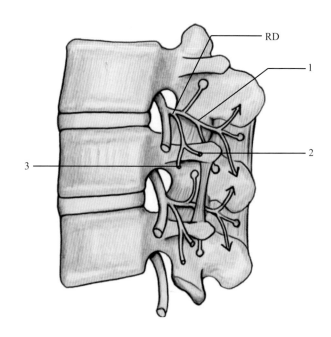

▲ 图 27-4　椎弓神经支配（左侧视图），圆形末端对应感觉分支起源
RD. 脊神经后根；1. 内侧支；2. 中间支；3. 外侧支

一些对压力敏感的机械性感受器可能与脊柱伸展时的感受有关。此外还有一些游离神经末梢进入棘突内，与脊柱屈曲时的感受有关[27]。

（二）有哪些神经通路传导至脊神经根

所有这些神经纤维将组成脊神经背支的内侧部分。这些内侧支也有运动神经的作用，节段性支配覆盖在椎板上的多裂肌[26]。

每根内侧支接收两根关节支，一根来自头侧小关节的"升支"和一根来自尾侧小关节的"降支"[28]。这些分支在脊神经后根于乳突-副韧带下方通过之前就已加入后根[26, 28]。然后内侧根穿过横突间韧带到达横突基部的上缘。内侧根加入外侧根，有时加入中间根[26]，后两者本质上是运动神经根。

为了更好地了解脊柱损伤的牵涉痛，无论是来源于椎间盘-椎体复合体还是椎弓，人们必须要关注这些神经根的皮肤支配区域。当然，从 Déjerine 所描述的患者表现出神经根性疼痛显然可以说明前支有皮肤感觉神经纤维。关于脊神经后根，我们已经报道了这些"神经支配裂孔"的

存在。Lazorthes 和 Zadeh 的研究表明在 C_4 至 T_2 神经根支配区域有颈胸段空隙，而 $L_3 \sim S_3$ 神经根支配区存在腰骶段空隙[16]。另一方面，$T_3 \sim L_2$ 所有脊神经后根都到达皮肤，这意味着 C_4、T_3 和 L_2 神经根在颈部和躯干的背侧有一个非常广泛的皮肤支配区域。

（三）临床解剖

"关节突综合征"已经得到了很好的证明；它甚至被过度开发，对这些关节突关节的关节囊神经支配通路用热消融进行处理。

尽管关节突关节源性疼痛和椎间盘源性疼痛一样是非特异性的，但它们有一些特点，特别是在用神经支配通路过程来解释的疼痛投射方面。最重要的是这种神经支配有体神经特性，因此在单侧病变时，疼痛投射部位更精确，甚至可以算"即时的"。患者有时可以明确指出疼痛部位，而椎间盘源性疼痛的具体部位却很难描述。此外，支配每个关节突关节的神经会向上方和下方两根脊神经根汇入，因此疼痛会投射到这两根神经根支配的真皮区域。因此关节突关节源性疼痛常表现为假性根性痛，仅放射到神经根的近端支配区域[29]。然而这种放射性疼痛只发生在两根神经根支配区，因此远没有真正的根性放射痛精确。

三、结论

脊柱受大量的躯体神经和自主神经支配，其神经支配表现为节段性和跨节段性，具有明确的伤害性刺激感受能力。理解这种神经支配是至关重要的，可以使人们认识到脊柱疼痛和根性痛组成的大量症状陷阱。人们可能会惊讶于对这么多关节缺乏本体感觉结构的描述。这种缺乏在很大程度上是由许多强大的椎旁肌肉的神经支配所填补的，这些肌肉起着明确的本体感受器的作用。

参考文献

[1] Groen GJ, Baljet B, Drukker J. The nerves and nerve plexuses of the human vertebral column. Am J Anat. 1990;188(3):282–96.

[2] Rabishong P, Louis R, Vignaud J, Massare C. Le disque intervertébral. Anat Clin. 1978;1(5):55–64.

[3] Malinsky J. The ontogenetic development of nerve terminations in the intervertebral discs of man. Acta Anat. 1959;38:96–113.

[4] Bogduk N, Tynan W, Wilson AS. The nerve supply to the human lumbar intervertebral discs. J Anat. 1981;132(1):39–56.

[5] Roberts S, Johnson E. Innervation du disque intervertébral et lombalgie discale. Rev Rhum. 2000;67(Suppl 4):225–31.

[6] Sekine M, Yamashita T, Takebayashi T, Sakamoto N, Minaki Y, Ishii S. Mechanosensitive afferent units in the lumbar posterior longitudinal ligament. Spine. 2001;26(14):1516–21.

[7] Antonacci MD, Mody DR, Heggeness MH. Innervation of the human vertebral body: a histologic study. J Spinal Disord. 1998;11(6):526–31.

[8] Waber-Wenger B, Forterre F, Kuehni-Boghenbor K, Danuser R, Stein JV, Stoffel MH. Sensory innervation of the dorsal longitudinal ligament and the meninges in the lumbar spine of the dog. Histochem Cell Biol. 2014;142(4):433–47.

[9] de Ribet RM. Le système nerveux de la vie végétative. Paris: Doin; 1955. 487p.

[10] Robert R, Raoul S, Hamel O, Doe K, Lanoiselée JM, Berthelot JM, Caillon F, Bord E. Lombalgies chroniques. Une autre approche thérapeutique. Neurochirurgie. 2004;50(2-3):117–22.

[11] Kuslich SD, Ulstrom CI, Michael CJ. The tissue origin of low back pain and sciatica: a report of pain response to tissue stimulation during operation of the lumbar spine using local anesthesia. Orthop Clin North Am. 1991;22(2):181–7.

[12] Hovelacque A. Le nerf sinu-vertébral. Ann Anat Pathol. 1925;2(5):435–43.

[13] Edgar MA. The nerve supply of the lumbar intervertebral disc. J Bone Joint Surg Br. 2007;89:1135–9.

[14] Suseki K, Takahashi Y, Takahashi K, Chiba T, Yamagata M, Moriya H. Sensory nerve fibers from lumbar intervertebral discs pass through rami communicantes. J Bone Joint Surg Br. 1998;80(4):737–42.

[15] Higuchi K, Sato T. Anatomical study of lumbar spine innervation. Folia Morphol (Warsz). 2002;61(2):71–9.

[16] Lazorthes G, Zadeh J, Galy E, Roux P. Le territoire cutané des branches postérieures des nerfs rachidiens. Neurochirurgie. 1987;33:386–90.

[17] Bogduk N. The anatomy and pathophysiology of neck pain. Phys Med Rehabil Clin N Am. 2011;22(3):367–82.

[18] Freemont AJ, Peacock TE, Goupille P, Hoyland JA, O'Brien J, Jayson MIV. Nerve ingrowth into diseased intervertebral disc in chronic back pain. Lancet. 1997;350(9072):178–81.

[19] Pai RR, D'sa B, Raghuveer CV, Kamath A. Neovascularization of the nucleus pulposus. A diagnostic feature of intervertebral disc prolapse. Spine. 1999;24(8):739–41.

[20] Brown MF, Hukkanen MV, McCarthy ID, Redfern DR, Batten JJ, Crock HV, Hughes SP, Polak JM. Sensory and sympathetic innervation of the vertebral endplate in patients with degenerative disc disease. J Bone Joint Surg Br. 1997;79(1):147–53.

[21] Oikawa Y, Ohtori S, Koshi T, Takaso M, Inoue G, Orita S, Eguchi Y, Ochiai N, Kishida S, Kuniyoshi K, Nakamura J, Aoki Y, Ishikawa T, Miyagi M, Arai G, Kamoda H, Suzuki M,

Sainoh T, Toyone T, Takahashi K. Lumbar disc degeneration induces persistent groin pain. Spine. 2012;37(2):114–8.

[22] Nakamura S, Takahashi K, Takahashi Y, Yamagata M, Moriya H. The afferent pathway of discogenic low back pain. Evaluation of L2 spinal nerve infiltration. J Bone Joint Surg Br. 1996;78(4):606–12.

[23] Ohtori S, Nakamura S, Koshi T, Yamashita M, Yamauchi K, Inoue G, Orita S, Eguchi Y, Suzuki M, Ochiai N, Kishida S, Takaso M, Aoki Y, Kuniyoshi K, Nakamura J, Ishikawa T, Arai G, Miyagi M, Kamoda H, Suzuki M, Takahashi Y, Toyone T, Yamagata M, Takahashi K. Effectiveness of L2 spinal nerve infiltration for selective discogenic low back pain patients. J Orthop Sci. 2010;15(6):731–6.

[24] Sluitjer ME. The role of radiofrequency in failed back surgery patients. Curr Rev Pain. 2000;4(1):49–53.

[25] Rigaud J, Riant T, Labat JJ, Guerineau M, Robert R. Is section of sympathetic rami communicantes by laparoscopy in patients with refractory low back pain efficient? Eur Spine J. 2013;22(4):775–81.

[26] Bogduk N, Wilson AS, Tynan W. The human lumbar dorsal rami. J Anat. 1982;134(2):383–97.

[27] Yahia LH, Newman N, Rivard CH. Neurohistology of lumbar spine ligaments. Acta Orthop Scand. 1988;59(5):508–12.

[28] Louis R. Chirurgie du rachis: anatomie chirurgicale et voies d'abord. Berlin: Springer; 1982. 325p.

[29] Mooney V, Robertson J. The facet syndrome. Clin Orthop Relat Res. 1976;115:149–56.

脊柱的血供
Spinal Vascularization

第28章

D. Liguoro　X.Barreau　著

肖宇翔 **译**　张 锋　陈其昕 **校**

脊柱和脊髓的血管解剖为了解涉及该区域的血管性、创伤性和肿瘤性病变提供了基础。了解这一解剖结构对于外科和血管内入路治疗病变至关重要[1, 2]。

脊髓外周的骨和肌肉组织内的动脉来自于多处节段动脉，因此血供丰富；但脊髓动脉则并非如此。

一、胚胎学 [3, 4]

在妊娠早期，31 对节段性血管从主动脉向后生长，供应骨骼、肌肉和神经的发育前体（图28-1）。

二、脊柱

胚胎学改变发生在脊柱的不同部位。每个椎骨的血供在所有脊柱节段上都是相似的。血管分支分别供应椎体、椎弓根、横突和棘突。

在颈段，节段间的脊柱外血管吻合形成椎动脉、颈升动脉和颈深动脉。这些血管位于颈椎横突的前侧和后侧。在颅颈交界处，可能有其他血管参与组成咽升动脉或枕动脉。

在胸腰段，根动脉恒定起源于肋间动脉和腰动脉，反映了胚胎发育的节段性排列持续存在。椎体的血供来自于腰动脉。

在骶区，背主动脉退化形成骶正中动脉。该区域也由髂内血管供应。

三、脊髓

脊髓的原始动脉血管依赖于背主动脉，后者发出节段间动脉供应体节。每支节段间动脉到达发育中脊髓的前外侧，在毛细血管水平上与其他节段间动脉建立从上到下的纵向吻合。

在发育过程中，每条根动脉最初都促进了脊髓前动脉和脊髓后动脉的形成。在每个节段，它们还供应脊神经根、硬脊膜、骨结构和椎旁肌肉组织，然后大部分的节段动脉分支退化了。

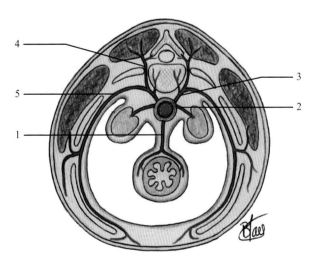

▲ 图 28-1　孕后第 7 周，胸段可见背主动脉分支

1. 腹侧内脏节段支；2. 外侧内脏节段分支；3. 节段间动脉背外侧支；4. 节段间动脉背侧支；5. 节段间动脉腹侧支（颈部的节段间动脉发自主动脉弓，胸腰段的节段间动脉发自肋间动脉和腰动脉）

最后，6～8条根动脉前支继续供应整根脊髓前动脉；10～20条根动脉后支为脊髓后动脉供血。在62条根动脉中，最多有7条或8条真正参与了脊髓的血管形成。

在妊娠第三周结束时，我们可以分辨出沿着每节段脊髓前外侧分布的细小纵向毛细血管网。位于毛细血管网和脊髓后侧之间的脊髓前侧部分现阶段仍无血管分布。

根动脉是由原始节段间动脉分成的前支和后支形成的。后支到达脊髓后侧，与前支一样沿脊髓表面形成纵向吻合网络。

后根动脉在每侧生成两条后侧纵行支。较大的一条走行在脊神经后根的后方。另一条较细，形成于侧方，在脊神经后根和前根之间走行，并靠近齿状韧带。随着时间的推移，脊髓前外侧表面上的毛细血管床逐渐向其前内侧延伸。

在妊娠的第6～10周，一条单独的脊髓前动脉形成。尚不清楚这是由两条平行的前支融合而成还是由原始前侧血管丛的部分闭塞和重塑引起。不完全融合可以解释为什么脊髓前动脉经常有膜孔，有时则有重复支；而闭塞和重塑可能解释了脊髓前动脉通常是纡曲的。

到妊娠第十周，脊髓的血管系统已基本上与出生后的形态一致。在这段时期之后，仅有一些重要的变化会发生。后侧血管吻合链被重塑成两条不同的脊髓后动脉。供应脊髓的根髓动脉数量显著减少，从规则对称和广泛的分布转变为不规则、不对称的分布，这种转变在脊髓的下1/3特别明显。

根髓动脉的走行被改变了。在胚胎发育过程中，脊髓和脊柱的不均匀生长导致脊髓相对于脊柱的明显上升，这种现象一直持续到出生后12个月左右。因此，根髓动脉走行呈上升趋势，并且越往尾侧其上升趋势越明显。大体解剖和血管造影可发现脊髓前侧和后侧供血动脉的数量随着年龄的增长而减少，直到脊髓血管似乎仅源于包括腰膨大动脉和大根动脉（Adamkiewicz动脉）在内的几条分支。然而大体和微观层面上已有充

分证据表明，每个单独脊髓节段前侧和后侧的供应血管在整个生命周期内都是存在的。在成人中观察到的显而易见的血管分布是由功能适应（最大的血管分支位于最大神经元团块水平）和衰老共同作用的结果。这些观察结果在临床上很重要，因为它们意味着每条根动脉都有可能成为血管畸形的供血支。

成人最终的血管形态是从头到尾形成的。成对的脊髓前外侧动脉内迁并融合成脊髓前中动脉；在后侧，软脊膜后外侧的血管网联合成两条通道并形成脊髓后动脉。

因此，从胚胎早期开始，这两个固有的脊髓动脉供应系统就在解剖学和功能上保持分离。

四、脊柱结构的血液供应

（一）椎前血管

1. *胸主动脉*（图28-2和图28-3）

胸主动脉从T_4下缘的主动脉弓末端延伸到T_{12}下缘。在T_{12}，胸主动脉从膈肌之间穿过，延续为腹主动脉。胸主动脉的第一部分位于脊柱的左侧。当主动脉下降时，它逐渐接近骨性结构的前部。在横膈处，胸主动脉几乎位于中线处。最初食管在主动脉的右边，然后再位于主动脉前方，最后食管的末端稍偏向主动脉的左侧。

胸主动脉的分支分为内脏动脉（心包动脉、支气管动脉和食管动脉）和壁血管（肋间动脉、膈上动脉和纵隔动脉）[5]。

肋间血管位于椎体中央。作为主动脉的左右分支供应每个胸椎。共有11条肋间动脉和1条肋下动脉起源于主动脉。但通常只有10对肋间动脉。最上端的两个间隙由锁骨下动脉的分支供应。伴随第十二肋的最下端间肋动脉被称为肋下动脉。

主动脉两侧的肋间动脉并不相同。由于主动脉位于脊柱左侧，因此右侧的肋间动脉比左侧长，尤其是上端的血管。

在右侧，肋间动脉越过椎体右侧，并被胸膜和肺覆盖，胸导管、食管和奇静脉则在其上跨过。

在左侧，最上端两条肋间动脉与左上肋间静

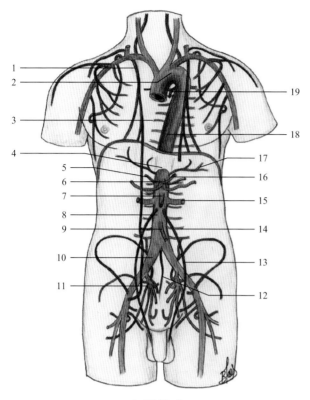

▲ 图 28-2

1. 右胸内动脉；2. 胸主动脉弓；3. 肋间动脉；4. 主动脉裂孔；5. 右肾上腺中动脉；6. 腹腔干；7. 肠系膜上动脉；8. 腹主动脉；9. 肠系膜下动脉；10. 右髂总动脉；11. 髂髂内动脉；12. 骶正中动脉；13. 左生殖腺动脉；14. 腰动脉；15. 左肾动脉；16. 胃左动脉；17. 左膈下动脉；18. 胸主动脉；19. 右支气管动脉

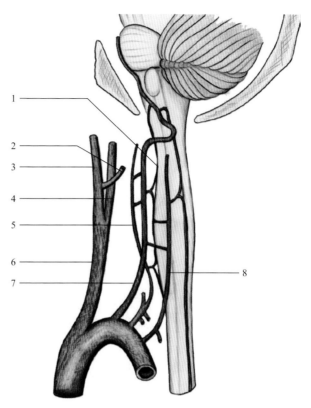

▲ 图 28-3

1. 脊髓前动脉；2. 枕动脉；3. 颈外动脉；4. 颈内动脉；5. 颈升动脉；6. 颈总动脉；7. 椎动脉；8. 颈深动脉

脉相交叉，接下来的两条肋间动脉则与副半奇静脉相交叉。左下肋间动脉被半奇静脉（小静脉）跨过。左侧的胸膜和肺覆盖左侧动脉。

肋间动脉有两条分支，前支和后支。

● 由于肋骨是向下的，所以前支最初稍斜向越过椎骨，然后继续沿着肋骨方向行进。在肋椎关节，它们被交感神经链跨过。在两肋间肌之间，前支由一条神经和一条静脉伴行，直至它们的终点。

● 后支起源于肋间动脉，其发出处上界为上位椎体横突，下界为肋突，内侧界是椎体。后支向椎间孔行进，在那里分为肌支和脊柱支。脊柱支进入椎间孔，供应韧带、椎板、神经根、硬脊膜和脊髓[6]。

2. 腹主动脉（图 28-4）

腹主动脉始于 T_{12} 下缘，通常止于 L_4 层面。

腹主动脉在 L_4 处分为左右髂总动脉。腹主动脉起始部位于中央，但当它向远端走行时，会稍微偏向左侧[5]。

腹主动脉的分支被分为 3 种类型，即壁血管（左右膈动脉，左右 4 对腰动脉）、内脏动脉（腹腔动脉、肠系膜动脉、肾动脉等）及终支（左右髂总动脉和骶正中动脉）。然而这种血管分叉的位置多变，可以发生在从 L_3 的上半部分到 L_5 下缘之间的任何部位。

8 条腰椎节段动脉（每侧 4 条）起源于腹主动脉的后方。因为主动脉位于中线稍偏左，所以右腰动脉比左边的长。这些血管穿过中部并环绕在上 4 个腰椎的周围。

当腰动脉在椎体周围环绕时，它们在交感神经干下面通过。最上两条腰动脉走行在横膈膜下。右腰动脉在下腔静脉下方穿过，右侧上方两

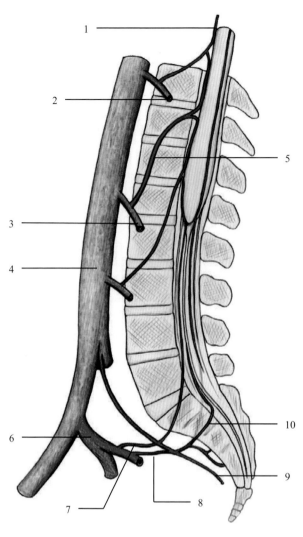

▲ 图 28-4

1. 脊髓前动脉；2. 肋间动脉；3. 腰动脉；4. 腹主动脉；5. 腰膨大动脉（Adamkiewicz 动脉）；6. 髂内动脉；7. 附加根动脉 Desproges-Gotteron 动脉；8. 骶外侧动脉；9. 骶正中动脉；10. 终丝动脉

条腰动脉位于乳糜池的下方。左右腰动脉均位于椎体两侧的腰大肌腱弓之下。

腰动脉走行在腰大肌下方，直至腰椎横突和腰方肌内侧缘之间的间隙。当腰动脉在腰大肌下走行时，与交感神经链的交通支和腰静脉伴行。腰丛的分支在横突前方跨过腰动脉。第五对腰动脉通常从与第五腰椎相对的骶正中动脉发出。

和肋间动脉一样，腰动脉向椎间孔走行，并分为后侧的椎体支和前侧的肌支。前支在腹肌之间向前走行，与腹壁其他动脉吻合而终止。

髂总动脉起始处通常位于 L_4 中部左侧。髂总动脉终止于骶髂关节水平，并分为髂内动脉和髂外动脉。髂外动脉沿骨盆边缘延续至下肢，髂内动脉则在内侧下行。左右动脉与邻近结构的关系不同。

由于主动脉分叉在中线稍偏左侧，所以右髂总动脉长约 5cm，左髂总动脉长约 4cm。下行至腹下神经丛的交感神经分支、肠系膜下动脉终支、乙状结肠和乙状结肠系膜均在右髂总动脉前方跨过，女性的输卵管和卵巢动脉也在前方与右髂总动脉相交叉。右髂动脉后方的结构则有右髂总静脉、左髂总静脉末端和腔静脉起点。这些静脉结构将右髂动脉与 L_4、L_5 椎体和 L_4/L_5 椎间隙分开。右髂动脉的右侧是下腔静脉，右髂静脉末端和腰大肌。沿着右髂总动脉的左缘有右髂总静脉、左髂总静脉末端和腹下上神经丛[7]。

在跨过较短的左髂总动脉前方的结构有输尿管、女性的卵巢动脉、交感神经分支及肠系膜下动脉终支、乙状结肠和乙状结肠系膜。位于左髂总动脉后面的是 L_5 下缘、L_4/L_5 椎间隙、L_5 椎体和 L_5/S_1 椎间盘间隙。左髂总动脉的左侧是腰大肌。而在其右侧则是左髂总静脉、腹下神经丛和骶正中动脉。

Adamkiewicz 动脉即大根动脉，通常在 $T_7 \sim L_4$ 进入椎管。其最常出现在 $T_9 \sim T_{11}$ 的左侧[8, 9]。

（二）椎骨的血供（图 28-5 和图 28-6）

1. 椎体[10, 11]

颈椎血管由左右锁骨下动脉的升支提供，即甲状腺下动脉、颈升动脉和颈深动脉。它们排列成三组，即椎前血管（甲状腺动脉和颈升动脉）、脊椎侧方血管（椎动脉）和脊椎后侧血管（颈深动脉）。这三组动脉相互之间吻合丰富，以保证脊椎的血供。

在胸腰椎水平，脊椎血供来自于肋间动脉和腰动脉。

椎体由两组动脉供血：①由椎体动脉和骨膜支组成的椎体前组；②由椎管前支组成的椎管

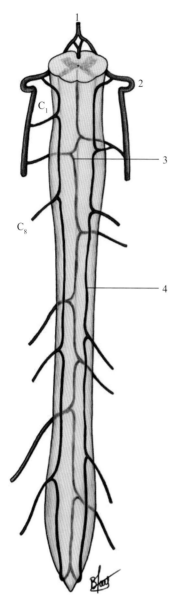

▲ 图 28-5 背视图

1. 基底动脉；2. 椎动脉；3. 脊髓前动脉；4. 脊髓后动脉

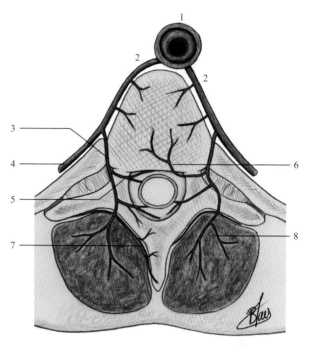

▲ 图 28-6

1. 胸主动脉；2. 肋间后动脉；3. 后支；4. 前支；5. 根动脉；6. 椎体后动脉；7. 内侧肌支；8. 外侧肌支

管。它们分成若干骨膜支供应椎体的上半部分，可以经由交通支与发自上位肋间动脉的椎体降支血管形成吻合。

● 发自肋间动脉下表面并向下走行的降支血管。它们发出骨膜支并供应椎体下半部分。

● 常发自肋间动脉上表面的返支血管。它们先向上走行，然后向中间横行，可与对侧返支血管相吻合。

尽管在胸椎和腰椎水平这三种类型的血管都可以发现，但在上胸椎却并非如此。因为上胸椎的椎体支血管来自于肋间动脉主干的上升段。这些血管在肋间动脉前方垂直上升，然后进入相应节段椎体，期间不发出任何侧支。

(2) 后组：后组提供了椎体的大部分血供。这些血管发自椎体后动脉的前支，两条穿支动脉从椎体后壁的滋养孔进入椎体，并发出分支供应椎体后部和大部分椎体中部。

这组动脉由椎体后方的血管吻合网组成。椎管前支在靠近脊髓后动脉起始部由其发出，它可以是单独的血管，但更为常见的是与根动脉共享

内组。

(1) 前组：前组由来自肋间动脉主干的多个小骨膜分支组成，供应椎体的前方和外侧周围。

主动脉位于左侧，其特定位置解释了根据侧别和水平观察到的差异。右侧的每根肋间动脉发出 2~4 条骨膜分支组成前组血管，左侧则从前纵韧带附着处的外侧发出，且数量较少。

根据走行的不同，也许能将前组血管分成 3 种不同类型。

● 发自肋间动脉上表面并向上走行的升支血

421

一条主干。在某些情况下，它们可能先于背支就由肋间后动脉主干直接发出。这种解剖排列在腰椎和上胸椎比较常见。

椎管前支在与棘突间隔一定距离处离开椎间孔，先下行然后沿脊神经前面斜向内下走行。一旦进入椎管，椎管前支就分为一根粗的升支和一根细的降支。

● 升支在椎体后表面斜向内上方走行，在后纵韧带下方穿过并在椎体中部水平分为若干分支。一条交通支连接下位肋间动脉的降支，另一条交通支连接对侧的椎体后动脉，以及穿过椎体基底孔进入椎体的若干骨内支。

● 降支的起源可能存在几种变异，其中需要注意的是降支单独从椎体后动脉或甚至从它的一条终支发出。这种情况时，降支在脊神经的后面走行，穿过其下表面到达椎间孔的前部或下部。

2. 肋椎关节

肋椎关节由肋间动脉前支发出的分支和脊椎后动脉在椎旁间隙内走行时发出的两条分支供血。

有两种不同的血管来源。

● 肋间动脉前支的一条直径很细的横支，起源于靠近肋间动脉前支起始处的上表面，或来自前支近段的第一条穿支。这条血管先垂直上升，然后在肋骨下缘附近走行至横突内侧。

● 由上位和下位脊椎后动脉在椎旁沟走行过程中发出的分支，供应横突的后表面。

3. 椎弓

椎弓受双重血液供应：①椎弓的椎管侧部由位于硬膜外腔内的动脉网络供应，其由椎管后支发出的分支组成；②椎弓背侧由脊柱背支动脉内侧肌支的分支供血。

(1) 椎管内供血系统：椎管内供血系统由椎管后动脉和其分支组成。椎管后动脉起源于发出根髓动脉后的脊柱背支动脉主干，有时也与根髓动脉共享一条主干，但很少来自于脊柱背支动脉的分支。它在神经根后方穿过椎间孔进入椎管，然后在硬膜外腔内走行（没有确定的路径），终

止于中线处棘突起始部，并与对侧的椎管后动脉相吻合。

椎管后动脉发出若干分支供应椎弓。

● 一条位于关节突内上部并与邻近血管相吻合的垂直交通支。它的位置比椎体后交通支更靠外侧。

● 一条供应椎板的恒定骨内支。

● 一条在中线处贯穿棘突根部的分支。

(2) 后方供血系统：后部结构由脊柱背支动脉内侧肌支的分支供血。内侧肌支很容易识别，因为其走行在每个节段上都几乎相同：它首先在椎板附近向内侧走行，当达到棘突根部时，变为沿棘突长轴向上和向后倾斜走行。内侧肌支与邻近血管的分支在棘突处相吻合。

在走行过程中内侧肌支发出若干分支。

● 供应椎板和棘突后表面的骨膜支。

● 一条供应椎间关节的分支。它起源于内侧肌支的起始部，其特征是在关节突后方垂直走行较短距离。在腰椎这条分支比胸椎的粗。

4. 椎间孔 [6]

任一节段的椎间孔内都有神经根、静脉和动脉穿过，而其中有些结构会通向脊髓。根动脉的位置、数量、直径和分支各不相同，其中一些向脊髓供血。

在颈椎椎间孔内，神经根通常位于椎间盘平面或其下方，由椎体钩突保护。

腰椎椎间孔可分为两部分，上部较坚硬，神经成分从这里通过，根动脉或根髓动脉通常也从这里通过；下部形态易变，且容易受椎间盘形态变化的影响。这两部分都有静脉通过，因此很难对静脉进行分类。

（三）脊髓的血供（图 28-5、图 28-7 和图 28-8）

1. 根髓动脉

根髓动脉供应脊髓、脊神经根、硬脊膜和椎管骨壁。这些血管发出一条进入椎间孔的分支，然后分成供应椎体的椎体支和穿入硬脊膜与神经

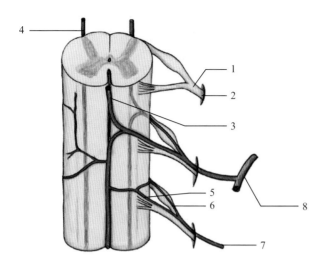

▲ 图 28-7　前视图

1. 脊神经；2. 椎间孔和硬脊膜；3. 脊髓前动脉；4. 脊髓后动脉；5. 前根动脉；6. 后根动脉；7. 根动脉；8. 节段动脉

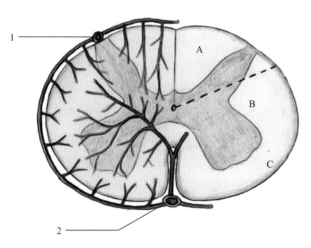

▲ 图 28-8　**1. 脊髓后动脉和 2. 脊髓前动脉**

根伴行的神经根支。神经根支进一步分为前支和后支，分别沿脊神经前根和后根走行。

　　脊髓纵轴上由不同层面的节段血管供应。它们被称为根髓动脉，是为了与以下血管相区别：仅供应神经根而不供应脊髓纵轴的根动脉，以及供应神经根、神经根袖和邻近硬脊膜的根脊膜动脉。这些动脉是根据它们对脊髓供血的情况来分类的。

● 仅供应神经根和硬脊膜的根动脉。

● 供应神经根、硬脊膜和脊髓后动脉的根动脉。

● 沿脊髓前侧走行，在中线处分为升支和降支，并最终形成脊髓前动脉的根动脉。

　　在椎体前外侧和横突附近也有节段间交通支。每条节段动脉都通过这些交通支与邻近节段动脉相吻合。由于这种脊柱周围吻合网络的存在，因此在做脊柱肿瘤手术时，需要检查肿瘤上下各两个椎体水平，以排除节段动脉间潜在的分流。

　　在左右两侧共 62 条根动脉中，仅有少数对脊髓前侧和后侧的血供有重要作用。颈椎的根动脉路径一开始相对水平，当它们向尾端走行时其路径逐渐变得陡峭。根髓动脉分成前根髓动脉和后根髓动脉，分别与神经根前支和后支相伴行。在脊髓水平，它们分为一条更重要的降支和一条较细的升支，均汇入纵行血管轴中。这产生了一种明显的头环样结构，血管造影中表现为典型的"发夹样"血管影。前根髓动脉形成的头环结构比后根髓动脉有更宽的角度（图 28-9）。

● 6～8 条前根髓动脉与脊髓前动脉有功能性连接。

● 前根髓动脉的数量在不同个体之间和不同脊髓层面上差异极大。

● 11～20 条后根髓动脉（也被称为根软脊膜动脉）向脊髓后动脉供血。后根髓动脉和脊髓后动脉的连接处也表现为特征性的发夹样结构，不过这个连接处位于中线以外。后根髓动脉比前根髓动脉数量更多也更细，但其数量不恒定。

　　根髓动脉通常呈不对称地从左侧或右侧到达脊髓，但在同一节段通常不会从双侧到达脊髓。在那些罕见情况下，同一节段的双侧根髓动脉都汇入脊髓前动脉时，造影可能出现菱形图案。这种图案在儿童血管造影中最常见。同样，同一节段的前根髓动脉和后根髓动脉通常不会都到达脊髓，往往是单一的前根髓动脉或后根髓动脉。

　　当脊髓后侧和前侧的血供由同一条根动脉提供时，这种变异被命名为 Lazorthes 动脉。

　　(1) 颈椎水平：根髓动脉起源于椎动脉、颈升动脉和颈深动脉。C_5 或 C_6 水平有一条重要的

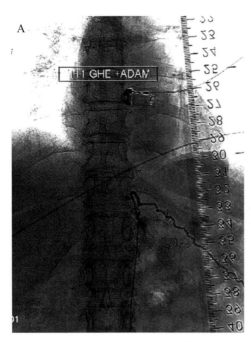
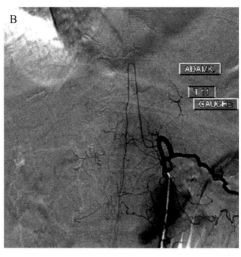

▲ 图 28-9 根髓动脉和血管造影

根髓动脉，被称为颈膨大动脉。这条动脉起源于椎动脉，不过也可出现变异由肋颈干或甲状颈干的分支发出。此外，颈外动脉的交通支也可能经枕动脉和咽升动脉对其供血。

在上颈椎区域（$C_1 \sim C_3$），前根髓动脉通常罕见或缺如，因为该区域血供来自于脊髓前动脉远端发出的两条脊髓前交通支。

(2) 胸腰椎水平：根髓动脉发自肋间上动脉、肋间后动脉和腰动脉。骶骨和马尾神经的血供来自于髂内动脉发出的骶骨外侧动脉和髂腰动脉。脊髓前动脉和脊髓后动脉在圆锥水平通过篮状吻合网络相连。

脊柱背支动脉发自肋间后动脉和腰动脉，在椎间孔水平分成根动脉和肌支。肌支继续向椎间孔后方走行并供应椎旁肌肉结构。根动脉进入椎管并分为前支和后支，前支和后支在脊髓表面进一步分为升支和降支。根动脉还发出体支供应椎管的前后骨壁。

(3) 大根髓动脉（Adamkiewicz 动脉）：大根髓动脉是胸腰段最大的根髓动脉，是下胸椎和上腰椎水平脊髓前动脉的主要供血动脉。这条动脉汇入脊髓前动脉时会转向尾侧，形成特征性的尖锐发夹样形态。在 75% 的个体中，大根髓动脉在 $T_9 \sim T_{12}$ 椎体水平发出，且最常见于左侧。当它在 T_8 以上或 L_2 以下发出时，通常有第二条主要根髓动脉供应脊髓前动脉。半数患者的胸腰段有 2 条根髓动脉供血，不到 50% 的患者胸腰段由 1 条根髓动脉供血，由 3 条根髓动脉供血的很少。

(4) 其他变异：双侧下腰椎血管可能来自于一个共同的中线主干。另一种变异通常见于胸段，即同侧供应相邻两个椎体水平的节段动脉发自同一条节段间主干。

在完整的节段间主干中，每条节段动脉都发出一条脊柱背支；然而在不完整的节段间主干中，其中一条脊柱背支直接发自主动脉而不是节段动脉。脊柱背支直接发自主动脉很重要，因为脊柱背支通常发出一条根髓支为脊髓前动脉供血。发出根髓动脉的肋间动脉可与支气管动脉一起由肋间支气管主干发出。肋间支气管主干多位于右侧。

2. 动脉纵轴

脊髓的血供可大致分为由不同脊髓层面节段血管供应的 3 个纵行血管轴，包括脊髓前动脉和两条脊髓后动脉。在上颈椎水平，还有一对纵行动脉被称为脊髓外侧动脉。

（1）脊髓前动脉：只有 6～8 条根动脉的前支分布在脊髓全长。这些分支的分布可以分为三大动脉区。脊柱前动脉并不连续，在中胸椎处存在一个重要的狭窄区。

● 颈胸段从颈延髓交界处延伸至前 2～3 个胸段。

● 上颈椎的血供来源于颅内椎动脉发出的前降支动脉，这条血管几乎不会到达 C$_4$ 以下。这条前动脉由每条椎动脉颅内部发出的两条细的髓前支汇合而成。这些分支行走在脊髓前方并汇合成单一的血管，沿脊髓前正中裂下行。这两条分支直径并不相等，而且脊髓前动脉是单一椎动脉分支延续的情况并不少见。新形成的血管走行在脊髓前正中裂的软脊膜下间隙，位于脊髓前静脉的后方，尽管在走行过程中可能会向节段供血血管连接处偏斜，但其路径相当直。

● 与 C$_6$ 神经根伴行的颈膨大动脉发自颈深动脉。

● 下段由一条从肋颈干下行的动脉供应。该区域有多条血管侧支，起源于椎动脉和肋颈动脉或甲状旁腺干的分支。

脊髓前动脉的直径通常在上胸椎水平逐渐变窄，但在其与前根髓动脉连接处的下方立即增大。

● 中胸段指从 T$_4$～T$_8$ 椎体水平。

这段脊髓血供较少，最常见的是只有一条根髓动脉向该区域的脊髓前动脉供血，这条血管多发自于 T$_4$ 或 T$_5$ 水平。这个区域是中胸段和胸腰段的交界区，当其中一条功能性根髓动脉闭塞时，特别容易发生缺血。

● 胸腰段从 T$_8$ 节段延伸至圆锥。

一般有一条单独的大血管供应这个区域，这条血管通常被称为 Adamkiewicz 动脉。它通常在 T$_9$～T$_{12}$ 之间进入椎管，在约 75% 的个体中位于左侧。约 10% 的个体中，这条动脉发自更低的节段，并与 T$_1$ 或 T$_2$ 神经根相伴行。主要的动脉从 T$_5$～T$_8$ 处进入椎管则占 15%。有这些情况时，一

条额外的分支供应脊髓圆锥区的脊髓前动脉。

在圆锥水平，有一条恒定的交通支连接脊髓前动脉和两条脊髓后动脉。这个"脊髓圆锥吻合环"是恒定的。几条骶神经根支在其凸面会聚。Desproges 和 Gotteron 描述了一条在 L$_5$/S$_1$ 椎间孔内伴随 L$_5$ 神经根的根髓动脉；在其因椎间盘突出、肿瘤或椎间孔浸润而受压迫的情况下，可以观察到脊髓圆锥缺血（图 28-10）[12]。

（2）脊髓后动脉：这组成对的动脉代表了脊髓后表面主要的供血血管。它们在邻近脊神经后根起始处彼此平行走行。

这两条动脉的直径约为脊髓前动脉的 1/3，通常在靠近椎动脉穿入硬脊膜处的近端从椎动脉的下段或后方发出，或者来自于小脑后下动脉（PICA）。

当脊髓后动脉发自椎动脉时，它与椎动脉平行上升，直至延髓的外侧表面。然后椎动脉越过桥脑和延髓交界处的前方，而脊髓后动脉则转向后外侧，并呈锐角转向下方，接着沿脊髓后侧下行。在转折处的顶端，脊髓后动脉通常发出一个上升支，在绳状体水平与 PICA 相吻合。

在整个脊髓的不同层面上共有 10～20 条血管对脊髓后动脉供血，最近端的供血血管发自硬膜内椎动脉。

越过脊髓后表面的横向交通支连接成对的脊髓后动脉。

相反，脊髓侧方表面则没有明显的动脉吻合。脊髓后动脉仅在脊髓圆锥处环绕脊髓与脊髓前动脉相连。

（3）脊髓外侧动脉[13]：长期以来，有学者描述了一条位于颈神经后根前方的动脉，并将其命名为"脊髓外侧动脉"。但这条动脉其实是种解剖变异。

Lasjaunias 等描述了所谓的脊髓外侧动脉。它在延髓外侧起源于 PICA 或硬膜内椎动脉。然后它在齿状韧带后方，脊神经后根前方与副神经的脊髓根平行向下走行至 C$_4$ 水平。这条血管的侧支供应副神经，并通过 C$_1$～C$_4$ 脊神经供应脊髓的侧方和后方。这条血管在 C$_4$ 或 C$_5$ 水平，脊

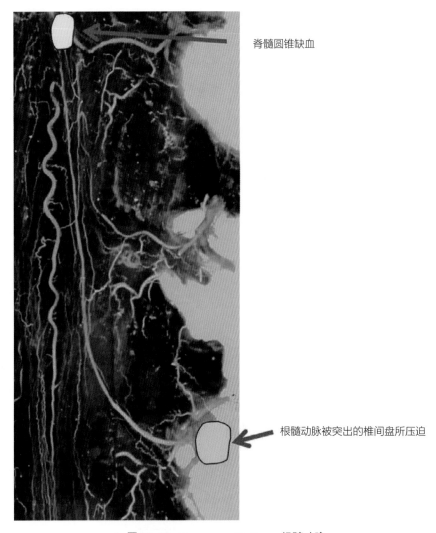

脊髓圆锥缺血

根髓动脉被突出的椎间盘所压迫

▲ 图 28–10 Desproges–Gotteron 根髓动脉

神经后根的后方汇入经典的脊髓后外侧动脉轴。

脊髓外侧动脉在绳状体水平与 PICA 的分支喙状吻合，在每个同向节段（尤其是 C₂）与来自椎动脉或枕动脉的硬膜外动脉相吻合，在后方与对侧的侧方动脉系统相吻合。

脊髓外侧动脉的正常变化与胚胎脊髓外侧动脉某些分支的转变相对应，这种转变是由神经管的血管网络内特定动脉通道的自发退化和持续存在共同作用的结果。区域内的节段动脉（第一、第二和第三节段动脉）对硬膜外节段间吻合形成未来椎动脉（椎动脉代表 6～7 个连续节段间动脉的存在）或硬膜内节段间吻合（未来脊髓外侧动脉）的持续性起着重要作用。

3. 脊髓内血供

髓内动脉分布的恒定性与传入动脉供应的可变性形成对比。

脊髓前动脉和脊髓后动脉发出两组动脉直接供应神经组织，即中央沟动脉或沟联合动脉，以及外周动脉。

(1) 中央动脉：在每个节段，脊髓前动脉都发出一条中央支，经前正中裂到达脊髓腹侧白连合处，然后横行转向一侧进入前角灰质。这些动脉组成了所谓的"Adamkiewicz 离心式系统"。往右走行的动脉和向左走行的动脉通常不规则地交替。有时可以观察到一根共同的血管干发出一条向左走行的动脉和一条向右走行的动脉，这种情况在腰椎和骶骨水平最常见。

到达灰质后，中央动脉分成向上延伸的升支

和向下延伸的降支，因此不同节段脊髓内血供在毛细血管水平有相当大的重叠。

脊髓颈膨大和腰膨大区域的中央动脉通常直径特别粗，数量多，分布密集。

(2) 外周动脉：脊髓前动脉和脊髓后动脉都会发出环绕脊髓走行的细小软脊膜支，这些分支组成了 "Adamkiewicz 向心式系统"。

这些支动脉再发出垂直进入脊髓的分支，供应脊髓的外缘。

● 在颈胸段浅表吻合网络丰富，中央动脉数量多直径粗。

● 在中胸段浅表吻合网络稀疏，中央动脉直径细，数量少且彼此间隔开。

● 在胸腰段浅表吻合网络丰富，中央动脉数量多直径粗。

脊髓前动脉和脊髓后动脉之间缺乏侧支，因此这些血管区域在功能上被分隔了。髓周吻合系统并不能为脊髓提供充足的血液，与此同时，髓内吻合系统亦无功能价值。灰白交界处就成为一个潜在的脆弱部位。

在白质的内侧部分和灰质的外缘（除了由外周动脉供应的脊髓后角的后半部分），中央动脉和外周动脉供血区在此部分重叠。重叠区最宽的部分出现在脊髓的后柱和侧柱。

(3) 吻合动脉通路[14]：神经系统中枢轴的动脉血供在几个吻合层面上存在 "替代途径"。

传入动脉供应的吻合

①上颈段或颈胸段：该部位血供并非只有来自于椎动脉和肋颈干的 2 条或 3 条动脉提供，也来自于枕动脉、颈深动脉和颈升动脉。

椎动脉与颈深动脉、颈升动脉和枕动脉的侧支相吻合。这些吻合支组成了 "枕下十字动脉"，在一侧椎动脉狭窄的情况下，它们具有潜在的价值。

②中胸段：动脉供应来自于其中一条中胸椎支。

● 脊髓后支由其不同的侧支相连。

● 供应椎体的动脉在椎体内与来自上下邻近节段以及对侧的同源动脉相吻合。

● 经椎间孔进入椎管的分支动脉在后纵韧带和椎体内与来自上下邻近节段，特别是对侧的同源分支相吻合。

● 在邻近肌肉内分布的背侧动脉终末支也与来自于上下邻近节段的同源分支广泛吻合。

综观整个脊柱，从颈部到腰椎的肌肉内存在一个纵向的替代血管通路。

因此，动脉血供的替代通路不仅存在于中胸段脊髓，而且遍布整个脊柱。目前尚无法估计它们的功能价值。

③胸腰段：腰膨大动脉可由其他动脉代偿，因此生理状态下此动脉可能无功能。

在脊柱外，有类似于颈、胸段脊髓的动脉吻合存在。从枕骨到骶骨，水平交通支连接了颈、胸和腰动脉的椎支，垂直交通支连接了这些动脉的背侧肌支。

在脊柱内部，一些通向脊髓圆锥交通支的骶棘支动脉具有更大的功能价值。马尾的每条神经根由 1～2 条动脉供应。这些分支动脉伴随神经根分别进入脊髓前动脉和脊髓后动脉。

(4) 轴周吻合：轴周吻合系统连接脊髓前动脉和脊髓后动脉，并没有连续的髓周纵向替代通路。在中胸段有一块区域动脉吻合少，血供差，因此这三块区域在功能上是独立的。

(5) 轴内吻合：中央动脉有时通过位于灰质内的垂直分支与邻近动脉相吻合。只有少数极细的无功能交通支连接中央动脉和根动脉的终末支（图 28-11）。

五、脊柱结构的静脉回流（图 28-12 和图 28-13）

（一）脊椎内静脉网

1. 髓静脉网

髓静脉网由呈放射性分布的中央静脉组成，其静脉血经水平分布的髓周静脉汇入两条主静脉，即脊髓前静脉和脊髓后静脉，主静脉路径变化较大。

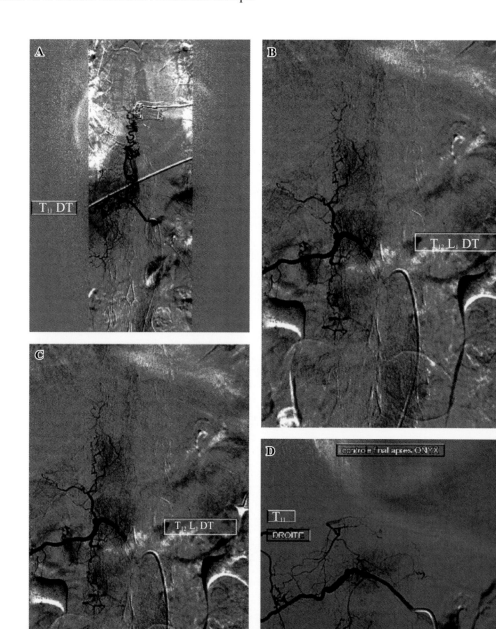

▲ 图28-11　**A**至**C.** T₁₁右侧椎间孔水平硬脊膜瘘，髓周静脉充盈迅速。可以观察到大根动脉位于T₁₁左侧。在L₁处注射对比剂，可以观察到T₁₂椎间孔动脉与瘘管之间有交通支，迂曲的交通支只有一条进入瘘管。**D.** 瘘管用Onyx栓塞后的最终血管造影

● 脊髓前静脉与脊髓前动脉相伴进入前正中裂，引流脊髓前1/4的静脉血。这组回流静脉由3条平行的纵向静脉组成，从脊髓的头端到尾端是连续的。

● 脊髓后静脉直径较大，且通常在颈膨大或腰膨大水平扩张。这些静脉可以分布到颈段。它们引流脊髓后3/4的静脉血。脊髓后侧回流静脉由3条静脉组成，2条与脊髓后外侧动脉伴行，2条走行在后正中沟中间。

这些静脉相互吻合，在脊髓表面形成浅静脉网。这些浅静脉形成前根静脉和后根静脉，与神经根伴行离开椎间孔。

2. 硬膜内静脉回流

前根髓静脉和后根髓静脉数量不恒定。通

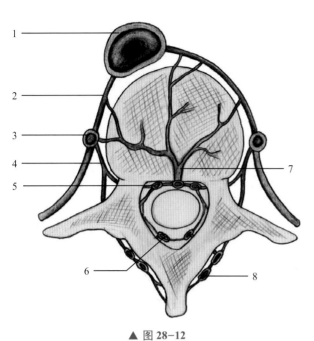

▲ 图 28-12

1. 下腔静脉；2. 腰静脉；3. 腰升静脉；4. 椎间静脉；5. 椎体后横静脉丛(椎管内前静脉丛或硬膜外前静脉丛)；6. 硬膜外后静脉丛；7. 椎基底静脉；8. 后侧外静脉丛

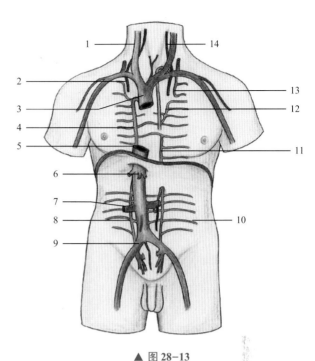

▲ 图 28-13

1. 右颈内静脉；2. 右胸内静脉；3. 上腔静脉；4. 奇静脉；5. 下腔静脉；6. 肝静脉；7. 右肾静脉；8. 右腰升动脉；9. 右髂总静脉；10. 腰静脉；11. 半奇静脉；12. 副半奇静脉；13. 左肋间上静脉；14. 椎静脉

常，在颈段有 2～3 条根髓静脉，1 条在背侧上段，1 条在背侧中部，脊髓圆锥处有 2 条根髓静脉而腰段则有 1 条（终丝静脉）。这些静脉汇入椎管内静脉丛。

髓内静脉系统的前部和后部在椎间孔处汇合。2 条静脉沿上下椎弓根走行，完全环绕神经根。

3. 硬膜外静脉丛 [15, 16]

这种内部静脉系统沿椎体后侧形成一个"阶梯状"网络，在上颈椎和腰椎区域尤为突出。在血管交叉连接的部位，它们接受来自基底静脉窦的大量供血。在椎间盘周围很少有静脉回流。前侧半硬膜外静脉丛与后侧半相比，血管直径更大，排列也更规律。

从颅底延伸到骶骨广泛分布的硬膜外静脉通路组成相互联系吻合众多的网络。然而，硬膜外前静脉丛和硬膜外后静脉丛的组织结构因不同脊柱层面而不同。

● 椎管内前静脉丛在整个脊柱都存在。它由

2 条分别位于椎管侧方的纵向静脉组成，在中线处由椎体后交通支相连。这些交通支水平分布在椎体后面的中间位置，它们回流至 C_3 的椎基底静脉。

➤ 在颈椎水平，椎管内前静脉丛位于后纵韧带后外侧，椎管内侧部分则不分布。在 C_2，椎体后方静脉丛明显扩张，呈蝶形。

➤ 在胸椎水平，纵向的静脉直径更大，向外侧和内侧延伸。这些静脉通常并列分布。它们仍位于后纵韧带后方，不过连接它们的椎体后静脉位置更靠前，位于后纵韧带前面，就在椎体的后面。

➤ 在腰椎和骶椎水平，硬膜外前静脉丛也较粗大。纵行静脉由几个静脉窦通路组成，形成了静脉丛宽湖。因此硬膜外后静脉丛不表现为两条静脉而变成丛状。

● 椎管内后静脉丛通过交通支与前静脉丛相连。椎管内后静脉丛在颈椎水平并不存在。它以狭窄的通道出现在胸椎水平，位于椎板和椎弓根

形成的夹角内。在 T_1 水平，一条斜交通支连接硬膜外前静脉丛的背侧，向后下延伸到后静脉丛。

在每个节段，前静脉丛和后静脉丛之间存在着水平交通支。另一条狭窄的交通支位于椎板上 1/3 的前方，连接两侧后静脉丛。

这些椎管内前静脉丛和后静脉丛通过两条静脉穿出椎间孔汇入椎体外静脉丛。

● 在颈椎水平，存在一个由粗大的上静脉和较细的下静脉组成的宽静脉流。其走行与椎静脉水平，并覆盖脊神经根。

● 在胸椎水平，两条静脉向上跨过脊神经根。

● 在腰椎水平，椎间孔较宽，两条静脉是分开的。上静脉位于椎间孔的上部，下静脉则位于其下部。只有下静脉斜向下走行跨过脊神经根。

（二）脊椎外静脉网

在每个椎体层面，椎静脉和椎周静脉丛系统通过黄韧带与椎管内静脉系统相联系。椎弓的静脉血回流至棘突中央静脉和椎板静脉。这些静脉回流走行朝向椎弓根并与椎内静脉丛和椎外静脉丛都相吻合。

1. 椎静脉

颈椎静脉在上颈椎横突孔内与椎动脉伴行，从 C_6 横突孔出来后汇入颈深静脉，再向外侧下行，并汇入头臂静脉上部。就在 C_6 下方，椎静脉与位于颈长肌前外侧的椎动脉相邻。

双侧椎静脉通过椎间静脉与硬膜外静脉丛相连，椎间静脉内静脉血可逆向流动。

2. 椎周静脉丛

下颈椎和上胸椎周围的椎周静脉丛相互连通。此外，脊柱静脉系统与奇静脉和食管静脉之间也存在吻合。

3. 椎外前静脉丛（椎前纵静脉）

两条椎前纵静脉位于颈长肌内侧的颈椎前表面，与两侧椎静脉相吻合。

颈椎前方两侧椎静脉呈阶梯状吻合。

4. 椎外后静脉丛（颈深静脉和肋间后静脉）

颈深静脉接受来自颈后部深层肌肉的支流，在第一根肋骨颈上方向前延伸，止于椎静脉的下部。

双侧颈深静脉通过颈椎棘突周围的静脉丛相互连接，并与肋间后静脉相吻合。

这些静脉在椎板、棘突和横突的背面形成一个静脉丛。

图 28-14 中我们可以发现前方和后方颈椎外静脉丛的区别，椎外后静脉丛更发达。

5. 椎基底静脉

椎基底静脉是椎体内迂曲的血管通道，与椎前纵静脉和硬膜外前静脉丛相连。

6. 椎静脉系统和全身静脉的联系

(1) 椎前纵静脉和奇静脉系统。

● 在上胸段，硬膜外静脉丛通过椎间静脉与肋间上静脉相吻合。颈部和上肢的血液可以在硬膜外静脉丛中向下流动，到达肋间上静脉，然后流入奇静脉。

● 腰椎肋间静脉由 4 个或 5 个节段对组成，部分伴随着相应的动脉。它们的后支收集背部结构的静脉血，并与椎静脉丛自由连接。腰静脉可分别流入下腔静脉或髂总静脉，但通常在每侧由 1 条垂直走行的腰升静脉相连接。每条腰升静脉都在同侧腰大肌和内侧弓状韧带的后方进入胸腔。右腰升静脉与右肋下静脉相连组成奇静脉。左腰升静脉与左肋下静脉一起组成半奇静脉。左腰上静脉和腰升静脉通常与左肾静脉相连。

椎静脉系统是一个纵向无瓣膜的丛状网络。这种静脉系统使全身静脉得以相通，并作为侧支血管发挥重要作用，特别是在静脉狭窄或堵塞的患者中。这种椎管内的纵向静脉模式参与了肿瘤在整个脊柱的转移，这就是为什么孤立的脊椎转移瘤罕见的原因（图 28-15）。

根静脉支有瓣膜，这在中枢神经系统中很少见。

(2) 下腔静脉：髂外静脉和髂内静脉汇合分别形成左、右髂总静脉。由于下腔静脉和主动脉

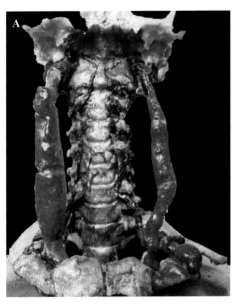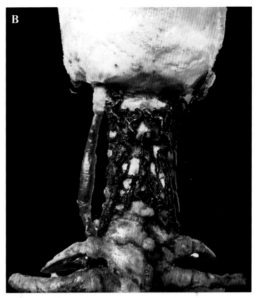

▲ 图 28-14　颈椎外前静脉丛（A）和颈椎外后静脉丛（B）的区别，后者更发达
（图片由 Museum of Anatomy, University of Montpellier–Pr. F. Bonnel 提供）

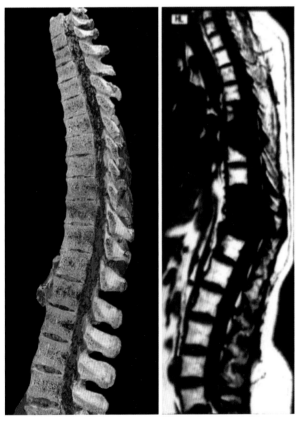

▲ 图 28-15　这种椎管内的纵向静脉模式参与了肿瘤在整个脊柱的转移，这就是为什么孤立的脊椎转移瘤罕见的原因
（图片由 Museum of Anatomy, University of Montpellier–Pr. F. Bonnel 提供）

的相对位置，左髂总静脉正好位于主动脉分叉的下方。

下腔静脉是一根粗大的，无瓣膜的静脉干，由两条髂总静脉在略低于主动脉分叉处的右侧汇合而成。下腔静脉接收下肢的血液和背部、腹壁和骨盆的血液。右肾动脉在其后方穿过。

7. 终丝的血供[12]

终丝血管的分布是恒定的。

终丝动脉是一条起源于脊髓前动脉轴末端的单一动脉，发自脊髓圆锥动脉吻合环的三叉支或两条分支之一的近端部分。它走行在终丝前方，口径迅速缩小，很少能随终丝进入骶管。终丝动脉的口径与终丝直径成正比，似乎是一条营养血管。

终丝静脉走行在终丝前方、动脉后方；它的口径是均匀的，与终丝直径无关；终丝静脉穿过下方的硬脊膜，与上方的脊髓前静脉相连续。终丝后方没有血管。脊髓后静脉也参与终丝的静脉回流。

终丝静脉不仅仅是一条回流相应神经结构静脉血的简单静脉。它代表一个真正的静脉轴，能够在两个方向发挥作用：当发生骶硬脊膜瘘或终丝动静脉分流时，可下行联系骶静脉丛和腹下静脉，上升联系髓静脉，从而发挥静脉回流的作用。在后一种情况下，上行的静脉回流是朝向腔静脉 – 奇静脉系统和可能向椎管内静脉回流。

参考文献

[1] Ozkan E, Gupta S. Embolization of spinal tumors: vascular anatomy, indications and technique. Tech Vasc Interv Radiol. 2011;14(3):129–40.

[2] Pait TG, Elias AJR, Tribell R. Thoracic, lumbar, and sacral spine anatomy for endoscopic surgery. Neurosurgery. 2002;51(suppl. 2):52–67.

[3] Siclari F, Burger IM, Fasel JHD, Gailloud P. Developmental anatomy of the distal vertebral artery in relationship to variants of the posterior and lateral spinal arterial systems. Am J Neuroradiol. 2007;28:1185–90.

[4] Zawilinski J, Litwin JA, Nowogrodzka-Zagorska M, Gorczyca J, Miodonski AJ. Vascular system of the human spinal cord in the prenatal period: a dye injection and corrosion casting study. Ann Anat. 2001;183:331–40.

[5] Chiras J, Morvan G, Merland JJ, Bories J. Blood supply to the thoracic and lumbar spine. Anat Clin. 1982;4:23–31.

[6] Demondion X, Lefebvre G, Fisch O, Vandenbussche L, Cepparo J, Balbi V. Radiographic anatomy of the intervertebral cervical and lumbar foramina (vessels and variants). Diagn Interv Imaging. 2012;93:690–7.

[7] Tribus CB, Belanger T. The vascular anatomy anterior to the L5S1 disk space. Spine. 2001;26:1205–8.

[8] Alleyne CH, Cawley CM, Shengelaia GG, Barrow DL. Microsurgical anatomy of the artery of Adamkiewicz and its segmental artery. J Neurosurg. 1998;89:791–5.

[9] Charles YP, Barbe B, Beaujeux R, Boujan F, Steib JP. Relevance of the anatomical location of the Adamkiewicz artery in spine surgery. Surg Radiol Anat. 2011;33:3–9.

[10] Groen RJM, Ponssen H. Vascular anatomy of the spinal epidural space. Clin Anat. 1991;4:413–20.

[11] Wells-Roth D, Zonenshayn M. Vascular anatomy of the spine. Oper Tech Neurosurg. 2003;6(3):116–21.

[12] Djindjian M, Ribeiro A, Ortega E, Gaston A, Poirier J. The normal vascularization of the intradural filum terminale in man. Surg Radiol Anat. 1988;10:201–9.

[13] Lasjaunias P, Vallee B, Person H, ter Brugge K, Chiu M. The lateral spinal artery of the upper cervical spinal cord. Anatomy, normal variations and angiographic aspects. J Neurosurg. 1985;63:235–41.

[14] Lazorthes G, Gouaze A, Zadeh JO, Santini JJ, Lazorthes Y, Burdin P. Arterial vascularization of the spinal cord. Recent studies of the anastomotic substitution pathways. J Neurosurg. 1971;35:253–62.

[15] Chaynes P, Verdie JC, Moscovici J, Zadeh J, Vaysse P, Becue J. Microsurgical anatomy of the internal vertebral venous plexuses. Surg Radiol Anat. 1998;20:47–51.

[16] Ibukuro K, Fukuda H, Mori K, Inoue Y. Topographic anatomy of the vertebral venous system in the thoracic inlet. Am J Roentgenol. 2001;176:1059–65.

第四篇 功能解剖学
Functional Anatomy

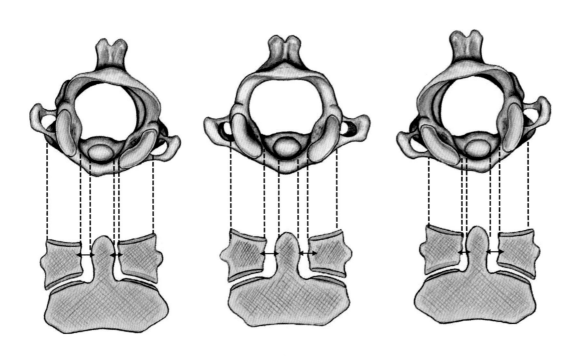

脊柱功能的系统性研究

Systemic Approach to the Functioning of the Spine

J.Sénégas 著

李 浩 译　张 宁 陈其昕 校

　　系统是动态交互中的一系列元素，有序组织起来以完成一个共同的目标。

　　　　　　　　　　　　——Joel de Rosnay [1]。

一、概述

　　与双足行走后进化出的脊柱复杂结构相比较，脊柱的功能乍一看似乎较为简单。

　　脊柱一方面在有或无载荷（静态平衡状态）下具有保持姿势的功能。另一方面，脊柱可根据最佳运动轨迹（动态平衡状态），在有或无载荷下进行弯曲/伸直和（或）旋转运动。

　　这些状态在时空上的平衡控制可以根据脊椎稳定性概念赋予可接受的定义，并用多种等式来表示。

　　脊柱的生理结构包括椎骨、椎间盘、高度分化的纤维结缔组织和肌肉。值得一提的是，脊柱生理结构还包括一系列能检测加速度、力、位移的感觉感受器。

　　在功能上，脊柱呈现复杂的多尺度结构，并能在不同尺度水平随时控制脊柱的各种平衡。在此，我们将运动的控制分为3种不同的尺度模式.

　　● 组织控制模式：脊椎的连接结构和肌肉成分（弹性、刚性和收缩性）具有各自的机械特性（弹性、刚度和收缩性），能对压缩、拉伸或扭转的力做出即刻反应，即组织模式。

　　● 细胞控制模式：通过机械生物学效应，能合成新的蛋白质成分（各种蛋白多糖和胶原蛋白），迟发性地适应相应的应力刺激，从而保证细胞外基质的内稳态。我们称为适应性重塑。

　　● 神经控制模式：包括脊髓控制模式和大脑皮质控制模式。

　　脊椎结构的运动性（运动功能）完全依赖于脊髓和大脑神经控制中心。在控制中心可形成多种指令。在反馈循环中，这些不易度量的指令在运动停止前会进行不断调整（正或负增益），以期获得预定的结果（输出），达到保持脊柱稳定的目的。任何静态或动态平衡状态最终都取决于这些反馈效应。

　　组织结构是第一要素，为实质性要素，指令和反馈则是第二要素，为虚拟性要素。任何动力系统中的这些构成要素在因果循环过程中相互依存、相互作用 [2-7]。

　　对任何复杂性实体的性质和功能的理解，尤其是对生命体，必然采用双重的认知方法。

　　● 一种是分析方法，以识别其组成部分及其关联，然后再评估它们的性质。

　　● 另一种是综合方法，关注它们相互作用的动态效应。这是认识问题的系统方法，两种方法相辅相成。

　　这种处理生命复杂性的整体方法已获得广大医生的认可。医学诊断时先要对结构和功能单元的障碍（症状学）进行详细和全面的评估。然后，采用第二种方法，即综合方法，根据疾病分类学对病理数据进行分组、归纳，并建立对疾病最相关的预后判断。

本书中所述旨在启发读者对以下内容的认识。

● 对于"机械性"的脊椎病理情况进行结构分析时，完整、有效的影像学数据获取需采用现在已有的功能性检查技术。术前进行常规检查采用的分析技术应包括定量功能评估、运动学分析和数学模拟技术。

● 应采用"自动化工程师"的分析方法，从整体上理解和处理复杂病理状况。虽然目前力学工程师和脊柱专家已实现了非常完美合作，但自动化工程师的作用仍不可忽视。根据系统工程的规律对脊柱系统进行分析，将在脊柱病理学领域引起重大转变。

二、系统组成

（功能图、状态变量、复杂性、超复杂性……）

系统的功能图由简图形式表示，它描述了传递信息的硬件和虚拟链接（图 29-1）。在确定哪些组件会起作用和理解每个组件的运行规律后，系统分析还应包括定性分析和定量分析[2, 3]。

通常，良好的工业系统组件具有优良特性和功能参数，如执行器（电机、气缸）、转换和适配器（驱动器、减速器）、传感器和校正器（调节服务器的控制元件）。因此，理论上能通过计

算每个组件功能参数和链接状态（状态变量）了解系统的运行状态。这就是汽车、飞机和巧克力工业生产线的自动化运行模式[2-7]。

在这些例子中，功能流程图提供了有关系统的总体定性和定量分析过程。

在线性系统中，因果关系成正比。基本的矩阵理论和线性代数知识就足够理解和量化因果之间的关系。

相反，非线性系统则较难分析，因果关系不成正比，所以不能采用线性微分方程来描述因果关系。然而，目前大多数物理系统都是非线性的。

在过去的 10 年里，复杂系统的定义发生了明显变化。为此，新的数学方法采用多变量反馈系统理论的控制模型中引入了不确定性概念。这种不确定性被认为是一种进步，其在复杂系统的过程处理中具有重要意义。因为某些多变量参数的分组处理可以提高系统的鲁棒性（稳健或鲁棒控制理论）[8, 9]。

相比工业系统，生命系统更加复杂，或者说是超级复杂。生物系统是一个与环境不断交互的开放系统，需通过不断变化的能量和信息流得以维持。生物系统的运行规则是非线性和可变性的控制，指令可由动作（动态系统）创建和并通过动作执行，因此指令并不是最主要的控制因素。

生物系统包含以下五种特性。

● 能量的储存非常有限，其性能具有周期性（疲劳），需要通过一个或长或短时间（恢复）储备后才能恢复。因此，在生物中，耐力成为维持性能的基本参数[10, 11]。

● 控制方式不仅仅是电，还包括生化反应。

● 生物体可以通过持续的基因程序性表达来生成、保持、转变和修复（在一定程度上）自身的组件。

● 生物系统的性能在其一生中可有自发性变化（成长 / 学习、充实、衰老）。

● 生物系统可以复制。

总之，生物系统唯一不变的是其组织结构，这确保了以上各作用参数的连续性（内稳态）[8, 9]。

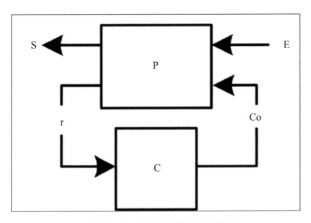

▲ 图 29-1　简化系统配置示意图

P. 结构单元；C. 控制；E. 输入（待完成）；S. 输出（系统响应）；Co. 指令（命令）；r. 反馈

（一）椎体系统的定性分析（图29-2）

与其他系统一样，椎体系统通过定义自身的边界与周围环境区分开来。对于椎体系统，身体皮肤就是这个边界。

1. 输入

外部环境的刺激可以不通过信息交互，而是通过物理性交互而输入。刺激可以在体内不做任何转换，直接到达椎体并触发一个被动的瞬间机械反应。

它的另一种输入模式是感觉传导通路模式，这些感觉信号可激活系统（当前任务系统）。为了将这些外源信号整合到可被生命体采用的信号形式中，传感器需要对这些外源信号进行编码[12]。

完成任务所需的信号也可来自系统自身（内源信号）。命令也可以直接来自神经中枢，在这种情况，无须上述信号的转换。

2. 传感器（接收器或感受器）

传感器将生理或化学相互作用信号转换为神经信息（产生膜电位变化）[12, 13]。这是一个消耗能量的过程。

– 感觉感受器（sensorial receptor），包括视觉、前庭、听觉、嗅觉或皮肤的感觉受体，为大脑编码来自外部环境的信号。

– 敏感受体（sensitive receptor），编码内源性信号。它们能促进信号的相互交互并持续监测体内一系列信号变化，包括位置、速度，甚至组织代谢的参数。这些感受器广泛分布于椎体结构中（机械感受器、本体感受器、化学感受器），包括肌内（神经肌梭）和关节周围纤维结构内（游离端纤维、鲁菲尼小体、帕西尼小体、高尔基肌腱体等）的各种传感器[14]。至少7种有髓鞘传入神经纤维（Ⅰ、Ⅱ、α、γ、Ⅰb、Ⅲ等）参与其中。

在这一阶段，每种神经纤维的髓鞘厚度不同导致传导速度不同，信息传导不再同步。

机械感受器接收的信号组合构成了运动觉。

当然，把来自痛觉传感器信号添加到这个信息循环流中也非常重要。

所有的传感器和传入纤维都会随着年龄的增长，或者因神经病变（退行性或周围神经病变）而衰退。这些异常情况往往无法通过体检发现，但会导致信号的丢失或传输的延迟，使神经系统的执行能力减弱，由此影响脊柱的平衡状态[12, 13]。

3. 控制

有三种类型的控制，即组织型、细胞型和神经型。

● 组织型控制，内在的或基于组织结构的控制，这种控制基于椎体及其连接组织本身结构的力学特性和生物学特性。

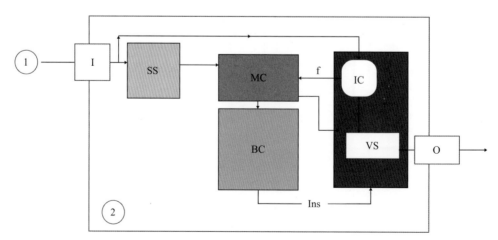

▲ 图 29-2　椎体系统简略图

1. 环境；2. 椎体系统内部；I. 输入；O. 输出；SS. 感觉感受器；IC. 内源性控制；MC. 髓质控制；BC. 大脑控制；Ins. 指令；VS. 椎体系统；f. 反馈

● 神经型控制，由神经系统接收相关的编码信息，整合形成一个动作指令（运动程序或指令）。对于脊柱，有两种不同但相互关联的神经控制：脊髓控制和大脑控制。

● 细胞型控制。

4. 组织型控制

结缔组织的力学特性包括脊柱的骨骼、纤维或肌肉可以对机械应力做出瞬间反应。

椎体结构的组成部分（椎间盘、椎骨、韧带和肌肉）可以通过变形来抵抗压力或拉力。胶原纤维、弹性纤维和细胞外蛋白质参与这些反应。肌腱的被动牵拉完成势能的储存，而回弹则将其作为动能释放。只要这一反应即刻完成，就可避免以热的形式导致能量散失。这称为能量归还性储存。这样可以明显节约新陈代谢中的能量。在人类中，节能反应高达 50%（Linsted，2002）。组织控制也会涉及脊柱，可增加其动态稳定性。由于脊柱及其连接结构的力学特性，其与肌肉的神经激活控制一起，参与了整个椎体稳定性的控制。

另外，机械应力循环在椎间盘和关节软骨内的水和代谢产物的运动中发挥非常重要的作用。如椎间盘水化就是一种在机械应力作用下的骨骺板渗流。

5. 细胞型控制

机械应力通过调控一系列大分子、表面蛋白、连接在胶原纤维上的整合素的合成，调节椎体系统的细胞内和细胞外基质代谢过程，发挥真正的机械感受器的作用。长期的机械应力激活骨、纤维或肌肉的适应性重塑。基因程序性表达可涉及大量的细胞内外蛋白（激素）、生长因子、酶级联反应及细胞活性调节因子（MAP 激酶、有丝分裂原活化蛋白），也可动员基质细胞（如应变）。这种机械生物学控制使脊柱结构能很快地适应力学稳定性的要求。

6. 神经型控制

①脊髓控制是一种自动的神经控制（反射）。来自传感器的传入信号以不同的速度汇聚到位于前角的运动神经元，这种传导速度取决于突触传递数量（单突触或多突触反射）。平均传导时间为 0.5～20 ms，并随年龄增长而延长。

疼痛信号通常达到一定的阈值后可被后角（门控理论）本体感受信号感知，而任何周围脱髓鞘都可能改变神经传导而破坏这种保护机制。

②大脑控制更为复杂和缓慢（100～1000 ms）。

大脑的反应由时 – 空上相隔较远的一些神经模块产生。

从示意图来看，所谓的大脑皮质主动反应始于任务的初始识别。人的意识及其与环境的联系由刺激从感知区域传递到整合区逐步形成。如视觉的形成就是视觉信号从初级视觉皮质传递到后顶叶区，然后再投射到前额叶皮质区后形成。

下一步是运动计划。此步骤将初始识别信息与之前运动经验相关的感官和感受性记忆（程序性记忆）进行参比。然后，由这些记忆触发相应的运动控制。

运动计划实施需要与平衡需求有关的特定姿势以及与位移有关的每块肌肉具有最佳的力量。因此，必须确定每一块肌肉中肌纤维的收缩类型（慢Ⅰ、快Ⅱa 或Ⅱb）和数量，以及是否需要其他椎旁肌或椎体远处肌肉的参与。如果运动仅仅是维持姿势，肌肉主要是等长收缩。但多数情况下，运动涉及位移，需要肌肉动态性收缩来完成[10]。

大脑控制在选择最有效和（或）最经济的运动控制策略（设置转换或任务切换）时具有极大的灵活性。在很多体育运动、重复性活动时，运动控制可以预先设计[15]。

运动程序在基底神经节的持续控制下进行，在情绪的影响下运动可随时中断、延迟或改变。受试者的注意力程度不同，运动反应会延时1～2s，精确度也会较降低。心理"动机"是运动控制的一个重要参数。

动作的实施（指令）则在辅助运动区形成，然后经由锥体束的轴突进行传导，将指令传递至实际运动区。

同时，运动设计和肌肉控制还需小脑参与完成运动。与锥体束类似，小脑仅占大脑体积的

11%，但却拥有人脑 50% 的神经元。小脑可持续地控制和过滤向下传导至脊髓运动神经元内的皮质信号。

最后，动作程序（大脑功能）通过脊髓到达特定的肌肉，肌肉收缩提供最佳的反应。

7. 输出

系统本质上是一个变量的转换器。输入变量（要完成的任务）被转换为输出变量，这些输出变量就是理想状态下将要完成的任务。

事实上，由于运动设计存在延迟，在信号输入时参数已被调整，多数输出数据并不是最优的参数。

8. 反馈

反馈能确保输出变量与输入变量进行合理的调整。反馈系统将系统对环境作用的数据反馈给控件。这是系统内发生动态变化的基础。

这种装置被称为反馈回路，可分为以下 2 种类型。

● 正反馈回路可以放大系统的行为，以强化调整的行为。

● 相反，负反馈回路往往在动作完成时发挥稳定系统的作用。

整合到脊椎结构中的感觉受体不断向神经控制装置发送数据，而神经控制装置又不断地调整指令。这就涉及正增益或负增益问题，当输入和输出之间的误差接近 0 时，增益亦趋于 0。

反馈对于维持肌肉稳态必不可少，反馈信息在回路中不断循环，因此脊椎系统的功能调整也是不断变化的。

任何一个生命系统的图例只是对实际情况的极端简化。现实中生命系统内并不是单个反馈回路，而是众多相连的反馈数据。系统的性能取决于这些回路中信号的准确性。数据传递中的任何不确定性都是噪音误差，均会导致控件的误差。

（二）脊椎系统的定量分析

系统的定量分析可以是局部分析，也可以是整体分析。

1. 局部分析

局部分析是一种基于结构的简化分析方法，类似于医学上的症候分析。在实际应用时脊椎系统的分析往往被极度简化为一种放射学影像的分析过程。

脊椎成像技术（CT、MRI、EOS……）的巨大进展已使得在许多疾病（尤其是在退行性疾病）的分析中采用更加简化的分析方法。在临床病例讨论会上，这种情况显得有些滑稽。在大多数情况下，治疗方案的选择主要参考影像学的数据，而关于患者的不适和疼痛症状学信息则少得可怜。在病例讨论过程中，实习医生们无法采用更多方式描述患者的症状，导致许多信息丢失。尽管使用智能手机可以获取患者自身的病史和体检情况的视频，有助于临床病例的讨论，但沉迷于这些结果往往会妨碍医生尝试更多了解信息的手段，以获取更多的患者信息。

必须重申，现代影像并不是功能数据，而是一种静态检查，并不一定能解释患者的症状。因为，大多数退行性病变和畸形患者是没有疼痛的，且其功能亦在尚可接受的范围[16]。尽管影像检查必不可少，但必须根据患者的病情进行个性化分析。

脊椎系统失效的评估不能简化为单纯的形态学分析。目前必须从图像进行数值模拟，甚至引入其他一些生理信息，如受力平台数据或表面肌电图。因此，相关技术上的努力和经费上的资助对于细化其他信息的引入十分重要，也可为那些复杂的、效果不确定的脊椎手术结果预测注入新的希望。

2. 整体分析

整体分析就是测量脊椎系统在保持姿态或沿最佳轨迹运动过程中的整体性能。

这是对脊椎系统功能的综合分析方法，类似于评估心肺功能时测量运动状态下最大摄氧量。

工业系统早已采用了这种分析方法，但目前尚未完全整合应用于脊椎分析中。

Oswestry 残疾指数（ODI）量表被广泛用于评估腰椎退行性病变对人体功能的影响。其他评分系统，如 SF36、SF12 等也被用于评估疾病对人体的心理学和社会学影响。

这些评分主要是为了量化手术效果，而不是评估脊柱系统的具体功能参数。

对体力劳动能力的评估亦是如此。这些检查从 20 世纪 80 年代已发展起来（桩荷载试验、Iserhagen 工作系统、Ergos 系统等）。主要方法是让受试者进行模拟工作或增加举重重量等产生整个身体的活动，然后评估受试者的功能等级，但这一方法无法单独检测脊柱的功能状态。Ruan[17] 已证实，对于有某种程度残疾的受试者，这类评估的结果是不可靠的，因此这种方法并不适用于术前预测性评估[18, 19]。

对脊柱手术的具体功能进行全面评估时，必须要单独测量脊柱系统的具体性能（强度、耐力），以便评估患者能不能通过手术获益，特别是多节段融合手术的患者。胸腰椎多节段的僵硬会不可避免地引起脊柱生物力学改变，特别是当融合节段包括骨盆时，髋部的弯矩会明显增加。因此，可靠的脊椎系统术前评估必须对患者耐受手术不良反应的能力做出良好预测。在以下描述的评估方法和系统中，我们可以看到这种良好的预测能力。

自 20 世纪 80 年代以来，使用最多的设备是等速装置 [Aristokin（Biometrics）、Cybex（Medimex）、Prothia（Broda）等]。它们的工作原理是保持与阻力一致的恒定速度，测量的不是力而是力及其杠杆在测力计上产生的扭矩。检测可以是向心性或离心性的收缩模式，检测获得的参数如下。

- 线速度（cm/s）或角速度（°/s）。
- 最大力矩。
- 最大做功（Nm）。
- 最大功率（J）。

- 最大效率角。

对于同一受试者、同一装置和同一检查者，检测的重复性良好。这些设备主要在欧美国家应用，特别是在德国。但其购买成本昂贵（50000～90000 欧元）、运行和维护成本极高，成为这些设备不能广泛推广的主要原因。尽管所获得的数据可以对受试者的脊柱系统功能等级做出较为准确的评估，但由于等速动力学所施加的条件与真实脊柱的稳定性参数不符，结果仍会有一定误差。此外，这些设备无法测量控制性能、反馈增益和系统的鲁棒性。最后，这些设备也很难进行数值模拟，因此我们更需要发展基于系统科学的评估方法，以获取这些对判断系统适应性至关重要的参数[20-23]。

基于系统科学的分析方法：这种方法的原理是将系统视为一个黑匣子。在输入变化时，输出的变化是可测量的（图 29-3）。因此，可以研究系统的一般特性，即稳定性、优越性、鲁棒性[7]。

对于脊柱，该方法的原理是让受试者坐在装有受力平台的不稳定座椅上，或站在受力平台上，并在骨盆水平施加精确的动态应力，该动态应力通过用电位计测量角位移进行控制。

测量的数据包括位移、速度、力、建立平衡的延迟、误差信号（输入和输出之间的差异）、增益控制等。同时计算系统的鲁棒性，数据结果以图的形式表示（更多细节请参见参考文献 [7, 24-27]）。

与获得心脏压力检测类似，这种方法可以对脊椎系统的功能评估进行数值模拟。通过调整一些重要参数实现模拟，以建立具有预测作用的不同场景。其他的一些参数，如测量反射的表面肌电图和本体感受分析等，也可与这一方法相结合

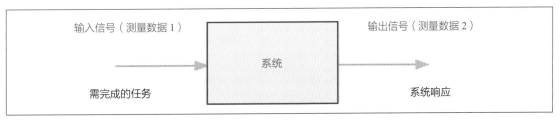

▲ 图 29-3　系统分析法

应用[7, 11, 24, 28-30]。

最终，这种基于系统分析的特定评估方法，可以通过实验数据的采集，实现对脊椎的系统功能状态的评估。

由此，我们就可以用数学的方法来确切地描述在静态或动态平衡基准上的系统整体行为，并计算处于最佳状态时的性能（设定高度、平衡建立的速度、平衡维持的时间……），以及受到内部或外部干扰的情况下维持这些性能的鲁棒性。

3. 性能

分析实验（或模拟）获得的数据，可以定性、定量地评估系统的性能，包括以下几个方面。

- 稳定性。
- 优越性（精度、速度、阻尼）。
- 鲁棒性。

稳定性：指无论是维持姿势还是运动，当输出状态与输入的初始目标相匹配时，整个过程都是稳定的。如保持直立前倾斜约30°或非支撑性提重物20kg等行为。

在此，我们可以用行动目标来重新定义稳定的概念[29]。

性能（力量）的大小是由指令的级别决定。耐力（来源于随时间变化的功率）则与指令的时间相对应[11, 31]（图29-4）。

性能和能量成本是相关联的。施加的力主要由肌肉的收缩与其他肌群协同完成。而肌肉过度收缩导致的椎间活动节段过度僵硬并不能增加椎体的稳定性，特别是在动态平衡中[32-34]。这种协同肌肉过度的收缩造就了急性下腰痛的特征。

稳定性是指系统能够准确、快速地达到预期目标的能力。误差信号则表示输入和输出参数之间的时间差。

速度是系统对输入信号变化做出反应所需的时间（响应时间）。

最后，振荡阻尼性也是一个重要的参数。

鲁棒性则是指系统在内部或外部干扰下和不确定性的条件下仍能保持其功能的特性[26, 27, 35]。事实上，尽管有时反馈给控件的信息量很大，脊

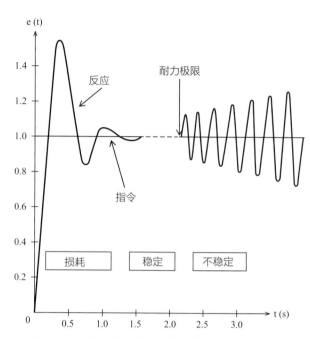

▲ 图29-4　在指令与疲劳引起的不稳定的相互作用下，静态平衡的稳定性损耗

椎系统的性能仍能控制在一个近似范围内。鲁棒性允许椎体系统在各参数存在一定不确定性的情况下基本正常运行。

生物系统鲁棒性的基础之一是各成分和控制的极度冗余，这有助于系统在所有方面均能保持稳定性。

鲁棒性与稳定性并不是相同的概念。因此，可以通过适度地降低稳定性，来提高系统鲁棒性的[34]。

与其他所提到的参数一样，在系统的整体检测中鲁棒性是一种可测量参数（图29-5）。

三、脊椎系统的故障因素

脊椎系统的功能障碍包括脊柱及其"软性封套"的结构异常，也包括控件的失效和（或）相互作用的障碍。

（一）与脊椎结构有关的故障

脊椎退行性病变（椎间盘、骺板、关节突关节和周围韧带）由急性（创伤性）或慢性的机械负荷过重引起。脊柱侧弯或后凸畸形是诱发因素，而遗传因素和年龄则也扮演着重要的角色。

当反复的机械应力大于椎体结构的阻力和阻

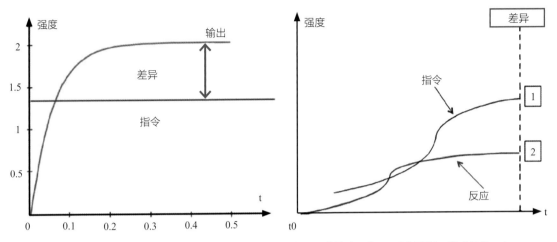

▲ 图 29-5 精度由指令与响应的差值表示。静态平衡，正常轨迹（左）；动态平衡，扰动轨迹（右）

尼性时，椎间盘的营养供给可发生改变。这会降低相关组件的机械性能。并同时在细胞水平上启动细胞凋亡、炎症级联反应和适用性重塑现象的退化。所有这些因素在循环因果关系中发挥相互作用。

胸腰椎肌肉组织（在力量和耐力方面）的不足是脊椎系统退行性变的主要因素 [10, 15, 25, 36]，特别在老年患者（肌少症）中，肌肉组织不足是退行性后凸的始动病因。随着胸 – 盆屈曲力矩的减少，这些脊柱畸形能展现出椎体结构的力学特性改变以适应后方薄弱的肌群（后方伸肌、臀肌和筋膜）。矫正这类畸形及长节段胸椎至骨盆的广泛融合，将不可避免地导致弯曲力矩的增加，而对于某些患者可能无法适应这种变化。

对于运动能力要求高的患者，术前几个月的康复锻炼可显著改善肌肉性能 [37]。

（二）传感器障碍

传感器失效源于年龄有关的感觉和（或）感觉受体退化。由此产生的信号劣质化会导致噪声增加，并在控制水平弱化系统性能。这种本体感觉的异常，因具备足够的鲁棒性，系统可能依然稳定，因此，在外科评估时很可能会被遗漏。适当的术前处理可改善本体感觉障碍。

（三）控制相关的障碍

当然，许多中枢的疾患可以改变指令系统。这在帕金森病及其他退行性脑脊髓病变中尤为常

见，在老年人应予以常规评估。

缺乏对反馈整合的控制是导致功能障碍的常见原因。在这种情况下，即使单纯的腰痛，也可通过异常的肌肉协同活动诱发过度的腰部僵硬和疼痛 [32-34, 38]。

情感障碍也会干扰运动的启动和延续。因此，在进行外科手术决策时，单纯的直观评估是远远不够的。

四、结论

脊柱外科医生必须能够充分预测不确切技术带来的不良反应，并考虑每例患者的具体情况。尤其需对经椎弓根截骨等广泛椎体关节融合术的患者进行术后功能预测。因为这些治疗可能给患者带来严重损害，特别是一些体质虚弱的患者。

在制订手术方案时，我们往往过度依赖常规影像学检查结果。我们应大力发展脊椎运动学的数字仿真研究，并能将该项技术常规应用于临床。

经验丰富的外科医生通过纠正患者畸形可获得满意的疗效。但是证据表明，在许多情况下，尽管获得满意的角度矫正和关节融合，但现有手术并不能减轻所有患者的疼痛，改善所有患者的功能，部分患者的病情还是会加重。在大手术方案制订时，因缺乏数据的支撑使得手术疗效无法预测，而在老年患者中往往还伴发多种疾病。根据以往经验，我们已发现儿童脊柱侧弯手术疗效

的决定因素主要取决于良好的结构矫形及具备良好的脊椎系统鲁棒性。但这一结论显然并不适用于老年患者退变性脊柱畸形的治疗。

系统分析可为复杂脊柱手术的设计开辟新的视野。与其他医学专业一样，它可以在外科手术和脊柱疾病康复领域带来决定性的战略转变。

参考文献

[1] De Rosnay J. Le macroscope. Paris: Seuil; 1975.

[2] Donnadieu G, Quarks M. La systémique: penser et agir dans la complexité. Paris: Liaisons; 2002.

[3] Durand D. La systémique. PUF; 2013.

[4] Forrester JW. Principles of systems. Cambridge: MIT Press; 1969.

[5] Le Moigne JL. La modélisation des systèmes complexes. Paris: Dunod; 1999.

[6] Von Bertalanffy L. Théorème général des systèmes. Malakoff: Dunod; 2012.

[7] Xu Y, Choi J, Reeves NP, Cholewicki J. Optimal control of the spine system. J Biomech Eng. 2010;132:051004.

[8] Carlson JM, Doyle J. Complexity and robustness. Proc Natl Acad Sci U S A. 2002;99(Suppl 1):2538–54.

[9] Kitano H. Biological robustness. Nat Rev Genet. 2004a;5:826–37.

[10] Granata KP, Slota GP, Bennett BC. Paraspinal muscle reflex dynamics. J Biomech. 2004a;37:241–7.

[11] Lariviere C, Bilodeau M, Forget R, Vadeboncoeur R, Mecheri H. Poor back muscle endurance is related to pain catastrophizing in patients with chronic low back pain. Spine. 2010a;35:E1178–86.

[12] Corey DP, Roper SD, editors. Sensory transduction: Society of General Physiologists, 45th Annual Symposium. Marine Biological Laboratory, Woods Hole, Massachusetts 1991. New York: Rockefeller University Press; 1992.

[13] Swinkels A, Dolan P. Regional assessment of joint position sense in the spine. Spine. 1998;23:590–7.

[14] Buxton DF, Peck D. Neuromuscular spindles relative to joint complexities. Clin Anat. 1989;2:211–24.

[15] Van Daele U, Hagman F, Truijen S, Vorlat P, Van Gheluwe B, Vaes P. Differences in balance strategies between nonspecific chronic low back pain patients and healthy control subjects during unstable sitting. Spine. 2009;34:1233–8.

[16] Panjabi MM. The stabilizing system of the spine. Part I. Function, dysfunction, adaptation, and enhancement. J Spinal Disord. 1992;5:38–9.

[17] Ruan CM, Haig AJ, Geisser ME, Yamakawa K, Buchholz RL. Functional capacity evaluations in persons with spinal disorders: predicting poor outcomes on the Functional Assessment Screening Test (FAST). J Occup Rehabil. 2001;11(2):119–32.

[18] Brouwer S, Reneman MF, Dijkstra PU, Groo-Thoff JW, Schellekens JMH, Goeken LNH. Test-retest reliability of the Isernhagen work systems functional capacity evaluation in patients with chronic low Back pain. J Occup Rehabil. 2003;13(4):207–18.

[19] Hazard RG, Reeves V, Fenwick JW. Lifting capacity. Indices of subject effort. Spine. 1992;17:1065–70.

[20] Gremion G, Mahler F, Chantraine A. Mesures isocinétiques de la force musculaire du rachis: influence de l'âge, de l'activité physique et des lombalgies. Ann Readapt Med Phys. 1996;39:439.

[21] Luoto S, Hupli M, Alaranta H, Hurri H. Isokinetic performance capacity of trunk muscles. Part II: coefficient of variation in isokinetics in maximal effort and in submaximal effort. Scand J Rehabil Med. 1996;28:207–10.

[22] Vézirian T, Voisin P, Vanhee JL. Evaluation isocinétique des fléchisseurs et extenseurs du tronc avec et sans correction de la gravité. Ann Kinesithé. 1996;23:62–7.

[23] Timm KE. Clinical applications of a normative database for the Cybex TEF and TORSO spinal isokinetic dynamometers. Isokinet Exerc Sci. 1995;5:43–9.

[24] Lariviere C, Kearney R, Mecher H, Ludwig D, Shirazi-Adl A, Gagnon D. Évaluation biomécanique des déterminants de la stabilité lombaire. Rapport IRSST; 2012. R.742.

[25] Hoshino Y, Nakamura K, Kariya Y, Saita K, Ito K. Trunk muscle weakness as a risk factor for low back pain. A 5-year prospective study. Spine. 1999;24:54–7.

[26] Reeves NP, Popovich JM, Priess MC, Cholewicki J, Choi J, Radcliffe CJ. Reliability of assessing trunk motor control using position and force tracking and stabilization tasks. J Biomech. 2014;47(1):44–9.

[27] Reeves NP, Everding VQ, Cholewicki J, Morrisette DC. The effects of trunk stiffness on postural control during unstable seated balance. Exp Brain Res. 2006;174:694–700.

[28] Granata KP, Rogers E, Moorhouse K. Effects of static flexion-relaxation on paraspinal reflex behaviour. Clin Biomech. 2005;20:16–24.

[29] Jacazinski RJ, Flash JM. Control theory for humans: quantitative approaches to modelling performance. Mahwah: Lawrence Erlbaum Associates; 2003.

[30] Van Daele U, Huyvaert S, Hagman F, Duquet W, Van Gheluwe B, Vaes P. Reproducibility of postural control measurement during unstable sitting in low back pain patients. BMC Musculoskelet Disord. 2007;8:44.a.

[31] Granata KP, Slota GP, Wilson SE. Influence of fatigue in neuromuscular control of spinal stability. Hum Factors. 2004b;46: 81–91.

[32] Moorehouse K, Granata K. Role of reflex dynamics in spinal stability: intrinsic muscle stiffness alone is insufficient for stability. J Biomech. 2007;40:1058–65.

[33] Radebold A, Cholewicki J, Polzofer GK, Greene HS. Impaired postural control of the lumbar spine is associated with delayed muscle response times in patients with chronic idiopathic low back pain. Spine. 2001;26:724–30.

[34] Reeves NP, Narendra KS, Cholewicki J. Spine stability: the six blind men and the elephant. Clin Biomech. 2007;22: 266–74.

[35] Slota GP, Granata KP, Madigan ML. Effects of seated wholebody vibration on postural control of the trunk during unstable seated balance. Clin Biomech. 2008;23:381–6.

[36] Cholewicki J, Silfies SP, Shah RA, Greene HS, Reeves NP, Alvi K, Goldberg B. Delayed trunk muscle reflex responses increase the risk of low back injuries. Spine. 2005;30:2614–20.

[37] McGill SM. Low back stability: from formal description to issues for performance and rehabilitation. Exerc Sport Sci Rev. 2001;29:26–31.

[38] Potvin JR, O'Brien PR. Trunk muscle co-contraction increases during fatiguing, isometric, lateral bend exertions. Possible implications for spine stability. Spine. 1998;23: 774–8.

第 30 章

脊椎运动学
Kinematics of the Spine

Jean Marc Vital J.Sénégas C.Garnier H.Bouloussa 著

李 浩 译 张 宁 陈其昕 校

根据 Junghanns 提出的"椎间活动节段叠加"基本原理，脊柱具有很大柔韧性。脊柱的活动度可被定义为沿 3 个互相垂直轴（X 轴、Y 轴和 Z 轴）活动。病理状态下，3 个轴的运动发生改变，特别是 3 个轴的旋转运动（图 30-1）。

- 沿横向 X 轴旋转：屈伸。
- 沿垂直 Y 轴旋转：左右旋转。
- 沿前后 Z 轴旋转：左右倾。

因此，椎间关节具有 6 个自由度（degrees of freedom，DOF），包括 3 个平移自由度和 3 个旋转自由度[1]。

椎间盘和 2 个小关节可以理解为 3 个共轴的关节，椎间活动不存在锁定位置（图 30-2）。当受到微小或整体创伤等极限状态时，椎间盘和骨性的张力带稳定结构将被破坏。

Panjabi[2] 认为脊柱功能单元（spinal functional unit，SFU）在负荷状态下的运动范围（range of motion，ROM），需要经过一个中性区和弹性区后才到达最大值。中性区是在椎间活动范围内最靠近休息位的部分，此时关节的活动度最大，椎间

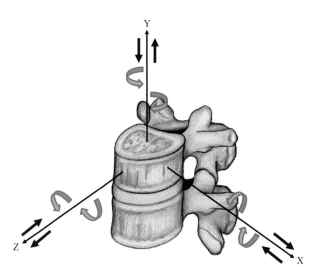

▲ 图 30-1　脊柱沿 3 个轴的运动

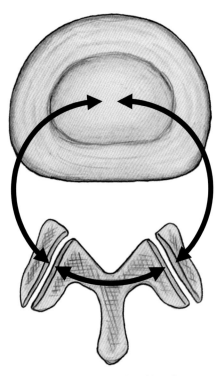

▲ 图 30-2　椎间同轴活动

活动的阻力最小。弹性区则是于介于中性区和最大活动度之间的椎间活动度。有趣的是，在椎间盘退变的情况下，中性区和平移活动会同时增加，表明脊柱存在不稳定（图 30-3 和图 30-4）。

一、脊柱活动度测量方法

测量方法包括体外测量和体内测量。

（一）体外测量

体外测量通常在尸体标本上进行，受试者为老年人，所有肌肉韧带等组织都要去除，因此，体外测量的角度值通常大于活体检测值。测量方式主要有位移传感器、超声波或 X 线。

（二）体内测量

体内测量主要评估主动的脊柱整体和节段间的活动性。测量手段多种多样，包括简单的测角仪或倾斜仪（液体或重力），以及精确的电子设备（颈椎运动度或 CROM）[3]、电子测角仪、磁性设备（如 Fastrack 或 Isotrack 等）[4]、超声波设备（Zebris）、视频透视和光电设备（Vicon）。

医学影像学检测方法包括动态 X 线、射线电影摄制术、CT 和 MRI。

动态影像学检查临床应用广泛，包括颈椎和腰椎检查评估。在这些图像上，可以测量屈伸度，有时还能测量左右侧屈角。旋转度的测量最好通过 CT 检查进行。

颈椎屈伸动力位片要求受试者坐位，并将下颌尽量接触胸骨，以测定颈椎屈曲度，然后尽可能将头后伸，以测量颈椎伸展度。腰椎屈伸动力位片则有不同的技术。Putto[5] 的方法是让患者取坐位或站立位，并以臀部为支撑，做腰椎极度伸展、极度弯曲（图 30-5）；作者认为若患者体位的屈曲和伸展不足会减小检出率。在瑞典椅上同样可以检查腰椎屈伸度，但主要用于评估脊柱是否融合 [6]（图 30-6）。Wood[7] 在脊椎滑脱患者中发现，仰卧位检查屈伸度比站立位更为精确。

Weitz[8] 研究了侧方倾斜的动态图像，以识别腰椎间盘突出症的间接征象；Dupuis[9] 研究了侧方侧倾时的动态射线照片，以识别不稳定迹象。

一般来说，椎间不稳的定义是屈伸活动椎间角活动度大于 10°[9]，甚至是 20°[10]；椎体移位超过 3mm[11]、4mm[9]，甚至 5mm[10]。

图像软件使节段间活动度的评估更加精

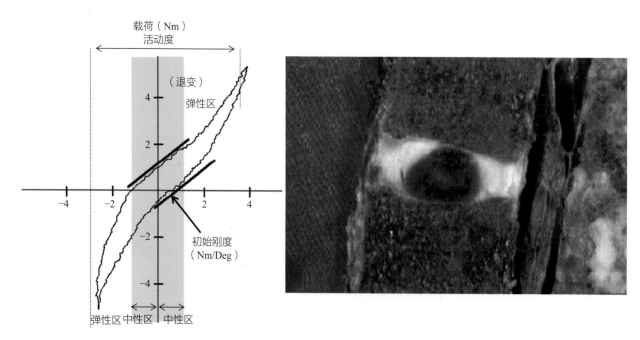

▲ 图 30-3　正常脊柱活动节段的中性区和弹性区

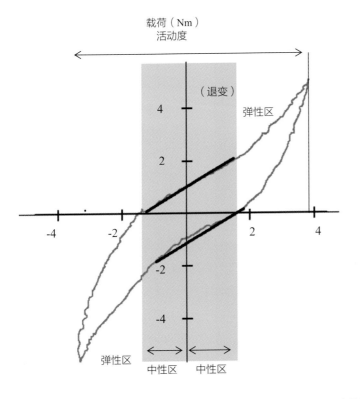

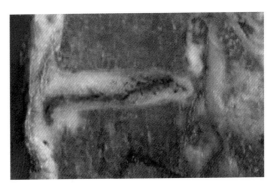

▲ 图 30-4　退变节段中性区和弹性区

确，并可以计算瞬时旋转中心（ICR）的位置[6]。Gertzbein[12] 在尸体研究中证实在退变和不稳定的椎间节段的 ICR 离散趋势明显（图 30-7）。

在躯干前倾不平衡时，评估腰骶部活动度对于判断患者骨盆的纠正性后倾能力至关重要。根据 Hovorka 在 "髋关节伸展的保留及其与脊柱的关系" 中所述，我们可以测量单腿弓步站立时的骨盆前倾程度，也可以按照 Lazennec[13]（图 30-8）所述，在俯卧位，股骨下放置缓冲垫使股骨处于过伸位下进行测量（图 30-9）。

CT 应用较少，但有助于评估椎体水平旋转。已被 Penning[14] 等用于颈椎评估，被 Morita[15] 用于评估胸椎屈伸，被 Fujimori[16] 用于评估胸椎侧屈。Husson[17] 提出，如在旋转扫描片发现异常序列，则提示存在腰椎不稳。

动态 MRI 主要用于评价椎管的神经结构，Vitzhum[18] 通过 MRI 来评估胸椎运动。

Ebara[19] 首次描述了术中刚度测量技术，在术中对受试验节段的相邻棘突进行撑开，并测定撑开的作用力（F）和移位（D）情况，根据刚度与 δF/δD 成正比的定律（图 30-10），来计算受试腰椎节段的刚度。不稳定节段的刚度较低，其特点是在较小的撑开作用力下产生较大的移位。Brown[19] 开发了一种自动装置，可以最好地校正作用力的强度。与 Hasegawa[21] 一样，Brown 在这一研究领域经验丰富，他认为弹性固定或刚性固定适应证应根据刚度测量结果来确定。

二、脊柱活动度

图 30-11 描述颈胸腰椎在屈曲、伸展、旋转和侧屈时的运动幅度。

整体活动度见图 30-12 至图 30-14。

脊柱整体前屈的活动度为 145°～150°，其中颈椎平均 70°、胸椎平均 30°、腰椎平均屈曲度 45°。

脊柱整体后伸活动度为 165°，其中颈椎平均 80°、胸椎 40°、腰椎 45°。

脊柱整体侧屈的活动度为 65°～80°，其中颈

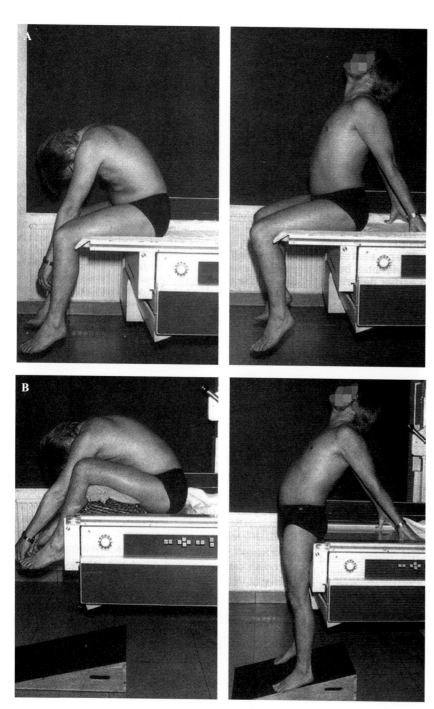

◀ 图 30-5　腰椎过伸过屈检查方法
（**Putto** 法）

椎 15°～30°、胸椎为 30°、腰椎平均 20°。

　　脊柱整体旋转活动度为 90°～95°，其中颈椎为 50°、胸椎为 30°、腰椎为 10°。

　　表 30-1 总结了不同作者报道的胸椎活动度。

　　White 和 Panjabi[2] 在体外研究中已证实，倾斜和旋转这两个运动常常是反射性或自动相关联的（图 30-15）。

　　最近，Ishii[22, 23] 发现下颈椎的侧方倾斜和旋转方向相同，但在上颈椎两者相反（图 30-16）。Fujimori[16] 同样证实了两者的这种联系。

　　Castaing[24] 绘制了颈椎屈伸（图 30-17）、颈椎侧屈（图 30-18）、颈椎旋转（图 30-19）、胸椎不同活动（图 30-20）及腰椎不同活动的示意图（图 30-21）。

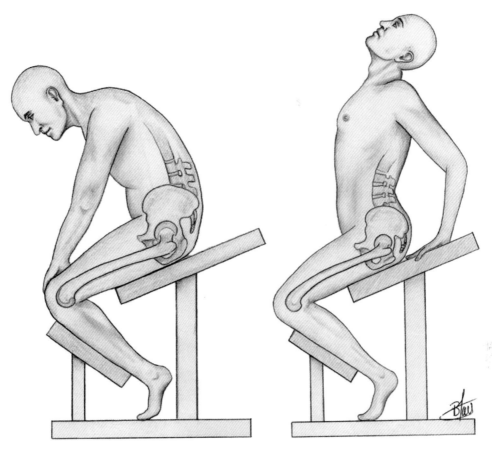

▲ 图 30-6 瑞典椅上腰椎过伸过屈动力位片的检查方法（根据 Templier 报道）

屈伸活动　　　　　　　　　右倾

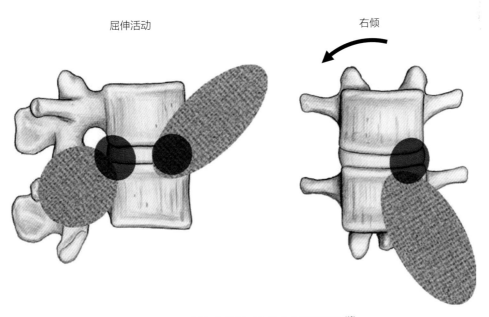

▲ 图 30-7 退变节段顺时旋转中心出现离散[12]

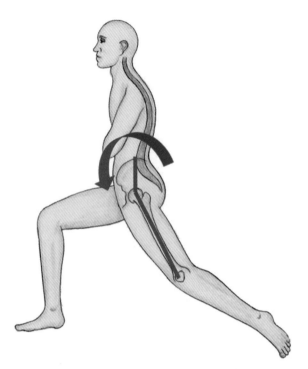

▲ 图 30-8　测量骨盆前屈、髋关节过伸的后弓步示意图

表 30-1　胸椎整体活动度

作　者	屈　伸	侧　屈	单侧旋转
Louis [22]	50°	20°	35°
White 和 Panjabi [2]	62°	36°	32.5°
Vanneuville [45]	64°	35.5°	36°
Castaing [24]	70°	30°	30°
Kapandji [23]	70°	–	37°

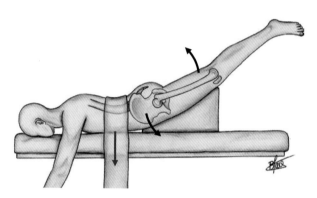

▲ 图 30-9　骨盆后旋复位示意图

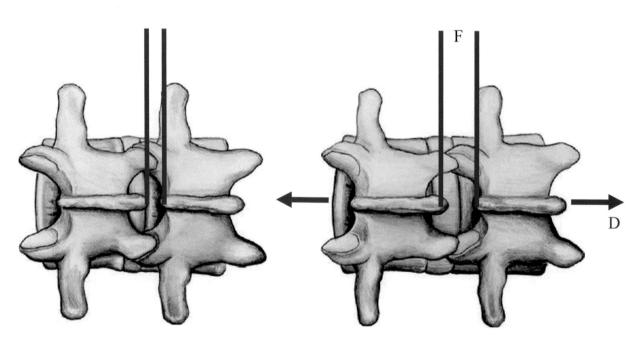

▲ 图 30-10　术中刚度测量示意图（Ebara 示意图）[20]，$R = \delta F / \delta D$

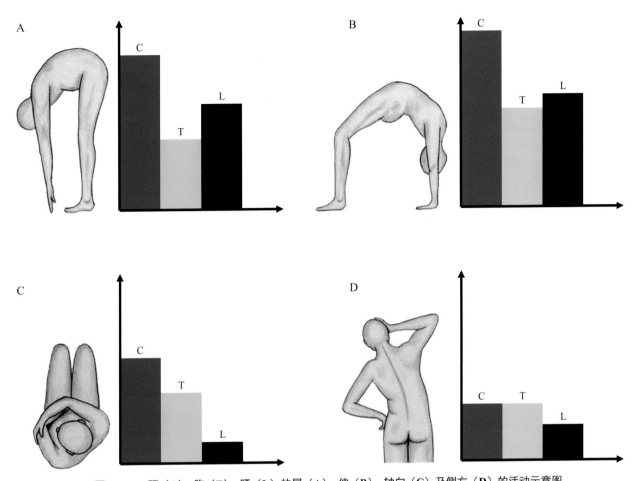

▲ 图 30-11　颈（**C**）、胸（**T**）、腰（**L**）的屈（**A**）、伸（**B**）、轴向（**C**）及侧方（**D**）的活动示意图

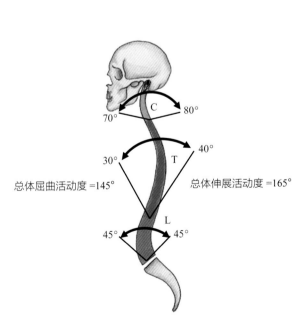

▲ 图 30-12　脊柱整体屈伸活动度
C. 颈椎；T. 胸椎；L. 腰椎

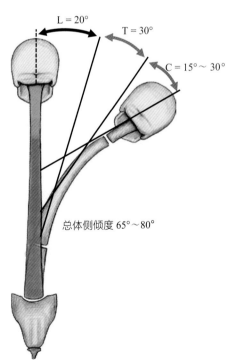

▲ 图 30-13　脊柱整体侧方活动度
C. 颈椎；T. 胸椎；L. 腰椎

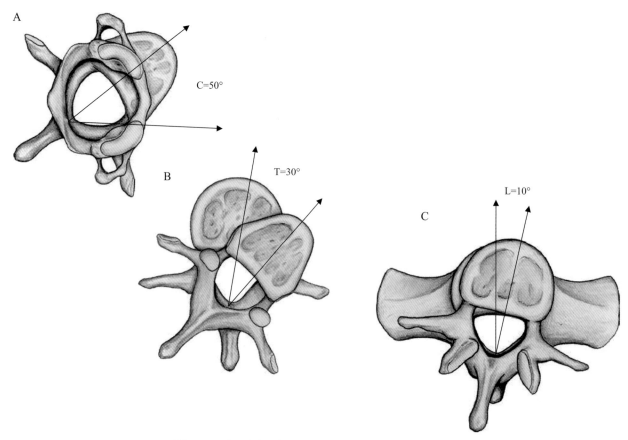

▲ 图 30-14　颈（**A**）、胸（**B**）、腰（**C**）的侧方整体旋转活动度
C. 颈椎；T. 胸椎；L. 腰椎

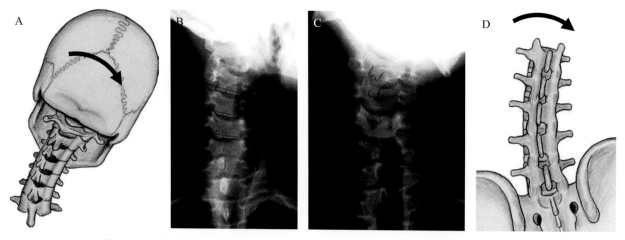

▲ 图 30-15　在颈椎（**A**）、倾斜（**B**）、旋转（**C**）和腰椎（**D**）中自动关联的倾斜和旋转运动

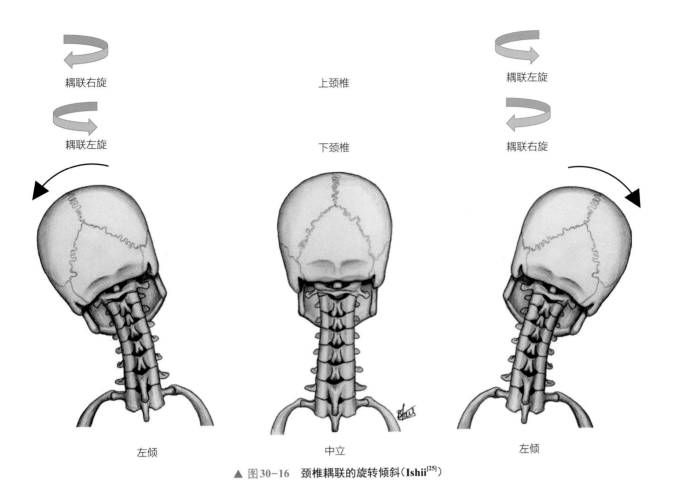

▲ 图 30–16　颈椎耦联的旋转倾斜（Ishii[25]）

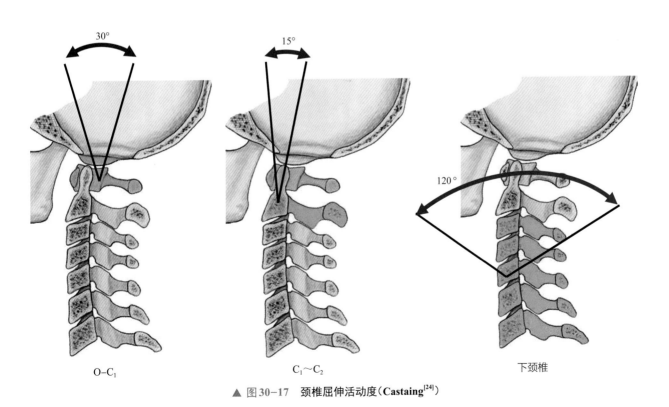

▲ 图 30–17　颈椎屈伸活动度（Castaing[24]）

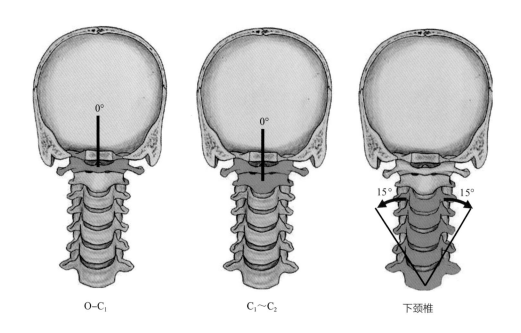

▲ 图 30-18　颈椎侧倾活动度（Castaing [24]）

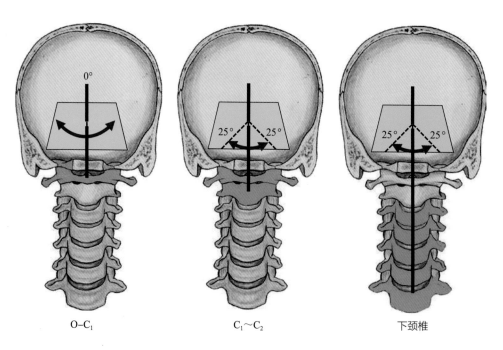

▲ 图 30-19　颈椎旋转活动度（Castaing [24]）

Ordway[26] 绘制了颈椎屈曲 – 伸展活动动态图，表明颈椎存在前伸（或前突）和后缩运动。在前伸时，$C_3 \sim C_7$ 屈曲，$O-C_1-C_2$ 相对伸展。后缩时，$C_3 \sim C_7$ 伸展，$O-C_1-C_2$ 相对屈曲（图 30-22 ）。

通过 CT 检查，Morita[15] 发现胸椎屈伸活动度为 31.7°，Fujimori[16] 发现胸椎侧屈活动度为 25°。

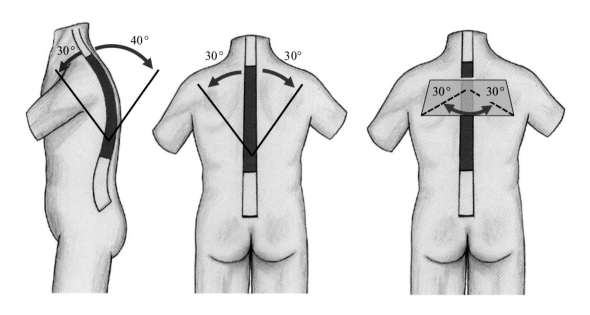

▲ 图 30-20　胸椎活动度（Castaing [24]）

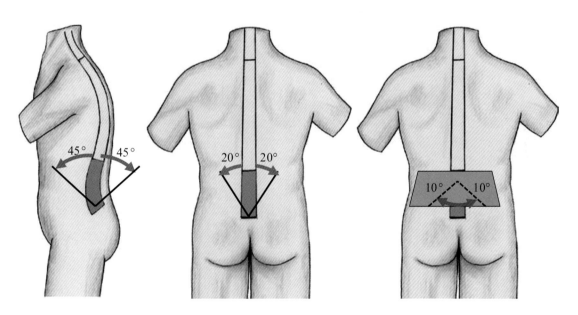

▲ 图 30-21　腰椎活动度（Castaing [24]）

（一）节段活动度分析

前面已经提及脊椎节段活动主要是旋转，还有一些移位，后者的活动度明显较小。若活动度明显增大，则提示存在异常病变。

（二）上颈椎（O-C₁-C₂）

在上颈椎水平（O-C₁-C₂），表 30-2 总结了不同作者提出的活动度。尽管寰枕关节表面呈球状，但实际上 O-C₁ 只有屈伸运动；在屈曲时枕骨髁相对于 C₁ 上关节面发生后移，在伸展时则

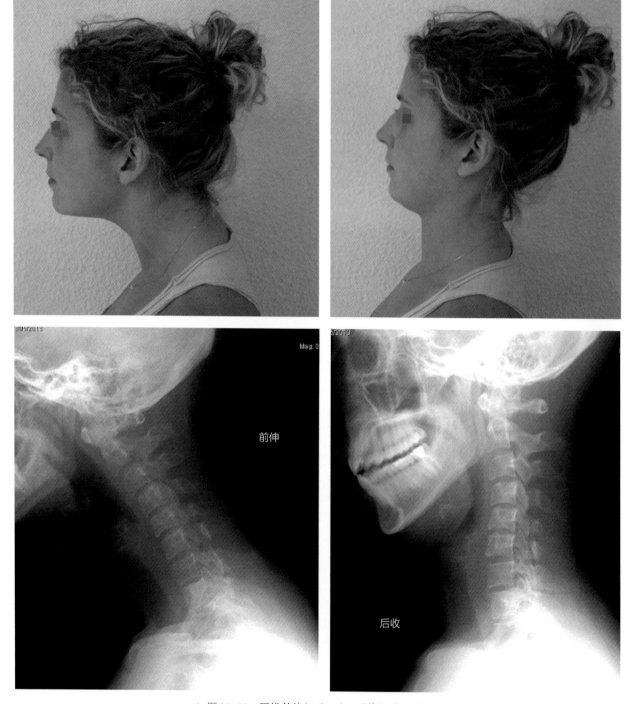

前伸

后收

▲ 图 30-22　颈椎前伸（**A** 和 **C**）、后收活动（**B** 和 **D**）

前移，运动中心在枕部（图 30-23）。

　　C_1~C_2 水平屈曲时，C_1 的后弓弧与 C_2 的后弓弧稍微失去平行，而 C_1 并没有向前位移，后者只发生在颈椎高度不稳定时。伸展时，C_1 后弓弧则向后倾斜。运动中心在 C_1 侧块关节的中间

（图 30-23）。

　　旋转活动是 C_1~C_2 的基本活动，单侧的旋转幅度均大于 25°，C_1~C_2 的旋转活动度占颈椎旋转活动度的 50%。在寰枢关节旋转中，旋转方向的对侧，C_1 下关节向前方移动，旋转方向侧，

表 30-2　上颈椎活动度

作　者	O–C₁			C₁~C₂		
	屈　伸	侧　屈	轴向旋转	屈　伸	侧　屈	轴向旋转
Roy Camille [27]	50°	15°~20°	0°	10°	5°	40°
Brugger [28]	15°	0°	0°	15°	0°	80°
White 和 Panjabi [2]	25°	8°	0°	25°	0°	47°
Penning [29]	30°	5°	2°	30°	5°	81°
Louis [22]	20°	8°	8°	0°	0°	48°
Wen [30]	28.5°	8.3°	–	25.5°	9.8°	–
Watier [31]	28.7°	6.7°	11°	22.3°	9.3°	71°

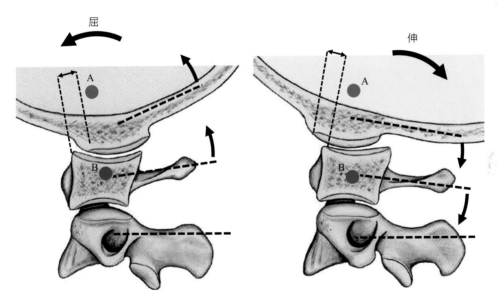

▲ 图 30-23　O–C₁–C₂ 屈伸活动度
A. 寰枕关节 ICR；B. C₁~C₂ 关节活动度

C₁ 下关节则向后方滑动（图 30-24）。这种现象在张口位片上可表现为枢椎齿状突（O）和 C₁（A）侧块之间 AO 距离的不对称性（图 30-25），不能将此现象认为是病理性的或 C₁~C₂ 旋转半脱位。

　　旋转运动的 ICR 位于齿状突中间，即两侧侧块的中点和前寰枢轴上。Castaing[24] 认为存在两种旋转类型。一种围绕齿状突旋转，两侧

C₁~C₂ 关节做对称性位移，另一种围绕一侧固定的 C₁~C₂ 关节进行旋转（图 30-26）。有趣的是，C₁~C₂ 旋转半脱位具有两种类型，分别涉及这两种旋转方式。最后，图 30-27 显示在 C₂~C₃ 存在 8° 的侧方倾斜活动，在 O–C₁ 存在 3° 的侧方倾斜活动，而在 C₁~C₂ 处几乎没有侧方倾斜活动。

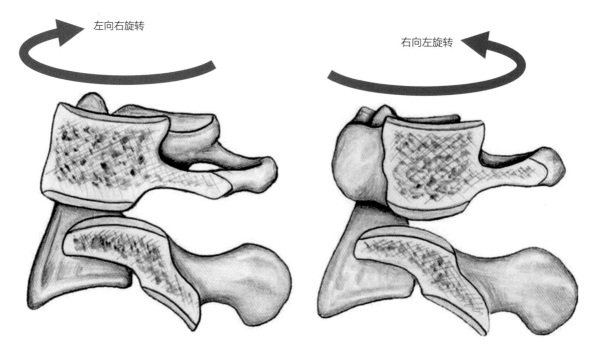

▲ 图 30-24　C_1～C_2 旋转活动

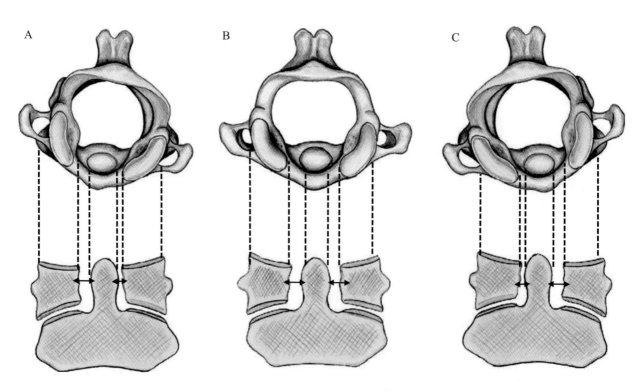

▲ 图 30-25　C_1～C_2 冠状面投射，旋转状态下不对称（**A** 和 **C**），无旋转状态下对称（**B**）

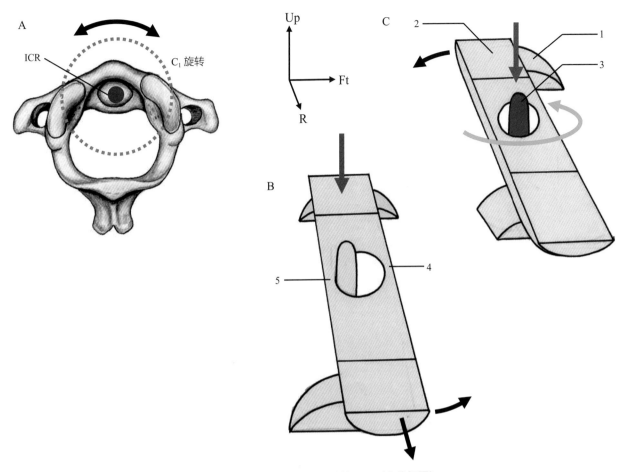

▲ 图 30-26　C₁～C₂ 旋转活动的 ICR（上位视图）
1. C₂ 上关节面；2. C₁ 上关节面；3. 齿状突；4. C₁ 前弓；5. 横韧带

（三）下颈椎

表 30-3 至表 30-5 为不同文献报道的体内外研究的下颈椎活动度。C₅～C₆ 节段活动度最大，特别是屈伸活动，退行性不稳定在这一节段也最为常见。每一节段旋转和侧方倾斜的活动度略有不同。C₇～T₁ 在所有节段中活动度最小。

对于某一特定节段，屈伸活动时 ICR 位于下位椎体下部的中间（图 30-27）。White 和 Panjabi[2] 发现下颈椎的 3 种活动的 ICR 均位于下位椎体水平（图 30-28）。

Watier[31] 提供的表 30-6 显示颈椎在屈伸和侧屈活动期间观察到的正常前后和侧方移位程度。这些结果经常应用于临床，可能是根据以下几点确定的。

● 在 C₂～C₃ 中，屈曲时可能存在 2.5～3.5mm 的生理性前移（尤其在儿童做 C₂～C₃ 屈曲时）

● 而在 C₃～C₇ 的前移可以在 1.5～2mm。超过这一限度，即存在颈椎不稳定，就像在颈椎严重损伤时的不稳定，位移可超过 3mm。

（四）胸椎

因为胸腔存在，明显限制了胸椎节段间的活动性，胸椎活动度明显减少。下胸椎的屈伸活动度是上胸椎的 3 倍。同时两者的旋转活动几乎为零。横向倾斜活动度在所有水平上是平均分配的（表 30-7）。ICR 在屈曲、倾斜和旋转时位于下位椎体中部（图 30-29）。

（五）腰椎

腰椎活动度主要存在于 L₄～L₅ 和 L₅～S₁ 节

表 30-3　下颈椎屈伸活动度

作 者	下颈椎屈伸活动度					
	$C_2\sim C_3$	$C_3\sim C_4$	$C_4\sim C_5$	$C_5\sim C_6$	$C_6\sim C_7$	$C_7\sim T_1$
White 和 Panjabi [2]	8°	13°	12°	17°	16°	9°
Penning [29]	12°	18°	20°	20°	15°	–
Louis [22]	15°	15°	20°	22°	18°	10°
Dvorak [32]	12°	17°	21°	23°	21°	–
Wen [30]	11.8°	14.7°	13.3°	13.8°	12.3°	
Watier [31]	7.3°	10.8°	13.8°	13.4°	10.8°	
Lansade [33]	9°	16°	17°	17°	14°	–

表 30-4　下颈椎侧方倾斜度

作 者	下颈椎侧屈活动度					
	$C_2\sim C_3$	$C_3\sim C_4$	$C_4\sim C_5$	$C_5\sim C_6$	$C_6\sim C_7$	$C_7\sim T_1$
White 和 Panjabi [2]	10°	11°	11°	8°	7°	4°
Penning [29]	6°	6°	6°	6°	6°	–
Louis [22]	10°	12°	12°	8°	9°	10°
Dvorak [32]	12.6°	13.4°	11°	10.6°	9.2°	–
Wen [30]	6.7°	6.7°	10.5°	11.2°	8.6°	
Watier [31]	4°	3°	3°	4°	6°	
Lansade [33]	6°	9°	8°	9°	11°	–

表 30-5　下颈椎旋转活动度

作 者	下颈椎旋转活动度					
	$C_2\sim C_3$	$C_3\sim C_4$	$C_4\sim C_5$	$C_5\sim C_6$	$C_6\sim C_7$	$C_7\sim T_1$
White 和 Panjabi [2]	9°	11°	12°	10°	9°	8°
Penning [29]	6°	13°	13.6°	13.8°	10.8°	–
Louis [22]	12°	12°	14°	12°	12°	12°

（续表）

作　者	下颈椎旋转活动度					
	$C_2 \sim C_3$	$C_3 \sim C_4$	$C_4 \sim C_5$	$C_5 \sim C_6$	$C_6 \sim C_7$	$C_7 \sim T_1$
Watier[31]	9.5°	10.8°	12.3°	9°	10°	–
Ishii[34]	2°	4°	5°	4°	2°	–
Lansade[33]	8°	9°	7°	9°	6°	–

表 30-6　颈椎前后侧方移动度

节　段	前后移位（mm）的均值（标准差）	节　段	侧向旋转（mm）的均值（标准差）
$O-C_1$	–8.1（2.7）	$O-C_1$	5.7（3.1）
$C_1 \sim C_2$	3.4（1.5）	$C_1 \sim C_2$	–1.8（3.2）
$C_2 \sim C_3$	3.1（2.3）	$C_2 \sim C_3$	–1.5（0.6）
$C_3 \sim C_4$	3.3（2.3）	$C_3 \sim C_4$	–1.7（0.9）
$C_4 \sim C_5$	3.6（1.7）	$C_4 \sim C_5$	–2.1（1.3）
$C_5 \sim C_6$	3.4（1.8）	$C_5 \sim C_6$	–2.1（1.3）
$C_6 \sim C_7$	2.1（1.3）	$C_6 \sim C_7$	–1.9（0.9）
$C_7 \sim T_1$	1.3（1）	$C_7 \sim T_1$	–0.9（0.7）

–. 表示屈伸或侧屈时的后移

表 30-7　胸椎各节段的运动度

节　段	屈　伸		侧　屈		单向旋转	
	Vanneuville[45]	White 和 Panjabi[2]	Vanneuville[45]	White 和 Panjabi[2]	Vanneuville[45]	White 和 Panjabi[2]
$T_1 \sim T_2$	4°	4°	3°	3°	4.5°	4°
$T_2 \sim T_3$	4°	4°	3°	3°	4°	4°
$T_3 \sim T_4$	4°	4°	3°	3°	4°	4°
$T_4 \sim T_5$	4°	4°	3°	3°	4°	4°
$T_5 \sim T_6$	4°	5°	3°	3°	4°	4°
$T_6 \sim T_7$	5°	6°	3°	3°	4°	4°

（续表）

节 段	屈 伸		侧 屈		单向旋转	
	Vanneuville[45]	White 和 Panjabi[2]	Vanneuville[45]	White 和 Panjabi[2]	Vanneuville[45]	White 和 Panjabi[2]
$T_7 \sim T_8$	6°	6°	3°	3°	4°	3.5°
$T_8 \sim T_9$	6°	6°	3°	3°	3.5°	2°
$T_9 \sim T_{10}$	6°	9°	3°	2.5°	2°	2°
$T_{10} \sim T_{11}$	7°	12°	4°	4.5°	1°	1°
$T_{11} \sim T_{12}$	12°	12°	4.5°	4°	1°	1°
总计	63°	72°	35.5°	35°	36°	33.5°

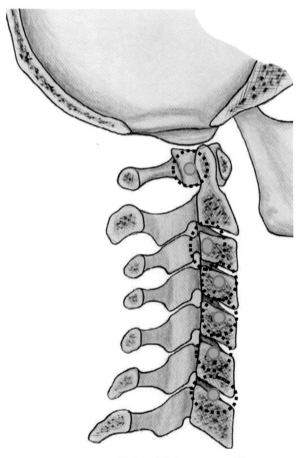

▲ 图 30-27　屈伸活动的 ICR（Dvorak[32]）

段，但 $L_5 \sim S_1$ 节段旋转活动度较小（表 30-8）。ICR 在屈曲时位于椎间盘前部，在伸展时位于椎间盘后方，在旋转时位于椎间盘的水平中线，并向倾斜对侧的方向移动（图 30-30）。Gertzbein[12] 的既往研究已证实，在退变的椎间盘中存在明显的 ICR 离散性（图 30-7）。

三、活动度随年龄改变

许多研究者已经证实，随着年龄的增长，所有脊柱节段的活动度都会减小。

Arbogast[36] 测量了 67 名（女 39，男 27）3—5 岁、6—8 岁和 9—12 岁儿童的活动度，结果发现与侧屈和旋转活动不同，屈曲和伸展活动度随年龄的变化并不大（图 30-31）。

Wong[37] 将 100 名受试者分为四个年龄组：20—30 岁（A 组）、30—40 岁（B 组）、40—50 岁（C组）和 50 岁以上（D 组），并比较各组间的腰椎活动度。图 30-32 表明，50 岁以上受试者腰椎活动度明显降低。Swinkels[38] 将 400 名受试者同样分为以上四组，观察颈椎的活动度，作者得出类似结论，颈椎活动度在 50 岁以上明显下降（表 30-9）。

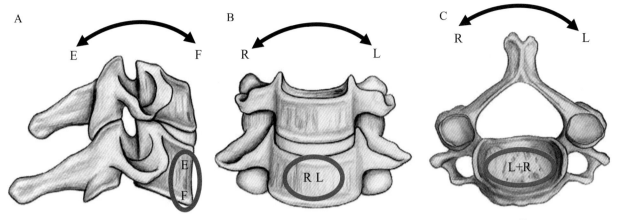

▲ 图 30-28　下颈椎屈伸（A）、侧方倾斜（B）、旋转（C）活动的 ICR（White 和 Panjabi[2]）

E. 屈曲；F. 伸展；R. 右；L. 左

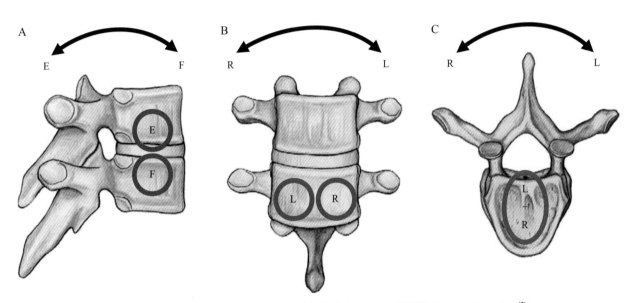

▲ 图 30-29　胸椎屈伸（A）、侧屈（B）、旋转（C）时 ICR 示意图（White 和 Panjabi[2]）

E. 屈曲；F. 伸展；R. 右；L. 左

表 30-8　腰椎各节段活动度

节　段	屈　伸		侧　屈	旋　转
	White 和 Panjabi [2]	Pearcy [35]	White 和 Panjabi [2]	White 和 Panjabi [2]
L$_1$～L$_2$	12°	13°	6°	2°
L$_2$～L$_3$	14°	14°	6°	2°
L$_3$～L$_4$	15°	13°	8°	2°
L$_4$～L$_5$	17°	16°	6°	2°
L$_5$～S$_1$	20°	14°	3°	5°

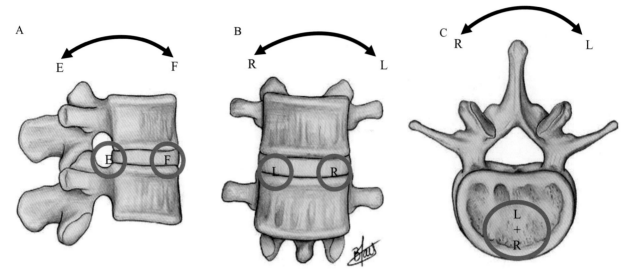

▲ 图30-30 腰椎屈伸（**A**）、侧屈（**B**）、旋转（**C**）时 **ICR** 示意图（**White** 和 **Panjabi**[2]）
E. 屈曲；F. 伸展；R. 右；L. 左

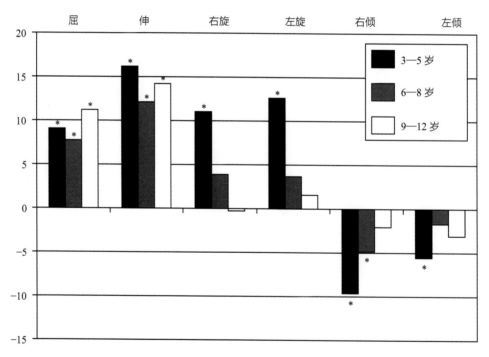

▲ 图30-31 三组不同年龄段儿童的颈椎活动度（Arbogast[36]）

　　关于年龄对脊柱活动性影响的相关研究多是在颈椎上进行。Castaing[24] 提供的图 30-33 显示了随年龄增加颈椎活动度下降的具体情况。Youdas[3] 使用 CROM 检测 11—97 岁的 171 名女性和 166 名男性的颈椎活动度，作者发现受试者年龄每增大 10 岁，颈椎各活动度均呈线性下降。在一项 Meta 分析中，Chen[39] 发现颈椎活动度每 10 年下降 4°。但是，Feipel[40] 等研究发现颈椎活动度下降与年龄增长并非呈线性相关。

　　显然，年龄增长相关的脊柱活动度下降与椎

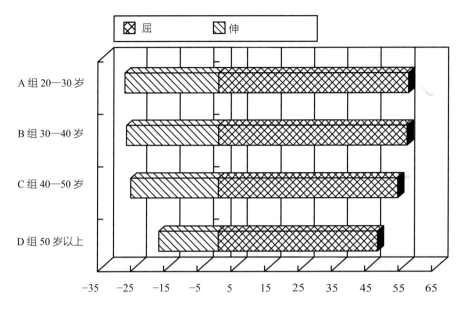

表 30-9　各年龄段腰椎活动度[38]

	20—29 岁（N = 100）	30—39 岁（N = 100）	40—49 岁（N = 100）	50—59 岁（N = 100）
屈	60°	58°	59°	53°
伸	75°	69°	66°	64°
右倾	46°	43°	41°	38°
左倾	45°	42°	40°	38°
右旋	78°	79°	79°	71°
左旋	79°	79°	78°	71°

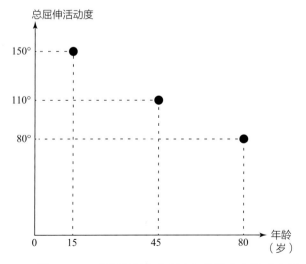

▲ 图 30-33　腰椎屈伸活动度随年龄增大下降示意图
（Castaing[24]）

间盘高度丢失、后方小关节炎、韧带僵硬和肌肉脂肪变性等有关。

四、日常生活中脊柱活动

目前，文献中很少有关于日常活动中脊柱各节段的活动度的研究报道。Bible[41] 分别对 30 名年龄 20—75 岁男性和女性的日常活动中脊柱活动进行研究，我们引用其中的活动类型进行描述。

这 16 种活动如下。

● 坐。

● 坐进车内。

● 书本放在膝盖上阅读。

- 用刀叉切肉并送到嘴里。
- 穿袜子。
- 系鞋带。
- 坐姿起立。
- 站着洗手。
- 淋浴时洗头。
- 刮胡子。
- 化妆。
- 跪姿捡起地板上的东西。
- 行走时前倾捡起地板上的东西。
- 行走。
- 上楼。

- 下楼。

所有这些活动都需要不同的脊柱节段参与，图 30-34 至图 30-36 详细描述各活动状态下的脊柱活动。

作者强调，这些活动只是日常活动的一小部分而已（表 30-10）。

最近，Sciubba[42] 根据 Hart[43] 提出的 10 项"腰椎僵硬残疾指数"（LSDI）评估固定至骨盆的脊柱融合术对日常生活中脊柱僵硬程度的影响。具体包括以下 10 项指标。

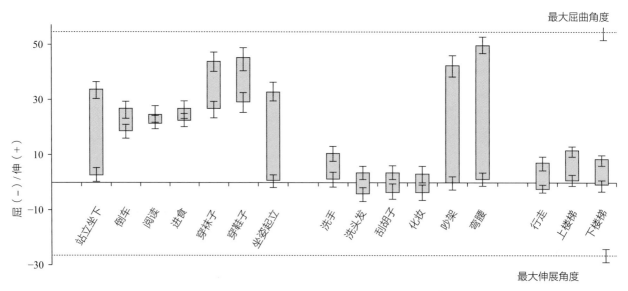

▲ 图 30-34　不同日常活动下腰椎屈伸的活动度（Bible[41]）

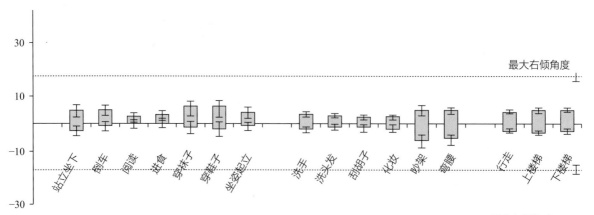

▲ 图 30-35　不同日常活动下腰椎侧屈活动的百分比（Bible[41]）

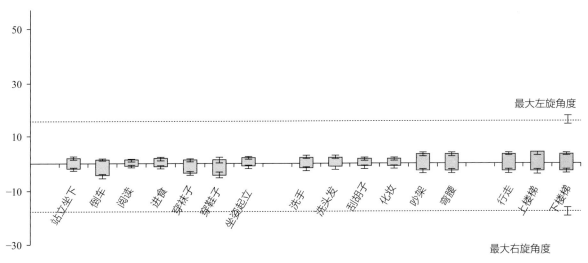

▲ 图 30-36 不同日常活动下腰椎旋转活动的百分比（Bible[41]）

- 弯腰穿裤子。
- 身体前倾穿长裤或短裤。
- 开车。
- 如厕后擦拭。
- 身体前倾捡起地上一个小东西。
- 上床睡觉或起床。
- 从椅子上站起或坐下。
- 淋浴时清洗身体下半部分。
- 上下车。
- 性生活。

对 134 名施行脊柱 – 骨盆融合术的患者的回顾性研究中，Sciubba[42] 比较了上端固定椎至胸腰段和至上胸椎（UT）的术后活动度的差异。除了第 2 项指标（弯腰穿鞋袜）和第 8 指标（淋浴时清洗下半身）外，两组术后 2 年各指标得分与术前相似，但 UT 组术后活动难度增加。UT 组术前术后差异最大的是穿衣或淋浴时清洗下半身。UT 术后对日常生活影响最大的是如厕后的擦拭问题。最后，Muybridge[44] 提供的一些图像描述了日常生活中不同脊柱节段活动的参与情况（图 30-37 至图 30-49）。

表 30-10　不同日常活动下腰椎屈伸、侧屈和旋转活动度（Bible[41]）

日常活动	占全部活动度的百分比		
	屈伸百分比（%）	侧屈百分比（%）	旋转百分比（%）
坐	37	20	12
坐进车内	10	16	18
书本放在膝盖上阅读	4	6	6
刀叉切肉并送到嘴里	5	8	9
穿袜子	22	19	14

（续表）

日常活动	占全部活动度的百分比		
	屈伸百分比（%）	侧屈百分比（%）	旋转百分比（%）
系鞋带	20	20	16
坐姿起立	39	14	10
站着洗手	12	15	12
淋浴时洗头	9	11	12
刮胡子	8	11	9
化妆	7	11	8
跪姿捡起地板上的东西	52	31	18
行走时前倾捡起地板上的东西	59	29	18
行走	11	19	19
上楼梯	13	22	20
下楼梯	11	21	18

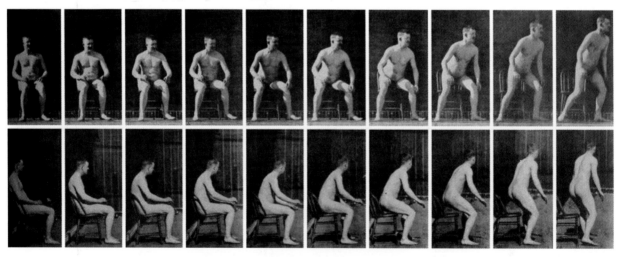

▲ 图30-37　椅子上站立活动，注意活动最后阶段腰椎伸展活动（**Muybridge** [44]）

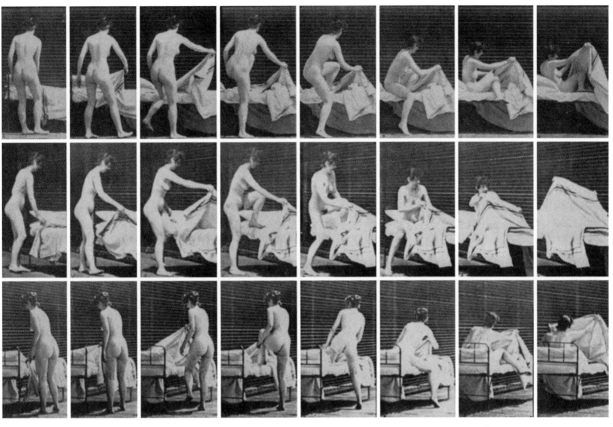

▲ 图 30-38　上床躺下活动，活动最后阶段腰椎屈曲和伸展活动（Muybridge[44]）

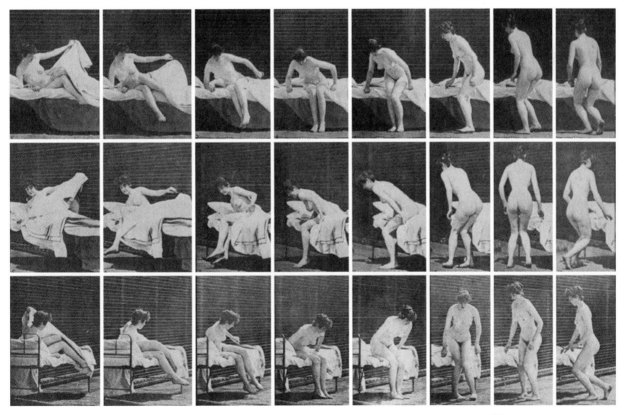

▲ 图 30-39　起床活动，活动最后阶段腰椎伸展和旋转活动明显（Muybridge[44]）

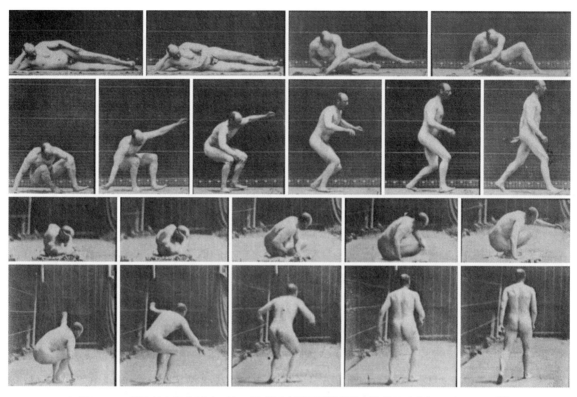

▲ 图30-40　躺在地上起立活动，这一困难活动需要腰椎伸展和旋转活动参与（Muybridge[44]）

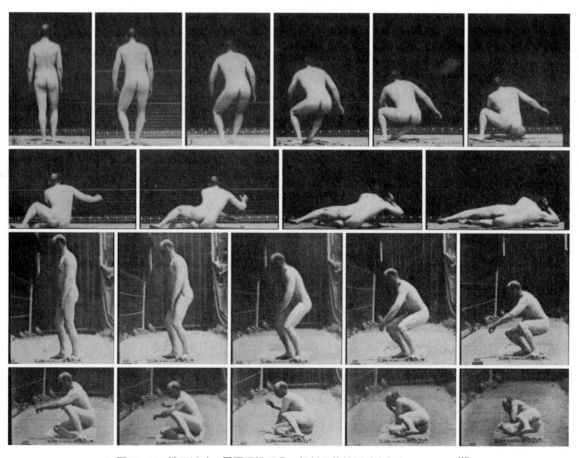

▲ 图30-41　躺下活动，需要腰椎后凸、倾斜和旋转活动参与（Muybridge[44]）

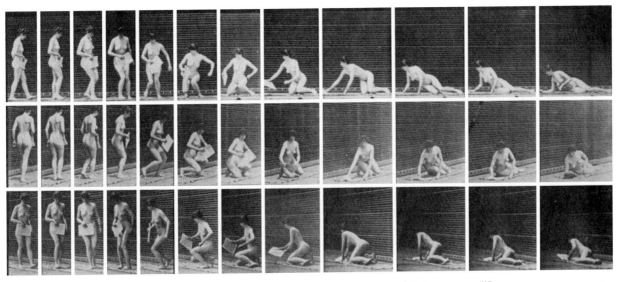

▲ 图 30-42　屈膝躺下，需要腰椎屈曲、倾斜和旋转活动参与（Muybridge[44]）

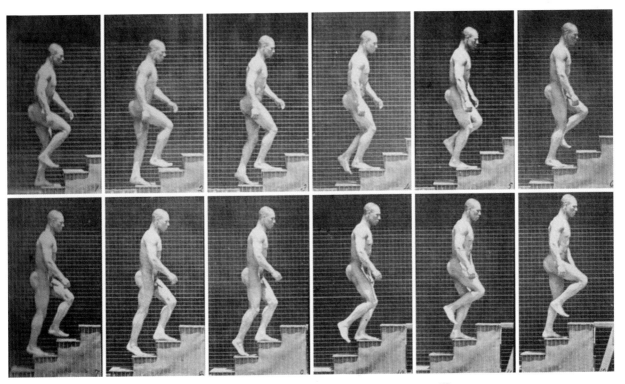

▲ 图 30-43　上楼梯，脊柱保持不变的外形（Muybridge[44]）

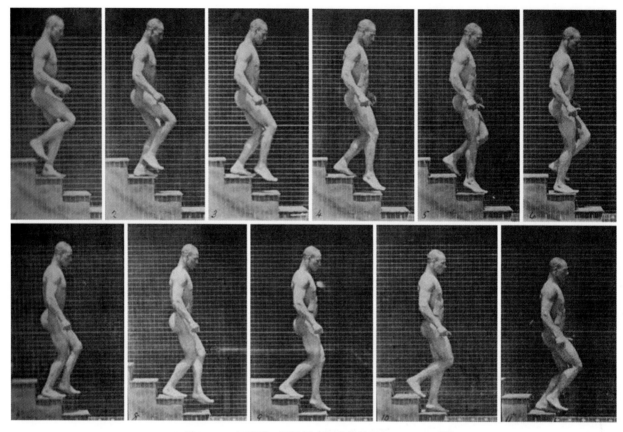

▲ 图30-44　下楼梯，腰椎最大限度的伸展（Muybridge[44]）

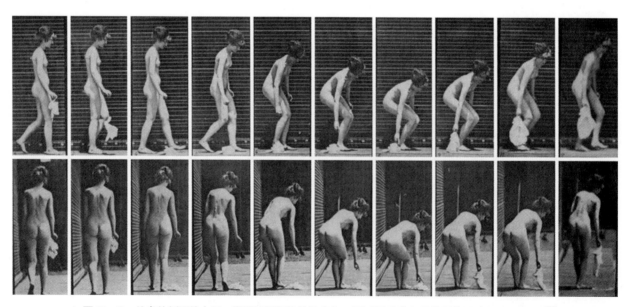

▲ 图30-45　从身体侧面捡东西，需要同侧腰椎旋转参与，同时屈膝减少腰椎屈曲活动（Muybridge[44]）

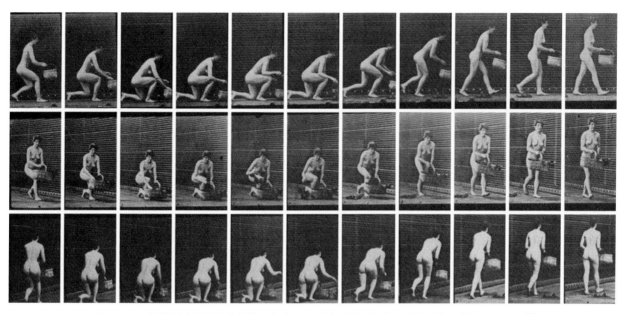

▲ 图30-46　屈单侧膝关节从身体前面捡东西，屈髋、屈膝以减少腰椎屈曲活动（Muybridge [44]）

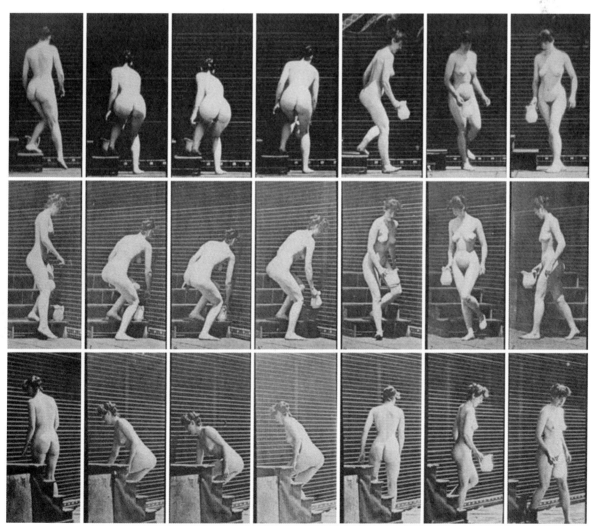

▲ 图30-47　从楼梯底部捡东西，需要明显腰椎屈曲、旋转活动参与（Muybridge [44]）

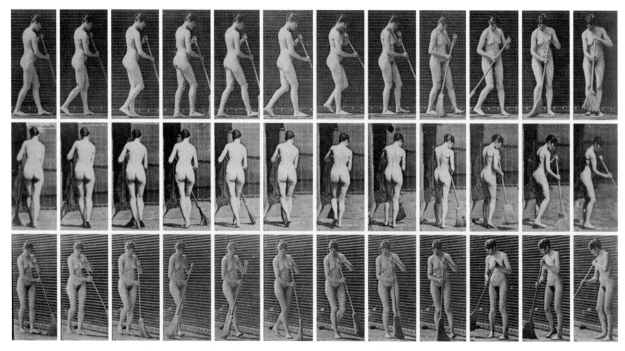

▲ 图 30-48　扫地，需要腰椎旋转活动参与，但无屈伸活动（**Muybridge** [44]）

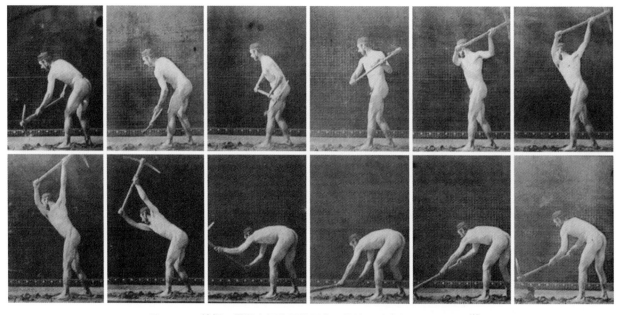

▲ 图 30-49　挖掘，需要大幅度腰椎屈曲、旋转活动参与（**Muybridge** [44]）

参考文献

[1] Lavaste F. Biomécanique du rachis. In: Cahiers d'Enseignements de la SOFCOT. Paris: Expansion Scientifique Publications; 1997.

[2] White A, Pajabi MM. Clinical biomechanics of the spine. Philadelphia: Lippincott; 1978.

[3] Youdas JW, Garrett TR, Suman VJ, Bogard CL, Hallman HO, Carey JR. Normal range of motion of the cervical spine: an initial goniometric study. Phys Ther. 1992;72(11):770–80.

[4] Pearson N, Walmsley RP. Trial into the effects of repeated neck

retractions in normal subjects. Spine. 1995;20:1245–51.

[5] Putto E, Talltoth K. Extension-flexion radiographs for motion studies of the lumbar spine; a comparison of two methods. Spine. 1990;15:107–10.

[6] Templier A, Skalli W, Diop A, Vital JM, Mazel C, Saillant G, et al. Evaluation radiographique quantitative des arthrodèses rachidiennes lombaires: protocole et analyse préliminaire d'une série multicentrique de 119 cas. Rachis. 2001;13:23–37.

[7] Wood KB, Popp CA, Transfeldt EE, Geissele AE. Radiographic evaluation of instability in spondylolisthesis. Spine. 1994;19:1697–703.

[8] Weitz EM. The lateral bending sign. Spine. 1981;6:388–97.

[9] Dupuis PR, Yonghing K, Cassidy JD, Kirkaldy-Willis WH. Radiologic diagnosis of degenerative lumbar spinal instability. Spine. 1985;10:262–76.

[10] Hayes MA, Howard TC, Gruel CR, et al. Roentgenographic evaluation of lumbar spine flexion-extension in asymptomatic individuals. Spine. 1989;14:327–31.

[11] Dvorak J, Panjabi MM, Chang DG, Theiler R, Grob D. Functional radiographic diagnosis of the lumbar spine; flexion-extension and lateral bending. Spine. 1991;16:562–71.

[12] Gertzbein SD, Seligman J, Holtby R, et al. Centrode patterns and segment instability in degenerative disc disease. Spine. 1985;10:257–61.

[13] Lazennec JY, Brusson A, Folinais D, Zhang A, Pour AE, Rousseau MA. Measuring extension of the lumbar pelvic-femoral complex with the EOS® system. Eur J Ortho Surg Traumatol. 2015;25:1061–8.

[14] Penning L, Wilmink JT. Rotation of the cervical spine. A CT study in normal subjects. Spine. 1987;12:732–8.

[15] Morita D, Yukawa Y, Nakashima H, Ito K, Yoshida G, Machino M, Kanbara S, Iwase T, Kato F. Range of motion of thoracic spine in sagittal plane. Eur Spine J. 2014;23:673–8.

[16] Fujimori T, Iwasaki M, Nagamoto Y, Matsuo Y, Ishii T, Sugiura T, Kashii M, Murase T, Sugamo To K, Yoshikawa H. Kinematics of the thoracic spine in trunk lateral bending: in vivo three-dimensional analysis. Spine J. 2014;14:1991–9.

[17] Husson JL, Poncer R, de Korvin B, Meabed J. Apport du scanner en Twist-test dans la mesure de l'instabilité du rachis lombaire. Rev Chir Orth. 1994;79(sup 1):117.

[18] Vitzhum HE, Konig A, Seifert V. Dynamic examination of the lumbar spine by using vertical, open magnetic resonance imaging. J Neurosurg Spine. 2000;93(1):58–64.

[19] Brown MD, Holmes DC, Heiner AD. WEHMAN KF. Intraoperative measurement of lumbar spine motion segment stiffness. Spine. 2002;27:954.

[20] Ebara S, Harada T, Hosono N, Inoue M, Tanaka M, Morimoto Y, et al. Intraoperative measurement of lumbar spinal instability. Spine. 1992;17:S41–50.

[21] Hasegawa K, Kitahara K, Hara T, Takano K, Shimoda H, Homma T. Per op evaluation of lumbar segmental instability in degenerative diseases by using a new intraoperative measurement system. J Neurosurg Spine. 2008;8:255–62.

[22] Louis R. Chirurgie de rachis. Anatomie chirurgicale et voies d'abord. Heidelberg: Springer; 1982.

[23] Kapandji IA. Physiologie articulaire 3, Tronc et Rachis. Paris: Maloine; 1994.

[24] Castaing J, Santini JJ. Anatomie fonctionnelle de l'appareil locomoteur: le rachis. Paris: Editions Vigot; 1983.

[25] Ishii T, Mukai Y, Hosono N, Sakaura H, Naka Jima Y, Sato Y, Sugamoto K, Yoshikawa H. Kinematics of the upper cervical spine in rotation: in vivo three-dimensional analysis. Spine. 2004;29:E139–44.

[26] Ordway NR, Seymour RJ, Donelson RG, Hojnowski LS, Edwrads WT. Cervical flexion, extension, protrusion, and retraction; a radiographic segmental analysis. Spine. 1999;24:240–7.

[27] Roy-Camille R. Atlas des coupes anatomiques du tronc. Paris: Masson; 1959.

[28] Brugger A. Les syndromes vertébraux radiculaires et pseudo-radiculaires. Documenta Geigy. Acta Rhumatol. 1961;18:19.

[29] PENNING L. Normal movements of the cervical spine. Am J Roentgenol. 1978;30:317–26.

[30] Wen N. Contribution à l'étude expérimentale du comportement mécanique in vitro du rachis cervical. Mémoire Ensam Paris. 1993.

[31] Watier B. Comportement mécanique du rachis cervical: une revue de littérature. Mechanical behaviour of cervical spine: literature update. ITBM-RBM. 2006;27:92–106.

[32] Dvorak J, Panjabi MM, Novotny JE, Antinnes JA. In vivo flexion/extension of the normal cervical spine. J Orthop Res. 1991;98:28–34.

[33] Lansade C. Analyse cinématique tridimensionnelle du rachis cervical sain et pathologique in vivo. Thèse de Doctorat de l'Ecole Nationale Supérieure d'Arts et Métiers, spécialité "Mécanique". Paris. 2009.

[34] Ishii T, Mukai Y, Hosono N, Sakaura H, Fujii R, Nakajima Y, Tamura S, Iwasaki M, Yoshikawa H, Sugamoto K. Kinematics of the cervical spine in lateral bending: in vivo three-dimensional analysis. Spine. 2006;31(2):155–60.

[35] Pearcy M, Portek I, Sheperd J. Three-dimensional x-ray of normal movement in the lumbar spine. Spine. 1984;9:295–7.

[36] Arbogast KB, Gholve PA, Friedman JE, Maltese MR, Tomasello MF, Dormans JP. Normal cervical spine range of motion in children 3-12 years old. Spine. 2007;32:E309–15.

[37] Wong KW, Leong JCY, Chan MK, Luk DK, Lu WW. The flexion-extension profile of lumbar spine in 100 healthy volunteers. Spine. 2004;29:1636–41.

[38] Swinkels RA, Swinkels Meewisse IE. Normal values for cervical range of motion. Spine. 2014;39:362–7.

[39] Chen J, Solinger AB, Pncet JF, Lantz CA. Meta-analysis of normative cervical motion. Spine. 1999;24:1571–8.

[40] Feipel V, Salvia P, Klein H, Rooze M. Head repositioning accuracy in patients with whiplash-associated disorders. Spine. 2006;31:E51–8.

[41] Bible JE, Biswas D, Miller CP, Whang PG, Grauer JN. Functional range of motion of the lumbar spine during 15 activities of daily living. J Spinal Disord Tech. 2010;23:107–12.

[42] Sciubba DM, Scheer JK, Smith JS, Lafage V, Klineberg E, Gupta M, Mundis GM, Protopsaltis S, Kim HJ, Hiratzka JR, Koski T, Shaffrey CI, Bess S, Hart RA, Ames PA. Which daily functions are most affected by stiffness following total lumbar fusion. Spine. 2015;40:1338–44.

[43] Hart RA, Gundle KR, Pro SL, et al. Lumbar stiffness disability index: pilot testing of consistency, reliability, and validity. Spine J. 2013;13:157–61.

[44] Muybridge E. The human and animal locomotion photographs. Cologne: Taschen; 2010.

[45] Vanneuville G, Escande G, Guillot M, Chazal J, Tanguy A, Bourges M, Vergegarnet J, Deubelle A. Eléments de biomécanique du rachis. 63e Congrès de l'Association des Anatomistes. Clermont-Ferrand: Edit Bloc-santé; 1980.

脊柱平衡
Spinal Balance

J.P. Farcy 著

李 浩 译 张 宁 陈其昕 校

一、常用术语

（一）平衡

这是一个使用广泛的词，本意是均衡。平衡对各种力的协同作用至关重要。力的平衡必须具有灵活性，允许微小的调整。体重和重力产生的力必须均匀地施加在每个椎体上，以适应身体运动。当"平衡"一词用于脊椎时，它的定义仅限于姿势力线。脊柱平衡是身体整体平衡的一个必不可少组成部分。

（二）力线

在数百万年间形成的双足直立所带来的人体解剖结构改变影响了整个骨骼肌肉系统。骨盆和脊柱的改变对于保持身体直立的稳定性至关重要。脊柱、头部、颈椎、胸椎、腰椎和骨盆的不同部分都拥有一个"重心"，它与垂直于地面的"重心线"对齐。每个结构都有特定的形态。在冠状面上形成身体的轴线，而在矢状面则形成曲线，以确保足够的力量来承载上半身的重量。矢状位力线的具体内容在 Pierre Roussouly 所著的第6章中详细论述。

（三）均衡

哺乳动物进化成两足动物后解剖学结构发生了许多改变，所有改变都会涉及身体重心垂线的改变，即重心需落在一个狭小支撑面的中心点上。与脊柱和骨盆结构相关的肌肉骨骼系统协同合作，以维持身体的平衡。当运动使身体质心变化时，均衡更加重要，人体必须保持质心与重心对齐以避免在行走、跑步或跳跃时摔倒（图31-1）。

这种运动的持续调整需要消耗能量，有效控制消耗的能量才能实现动态的双足协调运动。

（四）姿势

直立姿势、伸展摇摆和不稳定运动是人类所特有的。理想情况下，站立时，重心、身体质心和节段整体质心都应位于重力线上，该重力线投影在支撑面中心。这种人体站立姿势可以在经济锥的范围内无限变化（Jean Dubousset 所著的第12章）。姿势的变化取决于作用力，以及心理或情绪状态所引起的知觉变化。

（五）稳定

稳定可被定义为构成脊柱的各个椎体间解剖结构的连续性。在这些构成整个脊柱各元件进行极端运动时，这种结构的连续性必须仍能严格保持。稳定性可因意外或退化等原因而被破坏，其结果是脊柱的整体序列发生改变而影响脊柱的平衡。然而，脊柱的柔韧性提供了许多可调整空间，并具有保护神经系统的作用，表明脊柱的基

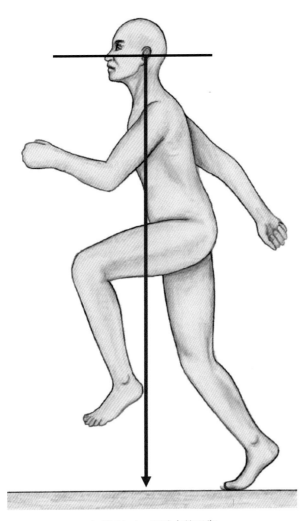

▲ 图 31-1 运动中的平衡

在运动过程中，内耳与眼形成"半圆管"所在的平面与重心线垂直

本功能就是维持运动中的稳定。

二、力线与平衡

在站立位前后位片和侧位片上，通过评估和测量，可将理想的脊柱结构极为精确地以力线形式得以重现。Pierre Roussouly 和 Jean Dubousset 在深入研究后明确提出了这种力线的标准及相关的连续变化（见第 8 章和第 12 章）。Istvan Hovorka 清晰地描述了髋关节伸展的标准（见第 7 章）。把这些放射学和临床标准与现代神经肌肉相关研究结果相互补充，可进一步完善脊柱力线的概念。同时，根据身体质量和肌肉张力，可以来确定脊柱和骨盆理想的力线，并由此能了解身

体轴线和支撑身体的支柱之间的相互作用。脊柱矢状位力线还需要髋关节的活动来参与，其中髋关节伸展可以给腰椎功能性前凸提供储备空间，而骨盆姿态（骨盆倾斜）与腰椎前凸密切相关，并由此催生了胸椎后凸和颈椎前凸。因此，头部的质心可以被保持在身体的重心线上。而头颈部在获得强有力的稳定及支撑后，能在躯干平衡中发挥至关重要的作用，即保证双眼平视功能。

大脑作为对照控制系统

静态和动态平衡需要控件能持续性感知，以选择并执行最恰当的行动。

CNS 的完整性能接受所有输入信号并通过丰富的认知将信号转化。

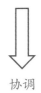

协调

三、脊柱解剖的重要性

（一）骨盆

当椎间盘、小关节和韧带退变导致腰椎前凸改变，骨盆将变为后倾。骨盆后倾在站立位脊柱侧位片上表现为股骨头阴影在身体重心线的前方。当骨盆后倾与最大限度的髋关节伸展相结合时，会使人体必须弯曲膝关节，以保持直立姿势。这种骨盆后倾可代偿腰椎前凸改变，维持躯干的平衡，但会受到骨盆最大后倾度的限制。这种改变的后期结果是椎间盘、小关节和韧带级联性退化，最终可导致脊椎旋转脱位和脊柱畸形。

（二）胸腰椎

由 17 个椎体组成，每个椎体均有各自特征，由胸椎和腰椎两个区域组成，该两个区域以共生模式（symbiotic mode）运行。其中，腰椎区域由 5 个体积更大的椎体组成，并形成腰椎前凸。腰椎的活动度最大，同时提供最重要的支撑作用。腰椎的柔韧性不受胸廓的限制，因此活动度

远大于具有生理后凸 12 个胸椎。腰椎前凸与胸椎后凸可相互代偿，在一定程度上，当其中一个区域的角度增大时，对应的另一区域的角度也随之增大。可以设想，当腰椎前凸增大时，胸椎后凸也随之增大，这样可使头部前移，增加了颈椎上的应力，影响整个脊柱的排列。

（三）颈椎

颈椎由 2 个互补的节段组成，以确保头部的旋转、侧倾、前屈和后伸。其中，头颈节段由颈椎上 2 个相互连接的椎骨，并与枕骨相连而组成，构成了一个复杂的关节系统，共有 3 个活动轴，提供头颅 3 个自由度的运动。其余 5 个下颈椎节段由相似的椎骨组成，其关节面允许旋转和侧屈联合运动。如此复杂的活动意味颈椎难以适应极端负荷。因此，颈椎需要拓展自身阻动系统和肌肉张力功能至其极限范围，以维持头颅的位置。

四、脊柱和中枢神经系统：CNS 和 PNS

直立是一种明显优势，这需要神经科学根据新发现，每年都重新定义这种复杂性的神经学意义。Christine Assiante 的研究[1]证实，平衡控制是与中枢神经系统同步发展的。维持身体平衡主要涉及颈部活动及其所有参与颈部动作的肌肉。当身体运动的加速度传递到头部时，它们可确保内耳的前庭稳定性。而头部活动的控制不仅能保证良好眼前庭反射功能，还能确保人体对环境进一步的感知，并扩展每个特定瞬间中特定信号的输入[2,3]（图 31-1）。在颈椎后凸中，随着伸肌肌力的进行性且持续性减弱，视野缩小，可极大限制丰富认知所需的感知输入（图 31-2）；视力下降不仅影响认知能力，还会减缓大脑的可塑性。其结果是，骨骼肌肉本体感觉、触觉和知觉等健康成年人的本体感觉可以在不知不觉中受到损害。大脑参与的行动越来越少，不确定性感觉逐渐增加，并会影响自身的安全感。人体的行为模式将被简化，以限制这些情况的发生。当疑虑变

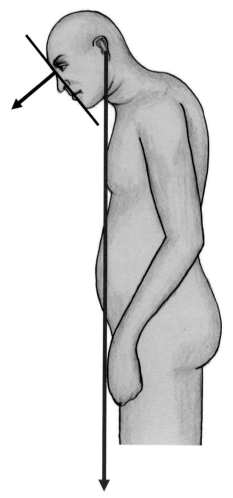

▲ 图 31-2 严重颈椎后凸的影响
直立，颈椎活动度下降；视力受限，前庭反射障碍

成恐惧时，就会进入恶性循环。

五、神经科学的总结

自 1984 年认知研究中心建立以来，神经科学主要从更普遍的教育框架视角，研究认知中的学习能力的改进。认知需要不断地获取感知，以让大脑拥有更加丰富的储存。由各感官提供所有持续、不可或缺的知觉，并不断进行更新，以认知体的形式整合在一起（图 31-4）。眼睛的大范围视线和头部的多个自由度活动是认知不断丰富的最佳保证之一。完整的眼前庭反射亦助推了对环境的无限和永久的认知（图 31-3 和图 31-4）。

作为推论，保持直立姿势就显得极为重要，这有助于将前庭和眼睛视线保持在与重力轴相垂

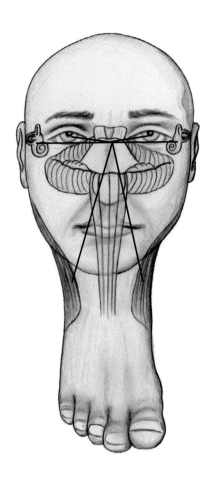

◀ 图 31-3　平衡需要内源性的多系统参与（Tran Ba Hu）

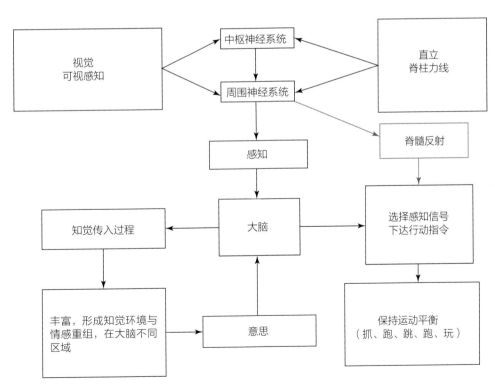

▲ 图 31-4　脊柱平衡与力线维持的流程图

直这一重要位置上。

六、寻求平衡

解剖学家和外科医生均认为需要保持脊柱在冠状面、矢状面和横断面上的力线，使头颅、C_7、L_3 椎体和骨盆中心均能位于重力线上，且这些中心在站立姿势时均能投影至 2 个内踝间的中点上。我们知道，成年人即使没有病理改变，随着逐步发生的肌肉张力退化，关节的活动性变差，脊椎可发生变形。一般认为，一旦解剖结构开始退化，就会在重力的影响下发生这些脊柱变形。

这些脊椎变形可以诱发疼痛，我们需要通过扩大椎管，重建稳定性和矫正力线以解决这些疼痛。然而在这样的做法中，矫形是以刚度为代价，导致脊柱的自行调整范围减少，尤其当涉及椎体节段较多时。在寻求这一利害均衡中，有无可能找到一个折中方案，使应力中心与躯体重心对齐，而不进行大范围的刚性约束，同时又保留"脊柱力线和动态平衡"。脊柱动态的失效会对中枢神经系统的功能产生负面影响。同样，如果不注重脊柱平衡，大脑可塑性也将不可预测的丧失。据此，外科手术如何在严格的完美矫形与相对矫形之间选择，允许脊柱保留足够的调整能力，是目前需要重点考虑的问题[4]。"脊柱平衡"需要有灵活性来克服平视功能的丧失，而越来越差的平视可能会使视野向下集中到脚部前方的地面上（图 31-2）。

七、展望

有没有可能在保持脊柱调整能力的同时获得良好的脊柱力线；预防性微创治疗是否可以有效地延缓椎间盘和韧带退行性改变所导致的致残性后果。这些都是需要我们进一步思考的问题。

参考文献

[1] Assaiante C. Factors associated with the increased perceptual reliance on the visual reference frame with age. Laboratory of Neuroscience Cognitive. Marseille: University of Aix-Marseille.

[2] Roll JP, Roll R. From eye to foot: a proprioceptive chain involved in postural control. Amsterdam: Elsevier; 1988.

[3] Amblard B, Berthoz A, Clarac F. Posture and gait: development, adaptation and modulation. Proceedings of the 9th. International Symposium on Positural and Gait Research. New York: Excerpta Medica; 1988.

[4] Berthoz A. The brain's sense of movement. Cambridge: Harvard University Press; 1997.

生物力学与脊柱模型
Biomechanics and Spinal Modelling

W. Skalli D. Mitton P .Rouch J. Dubousset **著**

李 浩 **译** 张 宁 陈其昕 **校**

第32章

一、概述

脊柱的基本生物力学功能包括保持稳定的直立姿势，并允许在行走、日常活动或体育运动时活动；另一个重要的功能是有效保护脊髓。这些功能涉及不同的相互作用的系统，主要是骨关节（骨、椎间盘韧带复合体）和肌肉系统，两者都能稳定骨骼并使骨骼运动。执行肌肉运动控制的激活有赖于对各种本体感受器信息的分析。

神经肌肉骨骼系统结构复杂。生物力学工程师的目标是建立定量的方法去描述几何结构，及其精确的内部构造，并提出与力学特性相关的组织本构方程。最终，在不同层次进行建模，以便更好地理解神经肌肉骨骼系统正常或异常的调控机制。建模是针对某一特定过程提出相应的数学图解法，这种方法与实验分析密不可分。实验分析能观察到设定相关模型所发生的现象并验证模型的准确性。在 F. Lavaste 与 R. Roy Camille 合作推动下，ENSAM 的第一项建模研究始于 20 世纪 80 年代。从那时起，在工程师和临床医生的密切合作下，脊柱建模研究不断发展。本章将通过几何建模（允许对形态进行定量描述）和生物力学建模（旨在了解特殊结构在其承受机械载荷作用下的力学反应）来解析脊柱建模，从而理解脊柱建模对进一步阐明功能解剖学的作用。

模型可以在不同尺度上制作，包括宏观上（对于多个脊椎节段、、整个脊柱或整个身体）或显微镜下。比如，为了详细研究椎间盘的胶原纤维和弹性蛋白纤维之间的排列 [1]，或了解骨小梁结构与宏观力学性能的关系 [2]。

我们将在较为宏观的层面，通过一些实例说明建模，目的在于理解其基本原理，并了解对临床问题的应用价值，如辅助诊断和治疗管理等的辅助价值。

二、脊柱的几何建模

基于双平面图像的骨架几何建模

定量观察的基础包括每个脊椎和躯干的形状和姿势，包括脊柱、骨盆和胸廓。EOS 低剂量双平面 X 线系统的开发和相关的三维重建 [3] 首次实现了直立姿势下骨骼的三维定量观察。三维重建方法是建立在每个骨骼结构的几何模型的基础上。例如，一个参照脊椎可以分为椎体、棘突和横突等特征性结构，它们几何属性包括关节面的尺寸、方位等。统计模型相关的数据库显示，这些几何属性对于同一椎骨（横向推断）和同一脊柱的其他椎骨（纵向推断）非常相似。因此，只需要根据少量 X 线片上的解剖标志参数（图 32-1A），就可推断出椎骨的所有几何属性。这样就可以根据数字化信息预估每个椎体的尺寸和位置。计算该初始模型的理论射线投影，并叠加至真实射线照片上（图 32-1B）。然后进行手动或自动调整，使模拟射线图像与真实射线图像一致，并获得目标物的仿真模型（图 32-1C 和图 32-1D）[3-6]。

正如在 EOS 相关章节中强调的，从三维和不同角度能够观察到的影像是非常丰富的。尤其是从头到脚的全身分析可显示直立时的特征，如头颅是如何被保持在骨盆上方[7]，以及老年人或姿势障碍患者如何通过旋转骨盆，甚至弯曲膝盖来实现代偿机制，以保持这种直立姿势（图 32-2）。

脊柱的三维建模为脊柱侧弯畸形的定量分析

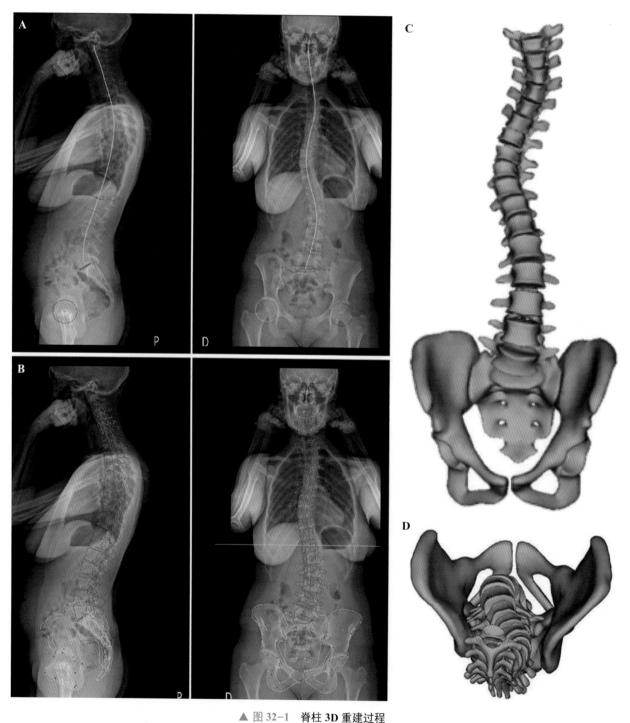

▲ 图 32-1　脊柱 3D 重建过程
A. 解剖标志数字化；B. 初始模型投射在 X 线上并进行调整；C 和 D. 三维重建图像上位视图和前后位视图

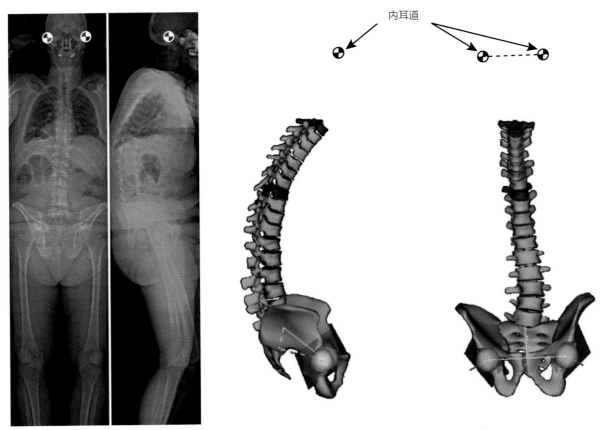

内耳道

▲ 图 32-2　此患者通过极度后旋骨盆仍无法避免躯干前倾，因此通过屈膝保持身体直立、头部位于骨盆上

提供了新的视角，先驱者 René Perdriolle[8]、Jean Dubousset、Henri Graf 和 Ginette Duval Beaupère 等对此进行了定性描述。目前的研究发现，在脊柱侧弯主弯的两端，也称交界区，有一限制椎，该椎体在水平面会存在相对于相邻椎体的旋转 [椎间轴向旋转（intervertebral axial rotation，IAR），即在相邻下、上椎的 IAR 不同]。顶椎，即为偏离中线最严重的椎体，在水平面上通常也是旋转最明显的 [椎体轴向旋转（vertebral axial rotation，VAR）]。在主弯范围内，从顶椎至上、下端椎，每个椎体均会存在相对于另一个椎体的旋转，因此可明确发现脊柱扭转现象（图 32-1）[9]。最后，在该病例的侧弯平面还可以发现顶椎区后凸减小的特点。

　　结合胸廓建模，这种三维重建能更客观地评估保守治疗[10, 11]或外科治疗[12]的疗效。Saint Etienne 大学医院的 Ebermeyer 和 Courtois，以及

Trousseau 医院的 Pr Vialle 对 42 例用支具治疗的脊柱侧弯患者进行治疗前后的分析，结果发现当支具治疗后 60% 患者的 Cobb 角、前凸减小，但 60% 以上患者的水平面参数（VAR、扭转、凸度）无变化，14% 的患者甚至出现水平面旋转增加[13]。目前还需要支具治疗临床结果相关的大样本研究，以便增进相关认知，进一步改进临床实践和相关器械。

　　事实上，只要数据采集方法是可以通用的，数学模型可通过多中心研究建立大型数据库。数据分析技术和（或）人工智能的使用为数据分类及探索最重要的参数奠定了基础，最终有助于寻找最有价值的生物力学标志，为诊断和（或）制订治疗策略提供力学依据。

　　确定脊柱侧弯相关严重程度指数并将其图解，可以早期发现侧弯的进展。因此，筛查就显得更为重要，因其可以为提供有效的早期治疗提

供可能性。通过对许多侧弯的弯型定量观察，建立一个"脊柱侧弯畸形标志库"，可以使用少量描述性参数（Cobb 角、椎间轴向旋转、椎体轴向旋转、顶椎区后凸减小、旋转）来特征化畸形模式。正常脊椎可以随机呈现这些属性中的一个或另一个，而不是以组合的形式呈现，因此这种"畸形标志"具有唯一性。而这种非常特殊的畸形模式可在早期出现，因此从第一次检查就可确定每个脊柱的畸形标志，并采用因子判别分析这一数学分类方法，根据研究的脊柱特征，计算严重程度指数（0~1），判断是否更接近正常或严重脊柱侧弯。一项对 56 名患者进行的初步研究，在第一次检查时就确定了严重程度指数并随访至生长结束。结果表明，超过 80% 患者在第一次检查后就能正确预测侧弯的进展或稳定趋势[14]。这些较为满意的结果可作为大样本数据库中的初步数据，以进一步夯实科学证据，并为严重程度指数用于指导临床实践提供数据支撑。由于验证的随访时间很长，有时需要随访数年才能确定侧弯的进展情况。目前，我们已有 64 名患者的随访结果，获得了相似的结论。

对于成人退行性脊柱侧弯，也可以采用这种方法研究，早期研究已发现了一些预警信号[15]，特别是椎间旋转，因其可以进一步转变为真正的旋转脱位，破坏脊柱的稳定性。

这些例子可以说明定量三维分析是如何为脊柱病理学提供新线索的。此外，这些几何模型也为后面介绍的生物力学模型提供了重要基础。

三、脊柱生物力学建模

生物力学建模旨在分析机械系统受力后的力学响应。这种建模不仅可使目标结构形状图像化（建立几何模型），还可通过描述不同构件的本构方程，对其力学行为进行解析。这些方程通过力学研究建立，能将内部机械应力（单位面积的力，单位 N/mm^2）量化为应变的函数（长度或角度的相对变化，单位为 %）。这些本构方程非常复杂，我们在这里只提供简化版本。如皮质骨样本的应力 – 应变曲线如图 32-3A 所示，该方程可简化为线性方程，直线斜率为弹性模量 E（或 Young 模量），代表组织的刚度。另一个基本的力学特性是机械强度，就是材料在损伤之前可承受最大应力。与之对应，软组织的力学模型通常是非线性的（图 32-3B），刚度可随着变形的增加逐渐增加。

四、生物力学建模与概念解析

力学建模需要完成几何建模，并在模型的每

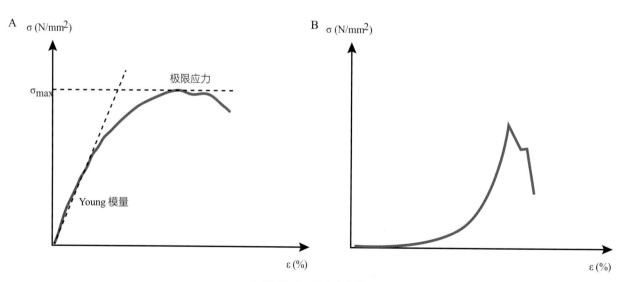

▲ 图 32-3　压应力曲线

通过最大应力下 Young 模量于定义材料的刚和强度。A. 骨的生物力学曲线为线性；B. 韧带的生物力学曲线非线性

个区域详细描述每种材料的力学特性。内部动态性链接也必须建模（如表面接触）。有限元建模（FEM）已广泛应用于力学和其他物理领域，从 20 世纪 80 年代开始应用于脊柱的力学研究。

图 32-4 显示了腰椎节段和颈椎节段的两个模型例子。之所以称为有限元，就是把虚拟结构映射在有限单元中，每个单元都有各自的特性。这种研究方法可区分皮质骨和松质骨的力学特性（鉴于在特定椎体内存在很大的可变性），并可区分纤维环、椎间盘前后纤维和韧带的力学特性等。

然后，专用软件可以模拟施加不同类型的力，并根据位移、局部应变、整体变形及机械应力分布计算结构的力学响应性。如果施加的力过大，则会对系统造成损坏。当然，因为有限元分析法在算法上的简化和结果中的图示表现，这些模型的验证对证实所得数值结果的准确性至关重要。通常，脊柱模型需通过体外力学试验进行验证。在验证试验中，椎体活动节段被固定在基座上，并承受相应的机械载荷（压缩、屈曲、伸展、侧向弯曲、旋转）。在立体空间的 3 个平面上测量一个椎体相对于另一个椎体的活动，从而获得行为曲线（力或力对线性或角位移）。数值模拟可以在相同条件下施加几乎相同的力，并将数值结果与实验结果进行比较（图 32-5）[16]。随着相关性不断增大，有限元模型变得越来越精细。

一旦完成验证，这些模型将是非常有价值的工具，有助于理解以下内容，即在所有条件相同的情况下，可以移除和修改部分组件并分析其影响。例如，这些模型可以用来分析一些特定的脊柱几何参数对脊柱生物力学响应的影响[17, 18]。这些模型也可作为计算机辅助植入物设计的重要方法，可实现病理学和外科器械的模拟。当器械固定脊柱节段的有限元模型通过验证后，可通过改变器械的不同设计参数，模拟各种参数在植入物中的情况[19, 20]。图 32-6 显示了不同植入物的建模范例，图 32-7 显示了 2 个后部植入物对固定节段和相邻节段椎间盘应力分布的影响。目前，已有一些器械公司常规使用该模型，大大缩短了植入物的设计时间。

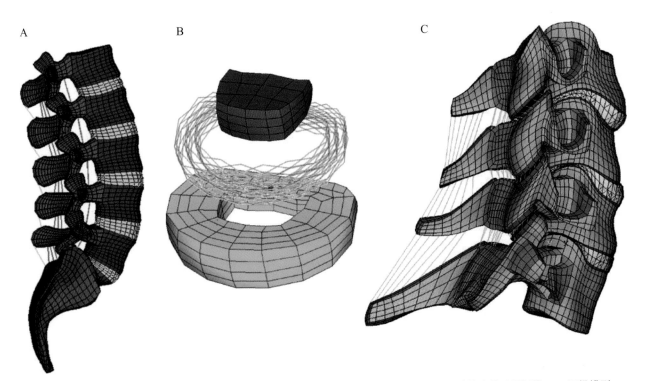

▲ 图 32-4　**A.** 腰椎节段模型；**B.** 椎间盘分解图，突出显示纤维环基质、细胞外基质和髓核中的胶原纤维；**C.** 颈椎模型

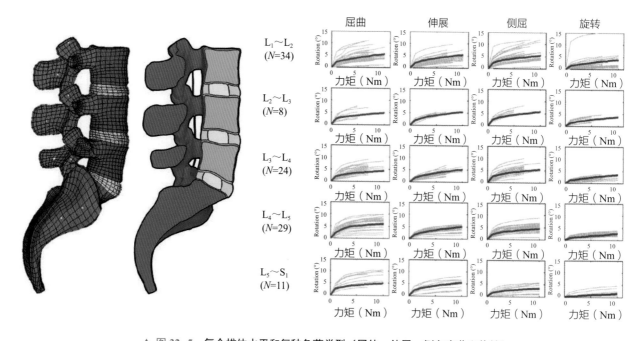

▲ 图 32-5　每个椎体水平和每种负荷类型（屈伸、伸展、侧向弯曲和旋转）
体外实验可以将旋转曲线量化为力矩（样本灰线）。每个模型的行为对比不同实验结果，验证曲线数值计算结果在实验范围内

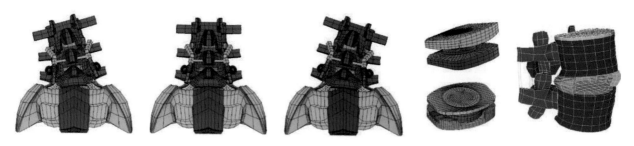

▲ 图 32-6　损伤模拟和不同植入物虚拟植入

为了说明建模能带来的基本启示，我们展示了对椎弓根螺钉和弹性纵向连接器构成的动态内固定系统的研究成果。"螺钉松动"是内固定相关并发症，导致螺钉周围的骨质量降低，影响固定物的把持效应。一项 Meta 分析[21]表明，螺钉松动率报道不一，在 0%～72% 范围内。这种巨大差异的原因可能与植入物概念上的差别有关。有限元分析有助于理解沿连接植入物元件轴线的纵向刚度是植入物设计的重中之重。在完整的椎体节段中，当施加弯曲力矩后，上下相邻椎的椎弓根的间距（在螺钉的入口点）增加（图 32-8）。当植入物置入后会破坏这种变化，使椎体运动发生改变，局部应力也会随之增大。在所有条件相同的情况下，模型允许模拟不同刚度植入物

的纵向构件。研究结果表明，当植入物（即使有弹性）具有较高纵向刚度时，可导致椎弓根机械应力增加，最终使螺钉的抓持力下降[16]。影响脊柱手术效果的因素多种多样，但概念性研究使我们能够更深刻理解各种动态内固定物的关键性差异因素，有助于更好地阐述这些植入物的特殊要求。

（一）特定建模和治疗计划

除了概念模型之外，使用个性化建模有助于解析特定患者的退变或机械并发症发生的相关因素。每个患者都会与众不同，具有各自的特点。通过双平面 X 线、断层成像（CT、MRI）甚至超声成像可获得受试者特定的几何模型参数。另

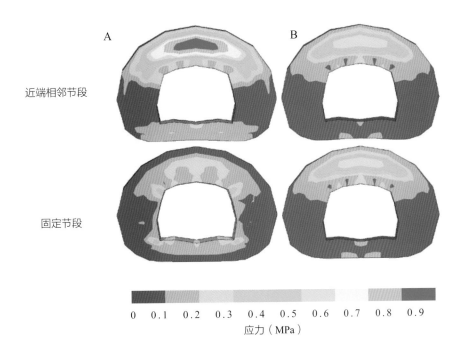

近端相邻节段

固定节段

0　0.1　0.2　0.3　0.4　0.5　0.6　0.7　0.8　0.9
应力（MPa）

▲ 图 32-7　相同后路植入物对椎间盘应力分布的数值模拟

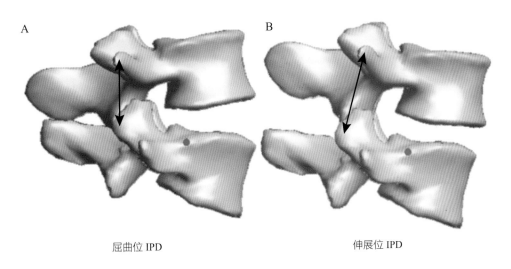

屈曲位 IPD

伸展位 IPD

▲ 图 32-8　完全屈伸位椎弓根间距（**IPD**）随椎弓根螺钉进钉点相同而改变，当纵向元素不允许任何延伸，模型表明椎弓根应力增加将导致固定失败

外，建立生物力学模型还需要记录组件的力学性能。近年可采用模拟手术反向分析法[22, 23]，或通过超声弹性成像的直接表征法来获取相关数据；但这些方法虽然进展飞速[24]，仍存在一些技术上的困难，特别是对于椎间盘的相关研究[24]。机械载荷根据正常或异常的姿势，肌肉启动器的有效性而发生改变。因此，需要统一机械载荷大小。这些内容将是第 4 段的主题。

我们将通过两个截然不同的临床应用来说明这些特定模型的研究；一种是骨质疏松骨折，另一种是模拟脊柱侧凸支具治疗效果。

（二）评估骨质疏松椎体强度的个性化模拟

骨质疏松症是引起骨脆性增加的弥漫性疾病，骨质疏松症的预防是公共卫生领域的重大课题。椎体骨折改变脊柱矢状位平衡，可引起剧烈疼痛并增加继发性骨折的风险，最终影响患者的生活质量和活动能力。骨强度对识别高危人群和针对性的预防性治疗必不可少。常规的临床检查包括骨密度测量、DXA（双能 X 线吸收测量）及计算骨密度（BMD）。然而，脊椎的内在抗力性还取决于它本身的形状。特定的有限元模型由 QCT（定量 CT）扫描仪图像构建，在该模型图像已将 Hounsfield 单位（HU，与穿过的介质的衰减系数相关）转换成 BMD，并做了预先的校准。与骨密度（BMD）相关的力学特性可以个性化地设置到模型的每个"单元"中。构建的模型通过预先扫描椎骨进行体外机械压缩试验进行验证。建立个体特性化模型后，不断重复实验条件，以比较数值模拟估算的断裂强度与实验测量的断裂强度。图 32-9 所示这些模型具备了预估每个椎体骨折极限值的能力。

这些模型可用于研究不同参数对骨强度的敏感性[25]。当其他条件相同时，施加在椎体上的载荷力臂每增长 1cm，椎体的应力增大 100%，而强度降低 50%。这就解释了姿势力线改变可能产生一种特别有害效应的原因，这种改变可导致在椎骨上的负荷杠杆力臂增加，从而增加了骨折风险。这部分内容见后述。

这些模型也可用于临床试验，以观察药物对骨强化的影响[26]，或更好地分析椎体修复过程中骨水泥力学性能的影响[27]。全面采用扫描仪作为筛选手段在现实上极为困难，因此这些模型目前还未能常规应用于临床。但双能双平面成像建模的相关研究是当前研究的热点。第一例体外研究表明[28, 29]，数值强度与实验强度之间的相关系数（r^2）为 0.84，扫描仪预测的相关系数为 0.96，DXA 预测的相关系数为 0.74。双平面 X 线还具有站立检查的优点，使同时考量受试者的姿势力线成为可能。

（三）个性化模拟评估脊柱侧弯支具的治疗效果

当脊柱侧弯必须通过支具矫正时，个体制订矫正策略常常不够确切，这也是矫正不够充分及支具治疗不确定的原因[30]。几何模型和生物力学模型均可获得椎间盘和不同连接组织（韧带、肋椎和肋横韧带、肋间肌）的力学特性。虽然这些特征目前仍很难标准化，根据患者年龄的不同，其肋骨的机械性能也有不同[31, 32]，后者

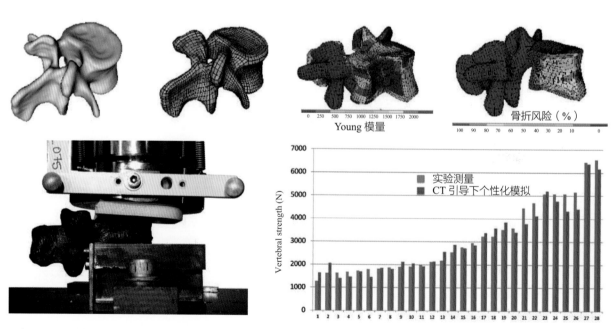

▲ 图 32-9 通过 28 个 L₁ 和 L₃ 椎体，将实验断裂力与模拟估算的断裂力进行比较，根据扫描仪图像自定义几何和机械性模型

直接影响矫正力从胸腔向脊柱的传导。此时，数值模拟应包括对脊柱生物力学改变有影响的支具支撑点的模拟。必须根据真实的体内数据对这些模型进行验证，首要的验证方法是将数值结果与支具治疗前后采集的结果进行比较。比较的内容包括脊柱力线和主要临床参数，如 Cobb 角、剃刀背、前凸、后凸、脊柱和椎间旋转及扭转（图 32-10）。尽管相关研究刚刚起步，但一项包括 42 例患者的研究结果令人振奋[24]，为利用模型作为个性化模拟工具设计矫形方案指引了新方向。

五、姿势力线、重心测量和肌肉建模

脊柱是肌肉骨骼系统的一个重要组成部分，在过去 30 年中对脊柱的相关认识已发生很大变化，从直接关注局部区域（功能单元或延伸的椎体节段）的局限认识转变为关注整个纵轴骨骼的整体认识。矢状位平衡的相关章节已经清楚地论述了骨盆倾斜的个体差异及其对脊柱力线的影响。

重力线（gravity line，GL）是穿过受试者重心的垂直线，可通过力学平台结合单平面[33]或双平面 X 线[34, 35]等检查来确定重力线与骨骼的位置关系。对于理解个人如何调整自己的姿势，并将重力线保持在多边形躯干中，以维持用双脚支撑的直立姿势的平衡，这项检查无疑是非常重要的。但临床上将影像学检查和力学平台两个系统相结合是非常复杂的。因此，有限元建模方法对于没有额外平台的情况下预估 GL 的位置就显得非常有价值[36, 37]。

目前，根据双平面 X 线检查进行躯干外层封套结构的三维重建是一种快速和准确的建模方法（图 32-11）[38]。它允许计算身体各节段的体积，可通过数据库来估算身体各节段的密度，并推断每个节段的质量及其质心的位置。所有节段的质心与受试者的整体重心相对应，因此可以通过建模来估算整体重心位置。采用此方法，还可量化研究特定椎体和区域的重心位置（图 32-12）。

为了理解单一单元的重要性，我们必须谨记以下这些单一脊柱节段的生物力学行为及其相关基础研究的结果。当给脊椎功能单元上位椎体的重心施加压缩力时，压缩应力会非常的大，颈椎可达 200~400N，腰椎 4000~6000N。而当该压缩力（Fc）向前偏移时，杠杆力臂（D）产生弯矩（Mf），Mf=Fc×D。

一般情况下，生理弯曲力矩相当低，分别为

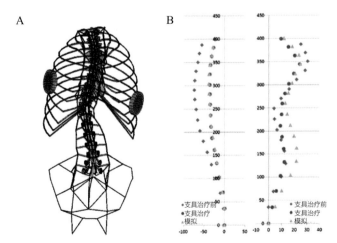

	支具治疗前	支具治疗	模拟支具治疗
T₄~T₁₂ 后凸	26	21	18
L₁~L₅ 前凸	36	31	30
Cobb 角（°）	22	13	12
顶椎旋转度 AVR：（°）	8	7	5
扭转（°）	11	8	10
肋骨隆起（°）	9	7	7

▲ 图 32-10　支具矫形评估模拟
A. 支具治疗的个性化建模与仿真；B. 支具治疗前后脊柱线的比较与仿真；C. 比较通过模拟得到的临床数值与支具治疗后的三维重建测量值

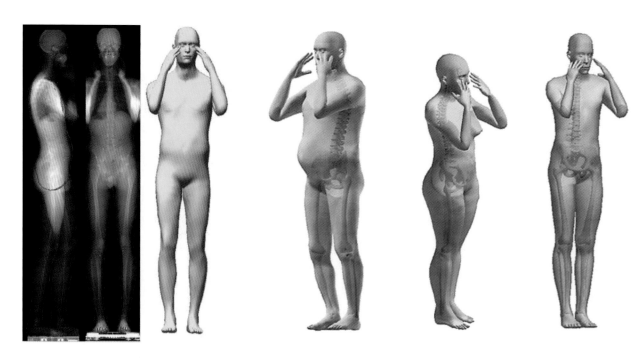

▲ 图 32-11　双平面 X 线个性化重建外表面

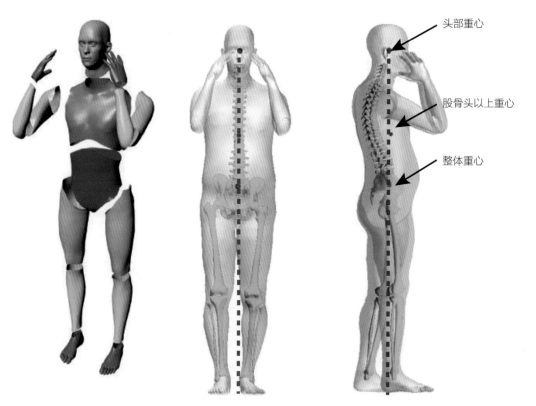

头部重心

股骨头以上重心

整体重心

▲ 图 32-12　通过重心法和重力线预测计算每个身体节段的质量和重心、头部的重心、股骨头以上部分的重心

颈部 2Nm，腰椎 20Nm。这意味着当杠杆臂为 10cm（0.1m）时，施加在椎体节段上的压缩力，在颈椎只需 20N，腰椎也仅需 200N。

质心测量仪，可以定位身体每个节段的质心，能使我们以一种可行的方法预估该节段的杠杆力臂。这项研究已经在 32 例无症状受试者（3 个年龄段）中进行，目前已获了初步结果。32 例受试者包括 12 例 20—40 岁、10 例 41—60 岁和 10 例 61 岁以上的受试者，计算了他们的"外表层"，并进行了重心测量。结果发现 20—40 岁受试者杠杆力臂为 13mm，41—60 岁为 37mm，61 岁以上为 44mm，即 L_1 以上区域的重心随年龄增加会向前移动。有限元模型显示，随着这种杠杆力臂变化可导致相应的力矩发生改变；再结合骨密度检测结果，可以发现，此时椎体允许承受的压缩力会从 4000N 下降到 1000N。该结果表明，在评估骨质疏松性骨折风险时，不仅要关注骨密度，还要关注躯体的姿势力线[39]。另外，还要考虑的基本参数是肌肉系统；事实上，肌肉可调节弯曲力矩，以及剪切力、横向拐点力矩和扭转力矩。因此，肌肉也是脊柱生物力学的重要组成部分。

解剖学相关章节已展示了脊柱相关肌肉结构的复杂和微妙，众多肌肉都参与了脊柱稳定的协调，并精确地控制姿势和运动。对于生物力学专家来说，肌肉建模是研究热点，主要研究者是一些机器人专家，他们对这一控制系统领域十分有兴趣，具体包括以下几个方面。

- 传感器：用于连续检测系统的状态。
- 控制系统：用于验证系统状态是否符合稳定性和（或）安全性相关的阈值。
- 命令系统：用于与控制系统相关的驱动器，在必要时能调整系统，并保持系统所需的状态。

为了控制脊柱的姿势和运动，皮肤、眼睛、前庭系统和韧带中都存在大量传感器，其中本体感觉传感器能在椎间盘异常位移时发出警报。神经系统为肌肉执行器提供控制和命令，调节姿势，确保运动准确和稳定。

其中任意元素的改变都可能形成干扰，如传感器、控制和命令可通过信息流的改变或减慢，影响信息的处理；肌肉萎缩或脂肪浸润等则可引起肌肉启动器异常，并影响姿势调节和运动的能力。

目前，技术上的困难导致尚无法分析这些复杂机制。许多目标参数也很难测量。尽管肌电图（EMG）可评估浅表肌肉、测量肌肉活动，但不能直接评估肌肉力量。功能磁共振成像和脑电图（EEG）的技术进展将为肌肉控制的相关研究提供重要的启示。

复杂性还与协同激活肌肉具有多样性有关，需协调管理协同肌和拮抗肌，以实现系统稳定性和持续控制。

建模在这一领域同样取得了一些进展。肌肉建模研究可利用 MRI 数据定量计算肌肉体积和肌肉的脂肪浸润[40, 41]；超声弹性成像的开发也呈现出广阔的前景[42]；已文献[43]报道了不同数学方法应用于肌肉激活的建模；目前已有用本体感觉信息模拟姿势控制的模型报道[44]。个性化模型将有助于更好地理解姿势力线和（或）肌肉系统改变引起的恶性级联反应，以便于阻断某些脊柱疾病的病情恶化。

六、结论

随着计算机科学和数值模拟工具的发展，建模为理解脊柱的功能解剖提供了基础。

目前，几何建模允许对直立的骨骼进行三维立体地观察，并可用于诊断和客观预估治疗效果。纵轴骨骼的研究则已揭示了一些脊柱退变的机制。

生物力学模型结合组件的几何和机械特性，有助于设计植入物和功能恢复系统。个性化建模的发展为个性化治疗展现了光明的前景。虽然这些模型仍处于研究过程中，但它们正逐渐发展和完善，在不久的将来即可用于临床实践。

如果不考虑施加的力学载荷（重力和肌肉力量），脊柱的生物力学分析就无法完成。在重心分析、个性化肌肉建模和肌肉控制建模方面的进展，都能帮我们更好地理解所涉及疾病的相关机制。

综上，建模能更好、更早和更准确的诊断及定量评估治疗效果。更好地分析个性化退变机制。这是预防和综合治疗取得重大进展和突破性创新的基础。

致谢

感谢参与本章所述研究的每位作者。感谢ENSAM 生物力学实验室团队（现为 Georges Charpak 人体生物力学研究所）及这项研究的临床和工业合作伙伴。

这项研究得益于 ParisTech biomecAM 主席在专题建模方面的资助，并得到了 Yves Cotrel 脊柱病理学研究基金会、Protéor 公司、Sociéténérale & Covéa 集团的资助。这项基础研究对相关研究进展至关重要。感谢欧洲 VPHOP 项目、FUI STEREOS+ & DEXEOS 项目及 CORSIN 项目的机构支持和合作伙伴。

除了所列参考文献和丰富的国际科学文献外，读者还可以参考 ENSAM 在各个方面开展的脊柱研究内容，以加深对文中工程师和临床医生提出的生物力学和脊柱建模方面的内容。具体包括：W. Skalli（1983），F. Lavaste（1990 state thesis），S. Robin（1992），N. Maurel（1993），W. Koubaa（1995），JL. Descrimes（1995），S. Veron（1997），P . Leborgne（1998），A. Templier（1998），N. Bertholon（1999），C. Lecire（1999），A. Mitulescu（2001），V . Pomero（2002），R. Dumas（2002），V . Lafage（2002），B. Fréchède（2003），Ph. Dupont（2004），S. Campana（2004），N. Champain（2004），O. Gille（2006），Y . Lafon（2006），MA. Rousseau（2007），S. Champain（2008），T. Mosnier（2008），E. Sapin（2008），A. Laville（2010），C. Barrey（2011），X. Drevelle（2011），J. S. Steffen（2011），A. Courvoisier（2012），B. Ilharreborde（2012），Y . P . Charles（2012），C. Travert（2013），B. Moal（2014），L. Venancio（2014），M. Prud'homme（2014）.

参考文献

[1] Adam C, Rouch P, Skalli W. Inter-lamellar shear resistance confers compressive stiffness in the intervertebral disc: an imagebased modelling study on the bovine caudal disc. J Biomech. 2015;48(16):4303–8.

[2] Prot M, Saletti D, Pattofatto S, Bousson V, Laporte S. Links between mechanical behavior of cancellous bone and its microstructural properties under dynamic loading. J Biomech. 2015;48(3):498–503.

[3] Dubousset J, Charpak G, Dorion I, Skalli W, Lavaste F, Deguise J, Kalifa G, Ferey S. A new 2D and 3D imaging approach to musculoskeletal physiology and pathology with low-dose radiation and the standing position: the EOS system. Bull Acad Natl Med. 2005;2:287–97.

[4] Pomero V, Mitton D, Laporte S, De Guise JA, Skalli W. Fast accurate stereoradiographic 3D-reconstruction of the spine using a combined geometric and statistic model. Clin Biomech. 2004;3:240–7.

[5] Humbert L, Guise JA, Aubert B, Godbout B, Skalli W. 3D reconstruction of the spine from biplanar X-rays using parametric models based on transversal and longitudinal inferences. Med Eng Phys. 2009;31:681–7.

[6] Skalli W. Stéréoradiographie basse dose EOS: de la recherche à la routine clinique. Resuscitation. 2011;100:241–53.

[7] Amabile C, Pillet H, Lafage V, Barrey C, JM V, Skalli W. A new quasi-invariant parameter characterizing the postural alignment of young asymptomatic adults. Eur Spine J. 2016;25(11):3666–74.

[8] Perdriolle R. La scoliose, son étude tridimensionnelle. Paris: Maloine éditeur; 1979. 144p.

[9] Steib JP, Dumas R, Mitton D, Skalli W. Surgical correction of scoliosis by in situ contouring: a detorsion analysis. Spine. 2004;29(2):193–9.

[10] Courvoisier A, Drevelle X, Vialle R, Dubous Set J, Skalli W. 3D analysis of brace treatment in idiopathic scoliosis. Eur Spine J. 2013;22(11):2427–32.

[11] Lebel DE, Alaubaidi Z, Shin EJ, Howard A, Zeller R. Three dimensional analysis of brace biomechanical efficacy for patients with AIS. Eur Spine J. 2013;22(11):2445–8.

[12] Ilharreborde B, Sebag G, Skalli W, Mazda K. Adolescent idiopathic scoliosis treated with posteromedial translation: radiologic evaluation with a 3D low-dose system. Eur Spine J. 2013;22(10):2335.

[13] Vergari C, Courtois I, Ebermeyer E, Boulous SA H, Vialle R, Skalli W. Experimental validation of a patient-specific model of orthotic action in adolescent idiopathic scoliosis. Eur Spine J. 2016;25(10):3049–55.

[14] Vergari C, Abelin-Genevois K, Kohler R, Dre Velle X, Ebermeyer E, Courtois I, Dubousset J, Skalli W A preliminary validation of a severity index for early detection of progressive adolescent idiopathic Scoliosis. Scoliosis Research Society 49th annual meeting, 2014; Anchorage, Alaska, USA; 2014.

[15] Ferrero E, Lafage R, Challier V, Diebo B, Gui Gui P, Mazda K, Schwab F, Skalli W, Lafage V. Clinical and stereoradiographic analysis of adult spinal deformity with and without rotatory subluxation. Orthop Traumatol Surg Res. 2015;101(5):613–8.

[16] Venanciolima L Contribution à la modélisation biomécanique personnalisée du rachis lombaire intact et instrumenté. Thèse de doctorat Ecole nationale supérieure d'arts et métiers ENSAM; 2014.

[17] Robin S, Skalli W, Lavaste F. Influence of geometrical factors on the behavior of lumbar spine segments: a finite element analysis. Eur Spine J. 1994;3(2):84–90.

[18] Laville A, Laporte S, Skalli W. Parametric and subject-specific finite element modelling of the lower cervical spine. Influence of geometrical parameters on the motion patterns. J Biomech. 2009;42:1409–15.

[19] Lafage V, Gangnet N, Sénégas J, Lavaste F, Skalli W. New interspinous implant evaluation using an in vitro biomechanical study combined with a finite-element analysis. Spine. 2007;32:1706–13.

[20] Charles YP, Persohn S, Steib JP, Mazel C, Skalli W. Influence of an auxiliary facet system on lumbar spine biomechanics. Spine. 2011;36:690–9.

[21] Prud'homme M, Barrios C, Rouch P, Charles YP, Steib JP, Skalli W. Clinical outcomes and complications after pedicle-anchored dynamic or hybrid lumbar spine stabilization: a systematic literature review. J Spinal Disord Tech. 2015;28(8):E439–48.

[22] Lafage V, Dubousset J, Lavaste F, Skalli W. 3D finite element simulation of Cotrel-Dubousset correction. Comput Aided Surg. 2004;9(1–2):17–25.

[23] Lafon Y, Lafage V, Steib JP, Dubousset J, Skal Li W. In vivo distribution of spinal intervertebral stiffness based on clinical flexibility tests. Spine. 2010;35:186–93.

[24] Vergari C, Dubois G, Vialle R, Gennisson JL, Tanter M, Dubousset J, Rouch P, Skalli W. Lumbar annulus fibrosus biomechanical characterization in healthy children by ultrasound shear wave elastography. Eur Radiol. 2016;26(4):1213–7.

[25] Travert C, Jolivet E, Sapindebrosses E, Mit Ton D, Skalli W. Sensitivity of patient-specific vertebral finite element model from low dose imaging to material properties and loading conditions. Med Biol Eng Comput. 2011;49:1355–61.

[26] Keaveny TM, Mcclung MR, Genant HK, Zan Chetta JR, Kendler D, Brown JP, Goemaere S, Recknor C, Brandi ML, Eastell R, Kopperdahl DL, Engelke K, Fuerst T, Radcliffe HS, Libanati C. Femoral and vertebral strength improvements in postmenopausal women with osteoporosis treated with denosumab. J Bone Miner Res. 2014;29(1):158–65.

[27] Kinzl M, Schwiedrzik J, Zysset PK, Pahr DH. An experimentally validated finite element method for augmented vertebral bodies. Clin Biomech (Bristol, Avon). 2013;28(1):15–22 5.

[28] Choisne J, Valiadis JM, Travert C, Rouch P, Skalli W. Vertebral strength prediction under anterior compressive force using a finite element model. Comput Methods Biomech Biomed Engin. 2015;18(Suppl 1):1900–1. 21st Congress of the European Society of Biomechanics 2015; Prague, Czech Republic.

[29] Travert C. Estimation du risque de fracture ostéoporotique du rachis thoraco-lombaire par un modèle en élément finis personnalisé. Thèse de doctorat. Ecole nationale supérieure d'arts et métiers ENSAM; 2012.

[30] Weinstein SL, Dolan LA, Wright JG, Dobbs MB. Effects of bracing in adolescents with idiopathic scoliosis. N Engl J Med. 2013;369:1512–21.

[31] Pezowicz C, Glowacki M. The mechanical properties of human ribs in young adult. Acta Bioeng Biomech. 2012;14:53–60.

[32] Zhu Y. In vivo study on children of the mechanical behavior of thorax and the mechanical properties of ribs. Biomechanics. Thèse Université Claude Bernard Lyon I; 2014.

[33] El Fegoun AB, Schwab F, Gamez L, Champain N, Skalli W, Farcy JP. Center of gravity and radiographic posture analysis: a preliminary review of adult volunteers and adult patients affected by scoliosis. Spine. 2005;30(13):1535–40.

[34] Gangnet N, Pomero V, Dumas R, Skalli W, Vital JM. Variability of the spine and pelvis location with respect to the gravity line: a three-dimensional stereoradiographic study using a force platform. Surg Radiol Anat. 2003;25(5–6):424–33.

[35] Steffen JS, Obeid I, Aurouer N, Hauger O, Vital JM, Dubousset J, Skalli W. 3D postural balance with regard to gravity line: an evaluation in the transversal plane on 93 patients and 23 asymptomatic volunteers. Eur Spine J. 2010;19:760–7.

[36] Pillet H, Bonnet X, Lavaste F, Skalli W. Evaluation of force plateless estimation of the trajectory of the Centre of pressure during gait. Comparison of two anthropometric models. Gait Posture. 2010;31:147–52.

[37] Sandoz B, Laporte S, Skalli W, Mitton D. Subject-specific body segment parameters' estimation using biplanar X-rays: a feasibility study. Comput Methods Biomech Biomed Engin. 2010;13:649–54.

[38] Nérot A, Choisne J, Amabile C, Travert C, Pil Let H, Wang X, Skalli W. A 3D reconstruction method of the body envelope from biplanar X-rays: evaluation of its accuracy and reliability. J Biomech. 2015;48(16):4322–6.

[39] Choisne J, Amabile C, Nérot A, Haschaka T, Travert C, Pillet H, Skalli W. Upper body center of mass location affects the factor of risk for vertebral fractures proceedings of ASBMR (American Society for Bone and Mineral Research) meeting 2015; Seattle, Washington, USA; 2015.

[40] Moal B, Bronsard N, Raya JG, Vital JM, Schwab F, Skalli W, Lafage V. Volume and fat infiltration of spino-pelvic musculature in adults with spinal deformity. World J Orthop. 2015;6(9):727–37.

[41] Li F, Laville A, Bonneau D, Laporte S, Skalli W. Study on cervical muscle volume by means of three-dimensional reconstruction. J Magn Reson Imaging. 2014;39(6):14116.

[42] Dubois G, Kheireddine W, Vergari C, Bonneau D, Thoreux P, Rouch P, Tanter M, Gennisson JL, Skalli W. Reliable protocol for shear wave elastography of lower limb muscles at rest and during passive stretching. Ultrasound Med Biol. 2015;41(9):2284–91.

[43] Dreischarf M, Shiraziadl A, Arjmand N, Rohlmann A, Schmidt H. Estimation of loads on human lumbar spine: a review of in vivo and computational model studies. J Biomech. 2016;49(6):833–45.

[44] Pomero V, Lavaste F, Imbert G, Skalli W. A proprioception-based regulation model to estimate the trunk muscle forces. Comput Methods Biomech Biomed Engin. 2004;7(6):331–8.

解剖学是一门活的语言

Anatomy Is a Living Language

A. Dimeglio　F. Bonnel　**著**

李　浩 **译**　张　宁　陈其昕 **校**

每一代人都在解剖学研究史上写下新的篇章。回顾历史是发现新世界的前提。

一、解剖学的现代开放性思考

解剖学是一门活的语言，它不拘泥于刻板的知识。为了便于教学，解剖学著作常局限在有限范围内。但一代又一代研究之后，解剖学已克服了这种过于僵化的定律。即便是内容不变，但表达方式也是多样的。随着时间的推移，解剖学已能够不断自我更新了。

医学影像也发生着相应的变化；三维扫描仪揭示了解剖学的本质；磁共振通过显示肌肉、肌腱和韧带，延伸了可视化的边界；超声波通过深入研究脊柱和大脑蜿蜒的褶皱，揭示了隐藏在胚胎中的神经发育；生长把解剖学与生命起源特征联系了起来；生物力学通过引入运动使解剖学充满活力；步态量化分析证实了脊柱和骨盆的柔韧性是下肢流畅运动的前提；EOS 技术通过整体了解肌肉骨骼器官，将脊柱融汇至整个身体的空间。

二、胚胎学：生命的本质

胚胎期是一个关键性、决定性时期，一切都以指数速度发生，以毫米（mm）和秒（s）为计量单位。首先是间充质期，然后是软骨期和骨化期，3 个阶段的发展遵循协调性和节律性。在这三个连续和叠加的阶段中，不能容忍任何可导致

畸形的偏差。血管和神经同时参与了多个器官的构建，如脊柱、心脏、肾脏。染色体异常可以解释 Klippel-Feil 综合征，即一种颈椎畸形可同时伴发肾脏、心脏、脐带和上肢等一系列畸形。

脊椎作为容器，与内容物相互制约。神经板不闭合可导致脊椎后弓结构缺失而发生脊膜膨出。在 2 个月（60 天）的宫内生命中，一切都已注定。"尚未命名"的间充质组织已转变为一个微型的人体模型，它具有清晰的软骨支撑架，并将决定未来 17 年的骨化。

三、生长：体积革命和形态解放

出生时，只有 30% 的骨骼骨化。但骨化是坚韧不拔的、是不可逆转的；它逐步替代了软骨化软骨，成为骨骼的主要成分，最终导致椎体形态的改变。椎体从最初的卵圆形，发展为呈平行六面体（三维平行四边形）结构。而胸廓形态从出生时的圆形，随着时间的推移逐步发展成为卵圆形。生长也是一种体积的改变：从出生时的胸廓容积为 8%，至 5 岁时为 30%，至 10 岁时为 50%。

四、生长的非线性

每个部位都有自己的生长速度。从 5 岁到青春期前，下肢生长较快，躯干生长慢；而青春期则正好相反。5 岁时，身高可以达到其最终身

高的 70%，但胸部只达 30%。所有的生长并非同期发生，但所有生长均需相互协调。治疗策略必须遵从生长的阶段性加速和阶段性减速之规律。

五、生长的相互依赖性：多米诺效应

脊柱的任何生长异常都会导致胸廓的生长异常，从而导致心肺功能的异常。脊柱侧弯的病程均可能以心肺衰竭告终。因此，Campbell 提议对脊柱侧弯患者先考虑且最为重要的是"胸阔塌陷"的治疗，需应用"遮阳伞"撑开原理，为肺的正常生长提供更多空间。

六、无处不在 Vilebrequin 效应

软骨是生长的主导者。控制重度婴儿脊柱侧弯，理论上需要控制所有侧弯范围内的生长软骨。但目前没有一种器械能够控制曲轴效应。这是一个无法克服的挑战。一方面，迫切要终止弯曲进展；另一方面，必须采取一切措施来保留脊柱活动度。根据 Canavese 和 Karol 的研究，早期脊柱融合对胸廓和肺部的生长有负面影响。对生长期脊柱的手术方法应尽可能简单，任何广泛的解剖都可引起自发性关节融合。重度脊柱侧弯早期，无论其原因是什么，最初其实只是一种"骨科"疾病，但随着时间的推移，其性质就会发生变化。它最终可转化为一种儿科疾病，引起严重的心肺并发症。

七、难以两全的青春期特发性脊柱侧弯

采用椎弓根螺钉固定完全矫正畸形是巨大的技术进步，但必须记住的是脊柱融合并不是治愈脊柱侧弯，而是一种解剖学上的牺牲。融合手术绝不是一种终极的解决办法，而是某种失败。最大限度的矫正并不代表最佳的疗效。生长使我们更倾向于脊柱的活动，并规范融合。因此，脊柱畸形治疗最重要的并不是所用器械（螺丝、杆等）的数量，而是应用我们自己的智慧。脊椎侧弯控制的首要问题是制订治疗策略。

八、Cobb 角只是一个虚拟值

Cobb 角不能反映真实情况，无法表现脊柱畸形的真实空间状况。最重要的参数并不是 Cobb 角的大小，而是剩余的生长能力。5 岁时处理 20° 的脊柱侧弯极为棘手，10 岁时处理 20° 的脊柱侧弯则较为常规，而 15 岁时处理 20° 的脊柱侧弯则让人安心。因此，"最重要的并不是 Cobb 角，而是稳定的经济椎"（Dubousset）。

九、平衡是优先考虑和必须达成的目标

必须强调平衡。整体平衡实际上是 1000 个姿势、1000 个匹配、1000 个协调代偿的结果。在正常和病理情况下，每一个体都有其形态特征，并由此形成其特有的脊柱平衡，构成了每一个体的特征性。

十、生长完成后脊柱的宿命

衰老很早就开始了，会先发生在腰椎，尤其是腰骶交界区。因此，正确理解脊椎节能原则和力线原理，对早期保护腰椎非常重要。

（一）解剖学中的优先度需重新审视

几十年来，解剖学著作一直优先考虑骨骼。但实践证明，韧带、椎间盘、肌肉和筋膜等结构比骨骼结构更重要。所谓"软的结构比硬的结构更具抗力性"（柔能克刚）。黏弹性是脊柱结构中需要考虑的一项重要参数，在严重脊柱侧弯中，Halo 牵引可保持其灵活性。

（二）肌肉及其筋膜发挥至关重要的作用

麻痹性脊柱侧弯中的脊柱崩塌就是一个很好的范例。长短肌筋膜束的排列可在一小的范围中相互交错。其中肌筋膜的羽状角是引起力学改变的首要因素。

（三）脊柱曲度加速活动度、弹性、阻力和平衡的改变

早期，脊柱曲度改变与其他各因素在相互对

应和相互协调中各司其职，它们会彼此相顾、相斥、相争……但最终，彼此会逐步趋同。腰椎前凸丢失最终会严重影响行走能力。而胸椎后凸融合术则会导致上行性和下行性的力学特性改变，最终导致颈痛和腰痛。

（四）脊柱侧弯是终身疾病

随着时间的推移，10°的腰椎侧弯在50年后可能变成40°或50°。进展的原因包括肌肉、椎间盘退变和韧带劳损。

十一、外科医生对脊柱解剖学的掌握与敬畏

解剖学知识是外科医师强大的理论支撑。随着经验的积累，外科医生会感知它，并在了解手术风险的同时逐步驾驭它。椎弓根螺钉植入不仅是一种技术，更是一种合理性的冒险。外科医生对肌肉和韧带等解剖结构应有足够的敬畏感，了解术后所有可能发生的解剖改变，原始的解剖结构已不可恢复。

解剖是一位无情的安全判官，面对解剖时无法妥协。良好的解剖结果预示着完美的功能恢复。

十二、解剖学是一种宫廷式规范

解剖是一门基本规则学科，它需要大家共同遵从。

- 解剖设定了规则。
- 解剖学是基础。
- 解剖学有着所有语言的版本。
- 自人类起源以来，解剖学就是一种永恒。

十三、研究：建设性的不遵从

在不断研究的推动下，解剖学已经以其他形式获得了重生。现今的解剖学已摆脱了"静止、固定"的图示和素描。它不再是静态的图像。它已知道如何更新自己，并已成为活的语言。长期的研究，通过数学方程来解析解剖空间结构；通过研究双足行走，不断扩充了脊柱解剖学内容；将骨盆纳入脊柱并更名为骨盆脊椎动物；将胸廓作为脊柱的第四维度。正如Schumpeter的名言所述"质疑过去是探索新世界的基础，一代又一代的研究，解剖学从来不是完全相同或完全不同的"。

十四、展望未来

在此之前，René Louis教授的著作标志着他的时代。对于刚开始从事脊柱外科的人们来说，阅读那部基础读物是一个良好的开端。截至目前，那部著作仍然与脊柱的基本规律有关。今天，由Jean-Marc Vital教授和Derek Cawley教授写的这部著作是一种延续。术中包含了作者之间的激烈争论，见证了解剖学的不断发展与更新；当争论解决后，我们可能还需要再写一部。然而，明天又将是全新的一天。